W. Frank, Kurzlehrbuch der Psychiatrie

Dr. med. Wolfgang Frank

Psychiatrie

Kurzlehrbuch
zum Gegenstandskatalog
mit Hervorhebung und Einarbeitung
aller wichtigen Prüfungsfakten
mit einem Geleitwort von
Prof. Dr. med. Manfred Ackenheil,
Nervenklinik der Universität München
9., überarbeitete und ergänzte Auflage

Jungjohann Verlagsgesellschaft
Neckarsulm · Stuttgart

Wie allgemein üblich, wurden Warenzeichen bzw. geschützte Namen (z.B. bei Pharmapräparaten) nicht besonders gekennzeichnet.

Wichtiger Hinweis:

Die (pharmakotherapeutischen) Erkenntnisse in der Medizin unterliegen laufendem Wandel durch Forschung und klinische Erfahrungen. Autoren und Herausgeber dieses Werkes haben große Sorgfalt darauf verwendet, daß die in diesem Werk gemachten (therapeutischen) Angaben (insbesondere hinsichtlich Indikation, Dosierung und unerwünschten Wirkungen) dem derzeitigen Wissensstand entsprechen. Das entbindet den Benutzer dieses Werkes aber nicht von der Verpflichtung, anhand der Beipackzettel zu verschreibender Präparate zu überprüfen, ob die dort gemachten Angaben von denen in diesem Buch abweichen, und seine Verordnung in eigener Verantwortung zu bestimmen.

CIP-Titelaufnahme der Deutschen Bibliothek

Frank, Wolfgang:
Psychiatrie: Kurzlehrbuch zum Gegenstandskatalog mit Hervorhebung und Einarbeitung aller wichtigen Prüfungsfakten/Wolfgang Frank. Mit e. Geleitw. von Manfred Ackenheil. – 9., überarb. u. erg. Aufl. – Neckarsulm; Stuttgart: Jungjohann, 1990
   (Exa-med: Kurzlehrbuch und Antwortkatalog; 44)
   ISBN 3-8243-1107-0
NE: HST; Exa-med/Kurzlehrbuch und Antwortkatalog

Alle Rechte vorbehalten
1. Auflage November 1980
2. Auflage Januar 1982
3. Auflage Mai 1983
4. April April 1984
1. Nachdruck der 4. Auflage Januar 1985
5. Auflage September 1985
6. Auflage Oktober 1986
7. Auflage Januar 1988
8. Auflage März 1989
9. Auflage Juni 1990

© 1990 Jungjohann Verlagsgesellschaft mbH, Neckarsulm · Stuttgart

Das Werk einschließlich aller seiner Teile ist urheberrechtlich geschützt. Jede Verwertung außerhalb der engen Grenzen des Urheberrechtsgesetzes ist ohne Zustimmung des Verlags unzulässig und strafbar. Das gilt insbesondere für Vervielfältigungen, Übersetzungen, Mikroverfilmungen und die Einspeicherung und Verarbeitung in elektronischen Systemen.

Schreibsatz: Büro Lukas, Vangerowstr. 51, 6900 Heidelberg

Umschlag: Udo Schlot und Anke Fahrenkamp

Printed in W.-Germany

GELEITWORT

Die Psychiatrie ist gekennzeichnet durch die Vielfalt der Lehrmeinungen, welche einerseits dieses medizinische Fach zu einem besonders interessanten Gegenstand machen, andererseits jedoch einem Anfänger und Studenten das Erlernen des Stoffes sehr erschweren, da die unterschiedlichen Ansichten sich auch in der Verschiedenartigkeit der Lehrbücher niederschlagen.

Der Verfasser des vorliegenden Buches hat es sich zur Aufgabe gemacht, dem Studenten der Medizin wie der verwandten Fächer (z.B. Psychologie) ein Buch zur Verfügung zu stellen, welches unter Zugrundelegung des Gegenstandskataloges ein umfassendes Wissen über die Psychiatrie vermittelt, wobei sehr wohl die einzelnen Richtungen berücksichtigt werden. Die Gliederung des Buches folgt dem üblichen Aufbau der Vorlesung und den Kapiteln des Gegenstandskataloges.

Am Anfang steht die Beschreibung psychopathologischer Symptome und Syndrome. Es folgen Abhandlungen der verschiedenen Krankheitsgruppen, z.B. endogene Psychosen, Neurosen, Sucht, Sexualstörungen und andere. Schließlich wird noch auf psychotherapeutische Verfahren und auf die forensische Psychiatrie eingegangen. In speziellen Kapiteln werden in tabellarischer Form die diagnostische ICD-Klassifikation, Pharmakotherapie mit Neuroleptika und Anamneseerhebung dargeboten.

Das vorliegende Buch ist sehr umfangreich, geht weit über den Inhalt von Lernskripten hinaus und ermöglicht es den Studenten sich auf die psychiatrische Prüfung gut vorzubereiten und dem an der Psychiatrie Interessierten einen umfassenden Einblick zu geben.

Der Autor hat den Stoff verschiedener Lehrbücher in diesem Nachschlagewerk zusammengefaßt, wobei neuere Forschungsergebnisse berücksichtigt wurden, so daß auch psychiatrisch tätige Ärzte hieraus sehr wohl Nutzen ziehen können.

München   Prof. Dr. M. Ackenheil
                                              Nervenklinik der
                                    Ludwig-Maximilian-Universität
                                                 München

VORWORT

zur 9. Auflage

Das vorliegende Kurzlehrbuch entstand 1985 aus dem seit 1980 bei den Medizinstudenten eingeführten Antwortkatalog Psychiatrie. Auch diesmal wieder wurden in die neue Auflage sämtliche verfügbaren Originalprüfungsfragen eingearbeitet und abermals durch Rasterunterlegung deutlich gekennzeichnet.

Absicht des Autors war es, ein Psychiatrie-Lehrbuch dem Studenten und dem an der Psychiatrie Interessierten an die Hand zu geben. Dabei sollte für den Studenten hauptsächlich der gesamte Prüfungsstoff mit all den bisher gestellten Examensfragen enthalten sein. Berücksichtigt wurden die neuesten Forschungsergebnisse, die in dieser 9. Auflage wiederum eingearbeitet wurden.

Das vorliegende Buch enthält eine eingehende Abhandlung der forensischen Psychiatrie sowie die ICD-Nomenklatur der WHO. Auf eine Aufnahme des DSM III wurde vorerst verzichtet.

Da das Buch doch einen nicht unerheblichen Seitenumfang hat, wurden für den sich auf die Prüfung vorbereitenden Medizinstudenten die Prüfungsfakten mit einem Raster unterlegt, so daß sich der Student rasch orientieren und auf wesentliche und prüfungsrelevante Textstellen konzentrieren kann. Es muß aber ausdrücklich darauf hingewiesen werden, daß in zukünftigen Prüfungen auch nicht-gekennzeichnete Texte gefragt werden können, weshalb es ratsam erscheint, das Buch zunächst im Ganzen durchzuarbeiten, was selbstverständlich auch einem besseren Verständnis der Sachverhalte dienlich ist. Vor der Prüfung können dann die mit Raster gekennzeichneten Textstellen noch einmal kurz durchgearbeitet werden.

Das vorliegende Kurzlehrbuch enthält ausschließlich die psychiatrischen Kapitel des Gegenstandskatalogs für Mediziner. Auch diesmal wurde wieder zur Erleichterung der Prüfungsvorbereitung die teilweise unglückliche Gegenstandskataloggliederung beibehalten. Die entsprechenden GK-Kapitel sind in Klammern gesetzt.

Das vorliegende Werk ist zwar sehr umfangreich; dennoch sollte bei einer eingehenden Prüfungsvorbereitung auf die Zuhilfenahme weiterer gängiger Lehrbücher nicht verzichtet werden, wenngleich man von der Vorbereitung mit dicken und nicht prüfungsrelevanten Büchern von einem „Faß ohne Boden" sprechen kann.

Lernskripten allein genügen bei zunehmendem Schwierigkeitsgrad der Prüfungen sowie bei Zunahme an mündlichen Prüfungen nicht mehr, ebensowenig wie das alleinige Durcharbeiten von Prüfungsfragen. Zunehmend wird sowohl bei den Prüfungsfragen, wie auch in Zukunft in den mündlichen Prüfungen Wert auf die Kenntnis neuester Forschungsergebnisse gelegt, was bei jeder Neuauflage grundsätzlich berücksichtigt wird.

Anliegen des Autors war es, ein Psychiatriebuch nicht nur für Mediziner, sondern auch für alle im Bereich der Psychiatrie Tätigen zu schreiben, beispielsweise für Psychologen, Sozialpädagogen, Pflegepersonal, Musiktherapeuten, Sozialarbeiter und nicht zuletzt für Juristen, die mit forensischer Psychiatrie beschäftigt sind.

Mein besonderer Dank gilt Herrn Prof. Dr. med. Manfred Ackenheil, Nervenklinik der Ludwig-Maximilians-Universität München, für die Durchsicht des vorliegenden Buches und für das Geleitwort.

An dieser Stelle sei auch diesmal wieder allen Kollegen gedankt, die mir bei der Verfassung des vorliegenden Werkes mit Rat und Tat zur Seite standen, vor allem bei der Literaturbeschaffung. Es bleibt weiterhin zu hoffen, daß das vorliegende Buch einen ebenso guten Anklang finden wird, wie in den letzten 10 Jahren.

München-Gauting, im April 1990   W. Frank

INHALTSVERZEICHNIS

1 (GK: Kapitel 3)
  Psychopathologische Symptome und Syndrome 1
2 (GK: Kapitel 9)
  Endogene Psychosen I (Zyklothymie; endogene
  Depression, endogene Manie) 57
3 (GK: Kapitel 10)
  Endogene Psychosen II (Schizophrene Psychosen) 111
4 (GK: Kapitel 9)
  Psychovegetative Allgemeinstörungen 195
5 (GK: Kapitel 12)
  Alkoholmißbrauch und Drogenabhängigkeit 199
6 (GK: Kapitel 13)
  Abnorme Erlebnisreaktionen, Neurosen,
  Persönlichkeitsstörungen 266
7 (GK: Kapitel 14)
  Spezifische Syndrome des Kindes- und Jugendalters .. 327
8 (GK: Kapitel 15)
  Sexualstörungen und Sexualabweichungen 377
9 (GK: Kapitel 16)
  Suizidalität 403
10 (GK: Kapitel 18)
   Psychotherapie-Verfahren 414
11 Kurzer Abriß der forensischen Psychiatrie in der
   Bundesrepublik Deutschland 436

Anhang

ICD-Schlüssel psychiatrischer Krankheiten 465
Anamneseerhebung und psychischer Befund in der
    Psychiatrie 472
Beeinflussung der Neuroleptikawirkung durch andere
    Medikamente 476
Beeinflussung der Wirkung anderer Medikamente durch
    Neuroleptika 477
Literaturverzeichnis 479
Verzeichnis wichtiger Adressen 484
Sachwortverzeichnis 485
Psychopathologische Syndromeinteilung 501

1 (GK: Kap.3) PSYCHOPATHOLOGISCHE SYMPTOME UND SYNDROME

1.1 (3.1) SINNESTÄUSCHUNGEN UND WAHRNEHMUNGSVERÄNDERUNGEN

1.1.1 (3.1.1) Typen und ihre Definition

Definition der Halluzination

Eine Halluzination ist eine in allen Sinnesbereichen vorkommende Sinnestäuschung mit Wahrnehmung ohne Objekt. Nicht selten ist der Inhalt der Halluzination mit Bezug zum Erlebten des Betreffenden. Typisch dafür sind die halluzinierten Verfolgungsszenen psychotisch gewordener KZ-Häftlinge. Nicht selten werden auch eigene Schuldideen als anklagende Stimmen halluziniert. Die Elemente sind bei Halluzinationen frei kombiniert; so kann beispielsweise auch ein halluziniertes Pferd Flügel tragen oder aber eine halluzinierte Person aus unterschiedlichen Teilen und Eigenschaften anderer Personen zusammengesetzt sein.

Man kennt unter anderem folgende Halluzinationsformen:
* akustische Halluzination (Stimmen hören, z.B. Schizophrenie)
* Geschmackshalluzination, oft verbunden mit
* Geruchshalluzination (Gasgeruch in der Wohnung, Essen schmeckt nach Gift usw.)
* optische Halluzinationen
* taktile Halluzinationen
* kinästhetische Halluzinationen (besonders häufig bei Deliren; Patienten glauben, daß der Boden oder Stuhl unter ihnen schwankt)
* Pseudohalluzinationen (wenn der Trugcharakter der Halluzination erkannt wird)
* teleologische Halluzinationen (Halluzinationen, die den Patienten warnen, ihn hindern, etwas zu tun oder aber gute Ratschläge erteilen).

Näheres dazu siehe in Abschnitt 1.1.3.

Definition der Illusionen

Diese knüpfen an reale Sinneseindrücke an, im Gegensatz zu den Halluzinationen. Die Wahrnehmungsgegenstände erscheinen dem Patienten jedoch verändert. Dies ist vor allem unter dem Einfluß besonders starker Affekte der Fall (Affektillusion). Es handelt sich also um Wahrnehmungsstörungen, durch die Wahrnehmungen realer Objekte krankhaft verfälscht werden (umgedeutet, verkannt werden).

Die Möglichkeit des Auftretens von Illusionen besteht bei allen Psychosen, wird aber bevorzugt bei sogenannten symptomatischen Psychosen beobachtet (z.B. bei Fieber).

Definition der **Pareidolie**

Hierbei handelt es sich um Sinnestäuschungen, die einer realen Wahrnehmung hinzugefügt werden. Um eine Pareidolie handelt es sich, wenn z.B. in einer realen Abbildung Dinge gesehen werden, die in Wirklichkeit nicht vorhanden sind. Besonders häufig beobachtet man Pareidolien bei allgemeiner Übermüdung.

Definition des **eidetischen Phänomens**

Hierbei handelt es sich um bildhafte Vorstellungen, die der besonders lebhaften Phantasie eines Gesunden entspringen. Besonders stark und häufig findet man die Fähigkeit zu bildhaften Vorstellungen bei Jugendlichen und bei Künstlern ausgeprägt. Entsprechend spricht man hier von Eidetikern. Bei Jugendlichen kommt es zu solchen „Tagträumen" im Zuge der Phantasiebefriedigung.

Definition der **einfachen Wahrnehmungsveränderungen**

Intensitäts- und Qualitätsverschiebungen der verschiedenen Sinneseindrücke. Einfache Wahrnehmungsveränderungen können bei einem jeden Gesunden vorkommen. Die Ursachen sind überaus mannigfaltig. Besonders häufig treten einfache Wahrnehmungsveränderungen nach Übermüdung (Verschwommensehen), nach Überdosierungen von Medikamenten (Digitalispräparate → Gelbsehen) und nach Vergiftungen auf.

Der gesunde Mensch erlebt manchmal gerade bei Übermüdung das Gefühl, eine momentane Situation schon einmal erlebt zu haben. Von zahlreichen Sekten wird die Idee der Seelenwanderung mit solchen Täuschungen erklärt. Dieses als Déjà-vu-Erlebnis bezeichnete Phänomen beobachtet man sowohl bei Gesunden (Traum, Erschöpfung) als auch bei Neurotikern, bei Schizophrenen und bei Epileptikern. Anderseits gibt es aber auch sog. Kryptomnesien mit Erlebnissen, die der Erinnerungsrealität verloren gegangen sind und deshalb den Patienten als Neugeschehnisse erscheinen.

Eine abnorme Erlebnisreaktion liegt beispielsweise dann vor, wenn ein Patient in einem mit vollständiger Korrektur wieder abklingenden Rauschzustand aus motivierter Angst von der Erregung heraus panikartig und kurzschlüssig reagiert und harmlose zufällige Vorgänge und Verhaltensweisen anderer Menschen auf sich bezieht und als bedrohlich erlebt. Vorkommen bei Alkohol- und Drogenkonsum!

1.1.2 (3.1.2) Vorkommen und diagnostische Bedeutung

Sinnestäuschungen und Wahrnehmungsveränderungen kommen überwiegend bei endogenen und organischen Psychosen vor, ferner bei nicht psychotischen Zuständen, relativ häufig aber bei deliranten Zustandsbildern bei Hirngefäßprozessen, bei akuten Alkoholpsychosen, bei Durchgangssyndromen im Verlauf einer progressiven Paralyse, bei psychomotorischen Anfällen und bei Einnahme von bromhaltigen Präparaten. Halluzinationen sind das Hauptsymptom der Schizophrenie. Bei organisch begründeten Psychosen beobachtet man häufig optische Halluzinationen. Taktile und vestibuläre Sinnestäuschungen beobachtet man bei neurologischen Erkrankungen. Vereinzelt läßt sich von der Art der Sinnestäuschung auf die entsprechende Erkrankung schließen.

Geruchs- und Geschmackshalluzinationen begegnet man beim Uncinatusanfall (Schläfenlappentumor) und, wie bereits erwähnt, taktilen und vestibulären Sinnestäuschungen neben psychotischen Erkrankungen bei einer großen Anzahl von neurologischen Störungen.

1.1.3 (3.1.3) Halluzinationen

Synonyma sind: Sinnestäuschungen, Trugwahrnehmungen.

Während der Wahn zu den Störungen des Denkens gehört, handelt es sich bei der Halluzination um Störungen der Wahrnehmung. Von den normalen Wahrnehmungen unterscheiden sich Halluzinationen dadurch, daß die Auslösung der Wahrnehmung nicht durch einen äußeren Gegenstand, also einen Sinnesreiz ausgelöst wird. Es ist also kein reales Wahrnehmungsobjekt vorhanden und trotzdem aber haben die abnormen Wahrnehmungen elementaren Charakter, und die Patienten empfinden diese leibhaftig. Die Patienten sind fest und unkorrigierbar von der Realität dessen, was sie erleben, überzeugt. Dies ist hingegen nicht der Fall bei den Pseudohalluzinationen, denn hier erlebt der Kranke die Sinnestäuschungen weniger „leibhaftig". Bei den Pseudohalluzinationen bleibt ein kritisches Realitätsurteil erhalten, was dazu führt, daß die Sinnestäuschungen als unwirklich empfunden und somit in Frage gestellt werden. Man beobachtet diese Pseudohalluzinationen, die grundsätzlich von den echten Halluzinationen unterschieden werden müssen, in getrübten Bewußtseinslagen als sogenannte hypnagoge Sinnestäuschungen (von Angst und Wunsch bestimmte Sinnestäuschungen).

Weitere bedeutsame Phänomene bei Halluzinationen sind: Unterbrechung des Gedankenganges des Patienten (z.B. durch akustische Halluzinationen), Auswirkung auf das faktische Verhalten des Patienten, nachträgliche Erkennung durch den Patienten als Sinnestäuschung (negatives Realitätsurteil).

Grundsätzlich kommen Halluzinationen auf allen Sinnesgebieten vor.

a) Akustische Halluzinationen
Solche beobachtet man häufig bei Schizophrenen und bei Korsakow-Patienten. Die Kranken hören Geräusche oder Stimmen, zum Teil in Form von Rede und Gegenrede. Sie geben an, Stimmen zu hören, die das eigene Tun mit Bemerkungen kommentieren; sie hören Stimmen aus dem Jenseits von Verstorbenen oder Befehle, die ihnen den Selbstmord oder Mord befehlen. Nicht selten führen dann Kranke akustisch halluzinierte Befehle aus.

b) **Optische Halluzinationen**
Diese beobachtet man insbesondere häufig bei organisch begründeten Psychosen, nicht selten aber auch bei Schizophrenien. Im Delir beobachten die Kranken szenenhafte Abläufe, an denen viele kleine bewegliche Figuren beteiligt sind. Diese Form der optischen Halluzination stellt eine besonders charakteristische Form dar. Optische Halluzinationen werden auch nach Einnahme bestimmter Rauschmittel (Halluzinogene) angegeben, ferner zusammen mit einer Bewußtseinstrübung bei eitriger Meningitis und Hirnkontusion.

c) **Osmische und gustatorische Halluzinationen**
Geruchs- und Geschmackshalluzinationen kommen in der Aura des Epileptikers, aber auch zuweilen als Initialsymptom bei Schizophrenen vor. Meist handelt es sich um negative Empfindungen: schlechter Geschmack und übler Geruch, vergiftete Speisen und Giftgas. Schizophrene riechen manchmal Giftgas und schmecken Gift in ihren Speisen.

d) **Leibhalluzinationen**
Hierbei handelt es sich um taktile oder haptische Halluzinationen. Die Kranken spüren Druck an verschiedenen Körperstellen und meinen, berührt worden zu sein. Die Sinnestäuschungen beziehen sich also auf die Körpergefühlssphäre. Ähnliche „Leibhalluzinationen" beobachtet man bei neurologischen Erkrankungen, wobei in diesem Falle dann aber der Begriff „Paraesthesien" angebrachter wäre (die Patienten wissen hier meist um die Herkunft der Trugempfindung). Das Krankheitsbild der chronischen taktilen Halluzinose (Dermatozoenwahn) findet sich bevorzugt bei älteren Menschen, ist sehr häufig aber auch hirnorganisch bedingt (im Sinne einer körperlich begründbaren Psychose).

e) **Vestibuläre Halluzinationen**
Die Patienten meinen zu schwanken, fühlen den Boden unter ihren Füßen weggezogen oder verlieren ihr Gleichgewicht, geraten ins Taumeln und stürzen manchmal sogar zu Boden, obwohl keine neurologischen Ausfälle nachweisbar sind. Lassen sich neurologische Störungen feststellen, so darf man genaugenommen nicht von vestibulären Halluzinationen sprechen.

Abzugrenzen von den Halluzinationen sind die Halluzinosen. In diesem Falle handelt es sich um Halluzinationen auf einem einzigen bestimmten Sinnesgebiet, wobei die Halluzination die Krankheit derart beherrscht, daß sie nach dem entsprechenden psychopathologischen Bild benannt wird. Halluzinosen beobachtet man unter anderem bei Alkoholabusus (Alkoholhalluzinose – akustische Halluzinose), bei Verwendung von Halluzinogenen (optische Halluzinosen) und bei Amphetamin-Abusus (taktile Halluzinose). Die Abhandlung dieser Halluzinoseformen erfolgt in den entsprechenden Kapiteln.

Lange Zeit blieben Wesen und Genese der Halluzinationen ungeklärt. Die früheren einfachen Erklärungsweisen von Halluzinationen genügen jedoch heute keineswegs mehr.

Mit dem Wesen der Halluzinationen beschäftigte sich vor allem H. Ey, der die grundlegende Entstehungsbedingung im Zerfall der Ordnungen im psychischen Geschehen, in der Desorganisation des Bewußtseins oder der Persönlichkeit sieht.

Pseudohalluzinationen: Diese Art von Halluzinationen werden von Patienten weniger leibhaftig erlebt und haben nicht derart uneingeschränkten Realitätscharakter für den Kranken wie echte Halluzinationen. Sie finden sich weitgehend bei getrübten Bewußtseinslagen in Form sog. hypnagoger Sinnestäuschungen. Wichtig ist, daß das kritische Realitätsurteil erhalten bleibt und die Halluzinationen als unecht empfunden werden. Nach unterschiedlicher Dauer verschwinden sie meist wieder.

1.1.4 (3.1.4) Illusionen, Affektillusionen

Illusionen sind im Gegensatz zu den Halluzinationen an reale Sinneseindrücke gebunden. Dabei erscheinen dem Patienten Wahrnehmungsgegenstände verändert, was vor allem unter dem Einfluß starker Affekte der Fall ist. Im letzten Fall spricht man dann von Affektillusion.

Um mit Bleuler zu sprechen, sind „Illusionen krankhaft verfälschte, wirkliche Wahrnehmungen". Tatsächliche Sinneseindrücke werden fehlgedeutet. So handelt es sich beispielsweise um eine illusionäre Verkennung, wenn ein Patient mit mittelschwerem Durchgangssyndrom im Krankenzimmer einen ihm unbekannten Besucher erblickt, den er für seinen Nachbarn hält.

Affektillusionen werden manchmal bei Angstzuständen oder bei hohem Fieber beobachtet. Ein besonders charakteristisches Beispiel einer Affektillusion ist der „Erlkönig" von Goethe: Dem kranken Kind erscheinen die tatsächlich vorhandenen Baumstümpfe und Büsche des nebligen Moores als Geister und Hexen.

Von Affektillusionen sind häufig Kinder geplagt (ein am Boden liegender Bademantel wird als böser Wolf verkannt).

1.1.5 (3.1.5) Einfache Wahrnehmungsveränderungen

Einfache Wahrnehmungsveränderungen werden auch beim psychisch und physisch Gesunden beobachtet. Es handelt sich um Intensitäts- und Qualitätsverschiebungen der Sinneswahrnehmung, was vor allem am optischen und akustischen Sinn besonders deutlich wird.

Verschwommensehen
Ein jeder von uns hat vermutlich diese Wahrnehmungsveränderung bereits einmal erlebt. In den meisten Fällen beruht dies auf einer Akkommodationsstörung, wie sie besonders häufig bei Übermüdung beobachtet wird. Weitere Gründe dafür sind ein über-

mäßiger Alkoholgenuß, Einnahme von Rauschmitteln und bestimmten Medikamenten, vereinzelt auch orthostatische Störungen.

Farbigsehen
Dies beobachtet man nach Einnahme von Rauschmitteln wie Mescalin, Haschisch, LSD (besonders häufig) und nach Einnahme bestimmter Medikamente (bei Digitalisüberdosierung → Gelbsehen).

Akustische Wahrnehmungsveränderungen
Hier beobachtet man ein „Lauthören", weniger ein „Leisehören". Ersteres wurde sehr selten nach Einnahme von Tantum® (Benzydamin) beobachtet. Bei diesem Medikament treten aber häufig auch optische Störungen wie Flimmern, Farbensehen und Schneeflockensehen auf.

Mikropsie
Dies bezeichnet das Kleinersehen von Gegenständen, wie es manchmal bei Akkommodationskrämpfen, Retinopathia centralis serosa, Hysterie, Epilepsien und anderen psychischen Störungen beobachtet wird.

Makropsie
Hierunter versteht man das Größersehen von Gegenständen bei Akkommodationslähmung, Epilepsie, Schläfenlappentumoren, Netzhautablösungen, Netzhautentzündungen und psychischen Störungen.

Metamorphopsie
Dies bezeichnet das Verzerrtsehen von Gegenständen, wie es bei zentralen Aderhaut- und Netzhauterkrankungen beobachtet wird. Vereinzelt wurde diese Art der Wahrnehmungsveränderung auch bei Psychosen beschrieben.

1.2 (3.2) WAHNERSCHEINUNGEN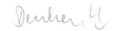

1.2.1 (3.2.1) Wahnkriterien

Während Halluzination den Störungen der Wahrnehmung zugeordnet wird, rechnet man den Wahn zu den Störungen des Denkens. Beide jedoch, Wahn und Halluzination sind Symptome psychotischer Krankheiten und gehören bevorzugt zum Bereich der endogenen Psychosen. Wahn kann allerdings auch außerhalb solcher Psychosen auftreten.

Seit jeher nimmt der Wahn die Hauptstellung in der psychiatrischen Forschung ein, und lange Zeit galt er als die Geistesstörung schlechthin. Es bedarf keiner großen psychiatrischen Kenntnisse, einen Wahn als solchen zu erkennen. Eine Definition für den Wahn zu finden, wirft jedoch erhebliche Probleme auf. Eine mögliche Definition wäre folgende: „Beim Wahn handelt es sich um eine krankhaft falsche Überzeugung, bei der ein Patient trotz Unvereinbarkeit mit der Realität unkorrigierbar bleibt." Als besonders wichtiger Teilaspekt des Wahns muß die Urteilsstörung der Beziehung des Ich's zur Umwelt angesehen werden (krankhafter Ich-Bezug). Die völlige Unkorrigierbarkeit des Kranken beobachtet man meist am Höhepunkt der Erkrankung, während zu Beginn des Wahns sich der Patient zumindest noch teilweise von der Unwirklichkeit überzeugen läßt.

Genau genommen ist nicht der Inhalt das Pathologische am Wahn, sondern vielmehr der Stellenwert innerhalb des Erlebens, also seine Ich-Bezogenheit. Diesem Sachverhalt kommen die alten Definitionen des Wahns von Gruhle „Beziehungsentzug ohne Anlaß", „Krankhafter Ich-Bezug", von Jaspers „Abnormes Bedeutungsbewußtsein" und von Kehrer „Krankhafter Ich-bezogener Irrglaube" sehr nahe.

Wichtigste Wahnkriterien
1. Krankhaft falsche Überzeugung
2. Unmittelbare Gewißheit und Unkorrigierbarkeit auf dem Höhepunkt der Erkrankung trotz Unvereinbarkeit mit Realität
3. Mangelhaftes Bedürfnis nach Realitätsüberprüfung
4. Urteilsstörungen über die Beziehung des eigenen Ichs zur Umwelt bei erhaltener Intelligenz.

Auch der Gesunde mißt manchmal Vorgestelltem und Wahrgenommenem eine überwertige, abnorme Bedeutung bei, eine eingehende Aufklärung wird ihn aber sicher überzeugen und von seiner Idee meist rasch abbringen. Der Besitzer eines neuen Autos glaubt häufig, alle würden seinem Wagen nachsehen und diesen bewundern, und die Verliebte deutet nicht selten belanglose Gesten und Worte des Verehrten als gewollte oder bewußte Zeichen der Zuneigung. Der Dieb dreht sich nach seiner Tat häufig um, im „wahnhaften" Glauben, er werde verfolgt, und er deutet harmlose Verhaltensweisen anderer Menschen als Hinweise dafür, daß man ihn durchschaut hat. Ein Gesunder ist jedoch jederzeit in der Lage „umzuschalten"; häufig beruhigt er sich selbst oder er versucht es zumindest, und nach einiger Zeit gelingt es ihm auch, von seiner wahnartigen Idee abzukommen. Der Gesunde ist in der Lage, das Bezugssystem zu wechseln wie einer, der im Zug sitzt und erkennen kann, daß sich der Zug und nicht die Landschaft bewegt. Beispielsweise erkennen auch wir, daß die Erde sich dreht und sagen trotzdem: „Die Sonne geht auf und unter". Der Wahnkranke kann sozusagen die „Kopernikanische Wende" nicht mehr vollziehen, er ist nicht mehr in der Lage zu erkennen, daß er nur ein Teil der Welt, der Gesellschaft ist; er meint, alles drehe sich um ihn.

Häufig verteidigt der Wahnkranke voller Überzeugung seine wahnhaften Ideen. Gemessen jedoch an der Ungeheuerlichkeit des Wahninhaltes bleibt die affektive Resonanz verhältnismäßig gering (Tölle).

Man wird im Umgang mit Wahnkranken immer wieder feststellen müssen, daß dem Wahn eine Störung der mitmenschlichen Begegnung, ein Glaubens- und Vertrauensverlust zugrunde liegt (Tölle). Dies gilt sowohl für schizophrene Wahnkranke als auch für viele andere Wahnformen. Fast durchweg bezieht sich der Wahn des Kranken immer nur auf einen schmalen Lebensbereich, während er ansonsten klar denkt, empfindet und sich erinnert, ja selbst auf allen anderen Bereichen zu einem kritischen Urteil fähig ist und Kontakt im mitmenschlichen Bezug findet.

Den Wahn finden wir in vielen Bereichen der Psychiatrie, vor allem bei endogenen, insbesondere schizophrenen Psychosen. Jedoch auch bei akuten symptomatischen Psychosen; ferner bei chronischen Folgezuständen einer organischen Hirnschädigung sind Wahnkrankheiten nicht selten anzutreffen. Von der Art des Wahns sowie von dessen Begleitsymptomatik läßt sich nicht selten auf die jeweilige Zugehörigkeit der jeweiligen Krankheitsgruppe schließen. Die Wahninhalte werden häufig mitbestimmt durch Ausgangspersönlichkeit, Lebensgeschichte, soziale und psychodynamische Faktoren.

An Verfolgungswahn leidende Kranke suchen nicht selten Schutz und Hilfe bei der Polizei, und um dem im Wahn erlebten drohenden Schicksal zu entgehen, können Kranke mit Verfolgungs- oder Schuldwahn Suizidversuche unternehmen. In aktiven Stadien führen wahnhafte Erlebnisse fast immer zu auffälligen Verhaltensweisen des Kranken für seine Umgebung.

Wahnähnliche Reaktionen können durch Verarbeitung nicht psychotischen Erlebens entstehen, aber auch aus motivierter angstvoller Erregung heraus. Mitunter kommt es auch bei Schwerhörigen zu wahnähnlichen Entwicklungen.

1.2.2 (3.2.2) Formen des Wahns

Wahnstimmung, Wahnspannung, Wahnbedürfnis

Die Wahnstimmung, auch Wahnspannung oder Wahnbedürfnis genannt, geht als Basis der Erkrankung dem verbalisierten, festgefahrenen Wahn voraus. In diesem Zustand erscheint die Welt dem Betroffenen unheimlich und bedrohlich verändert, ohne daß jedoch der Kranke den Zustand selbst genau erklären kann. Aus dieser Wahnstimmung heraus kommt es dann zur Ausbildung der Wahngewissheit, dem eigentlichen manifesten Wahn.

Die Wahnstimmung ist also der Vorläufer des manifesten Wahns.

Wahnwahrnehmung

Mißt ein Kranker einer objektiven wirklichen Wahrnehmung eine abnorme Bedeutung bei, so spricht man von Wahnwahrnehmung. Der Kranke nimmt einen Gegenstand oder eine sich abspielende Szene wahr, kann sie meist auch wie ein gesunder Mensch richtig benennen; die Bedeutung des Gegenstandes oder der sich abspielenden Szene ist jedoch wahnhaft verzerrt und nur für den Kranken gültig. Eine Wahnwahrnehmung läge vor, wenn ein Wahnkranker eine Truppe Soldaten vorbeimarschieren sieht und der festen

Überzeugung ist, daß der Krieg ausgebrochen sei. Noch so intensive Bemühungen, ihn von seinem Irrtum zu überzeugen, werden vermutlich fehlschlagen.

Tölle schreibt dazu: „Die Wahnwahrnehmung wird als das entscheidende Wahnsymptom angesehen, das sich vom normalen Erleben am besten unterscheiden läßt und eine schizophrene Wahnerkrankung beweist, sofern es sich nicht um eine symptomatische Psychose handelt" (Tölle; Psychiatrie, Springer; Verlag, S. 152).

I Wahnhafte Personenverkennung
Wahnkranke verkennen häufig Personen, die ihnen eigentlich bekannt sein müßten; manchmal verkennen sie auch ihnen unbekannte Menschen. Der Nachbar wird für Napoleon gehalten und der gegenüber in der Trambahn für den Bundeskanzler.

II Wahneinfall und Wahngedanken *Wahnvorstellung Wahnidee*
Man spricht hier auch von Wahnvorstellung und von Wahnidee.

Während bei Wahnwahrnehmungen einer objektiv-richtigen Wahrnehmung eine abnorme Bedeutung beigemessen wird, entstehen Wahneinfälle in der Vorstellung des Kranken. Dabei muß erwähnt werden, daß ein Wahneinfall nicht immer gegenüber anderen Einfällen mit Sicherheit abzugrenzen ist, und er nur dann als Wahn erkennbar wird, wenn auf außerhalb des Wahns liegende Gesichtspunkte zurückgegriffen wird. Ein Wahneinfall kann nur dann als Wahn erkannt werden, wenn das Ausmaß des Unwahrscheinlichen und Unglaubwürdigen so groß ist, daß der Einfall offensichtlich ist.

Wie bereits erwähnt, sind Wahnwahrnehmung und wahnhafte Personenverkennung die Symptome ersten Ranges bei schizophrenen Psychosen, die Wahneinfälle hingegen Symptome zweiten Ranges. Man beobachtet letztere bei fast allen endogenen und körperlich begründbaren Psychosen, weshalb die Krankheitsdiagnose nach anderen Kriterien gestellt werden muß (z.B. bei Manien, Alkoholdelir, zerebrale Intoxikationen).

Wahnerinnerung
Wahnerinnerung kann auch als „psychotische Rückdatierung" bezeichnet werden. Die Diagnose „Wahnerinnerung" läßt sich stellen, wenn die Erinnerung an ein Lebensereignis des Patienten aus seiner damaligen gesunden Vergangenheit nunmehr nachträglich umgedeutet oder verfälscht wird. Wahnerinnerungen beobachtet man vereinzelt in leichter Ausprägung auch beim Gesunden.

Wahnsystem und Wahnarbeit
Gestaltet der Wahnkranke seine diversen Wahnerlebnisse zu einem Wahnsystem oder Wahngebäude aus, so spricht man von Wahnarbeit. Die Wahnerlebnisse werden also sekundär verarbeitet. Um seine Erlebnisse zu verarbeiten und sie zu erklären, benützt der Kranke den Erklärungswahn (um die psychotischen Symptome zu deuten). Der Er-

klärungswahn ist also Hauptbestandteil der sekundären Bearbeitung (Wahnarbeit), die dann zu einem geschlossenen unangreifbaren Wahnsystem führt. Solch ein in sich geschlossenes, folgerichtiges Wahnsystem ist der Querulantenwahn.

Merke: Ein Wahnsystem ergibt sich, indem der Patient zwischen den einzelnen wahnhaften und anderen psychotischen Phänomenen Verbindungen herstellt.

1.2.3 (3.2.3) Wahnthemen

Beziehungswahn

Hierbei handelt es sich um eine der häufigsten Formen der Wahnentwicklung. Besonders häufig tritt der Beziehungswahn zu Beginn einer schizophrenen Erkrankung auf. Alles, was sich in der Umgebung ereignet, bezieht der Kranke auf sich: Rundfunkdurchsagen, Zeitungsmitteilungen, Lachen, Husten, Blicke der Mitmenschen usw. Dem Kranken erscheint nicht nur das verdächtig, was Menschen tun oder sagen, sondern auch das, was sie nicht tun oder sagen. Auch das Schweigen einer ihn begleitenden Person erscheint ihm komplottverdächtig. Der Bedeutungswahn ist eine Unterform des Beziehungswahns. Auslösend für einen sensitiven Beziehungswahn sind oft Erfahrungen eigener psychischer Niederlagen und nicht selten liegt eine überstarke sexuelle Triebhemmung vor. Der Beginn dieser Wahnform liegt häufig im 4. Lebensjahrzehnt.

Beeinträchtigungswahn

Während der Kranke im Beziehungswahn freundliche und feindliche Handlungen auf sich bezieht, hält er im Beeinträchtigungswahn alles was um ihn herum geschieht nicht nur für auf sich bezogen, sondern auch gegen sich gerichtet. Er fühlt sich betrogen, bestohlen und verdächtigt, wähnt sich benachteiligt bei der Arbeitsverteilung und ungerecht behandelt bei Behörden. Besonders häufig beobachtet man diese Vorstufe des Verfolgungswahns in präsenilen Psychosen.

Beispiel eines Beeinträchtigungswahns: Ein Kranker klagt immer wieder darüber, daß während seiner Abwesenheit oder während seines Schlafes Menschen in seine Wohnung eindringen und Möbel umstellen, Teppiche verschieben oder nur den Milchtopf an einen anderen Platz stellen.

Verfolgungswahn

Hierbei handelt es sich um eine weitere Steigerung des Beeinträchtigungswahns. Selbst harmlose Vorkommnisse um den Kranken werden als Anzeichen massiver Bedrohung und Verfolgung angesehen. Am Anfang steht eine Wahnstimmung mit dem unheimlichen Gefühl, daß etwas in der Luft liege, eine Gefahr bevorstehe. Bald jedoch folgt der eigentliche Wahn (Wahnwahrnehmung-/einfall) mit sekundärer Verarbeitung. Der „Ver-

folgte" wähnt sich von vorbeifliegenden Flugzeugen gejagt, Polizisten, die er sieht, hält er für Verfolger, selbst vorbeifahrende Kraftfahrzeuge haben nur ein Ziel, nämlich ihn totzufahren. Im Zimmer zuhause riechen die Kranken Giftgas, werfen ihre Lebensmittel weg, da diese sicher vergiftet sind; denn das Gift ist ja „eindeutig herauszuschmecken". Der Nachbar wird zum Drahtzieher und Helfershelfer der Verfolger und deren Hintermänner.
Besonders häufig findet man den Verfolgungswahn bei Schizophrenen.

Vergiftungswahn

Hierbei handelt es sich um eine Erscheinungsform des Verfolgungswahns, wobei der Wahnkranke „Giftgas" riecht und „Gift in den Lebensmitteln schmeckt".

Eifersuchtswahn

Dieser Wahn ist besonders häufig bei Männern, weniger oft bei Frauen anzutreffen. Der Kranke ist fest von der Untreue seines Ehepartners überzeugt, selbst wenn keinerlei Beweis oder Indizien dafür sprechen. Er begründet seinen Verdacht mit grotesken Behauptungen, verfolgt den Ehepartner und vernachlässigt dabei seinen Beruf. Jede Handlung und jede Bewegung des Ehepartners kommen dem Kranken verdächtig vor. Verdächtig sind ihm „das lange Ausbleiben beim Einkaufen, der vielsagende Blick in der Trambahn" usw. Besonders häufig findet man den Eifersuchtswahn bei organisch begründeten Psychosen, bei präsenilen Psychosen im Zusammenhang mit Alkoholismus, aber auch bei Schizophrenien in Kombination mit anderen Wahnthemen.

Größenwahn (Megalomanie)

Man spricht auch vom expansiven Wahn, bei dem der Patient seine eigene Person, seine Fähigkeiten, Bedeutung und Leistungen voll überschätzt. Er fühlt sich ungeheuer mächtig, unermeßlich reich und hält sich für ein großartiges Genie. Im allgemeinen beobachtet man alle Grade der Megalomanie, wobei die Wahninhalte im Bereich des Möglichen bleiben können, aber auch oft weit darüber hinaus gehen. Recht häufig werden auch Mitpatienten bei stationären Kranken mit in den Wahn einbezogen und dann zu hohen Würdenträgern ernannt. Man beobachtet solch pathologische Selbstübersteigerungen im Alkoholrausch, bei Rauschgiftsüchtigen und bei manischer Erregung. Typisch ist der Größenwahn auch für Schizophrene und vereinzelt beobachtet man ihn auch bei symptomatischen Psychosen (Stirnhirnerkrankungen, progressive Paralyse, Dämmerzustände).

Berufungswahn

Es handelt sich um eine Untergruppe des Größenwahns. Der Patient glaubt sich zum Propheten berufen und auserwählt, hält sich für einen Retter, für Gott, den Welterlöser und begründet dies mit Weisungen überirdischer Stimmen und Eingebungen.

Nichtigkeitswahn

Diese Wahnform, auch Kleinheitswahn genannt, ist das Gegenteil vom Größenwahn. Der Kranke fühlt sich schwach, nichtig, bedeutungslos in der Gemeinschaft, er fühlt sich verloren und meint, er lebe in Wirklichkeit gar nicht mehr oder lebe nur zum Schein. Stellt der Kranke sein Leben in Zweifel, so spricht man vom nihilistischen Wahn. Dieser kann so weit führen, daß er seine Existenz leugnet, aber auch die seiner Angehörigen, seiner Kinder und selbst die der Welt.

Versündigungswahn

Der Kranke glaubt, an allem Schuld zu haben. Seine Sünden hält er für den Grund großer Naturkatastrophen und für alles Unglück in der Welt. Bei leichteren Formen glauben Patienten, nichts geleistet, aber viel versäumt zu haben.

Verarmungswahn

Der Kranke fühlt sich völlig verarmt, hält seinen ganzen Besitz für verloren oder in Kürze verbraucht. Die Kranken haben panische Angst, elendiglich zu verhungern und selbst die ganze Familie in das Unglück mitzureißen.

Hypochondrischer Wahn

Die Kranken sind von ihrer „hoffnungslosen und qualvollen Krankheit, dem drohenden Siechtum und Tod" völlig überzeugt, obgleich sie völlig gesund sind. Sie fühlen sich auch dementsprechend krank, laufen von Arzt zu Arzt, da man sie mit noch so plausiblen Erklärungen nicht überzeugen kann. Der hypochondrisch psychisch Kranke hat keine Krankheitseinsicht. Es ist meist auch nicht möglich, einen Hypochonder einer psychiatrischen Behandlung zuzuführen, da er ein psychisches Leiden an sich strikt ablehnt. Beobachtet wird der hypochondrische Wahn recht häufig bei Cyclothymien.

1.2.4 (3.2.4) Erklärungswahn

Definition: Der Erklärungswahn kann als Versuch des Wahnkranken verstanden werden, wahnhafte und andere psychotische Primärerlebnisse rational zu erklären.

Der Kranke vermag durchaus das Unverständnis seiner Umgebung wahrzunehmen. In schwereren Fällen ist jedoch – gemessen an der Ungeheuerlichkeit mancher Wahninhalte – die affektive Resonanz doch verhältnismäßig gering. Normalerweise aber verteidigt der Wahnkranke mit überzeugter Sicherheit seine wahnhafte Überzeugung.

Beispiel eines Erklärungswahns: Ein Patient mit handlungsbegleitenden akustischen Halluzinationen vermutet, daß die Träger der Stimmen sein Verhalten mit einem Fernsehapparat beobachten.

1.2.5 (3.2.5) Folgen wahnhafter und anderer psychotischer Erlebnisse

Da der Wahnkranke keinerlei Versuche unternimmt, sein Wahnerleben nachzuprüfen oder zu verstehen, andererseits jedoch durchaus bereit ist, seine Erlebnisse zu erklären, fehlt ihm auch die nötige Kontrolle über seine Tätigkeiten und Handlungen, die aus dem Wahnerleben heraus resultieren. Der Wahnkranke ist nur krank in bezug auf einen ganz bestimmten Erlebnisbereich. Ein Patient mit Verfolgungswahn fühlt sich zwar verfolgt, kann aber seinen Beruf, solange dieser nicht durch den Wahn beeinträchtigt wird, durchaus sinnvoll und ohne Einschränkung weiter ausüben. Ein Mann mit Eifersuchtswahn ist auf allen anderen Bereichen des Lebens völlig normal, die Partnerbeziehung wird jedoch durch den Wahn sicherlich schwer beeinträchtigt. Jede Wahnform hat ganz bestimmte, mehr oder minder schwere Folgen für den Kranken und seine Umwelt. Während beispielsweise beim Schuldwahn und beim Kleinheitswahn die Erkrankung lediglich dem Kranken selbst massiv gefährlich werden kann (Selbstmord!), ist nicht selten die unmittelbare Umgebung des Wahnkranken beim Verfolgungswahn, Eifersuchtswahn und Beeinträchtigungswahn gefährdet (Fremdaggression, Amoklauf!).

Allgemein ist zu sagen, daß ein Wahn immer eine Belastung für Partnerbeziehungen, Berufswelt und Familienleben darstellt. Dazu kommt dann noch, daß der Kranke von Arbeitskollegen, Freunden und häufig sogar von der eigenen Familie belächelt und verspottet wird; aber selbst einem Arzt fällt es manchmal schwer, einem Wahnkranken (z.B. Hypochonder) Verständnis entgegenzubringen. Manchmal wird ein Patient mit erkannter Hypochondrie einfach zum nächsten Arzt abgeschoben, weshalb solche Patienten meist erst über „Umwege" zum Psychiater gelangen. Das Ausbreiten eines Wahns auf einen Mitmenschen (z.B. Familienangehörigen) bezeichnet man als Folie à deux (symbiontischer Wahn).

1.3 (3.3) DENKSTÖRUNGEN

1.3.1 (3.3.1) Definition

Die beiden wichtigsten Denkstörungen sind:
1) **formale Denkstörung**
2) **inhaltliche Denkstörung**

Bei der formalen Denkstörung handelt es sich um eine Störung des Denkablaufes, bei der inhaltlichen Denkstörung um eine Störung des Gedachten, also um eine Verzerrung und „Verrücktheit" des Denkens. Zu den inhaltlichen Denkstörungen gehören auch die Wahnideen. Maßgeblich ist der Inhalt des Gedachten, nicht die Form und Art des Gedachten, wie bei den formalen Denkstörungen.

Neben diesen beiden Denkstörungen hat E. Bleuler eine dritte Gruppe postuliert, nämlich die subjektive Störung im Denken, bei der der Patient zwar richtig denkt, aber beim Denken „leidet". Man spricht auch vom sogenannten Zwangsdenken.

Bei der Schizophrenie finden sich formale und inhaltliche Denkstörungen nebeneinander.

1.3.2 (3.3.2) Einzelformen formaler Denkstörungen

Siehe auch 3.2.6 (Formale Denkstörungen bei schizophrenen Psychosen).

Folgende Denkstörungen gehören zur formalen Form:
a) Sperrung des Denkens und Gedankenentzug
b) Begriffszerfall und Kontaminationen
c) zerfahrenes Denken (Denkdissoziation)
d) inkohärentes Denken
e) Perseveration
f) Ideenflucht
g) Demenz

a) Sperrung des Denkens und Gedankenentzug *Gedankenabreißen*

Man spricht auch vom sogenannten Gedankenabreißen. Dabei wird der zunächst flüssige Gedankengang plötzlich unterbrochen, manchmal mitten im Satz. Der Patient ist unfähig, den Gedanken zu Ende zu führen, er schweigt und ist sich aber dieser Denkstörung manchmal in einer für ihn überaus quälenden Weise durchaus bewußt. Bei einigen Schizophrenen führt diese Denksperrung zu einer wahnhaften Erklärung: Sie machen andere Personen oder überirdische Wesen für den Entzug ihrer Gedanken verantwortlich (Gedankenentzug).

b) Begriffszerfall und Kontaminationen

In diesem Falle geht die exakte Bedeutung bestimmter Begriffe verloren und ebenso deren scharfe Abgrenzung gegenüber anderen Begriffen. Verschiedene Bedeutungen, die meist logisch nicht zusammengehören, werden miteinander verbunden. Solch unlogische, nicht zusammengehörige Verbindungen werden als Kontaminationen bezeichnet.

Beispiele: Riesenradauto, das Blaue vom Ei, Wildschweinengel. Zur Erfassung von Kontaminationen bedient man sich des Rorschach-Tests. Zeigt man einem Schizophrenen auf Bildertafeln Gestalten mit Flügeln und andere Tafeln mit Bärenköpfen, so kontaminiert er dies womöglich zum Wort „Eisbärenengel" (nach Bleuler).

c) zerfahrenes Denken *(Denkdissoziation)*

Das zerfahrene Denken ist die typische Denkstörung des Schizophrenen. Am Anfang bemerkt man ein zusammenhangloses und alogisches Denken. Dies kann bis zum unverständlichen Gefasel und zum Wortsalat mit unzusammenhängenden Wörtern und Wortresten führen. Meist erscheint das „zerfahrene Denken" nur dem Außenstehenden zerfahren, für den Schizophrenen ist es dies keineswegs, sondern ergibt innerhalb des psychotischen Erlebens für ihn durchaus einen Sinn.

Ferner ist zu beachten, daß selbst das Denken von Erwachsenen und auch das der Kinder vor allem bei emotionalen Einflüssen alogische Elemente enthalten kann. Auch bei Gesunden kann das Wunschdenken in Widerspruch zur Realität geraten. E. Bleuler nennt dies das „autistisch-undiszipliniertes Denken", wobei in diesem Falle mit „autistisch" im Gegensatz zum Autismus des Schizophrenen im weiteren Sinne eine gewisse Selbstbezogenheit gemeint ist.

Sehr anschaulich ist folgendes Beispiel für das zerfahrene Denken eines Schizophrenen (nach Bleuler):

„ ... Das Olivenöl ist eine arabische Liqueur-Sauce, mit welcher die Afghanen, Mauren und Moslemiten die Straußenzucht betreiben. Der indische Pisang ist der Whisky des Parsen und Arabers. Der Parse oder Kaukasier besitzt genausoviel Beeinflussungskraft auf seinen Elefanten wie der Maure auf sein Dromedar. Das Kamel ist der Sport des Juden und der Inder. In Indien gedeiht vorzüglich Gerste, Reis und Zuckerstock, das heißt Artichoc. Die Brahmanen leben in Kasten auf Belutschistan. Die Tscherkessen bewohnen die Mandschurei von China. China ist das Eldorado des Pawnes" (Ausschnitt aus einem Brief nach Bleuler).

d) inkohärentes Denken

Auch hier handelt es sich um einen unzusammenhängenden Denkvorgang, wie er bei symptomatischen (exogenen) Psychosen vom amentiellen Typ vorkommt. Das inkohärente Denken ist vollkommen zusammenhanglos, die einzelnen Bruchstücke zeigen zueinander keinerlei Beziehungen; man erkennt keine pathologischen Verknüpfungen, wie sie beim schizophrenen zerfahrenen Denken beobachtbar sind, und auch keine lockeren assoziativen Verbindungen, wie sie bei der Ideenflucht vorkommen. Es besteht ein enger Zusammenhang zwischen inkohärentem Denken und Bewußtseins- und Orientierungsstörungen des exogen-psychotisch Kranken. Beim Schizophrenen wird inkohärentes Denken nicht beobachtet, da er bewußtseinsklar, wenn auch völlig zerfahren redet.

e) Perseveration

Hier ist das Denken verlangsamt, schwerfällig und auf einzelne Themen eingeengt; diese werden häufig und immer wieder aufs Neue wiederholt. Der Überblick über vielgliedrige Gedankengänge geht dadurch verloren. Dem Kranken fällt es immer schwerer, das Wesentliche zu erkennen und im Auge zu behalten. Allmählich führt dies zur röhrenförmigen Einengung des Denkfeldes auf Weniges und Althergebrachtes. Der Betroffene bleibt an einem Wort oder einem Denkinhalt meist lange und konstant haften und kehrt immer wieder auf denselben Denkinhalt zurück. Häufig beobachtet man Perseveration beim organischen Psychosyndrom und bei der epileptischen Wesensänderung.

f) Ideenflucht

Hier handelt es sich um die typische Denkstörung des Manikers. Die Kranken reden viel und ununterbrochen, warten mit immer wieder neuen Einfällen auf, wobei diese mit dem Vorhergehenden oft nur durch lockere Wort- oder Klangassoziationen verknüpft sind. Der Kranke spricht meist nur über das, was um ihn herum geschieht und springt von einem Thema zum anderen. Er verliert sich immer wieder im Unwesentlichen, und es gelingt ihm nicht, einen umfassenden oder etwas längeren Gedankengang zu Ende zu führen. Bemerkenswert ist der oft unstillbare Rededrang und Schreibdrang. Denkfähigkeit und Gedächtnis sind im allgemeinen erhalten, das Bewußtsein ist nicht getrübt. Wird das manische Bild ganz von der Ideenflucht beherrscht, dann spricht man von einer verworrenen Manie; fehlt hingegen diese Ideenflucht, liegt eine geordnete Manie vor. Im engen Zusammenhang mit den ideenflüchtigen Inhalten steht die gesteigerte Betriebsamkeit und Selbstüberschätzung der Patienten. Die Patienten sprechen häufig von umwälzenden Erfindungen, revolutionären Ideen, großen finanziellen Unternehmungen, sie halten sich selbst für hochintelligent. Bei dieser Symptomatik spricht man von expansiver Manie.

g) **Demenz**
Hier handelt es sich um den schwersten Grad einer Denkstörung. Meist liegt ein erworbener Intelligenzmangel vor, keinesfalls aber ein angeborener Schwachsinn. Demenz ist grundsätzlich erworben! Urteils- und Kritikfähigkeit, aber auch Merkleistung regredieren auf ein Minimum. Der Patient wird unfähig, sich neue Sachverhalte zu merken oder aber aus Erkenntnisinhalten Schlüsse zu ziehen. Näheres s.a. 3.2.6 und Kapitel 7.

1.4 (3.4) GEDÄCHTNISSTÖRUNGEN

1.4.1 (3.4.1) Merk- und Erinnerungsstörungen

Grundsätzlich hat man zwischen „Langzeit-" und „Kurzzeit-Gedächtnis" zu unterscheiden. Beim Aufbau des Gedächtnisses spielen drei verschiedene Mechanismen zusammen:
a) Mechanismen zur sofortigen Erinnerung an augenblicklich ablaufende Vorkommnisse
b) Mechanismen für die Erinnerung an Minuten bis Stunden zurückliegende Vorgänge
c) Mechanismen für die Erinnerung an die entfernte Vergangenheit

Bemerkenswert ist nun, daß bei einer größeren Anzahl neurologischer Erkrankungen das Kurzzeitgedächtnis häufig mehr oder weniger gestört oder aber ganz verloren ist, während das Langzeitgedächtnis noch erstaunlich gut intakt ist. Selbst bei schweren Hirnschädigungen beobachtet man ein erstaunlich widerstandsfähiges Langzeitgedächtnis. Bei Gedächtnisstörungen infolge von Gehirnkrankheiten schwinden in der Regel abstrakte Kenntnisse eher als konkrete Ereignisse aus dem Gedächtnis.

Verlust:

Im großen und ganzen ist jedoch die neurophysiologische Grundlage des Gedächtnisses noch weitgehend unbekannt.

Definition für Gedächtnis
Unter Gedächtnis versteht man die Fähigkeit, Wahrnehmungen und psychische Erlebnisse zu merken (engraphieren) und sich zu erinnern (ekphorieren). Genaugenommen lassen sich Gedächtnis und Merkfähigkeit nicht auseinanderhalten, da das Engraphieren durch das Ekphorieren kontrolliert wird. Gedächtnis besteht also aus Merkfähigkeit und Erinnerungsfähigkeit, wobei letzteres das erstere überprüft. Überhaupt ist das Gedächtnis ein wesentliches Intelligenzmerkmal und man kann allgemein behaupten, daß es in der Jugend häufig besser ausgebildet ist als im Alter. Sicherlich spielt dabei auch der Übungseffekt eine Rolle.

Näheres zum Kurzzeit- und Langzeitgedächtnis siehe Lehrbücher der Physiologie.

Gedächtnisstörungen können eingeteilt werden in:

a) Hypermnesie und
b) Hypomnesie

a) Hypermnesie
Davon spricht man, wenn bestimmte Erinnerungen besonders lebhaft auftauchen. Dies ist jedoch nicht zu verwechseln mit der Zwangsidee!

b) Hypomnesie
Dies bezeichnet die Störung der Merkfähigkeit, wobei diese heute aber als Störung der Erinnerung (Ekphorie) aufgefaßt wird (letztere kontrolliert erstere!).
Bei Merkfähigkeitsstörungen sind in der Regel neuere Erlebnisse wesentlich stärker betroffen als weiter zurückliegende. In besonders schweren Fällen wird dann jedes Ereignis – auch ein maximal affektbeladenes – sofort wieder vergessen.

Wie bereits erwähnt, wird heute die Merkfähigkeitsstörung als Störung der Erinnerung aufgefaßt. Merkfähigkeitsstörungen haben zumeist ihre Ursache in einer nur unzureichenden oder überhaupt nicht vorhandenen Speicherung. Man findet die Merkfähigkeitsstörungen besonders häufig bei hirnorganisch Kranken, scheinbar aber auch bei Schizophrenen, wobei jedoch meist andere psychopathologische Phänomene (Gleichgültigkeit, Abgelenktheit usw.) eine Gedächtnisstörung vortäuschen.

Erinnerungsstörungen liegen in der Unmöglichkeit begründet, Speicherinhalte zu mobilisieren. Zu den Erinnerungsstörungen zählt man:

* Erinnerungsverfälschung und Erinnerungstäuschung
* ungenaue Erinnerung
* Illusionen der Erinnerung

* Pseudoerinnerung (Konfabulationen)
* Erinnerungslücken (Amnesie, siehe 1.4.2)

Bei Erinnerungsverfälschungen und Erinnerungstäuschungen handelt es sich um Parafunktionen des Gedächtnisses. Ungenaue Erinnerung findet man besonders bei organischen Hirnerkrankungen und bei Epileptikern, ferner bei manchen Oligophrenen. Letzteren ist es unmöglich, Erinnerungen zeitlich richtig einzuordnen. Illusionen der Erinnerung finden wir auch beim Gesunden, wobei es sich hier um durch Affekte hervorgerufene Erinnerungstäuschung handelt. Erinnerungstäuschung kann bis ins Pathologische gehen, was man z.B. bei Paranoiden und Schizophrenen findet. Bei Konfabulationen sprechen wir auch von wechselnden Pseudoerinnerungen, die eine Leere ausfüllen.

Als Träger der Erinnerung wurde das sogenannte „Engramm" postuliert, das vermutlich chemischer Natur ist. Früher nahm man eine morphologische Struktur einer ganz bestimmten Hirnregion an. Da unser Gehirn bei seinem Eiweißstoffwechsel doch verhältnismäßig viel Sauerstoff und Energie benötigt, kommt es bei Durchblutungsstörungen und sonstigen Schädigungen des Gehirns zu einer Beeinträchtigung des Gehirnstoffwechsels. Man kann sich deshalb leicht vorstellen, daß die Merkstörung ein frühes und häufiges Symptom einer organischen Hirnschädigung ist.

Zwar steht nun zu Beginn einer Hirnschädigung immer zuerst die beeinträchtigte Fähigkeit, neue Eindrücke zu behalten; mit fortschreitender Schädigung jedoch kommt es auch zur Alteration des Altgedächtnisses. Zu Beginn der Störung kann der Kranke zwar noch Begebenheiten aus seinem Leben richtig und wahrheitsgemäß schildern, jedoch meist nicht mehr richtig datieren. Mit dem Entstehen von Gedächtnislücken kommt es zur sogenannten Konfabulationsneigung (s.o.). Aufgrund der mehr oder weniger häufigen Gedächtnislücken beginnt der Betroffene zu fabulieren. Bei weiterem Fortschreiten der Merkstörungen kommt es dann schließlich zur Desorientiertheit; denn, wem es nicht mehr gelingt, Informationen und Sinneseindrücke im Laufe einer gewissen Zeit im Gedächtnis zu behalten, der verliert das Gefühl für Raum und Zeit und schließlich auch die Orientierung für die eigene Person.

Die minimalste Merkleistung finden wir beim schwersten Grad der Denkstörung, der Demenz. Hier handelt es sich um einen erworbenen (!) Intelligenzmangel und keinesfalls um einen angeborenen Schwachsinn. Neben der Merkleistung schwinden auch Urteils- und Kritikfähigkeit, und dem Patienten wird es unmöglich, sich Neues oder frühere Geschehnisse zu merken. Man spricht auch von „mnestischer Demenz". Die totale Demenz mit völligem Ausfall von Merk- und Erinnerungsleistung stellt das Endstadium des organischen Psychosyndroms dar.

Einige typische Beispiele für Merkschwäche:
a) Hochgradige Merkschwäche, verbunden mit Desorientiertheit und Konfabulationen findet man beim Korsakow-Syndrom.

b) Hochgradige Merkschwäche mit heiterer Redseligkeit beobachtet man bei Presbyophrenie.
c) Merkfähigkeits- und Gedächtnisstörungen, zusammen mit räumlicher Desorientiertheit und Antriebsverarmung findet man beim Morbus Alzheimer als Frühsymptome. Der Charakter bleibt noch über längere Zeit erhalten.
d) Merkstörungen bis hin zur mnestischen Demenz beobachtet man bei der senilen Demenz, einer Erkrankung, die nach dem 70. Lebensjahr beginnt und sich klinisch von der Alzheimerschen Krankheit nur quantitativ unterscheidet; mit anderen Worten heißt das, daß die senile Demenz später ausbricht, aber rascher voranschreitet.
e) Merkfähigkeitsstörungen im Zuge eines irreversiblen organischen Psychosyndroms kann man auch beim Morbus Wilson (hepatolentikuläre Degeneration) beobachten.

Obengenannte Erkrankungen sind nur eine kleine Auswahl für die vielen mit Merkfähigkeitsstörungen einhergehenden psychischen Syndrome. Wie bereits erwähnt, gehört die Merkfähigkeitsstörung und die Erinnerungsstörung zur allgemeinen Symptomatologie zerebral-organischer Krankheiten. Die Krankheiten selbst unterscheiden sich dann nur im Schweregrad und in der Progredienz der Gedächtnisstörungen.

1.4.2 (3.4.2) Amnesien

Definition: Unter Amnesien versteht man zeitlich oder inhaltlich begrenzte Gedächtnislücken, die entweder organisch oder aber emotionell bedingt sein können.

Bei Schädigungen der Gehirnfunktionen oder der Hirnstrukturen kommt es zu zeitlich begrenzten Gedächtnislücken: Emotionelle Wallungen, abnorme Erlebnisreaktionen und bestimmte Bedürfnisse sind die Ursache für inhaltlich begrenzte Gedächtnislücken. Letztere beobachtet man auch beim Gesunden.

Zeitlich begrenzte und organisch bedingte Amnesien können hervorgerufen werden durch

* Schädelhirntraumata (Commotio, Contusio oder Compressio cerebri)
* nach einer Narkose
* nach schweren Vergiftungen
* bei akuten Körperkrankheiten (z.B. Delir und Dämmerzuständen)
* nach epileptischen Anfällen
* bei affektiven Erschütterungen, bei Angst- und Schreckerlebnis

Häufigste Ursachen von Amnesien sind Commotio, Contusio und Compressio cerebri, und man unterscheidet bei Amnesien nach Schädelhirntraumata folgende Formen:

* **retrograde Amnesie** (Gedächtnislücke von einer kurzen Zeit direkt vor dem hirnschädigenden Ereignis gelegen)

* **kongrade Amnesie** (Gedächtnislücke für die Dauer der initialen Bewußtlosigkeit nach dem Schädelhirntrauma)
* **anterograde Amnesie** (Gedächtnislücke für einen Zeitraum nach dem Trauma mit noch gestörter Merkfähigkeit aber wieder uneingeschränkter Bewußtseinshelligkeit)

Beim **amnestischen (Korsakow-) Syndrom** (siehe auch 1.4.5) wird von der Gedächtnisstörung vorrangig das Kurzzeitgedächtnis betroffen. Die amnestischen Lücken werden vom Patienten dann durch Konfabulationen und Pseudoamnesien („erfundene" Begebenheiten) überbrückt. Ursache des amnestischen (Korsakow-) Syndroms sind neben chronischem Alkoholismus auch Hirnverletzungen, Vergiftungen, Infektionen.

Die **transitorische globale Amnesie** beobachtet man hauptsächlich bei älteren Menschen; sie zeigt sich in einer transitorischen vollständigen Erinnerungsunfähigkeit. Ohne scheinbaren Grund und schlagartig, aber ohne weitere Symptomatik, kommt es zur Einschränkung der Erinnerungsfähigkeit für vorangegangene Tage oder Wochen (retrograde Amnesie). Örtlich sind die Patienten jedoch noch gut orientiert, ebenso über ihre eigene Person. In der Regel kommt es jedoch zur Rückbildung innerhalb weniger Stunden, und es besteht lediglich eine bleibende amnestische Lücke für die Dauer der Symptomatik. Als Ursache wird eine lokale Blutzufuhrstörung im medialen Temporallappenbereich diskutiert, wie sie bei intermittierenden vertebro-basilären Insuffizienzerscheinungen auftritt.

Von einigen Autoren werden die Aphasien, die ideatorische Apraxie und die Agnosien als umschriebene Gedächtnisstörungen aufgefaßt. Im allgemeinen werden solche Störungen aber nicht den Gedächtnisstörungen und nicht den psychischen Störungen zugerechnet, sondern vielmehr den sog. „Werkzeugstörungen der Psyche". Aus diesem Grund erfolgt die ausführliche Beschreibung dieser Symptome im Kurzlehrbuch Neurologie (Jungjohann-Verlagsgesellschaft mbH, Neckarsulm).

Amnesien beobachtet man fast regelmäßig beim Grand mal, bei geordneten Dämmerzuständen, bei sonstigen Epilepsien, beim pathologischen Rausch und bei Enzephalitis. Aufgrund der kompletten Amnesie läßt sich der pathologische Rausch vom einfachen Alkoholrausch unterscheiden. Die komplette Amnesie beim pathologischen Rausch dauert gewöhnlich einige Minuten bis zu 1/4 Stunde an. Meist tritt der pathologische Rausch in der chronischen Phase des Alkoholismus und bei Alkoholintoleranz bereits nach nur geringen Alkoholmengen auf. Beim einfachen Rausch kann man, falls Amnesie vorhanden, eine partielle (aber keine komplette!) Amnesie beobachten.

Beim sog. **geordneten oder orientierten Dämmerzustand** („besonnener Dämmerzustand") erscheinen die Patienten äußerlich geordnet und nicht desorientiert. Es kommt zu keiner erkennbaren Eintrübung des Bewußtseins, allerdings zu einer Einengung. Es besteht eine sog. Besinnungsunfähigkeit. Das Verhalten des Patienten wird durch einige wenige Triebe und Strebungen bestimmt, die allerdings unkontrolliert ablaufen. So ist es kaum verwunderlich, wenn es zu Gewalt- und Sexualverbrechen und anderen

Delikten kommt, wobei nach der Tat dann Amnesie für die Zeit der Tat und davor besteht. Geordnete Dämmerzustände gehören zu den Durchgangssyndromen (siehe 1.10) und sind relativ selten. Vorkommen: pathologischer Rausch, Enzephalitiden und Epilepsien.

Beim ungeordneten Dämmerzustand jedoch erscheinen die Patienten nach Innen gekehrt, der Kontakt zur Außenwelt scheint unterbrochen. Auf Fragen geben solche Patienten kaum Antwort, sie irren geistesabwesend umher, und mitunter beobachtet man Sinnestäuschungen und Wahnvorstellungen. Gerade bei ungeordneten Dämmerzuständen sind Gewalt und Sexualverbrechen häufig. E.Bleuler berichtet über einen Epileptiker, der im Dämmerzustand seine eigene Werkstatt in Brand steckte, im Glauben, Feuer unter der Leimpfanne anzuzünden. Aber auch bei „besonnenen Dämmerzuständen" können ähnliche Vorkommnisse beobachtet werden: So fährt beispielsweise ein Kranker an seinen weit entfernt liegenden Heimatort, um seine bereits vor Jahren verstorbenen Eltern zu besuchen; er geht dabei aber planmäßig und voll orientiert vor, benutzt die Verkehrsmittel, hält sich an Uhrzeiten, wie jeder andere, normale Mensch auch.

Beim Gesunden, häufiger jedoch beim psychisch Kranken, vor allem bei gesteigerter Egozentrizität, kommt es nach Wut- und Verzweiflungszuständen und anderen Affektausbrüchen zu emotionell begründeten Amnesien. Diese Amnesien sind inhaltlich umschrieben und betreffen vor allem solche Erinnerungen, die für Selbstbewußtsein und bewußte Tendenzen nicht tragbar sind. So wird beispielsweise gerne vergessen, daß man früher irgendwann einmal eine Prüfung oder ein Testat nicht bestanden hat, man sich irgendeinmal feige oder sehr unhöflich benommen hat, und der sog. Begehrungsneurotiker (z.B. Rentenneurotiker) vergißt, bereits vor einem entschädigungspflichtigen Unfall Kopfweh gehabt zu haben. So geriet einmal ein Prokurist in einer hiesigen Firma in einen Dämmerzustand nachdem ihm von seiner Firma die Kündigung ausgesprochen wurde, da durch seine Leichtfertigkeit der Firma größere Geldsummen verlorengegangen waren. Ein Teil seines Ehelebens, die Geburt seines 2. Kindes und seine eigene Geburtstagsfeier waren dem Patienten nicht bewußt zu machen, eine Belehrung über seine Verhaltensweisen in der Firma war nicht möglich. Nach einiger Zeit jedoch kam es zu einer Aufklarung im Bewußtsein, und als die Firma die Kündigung zurückzog und der Mann damit rehabilitiert war, verschwand der Dämmerzustand und er erinnerte sich auch wieder an seine Verfehlungen, nicht jedoch an die Zeit des Dämmerzustandes.

Umschriebene Gedächtnislücken finden sich auch bei Schizophrenen, die Straftaten begangen haben.

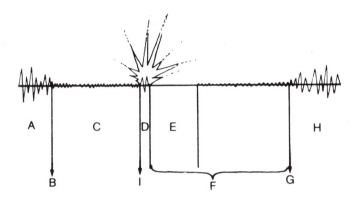

Abb. 1: Amnesieschema eines Unfalls mit Bewußtlosigkeit
Erläuterung: Bis zum Beginn (B) der retrograden Amnesie (C) besteht für die davorliegende Zeit (A) volles Erinnerungsvermögen, ebenso an den Unfallhergang (D). Die retrograde Amnesie (C) reicht vom Ende des Erinnerungsvermögens (B), das zugleich den Amnesiebeginn darstellt, bis zum Beginn des Unfallhergangs (I). Dem Unfall folgt eine tiefe Bewußtlosigkeitsphase (E). Die anterograde Amnesie (F) umfaßt diese Zeit (E) und eine gewisse Zeit danach bis zum Erreichen des vollen Bewußtseins (G). Anschließend ist das Bewußtsein wieder voll hergestellt (H).

1.4.3 (3.4.3) Retrograde Amnesie

Definition: Erinnerungslücke von Minuten oder Stunden, seltener Tagen oder Wochen für die Zeit vor dem Eintreten eines Gehirnschadens.

Bei retrograder Amnesie ist der Patient nicht in der Lage, die letzten Ereignisse vor dem Unfall zu reproduzieren. Von besonderer Wichtigkeit ist die Tatsache, daß man zwar von der Dauer der retrograden Amnesie auf den Schweregrad eines Schädelhirntraumas schließen kann, die zeitliche Ausdehnung der retrograden Amnesie aber zur Schwere und Dauer der Bewußtseinsstörung nicht proportional ist. So kann trotz langer Bewußtlosigkeit eine nur kurze retrograde Amnesie vorliegen. Der Zeitpunkt des Eintretens der Gehirnschädigung muß bekannt sein, um feststellen zu können, über welche Zeit hinweg sich die retrograde Amnesie erstreckt.

Die Tatsache, daß eine retrograde Amnesie sich spontan aufhellen kann und daß durch Hypnose oder Narkoanalyse so mancher Patient dann doch den Ablauf der Geschehnisse bis zum Unfall schildern kann, ist ein Hinweis dafür, daß die Ereignisse vor dem Unfall nicht völlig aus der Erinnerung gelöscht, sondern lediglich momentan nicht verfügbar sind.

Reicht eine retrograde Amnesie sehr weit zurück und bleibt sie ohne wesentliche Verkürzung bestehen, so muß eine Contusio cerebri angenommen werden. Eine sich lediglich über Minuten erstreckende retrograde Amnesie mit evtl. folgender Aufhellung spricht hingegen für eine Commotio cerebri.
Ursache: vermutlich Funktionsstörung in basalen Schläfenlappenanteilen.

1.4.4 (3.4.4) Anterograde Amnesie

Definition: Erinnerungslücke für den Zeitraum nach dem Trauma mit gestörter Merkfähigkeit, jedoch wieder normaler Bewußtseinshelligkeit.

Da nun aber auch für die Bewußtlosigkeitsdauer nach einem Unfall eine Amnesie (komplette Amnesie) besteht, jedoch meist nicht festgestellt werden kann, wann die Bewußtlosigkeit beendet war und wie lange sie gedauert hat, wird die nach der Bewußtlosigkeit folgende Amnesie und die Bewußtlosigkeit selbst von einigen Autoren zur anterograden Amnesie zusammengefaßt. Genaugenommen aber beginnt die anterograde Amnesie laut Definition erst nach der kompletten Amnesie, also nach der Bewußtlosigkeit (bei normaler Bewußtseinshelligkeit!). Zu diesem Sachverhalt meint E. Bleuler, daß der Ausdruck „anterograde Amnesie" in unklarer Weise ganz verschiedene Dinge bezeichnet und daher entbehrlich sei.

Behält man jedoch den Ausdruck „anterograde Amnesie" bei, so darf dieser nur dann Anwendung finden, wenn eindeutig eine wieder normale Bewußtseinshelligkeit nach dem Trauma vorliegt und lediglich noch die Merkfähigkeit gestört ist.

Anmerkung: Bei Bewußtlosigkeit liegt eine komplette Amnesie vor, weshalb Bewußtlosigkeit und komplette Amnesie theoretisch gleichgesetzt werden können.

Bedeutung der Amnesie für die forensische Medizin

Nach einer Straftat ist es praktisch immer wichtig nachzuweisen, bzw. zu widerlegen, ob diese in bewußtseinsgestörtem Zustand ausgeführt wurde.
Eine nachträgliche Amnesie ist meist kein zuverlässiges Indiz dafür, ob eine Bewußtseinsstörung vorgelegen hat, da die Amnesie sich nachträglich entwickelt haben kann und lediglich dem Wunsch nach Freispruch entspringt. Andererseits ist aber nach organisch bedingten Bewußtseinsstörungen eine Amnesie nicht regelmäßig vollständig. So finden sich alle Übergänge vom totalen Erinnerungsverlust bis hin zur vollen Erinnerung. Im Rahmen der oben erwähnten emotionell begründeten Amnesien kann bei einem angeklagten Patienten das für ihn Unangenehme allein oder doch weitgehend erinnerungsmäßig ausfallen, während andererseits normale Verhältnisse oder angenehme Erinnerungen in übertriebener Weise geschildert werden können.

Negative Halluzinationen des Gedächtnisses

Diese Form der Erinnerungsstörung ist mit den Amnesien verwandt. Wenn einem Patienten die Geschehnisse innerhalb einer gewissen Zeitphase nicht bewußt sind, so liegt eine Amnesie vor. Bei einer negativen Gedächtnishalluzination hingegen ist der Patient völlig überzeugt davon, genau zu wissen, was in der fraglichen Zeitphase abgelaufen ist, und er meint auch sicher zu wissen, daß die tatsächlichen Ereignisse nicht geschehen sind. Häufig sind negative Halluzinationen des Gedächtnisses bei Schizophrenen: So erhielt in unserer Klinik ein an Schizophrenie erkrankter Patient zur Beschäftigungstherapie Farbkasten und Malpapier; nach etwa 15 Minuten Tätigkeit steht er auf, geht zwei Stockwerke nach unten zum Schwesternzimmer, beschwert sich darüber, daß alle anderen Patienten im Haus die Gelegenheit hätten, am Malen teilzunehmen, er jedoch ausgeschlossen sei und keine Farben und Malpapier erhalten habe. Von der Wirklichkeit war der Patient nicht zu überzeugen.

1.4.5 (3.4.5) Korsakow-Syndrom = amnestisches Syndrom

Das Korsakow-Syndrom wird auch als **amnestisches Syndrom** bezeichnet, und bei dieser Gedächtnisstörung ist vorrangig das Kurzzeitgedächtnis betroffen. Wie bereits oben erwähnt, füllt der Patient im Gespräch die bei ihm bestehenden amnestischen Lücken durch Konfabulationen und Pseudomnesien aus. Besonders typisch ist die eingeschränkte Kritikfähigkeit der Kranken und die zeitliche Desorientiertheit. Zu Beginn des Syndroms sind die Patienten meist euphorisch, später mürrisch-aggressiv oder aber gleichgültig.

Einerseits kann das Korsakow-Syndrom bereits nach einigen Tagen verschwinden, andererseits durchaus aber auch auf Dauer bestehen bleiben.

Ursachen: chronischer Alkoholismus (Wernicke-Enzephalopathie), Hirnverletzungen, CO-Vergiftungen, senile Demenz, Fleckfieberinfektionen, Typhusinfektionen.
Morphologisches Substrat: doppelseitige Schädigung im Bereich der Corpora mamillaria.

Bemerkung: Die Anwendung des Begriffes „Korsakow-Syndrom" ist doch recht uneinheitlich. Nach Korsakow bedeutet dieses Syndrom in seiner ursprünglichen Fassung „Merkfähigkeitsstörungen in Verbindung mit Polyneuritis als Folge eines chronischen Alkoholabusus". Aufgrund der uneinheitlichen Anwendung dieses Terminus wurde der Begriff „Korsakow-Syndrom" vielfach aufgegeben. Grundsätzlich sollte man sich aber die Trias „**Merkschwäche, Desorientiertheit, Konfabulationen**" merken.

1.5 (3.5) ICHSTÖRUNGEN, ENTFREMDUNGSERLEBNISSE

1.5.1 (3.5.1) Ichstörungen

Dem „Ich" kommen nach der psychoanalytischen Lehre Freuds wesentliche Funktionen zu:

1. Kontrolle des Trieb-Energiepotentials
2. Umweltanpassung
3. Abgrenzung gegen die Außenwelt
4. Integration des Erlebens
5. Realitätsprüfung

Bei einer Reihe psychischer Störungen, bei Psychosen und bestimmten Neurosen ist die „Ichschwäche" die „Wurzel allen Übels".

Die Ichstörung und damit die Störung der Person wird besonders deutlich beim Schizophrenen. Zwar kommt eine Depersonalisation auch beim Neurotiker vor, hier jedoch in ganz anderer Ausprägung. Beim schizophrenen Entfremdungserleben ist der „Ichverlust" kombiniert mit einer „Ichbeeinflussung". Zur Trennung von Ich und Körper kommt die Beeinflussung von außen. Der Schizophrene erlebt die Fernbeeinflussung als Bedrohung, die „mittels Hypnose, Magnetismus und Strahlen usw. durchgeführt zu werden scheint". Der schizophrenen Depersonalisation kommen also paranoide Züge zu. Während der Neurotiker die „Entfremdung" als „scheinbar" empfindet, fehlt dem Schizophrenen jegliche Einsicht: Für ihn ist es völlig sicher, daß sein Gehirn von außen gesteuert wird, nicht mehr ihm gehört, seine Gedanken von fremden Mächten beeinflußt werden und sein Herz ebenfalls von außen gesteuert wird. Und eben hier liegt der Unterschied zwischen Neurotikern und Schizophrenen. Bei beiden Krankheitsformen besteht eine Depersonalisation, wenn auch in unterschiedlicher Ausprägung, wobei dann aber beim Schizophrenen das Ich-Erleben eine noch tiefer gehende Störung aufweist: Es geht zusätzlich die Einheit des Erlebens verloren. Es handelt sich um eine Desintegration, die sich überwiegend auf die persönliche Einheit erstreckt. Dies wird aus nachfolgendem Beispiel deutlich.

Der Finanzbeamte B. hält sich für eine hochgestellte historische Persönlichkeit, ist also offensichtlich zwei Personen zugleich. Er ist fest davon überzeugt, nicht krank, sondern ein verkanntes Genie zu sein. In eine psychiatrische Krankenabteilung eingeliefert, ordnet er sich wie jeder andere Patient in die Abteilung ein. Trotzdem aber wähnt er sich weiterhin als berühmte Person, verkehrt aber zugleich mit seinen Angehörigen wie immer.

Man bezeichnet dieses Phänomen auch als Persönlichkeitsspaltung bzw. Gespaltenheit der Persönlichkeit.

Störungen des Icherlebens und Ichdesintegration sind gekennzeichnet durch:
a) Fernbeeinflussung, Steuerung von außen
b) Gespaltenheit der Person, Verlorengehen der Erlebenseinheit
c) Loslösung psychischer Regungen oder Leibempfindungen vom eigenen Ich
d) Fehlende Einsicht (beim Schizophrenen!)

Siehe auch 3.2.9 – Störungen des Icherlebnisses (der Meinhaftigkeit) – (S. 135).

1.5.2 (3.5.2) Entfremdungserleben

Bei der Depersonalisation handelt es sich um eine Störung des Ich-Erlebens. Der Kranke erlebt alles an sich fremdartig, sein Fühlen, Denken und Handeln. Für ihn sind sein Körper und sein Ich voneinander getrennt. Schulte-Toelle schreiben dazu: „Das Gefühl eines Verlustes der ‚Meinhaftigkeit' – d.h. daß etwas zu mir gehört, Teil meiner Persönlichkeit ist – verbindet sich im Entfremdungserleben des Schizophrenen häufig mit dem Erleben des ‚Gemachten'. Daß psychische Regungen oder Leibempfindungen vom eigenen Ich losgelöst erlebt werden, bringt der Schizophrene mit einer Beeinflussung von außen in Zusammenhang" (Schulte-Toelle, Psychiatrie, Springer-Verlag, 4. Auflage, S. 166). Der Patient ist für sich selbst eine fremde Person.

Depersonalisationserscheinungen kommen außer bei Schizophrenien auch bei Neurosen recht häufig vor. Prinzipiell sollte man unterscheiden zwischen somato-, auto- und allopsychischen Depersonalisationserscheinungen. Bei allopsychischer Depersonalisation handelt es sich um die Entfremdung der Wahrnehmungswelt, was gewöhnlich auch Derealisation genannt wird. Im letzteren Falle erscheinen Wahrnehmungen in kaum beschreibbarer Weise unwirklich, verzerrt, fremd und in die Ferne gerückt. Selbst vertraute Personen und Gegenstände erscheinen dem Kranken plötzlich seltsam und unwirklich; mit anderen Worten: Es kommt zur Entfremdung der Wahrnehmungswelt.

Von autopsychischer Depersonalisation spricht man bei Entfremdungserlebnissen eigener psychischer Akte, Handlungen und Gefühle. Die Kranken hören sich nur noch von weitem sprechen und Gefühle werden eigenartig unlebendig und blaß. Ihr Handeln und ihr eigenes Denken kommt ihnen mechanisch, unpersönlich und automatisch vor.

Bei somatopsychischen Depersonalisationserscheinungen kommen dem Kranken nicht nur sein Körper und die einzelnen Körperteile, sondern auch eigene Bewegungen fremd und nicht vorhanden vor. Der Neurotiker spürt die Verfremdung und Veränderung des subjektiven Erlebens; im Gegensatz zu den schizophrenen Störungen der Meinhaftigkeit sind jedoch das eigene Streben, Wollen und Fühlen für ihn nicht von außen oder anderen beeinflußt oder gemacht. Wie bereits erwähnt, unterscheiden sich hier neurotische und schizophrene Depersonalisation.

Vereinzelt beobachtet man Entfremdungssyndrome auch nach Einnahme von Halluzinogenen oder bei sonstigen toxisch bedingten Durchgangssyndromen.

Die soeben genannten Formen der Entfremdungserlebnisse sind meist therapeutisch schwer zu beeinflussen. Anders jedoch beim neurotischen Depersonalisationssyndrom der Pubertät, welches als Reifungskrise imponiert. Hier ist nicht nur eine ambulante psychoanalytische Therapie erfolgversprechend, sondern auch die Spontanprognose recht günstig. Depersonalisationserscheinungen sind doch in der Pubertät relativ häufig. Der Grund dafür mag darin liegen, daß die Depersonalisation ein Abwehrmanöver gegenüber aggressiv-sadistischen Impulsen mit gleichzeitigem Ich-Rückzug von Objekten und der Realität darstellt. Bekanntlich treten ja bereits in der Pubertät realitätsverneinende Tendenzen auf, die ihre Ursache in der Problemverarbeitung, der Ablösung vom Elternhaus und der Partnerfindung haben.

Vorkommen von Entfremdungserlebnissen

a) im normalpsychologischen Bereich
  1. Erlebnisreaktionen
  2. asthenische Persönlichkeitsvarianten
  3. Adoleszentenkrisen
  4. Übermüdung beim Gesunden

b) im pathologischen Bereich
  1. neurotische Entwicklungen (Neurosen)
  2. schizophrene Psychosen
  3. depressive Phasen
  4. zyklothyme Psychosen
  5. autochthone juvenile Asthenien (schizophrener Formenkreis)
  6. organische Hirnkrankheiten (bei epileptischen Auren)

1.6 (3.6)   ZWANGSSYMPTOME

Gelingt es nicht, sich immer wieder aufdrängende Denkinhalte oder Handlungsimpulse zu unterdrücken oder zu verdrängen, obwohl erkennbar ist, daß diese unsinnig oder unbegründet sind, dann liegt ein Zwang vor. Werden sich aufdrängende Handlungsimpulse oder Denkinhalte nicht durchgeführt oder wird versucht, diese zu verdrängen, so resultiert daraus unerträgliche Angst. Keinesfalls sind die Zwangsinhalte das Pathologische an der Zwangsneurose, sondern vielmehr deren dominierender Charakter und die Unfähigkeit des Verdrängens, ferner die Tatsache, daß sie vom Patienten als unsinnig und persönlichkeitsfremd erlebt werden.

Man spricht bei Zwangsneurosen auch von Anankasmus, vom anankastischen Syndrom und der obsessiv-konpulsiven Reaktion. Grundsätzlich entspringen Zwänge dem ununterbrochenen Insuffizienz- und Schuldgefühl des Selbstunsicheren, der ständig in der Angst lebt, etwas versäumt oder Schlimmes angerichtet zu haben.

Der Zwang unterscheidet sich insofern vom Wahn, als der Patient beim Zwang zwar auch nicht die Bewußtseinsinhalte verdrängen kann, diese aber gleichzeitig als unsinnig oder als ohne Grund beherrschend/beharrend erkennt und beurteilt. Im allgemeinen neigen Zwangserscheinungen zu ständiger Wiederholung und zur Ausbreitung auf andere Gebiete. Leichtere Zwangsphänomene, die noch nicht dem pathologischen Bereich zugeordnet werden können, finden wir auch beim Normalen. Häufig beobachtet man auch an sich selbst, daß man von bestimmten Namen, Wortfolgen oder Melodien nicht loskommen kann, nicht fähig ist, Treppenstufen oder Glockenschläge nicht immer wieder nachzuzählen. Verläßt man seine eigene Wohnung, so hat man häufig das starke Bedürfnis, wieder in diese zurückzukehren, da man sich ziemlich sicher ist, den Gashahn oder das Licht nicht ausgedreht zu haben. Durchaus als normal zu bezeichnende Personen wiederholen solche Prozeduren mehr als einmal. Viele wiederholen bestimmte Handlungen mehrmals, um sich der Angelegenheit völlig sicher zu sein. Immer wieder begegnet man zwanghaften Ritualen beim Essen, Einschlafen, Waschen usw., ohne daß die Betreffenden diese fixierten Gewohnheiten als qualvoll empfinden würden. Solche Gewohnheiten können durchaus durch äußere Einflüsse oder Ablenkung unterbrochen werden, und keinesfalls tritt ein Angstzustand bei Unterlassung der Tätigkeit auf. Der pathologische Zwang ist gegenüber obengenannten „Zwangshandlungen" dem Inhalt nach nur graduell, der Intensität nach jedoch grundlegend zu unterscheiden. Besonders typisch und kennzeichnend für pathologischen Zwang ist das Auftreten starker Angst bei Unterlassung der Zwangshandlung. Dem Patienten gelingt es niemals, sich von dem Zwang zu distanzieren; er wird Sklave seines Zwangs.

Der pathologische Zwang kann sich sowohl im Denken, Fühlen und Handeln äußern. Formen des Zwanges sind:
Zwangsvorstellungen und Zwangseinfälle, Zwangsbefürchtungen, Zwangsimpulse und Zwangshandlungen, Zwangsdenken.

1.6.1 Zwangsvorstellungen und Zwangsbefürchtungen

Die Patienten leben in einer ständigen Angst, überfahren zu werden, abzustürzen, zu verunglücken usw. Dabei geht es ihnen häufig weniger um die eigene Person als vielmehr um andere Menschen. Sie ängstigen sich um Angehörige, die sie dauernd in großer Gefahr wähnen. Dazu kommt, daß sie sich gleichzeitig am Unglück, das einem Freund oder Verwandten zustoßen könnte, schuldig fühlen (pathologische Schuldgefühle).

1.6.2 Zwangsimpulse

Hier handelt es sich bevorzugt um Zwänge aggressiver Art, wobei charakteristisch ist, daß die Kranken dem Zwangsimpuls nicht nachgeben. Eine ausführende Handlung folgt also nicht. Die Patienten leben aber in einer ständigen Angst, den Mitmenschen impulsiv zu verletzen oder sonst zu schädigen.

Beispiel: Eine zwangsimpulsive Mutter ist unfähig, mit ihrem Kind auf dem Arm über eine Brücke zu gehen, da sie befürchtet, auf der Brücke „den Kopf zu verlieren" und mit ihrem Kind ins Wasser zu springen.

Beispiel: Einem zwangsimpulsiven Mann ist es nur unter schwerer Angst möglich, ein Messer in die Hand zu nehmen, da er befürchtet, einen Mitmenschen impulsiv damit zu verletzen.

Ähnliches beobachtet man vorübergehend auch beim Gesunden, der den Impuls verspürt, beim Blick von einem Turm in die Tiefe „sich hinunter zu stürzen".

Grundsätzlich: Bei Zwangsimpulsen kommt es in der Regel nie zur Ausführung der entsprechenden Handlung, was jedoch fälschlicherweise oft angenommen wird.

1.6.3 Zwangshandlung

Besonders häufig ist hier der Zählzwang, bei dem die Patienten den unwiderstehlichen Drang haben, alles immer wieder von neuem zu zählen. Sehr häufig ist auch der Kontrollzwang, bei dem wiederholt überprüft wird, ob der Gashahn abgedreht, das Licht ausgeschaltet, die Tür zugesperrt und der Brief auch richtig eingeworfen und nicht hängengeblieben ist. Ebenfalls zur Zwangshandlung gehört der Ordnungszwang, bei dem eine festgefahrene und bestimmte Ordnung immer wieder aufs neue hergestellt wird bzw. hergestellt werden muß. Sicherlich keinesfalls zu beneiden sind Menschen mit Waschzwang, die den Drang verspüren, sich ununterbrochen waschen zu müssen. Dabei werden Hände und auch andere Körperteile abnorm oft gewaschen und gereinigt, so daß es zu schweren Hautschäden kommt. Leider sind solche Zwangshandlungen progredient und nehmen an Intensität zu, so daß ein Patient mit Waschzwang unfähig werden kann, überhaupt noch eine andere Tätigkeit zu verrichten, als zu waschen.

Es wurden Fälle beschrieben, bei denen Patienten — besonders häufig Frauen — 16 Stunden am Tag am Wasserhahn standen! Patienten mit Kontrollzwang sind unfähig, ihre Wohnung zu verlassen, d.h. sie kommen nur noch bis zur Wohnungstür, um dann wieder umzukehren und den Gashahn erneut auf seine Dichtheit zu überprüfen.

Dies mag dem Gesunden zwar sehr lustig erscheinen, ist es für den Betroffenen selbst aber keineswegs; denn hat sich einmal aus einem Zwangssymptom eine Zwangskrankheit (malignes Zwangssyndrom) entwickelt, d.h. schreitet der Zwangsgedanke oder die Zwangshandlung schleichend und prozeßhaft fort, so steht am Ende meist eine völlige Lebensuntüchtigkeit, die dem Kranken zu allem Übel auch noch bewußt ist.

Zwangserscheinungen beobachtet man bei den verschiedensten psychischen Krankheiten; es handelt sich um die häufigsten und letztlich unspezifischen psychischen Reaktionsweisen des Menschen. Mit großer Wahrscheinlichkeit sind Zwangsphänomene multifaktoriell bedingt und lassen sich keineswegs nur auf eine einzige Entstehungsursache zurückführen.

Die Patienten bemühen sich häufig sichtlich, diese Zwangshandlungen zu unterdrücken und zu bekämpfen, was ihnen jedoch nie gelingt; denn unterläßt der Kranke sein Waschen und Kontrollieren, entsteht meist panische Angst, daß durch sein Verschulden und seine Nachlässigkeit ein Unglück eintreten könnte (Verbreitung einer infektiösen Erkrankung, falls er die Hände nicht laufend wäscht). Einzig und allein durch die Ausführung der Zwangshandlung kann die Angst vorübergehend beseitigt werden.

Leider neigen Zwangssymptome zur Ausbreitung: Zwangshandlungen, Zwangsimpulse und Zwangsvorstellungen drängen sich anfänglich nur manchmal auf, nehmen aber dann an Häufigkeit zu. Derjenige, der aus Angst, seinen Mitmenschen zu verletzen, kein Messer in die Hand nimmt, wird bald auch keinen anderen spitzen Gegenstand mehr gebrauchen (Bleistift, Kugelschreiber, Gabel, Brieföffner usw.). Bald kommt es dann zum malignen Zwangssyndrom mit nachfolgender Lebensuntüchtigkeit.

Zum besseren Verständnis sollten die Entstehungsbedingungen der Zwangssymptomatik in der medizinischen Psychologie nachgelesen werden (S. Freud – sekundärer Abwehrvorgang).

1.6.4 Zwangszeremoniell

Diese Zwangsform gehört zu den Zwangshandlungen, wobei es sich hier um komplexere Handlungen, also um Zeremonien handelt. Der Patient muß eine ganz bestimmte Folge häufig wiederkehrender Verrichtungen dauernd wiederholen. Unterläßt er dies, entsteht schwere Angst. Man beobachtet das Zwangszeremoniell bei endogenen Depressionen und Erkrankungen des Stammhirns, ferner bei multipler Sklerose, Arteriosklerose und bei Epilepsien.

Beispiel: Eine Frau mit Anziehzwang zieht sich ununterbrochen aus und an; dabei kann es durchaus vorkommen, daß mehrere Lagen von Kleidungsstücken übereinander angezogen werden. Erst wenn ein weiteres Ankleiden infolge „Stoffmenge" nicht mehr möglich ist, zieht sie sich wieder aus und das „Schauspiel" beginnt von neuem.

Ebenfalls zu den Zwangssymptomen gehört die Kleptomanie, bei der die Personen den unwiderstehlichen Drang verspüren, alles was ihnen in die Finger kommt, zu stehlen. Die einen spezialisieren sich auf ganz bestimmte Dinge (Haarbürsten, Kämme), andere wiederum stehlen und horten alles, was ihnen in die Finger fällt. Nicht selten findet man bei diesen Bedauernswerten in den Wohnungen ganze Warenlager.

1.6.5 Vorkommen der Zwangssymptome

Leichtere Ausprägungen beobachtet man auch bei nicht-psychischen Krankheitszuständen, vor allem bei sogenannten anankastischen Persönlichkeiten. Häufig findet man bei derartigen Menschen bei Gravidität, im Klimakterium oder nach infektiösen Erschöpfungszuständen eine Steigerung der Zwangssymptomatik. Anankastische Phänomene können aber auch vorkommen bei selbstunsicheren Persönlichkeitsstrukturen, also bei Gesunden. Finden sich Zwänge in Form von Kontrollzwängen bei einem Patienten erst seit einigen Wochen, so sind diese als Einzelsymptom betrachtet relativ uncharakteristisch.

Starke Zwangserscheinungen beobachtet man bei der Zwangsneurose, deren Manifestation im allgemeinen während oder kurz nach der Pubertät stattfindet. Aber auch bei endogenen Psychosen, in melancholischen Phasen und sogar bei organischen Hirnerkrankungen werden häufig Zwangsphänomene gesehen. Von anankastischer Depression spricht man bei Melancholikern mit starker Zwangssymptomatik.

Bei Schizophrenien kommen echte Zwangssymptome weniger häufig vor, finden sich aber zumeist zu Beginn der Erkrankung. Dies gibt manchmal zu differentialdiagnostischen Zweifeln Anlaß. Im weiteren Verlauf nimmt dann die Zwangssymptomatik doch mehr wahnhaften Charakter an, und gerade hier besteht der Unterschied zur echten Zwangssymptomatik: Wahnhafte Patienten empfinden ihre Vorstellungen keinesfalls als unsinnig, ihnen fehlt im Gegensatz zum Zwangsneurotiker die Einsicht in die Krankhaftigkeit.

Zwang muß zudem von Sucht abgegrenzt werden. Zwang wird bekanntlich als ichfremd und unsinnig erlebt, Sucht hingegen zumindest subjektiv als sinnvoll empfunden. „Sucht" wird vom Süchtigen selbst gern als „Zwang" motiviert, was jedoch keinesfalls zutrifft, wenn die Sucht auch zwangsähnlich erscheinen mag. Vielmehr handelt es sich um „ein auf Steigerung des Selbstgefühls abzielendes Verhalten" (Schulte-Tölle).

Näheres siehe auch 6.3.3.

1.7 (3.7) ANTRIEBSSTÖRUNGEN

Der Pschyrembel definiert den Antrieb wie folgt: „Antrieb ist eine psychische Grundfunktion, Voraussetzung für die normale Funktion anderer höherer psychischer Leistungen."

Antriebsstörungen können sowohl Steigerung als auch Hemmung des Antriebs bedeuten; man beobachtet sie bei Stirnhirnsyndromen, Stammhirnschädigungen, Depressionen usw.

1.7.1 (3.7.1) Herabgesetzter Antrieb

Herabgesetzter Antrieb kann sich äußern in
* Antriebsminderung (Antriebsmangel)
* Antriebsverarmung
* Antriebsschwäche
* Antriebshemmung
* Antriebssperre

Antriebsminderung

Antriebsminderungen kommen unter anderem vor bei symptomatischen Psychosen und bei organischer Wesensänderung. Die Patienten sind apathisch, antriebsgemindert, langsam, schwerfällig.

Beispiel: Alkoholpsychose

In vielen Fällen kann die Minderung des Antriebs von außen durch Fremdantrieb gebessert werden. Die Antriebsminderung bei hirnlokalen Psychosyndromen dauert meist längere Zeit an und tritt episodisch auf. Vereinzelt beobachtet man auch Antriebssteigerung.

Antriebsmangel

Dieser entspricht der Antriebsminderung und kommt, wie bereits oben erwähnt, bei symptomatischen Psychosen und bei organischer Wesensänderung vor.

Antriebsverarmung

Vorkommen bei Residualzuständen schizophrener Erkrankungen. Hier kann der Antrieb weder durch eigene Anstrengung noch durch Fremdantrieb verbessert werden.

Antriebsschwäche

Diese Form des herabgesetzten Antriebs beobachtet man bei asthenischen Persönlichkeiten. Die Antriebsschwäche äußert sich bei ihnen als Verlust normaler Spontaneität und in raschem Absinken der Affektivität.

Der Unterschied zur Antriebsminderung besteht darin, daß bei Antriebsschwäche ein zunächst vorhandener Antrieb rasch erlahmt oder aber bei genügender Anstrengung des Patienten der Antrieb einigermaßen aufrechterhalten werden kann, wohingegen bei der Antriebsminderung der Eigenantrieb von Anfang an geschwächt ist und nur durch Fremdantrieb verbessert werden kann.

Antriebshemmung

Vorkommen bei zyklothymen Depressionen. Auch hier ist der Antrieb mehr oder weniger stark herabgesetzt, wobei der Patient gerne einen gesteigerten Antrieb hätte, ihm dies aber aus eigener Anstrengung unmöglich ist. Außerhalb der depressiven Verstimmungszustände zeigt sich ein normaler Antrieb. Bei einer großen Anzahl von Patienten mit Antriebshemmung besteht eine nach außen hin oft nicht feststellbare Unruhe und Getriebenheit. Die Antriebshemmung äußert sich meist in einer Verlangsamung der Bewegungsabläufe und in einer mehr oder weniger ausgeprägten Minderung der Entschluß- und Handlungsfähigkeit. Das Spektrum kann bis hin zum sogenannten „depressiven Stupor" reichen. In letzterem Fall verharrt der Kranke fast völlig bewegungslos und reagiert kaum mehr auf Aufforderungen und Fragen.

Antriebssperre

Vorkommen bei katatoner Schizophrenie. Die Patienten halten schlagartig und spontan in ihrer momentanen Tätigkeit inne. Der Antrieb wird spontan gesperrt. Wird der Zustand aufgehoben, so findet sich ein normaler Antrieb.

1.7.2 (3.7.2) Antriebsenthemmung

Antriebsenthemmung kommt sowohl normalpsychologisch z.B. bei affektiver Erregung vor, aber natürlich auch psychopathologisch bei Manien, Schizophrenien, symptomatischen Psychosen, pharmakogen (Abusus von Substanzen des Amphetamintyps), bei organischer Wesensänderung und im Rahmen affektiver Durchgangssyndrome (z.B. im Initialstadium von Hirnerkrankungen).

Besonders häufig findet man sogenannte Syndrome hypomanischer Betriebsamkeit, aufdringlicher Geschwätzigkeit und plötzlich einschießende Impulshandlungen bei schizophrenen Residualsyndromen. Antriebsenthemmung ist jedoch heute im Zuge der Langzeitbehandlung mit Psychopharmaka und der Soziotherapie in den Hintergrund getreten. Grobe Verhaltensauffälligkeiten (Schlagen, Lärmen, Schreien, Schimpfen) werden heute meist nur bei unbehandelten Syndromen angetroffen.

Zu den Formen der Antriebsenthemmung gehören die katatonen Symptome (Katatonie = psychomotorische Spannung und Erregung).

Im Zustand starker seelischer Erregung, z.B. nach einem starken Schreck, bei schwerer Eifersucht usw. läßt sich ein übermäßig gesteigerter Antrieb auch beim Gesunden beobachten.

1.8 (3.8) STÖRUNGEN DER AFFEKTIVITÄT

1.8.1 (3.8.1) Begriffsbestimmung

Der Pschyrembel definiert Affektivität wie folgt: „Affektivität ist die Einheit des Gefühlslebens, die Einheit von Stimmung und Antrieb, Lust und Unlust, Zorn, Freude, Trauer u.ä."

Bei Affekten handelt es sich um kurzzeitige, allerdings oft überaus heftige Gefühlsausbrüche. Quantität und Qualität des Affektes sind abhängig von der jeweiligen Grundstimmung.

Unter Stimmung versteht man den momentanen psychischen Zustand und unter Lebensgrundstimmung den durchschnittlichen psychischen Zustand, das psychische Allgemeinbefinden. So kann die Lebensgrundstimmung gehoben, depressiv, ängstlich usw. sein. Der momentane psychische Zustand kann sich von Zeit zu Zeit verändern, d.h. die Lebensgrundstimmung kann schwanken. Die Lebensgrundstimmung ist individuell verschieden und bei entsprechenden psychischen Erkrankungen zum Negativen hin verschoben.

1.8.2 (3.8.2) Affekthandlungen

Zu Affekthandlungen neigen besonders explosible Psychopathen, die sich durch mangelhafte Affektverhaltung und Affektverarbeitung auszeichnen. Es sind meist nach außen erregbare, jähzornige Individuen, die beim geringsten Anlaß aufbrausen. Explosibilität ist eine durchwegs primitive Reaktionsweise, die man auch bei anderen Persönlichkeitstypen beobachten kann. Grundsätzlich kann bei allen ausgeprägten Psychopathen infolge früher Hirnschädigung eine mangelhafte Affektverhaltung und -verarbeitung bestehen. Explosibilität beobachtet man auch bei Kindern, da bei ihnen die Fähigkeit zur affektiven Dämpfung und Selbstbeherrschung noch mangelhaft entwickelt ist. Treten Affektausbrüche bei inadäquatem Anlaß gehäuft auf, oder tritt mangelhafte Affektverhaltung bei zuvor beherrschten Menschen als neue und ungewohnte Reaktionsweise zu Tage, sollte nach einem organischen Psychosyndrom gefahndet werden.

Selbstverständlich besteht bei Affektpersonen immer die Gefahr der Affektdelinquenz (Widerstand, Sachbeschädigung, Körperverletzung usw.).

Schwere Affekte und Affekthandlungen gehören rechtlich zu den „tiefgreifenden Bewußtseinsstörungen", worin man eine zwar nicht krankhafte aber dennoch einer krankhaften gleichwertige Störung hinsichtlich der aus ihr folgenden Beeinträchtigung versteht.

Nach § 20 und § 21 StGB fällt beim Vorliegen einer Affekthandlung die Schuldfähigkeit weg bzw. teilweise weg.

§ 20 StGB
„Ohne Schuld handelt, wer bei Begehung der Tat wegen einer krankhaften seelischen Störung, wegen einer tiefgreifenden Bewußtseinsstörung oder wegen Schwachsinn oder einer schweren anderen seelischen Abartigkeit unfähig ist, das Unrecht der Tat einzusehen oder nach dieser Einsicht zu handeln."

§ 21 StGB
„Ist die Fähigkeit des Täters, das Unrecht der Tat einzusehen oder nach dieser Einsicht zu handeln aus einem der in § 20 bezeichneten Gründe bei der Begehung der Tat erheblich vermindert, so kann die Strafe nach § 41 Abs. 1 gemildert werden."

Je nachdem, ob also die Person, die für die Affekthandlung verantwortlich ist, die Tat nicht einsehen oder nur teilweise einsehen kann, verfällt die Schuldfähigkeit ganz oder teilweise (verminderte Zurechnungsfähigkeit). Letzteres führt dann zu einer Milderung der Strafe (§ 49 StGB). Man muß demnach unterscheiden zwischen Handlung im schweren Affekt und im „leichten Affekt". Im schweren Affekt liegt eine tiefgreifende Bewußtseinsstörung vor.

Näheres in Lehrbüchern der Rechtsmedizin (GK Rechtsmed. 11.1.1) und im Kap. 11.

1.8.3 (3.8.3) Inadäquater Affekt (Parathymie)

Dies bezeichnet einen einer Situation nicht entsprechenden Affekt bzw. Affektäußerung. Man beobachtet diese Art von Affekt besonders bei schizophrenen Psychosen.

Ein inadäquater Affekt besteht beispielsweise, wenn eine Person auf einer Beerdigung plötzlich laut zu lachen beginnt.

Anderer Ausdruck für inadäquate Affektivität: **Parathymie**.
Die inadäquate Affektivität zeigt wiederum deutlich die Desintegration im Erleben des Schizophrenen. Der Affektausdruck in Gestik, Mimik und Sprache steht gerade im Gegensatz zu dem, was der Kranke erlebt oder sagt. Momentane Situation und Stimmungslage stehen im Gegensatz zueinander.

1.8.4 (3.8.4) Affektive Verarmung

Hier überwiegen affektive Steifigkeit oder Modulationsarmut. Wir finden diese Form häufig bei Hirnerkrankungen und bei späteren Krankheitsstadien der Schizophrenie bzw. bestimmten Formen schizophrener Residualzustände. Bei besonders schweren Fällen findet man vollkommene Gleichgültigkeit und Apathie. Man nennt diesen Zustand auch Gemütsverödung oder Athymie. Der Affekt ist aber keinesfalls erloschen. Bei intensivem und gutem Kontakt mit dem Kranken wird man erkennen, daß hinter der äußerlichen Indolenz meist noch eine lebhafte und häufig sogar empfindliche Affektivität steht.

1.8.5 (3.8.5) Affektinkontinenz

Unter Affektinkontinenz versteht man eine verringerte Steuerungsfähigkeit der Gefühlsäußerungen (GK), mit anderen Worten: Es besteht eine auffällige Labilität in der Äußerung von Gefühlen. Die Affektinkontinenz ist ein typisches Teilsymptom des organischen Psychosyndroms. Man beobachtet sie häufig bei symptomatischen Psychosen und organischer Wesensveränderung.

Schon bei geringsten traurigen Eindrücken, vor allem pathetisch-sentimental gefärbter Art, brechen die Patienten unwiderstehlich in Tränen aus. Genauso schnell können sie aber dann nach aufmunternden Worten wieder zum Lachen gebracht werden. Die Patienten empfinden diesen Sachverhalt und die Unfähigkeit, Gefühle zu steuern, selbst als sehr peinlich und klagen über die ihnen lästige Störung. Ebenso wie Freude und Trauer können auch Wut und zornige Verärgerung schon durch leichte auslösende Momente ein extremes Ausmaß annehmen. Wutausbrüche ohne verständliche Ursachen sind an der Tagesordnung. Das krankhafte Wesen dieser Affektstörung wird meist weder von der Familie, noch von den Arbeitskollegen und anderen Personen erkannt.

1.8.6 (3.8.6) Affektlabilität

Unter Affektlabilität versteht man raschen und überschießenden Stimmungswechsel bei geringfügigen Anlässen.

Vorkommen: Bei körperlich begründbaren organischen Psychosen, manisch-depressivem Kranksein, Oligophrenie, Hysterie.

Die Labilität des Affekts zeigt sich meist nur in einer bestimmten Form (nur Wut, nur Freude). Zwischen den Affekten besteht normale Stimmung; der Wechsel zwischen Normalstimmung und Affekt ist nicht so häufig wie der rasche Wechsel von gegensätzlichen Affekten bei Affektinkontinenz.

1.8.7 (3.8.7) Angst

Definition: Im Gegensatz zur Furcht gegenstandsloses, qualvolles, unbestimmtes Gefühl der Beengung, Bedrohung und des Ausgeliefertseins.

Während sich die Furcht auf reale Objekte bezieht, ist die Angst ungerichtet, unbestimmt und geht mit einer Reihe vegetativer Erscheinungen einher (Hitzegefühl, Magenschmerzen, Zittern, Herzklopfen, Schweißausbrüche, Herzschmerzen, Durchfall, Harndrang usw.).

Gelegentlich beobachtet man diesen Zustand auch beim psychisch Gesunden, z.B. bei Verantwortung, im Examen oder in Erwartung unangenehmer Ereignisse. Besonders häufig ist Angst jedoch psychosomatisch bedingt, z.B. bei Angina pectoris oder beim Asthma bronchiale. Besonders häufig beobachtet man Angst bei Depressionen, wobei durch Bewegung eine ängstliche Spannung abreagiert werden soll: agitierte Depression.

Angst kann motivlos (unmotiviert) oder aber motiviert sein. Die motivlose Angst äußert sich meist leibbezogen, vor allem in der Brust und der Herzgegend. Die motivlose, nichtreaktive Angst kann jedoch auch rein seelisch bestehen. Sie kann ebenso vorkommen und bestehen wie auch sonst allgemeine unmotivierte seelische Gefühle.

Die Folgen und Entstehungsbedingungen der motivierten (aber „gegenstandslosen") Angst sind genaugenommen die gleichen wie bei der Schreckerlebnisreaktion. Am Anfang steht ein seelischer Schreck, dem dann körperliche Erscheinungen folgen: psychogene Körperstörungen, Dämmerzustände und der akuten Angst entspringende, wahnähnliche paranoide Reaktionen.

Eine Häufung von Angstzuständen finden wir bei Angstneurosen, Zwangserscheinungen, depressiven Erkrankungen, aber auch bei Wahnerkrankungen und schizophrenen Psychosen.

Es wurde bereits in Abschnitt 1.6 erwähnt, daß nicht ausgeführte, einer Zwangsneurose unterliegende Handlungsimpulse unerträgliche Angst nach sich ziehen. Tiefenpsychologisch gesehen sollen Zwangshandlungen und Zwangsimpulse der Angstabwehr dienen.

Eine mit Angst einhergehende Zwangssymptomatik beobachtet man auch bei endogenen Psychosen, bevorzugt während melancholischer Phasen. Bei besonders starker Ausprägung spricht man hier von anankastischen Depressionen.

Angstmomente sind auch Bestandteile diverser Wahnformen (Verfolgungswahn, Vergiftungswahn usw.).

Paroxysmal auftretende Zustände elementarer Angst beobachtet man bei der neurotischen Herzangst (Herzneurose). Die Betroffenen dieser, auch neurotische Herzphobie genannten Neurose sind von der extremen Angst erfüllt, ihr Herz könne jeden Moment aussetzen. Dieser Zustand kann sich bis zur Todesangst steigern. Betroffen sind vor allem Menschen im dritten und vierten Lebensjahrzehnt, wobei das Verhältnis der Männer zu Frauen 3:2 beträgt.

1.8.8 (3.8.8) Phobien

Der Pschyrembel definiert die Phobie wie folgt: „Zwangsangst; an bestimmte Vorstellungen oder Lebenssituationen gebundenes, inhaltlich grundloses Angstgefühl, das oft zu bestimmten Handlungen und Unterlassungen zwingt."

Dabei muß nun aber betont werden, daß sich die Phobie von der frei flottierenden, gegenstandslosen Angst (unmotiviert aufsteigende Angst) unterscheidet. Grundsätzlich ist die Phobie immer an bestimmte Situationen, an Räume, Tiere, Gegenstände oder Menschen gebunden. Im Gegensatz dazu kann die unmotivierte, frei flottierende Angst als Existenzangst im normalen, nicht neurotischen Seelenleben als allgemeine menschliche Grunderfahrung bestehen.

Die Phobie ist eine Neuroseform und wird auch häufig als Angstneurose bezeichnet. Allerdings lassen sich thematisch nicht fixierte Ängste bei Angstneurosen kaum von Phobien mit lokalisierter Angst trennen. Deshalb müßten Phobien mit lokalisierter Angst als „phobische Angstneurosen" bezeichnet werden, was dann aber soviel wie „Angstneurose in Form von lokalisierter Angst" bedeuten würde; mit anderen Worten: Es läge ein Pleonasmus vor. Man spricht deshalb einfach nur von „Phobien".

Phobien können in vielerlei Gestalt auftreten und über Jahre und Jahrzehnte hinweg persistieren. Besonders häufig sind die Agoraphobie (Platzangst), die Akrophobie (Höhenangst), Klaustrophobie (Angst vor geschlossenen Räumen), Aichmophobie und die Tierphobie.

Agoraphobie: Platzangst; diese äußert sich dahingehend, daß die Betroffenen es strikt vermeiden, über freie Plätze zu gehen. Stattdessen schleichen sie an der Wand entlang um den betreffenden Platz herum. In schweren Fällen wird dem Patienten sogar ein Überqueren der Straße unmöglich.

Klaustrophobie: Die Betreffenden zeigen starke Angst vor geschlossenen Räumen. Typische Beispiele hierfür sind die sogenannte Liftangst und die Toilettenhäuschen-Angst.

Tierphobie: Dies betrifft besonders häufig Hunde, Regenwürmer, Schlangen, Mäuse und Spinnen. Die Angst vor einem Hund infolge unliebsamer Hundebekanntschaften (Hundebiß) hat nichts mit einer Phobie zu tun; denn Phobien beruhen nicht auf einer Fixierung negativer Lernerfahrungen.

Kellerphobie: Diese im Kindesalter häufige Angst kann durchaus im Erwachsenenalter fortbestehen.

Aichmophobie: Starke Angst vor spitzen und scharfen Gegenständen (Messern, Gabeln etc).

Erythrophobie: Die Errötungsfurcht führt beim Betreffenden dazu, menschliche Kontakte zu meiden. Das vasomotorische Ausdruckssymptom der Gesichtsrötung kann in einem Circulus vitiosus mit zunehmender Verunsicherung und Regression münden.

Besonders im letzten Falle wird das Phänomen der Phobophobie (Angst vor der Angst) deutlich. Dies kann durchaus zu einer Verstärkung der Phobiesymptome führen. Wie bereits oben erwähnt, beruht die Phobie nicht, wie Freud annahm, auf der Fixierung negativer Lernerfahrungen. Es gilt hier also nicht der Sachverhalt: „Ein gebranntes Kind scheut das Feuer". Die Angst vor Hunden aufgrund negativer Erfahrungen mit diesen Tieren hat nichts mit einer Phobie zu tun; denn die Objekte der Phobien sind nicht zugleich ihre Ursachen, sondern vielmehr lediglich Ersatzobjekte mit Symbolcharakter. Jemand, der vor Spinnen Angst zeigt, hat sicher noch keine unangenehmen oder gefährlichen Erfahrungen mit diesen Tieren gemacht. Psychodynamisch liegt angeblich der Spinnenangst eine unbewußte Angst vor der überdominanten Mutter zugrunde.

Gründe für die Entstehung des neurotischen Konfliktes der Phobie sind unbewußte, verborgene und erst mittels langer Analysen eruierbare Phantasien. So liegen z.B. der Agoraphobie exhibitionistische Entblößungsphantasien bei Männern und Prostitutionsphantasien bei Frauen zugrunde.

Phobische Ängste breiten sich in einem Teil der Fälle immer weiter und auf viele Lebensbereiche aus. Häufig ist auch nach mehrjähriger analytischer Psychotherapie kein sicherer Erfolg zu erzielen, andererseits können aber durchaus Spontanheilungen vorkommen. Siehe auch Verhaltenstherapie, Abschn. 10.4.

1.9 (3.9) KONTAKTSTÖRUNGEN

Die Fähigkeit des Menschen, Isolation zu überwinden und die soziale Distanz zum Mitmenschen zu verringern, kann man als Kontakt bezeichnen. Bei Sympathiezunahme gegenüber einem Mitmenschen kommt es zur Kontaktsteigerung, die jedoch im allgemeinen durch ein mehr oder minder stark ausgeprägtes Taktgefühl begrenzt wird.

Die Kontaktfähigkeit des Menschen kann quantitativ und/oder qualitativ gestört sein.

Die Beeinträchtigung des emotionalen Kontaktes ist für die Frühdiagnose ein wichtiges Symptom, vor allem bei Verläufen mit blandem Wesenswandel. Dabei ist aber zu beachten, daß lediglich bei deutlicher bis sehr deutlicher Ausprägung die Symptomatik diagnostisch brauchbar und der Subjektivität des Eindrucks enthoben ist. Stärkere Ausprägungsgrade sind heute relativ selten, weshalb der diagnostische Aussagewert vor allem für den weniger erfahrenen Arzt noch geringer wird.

1.9.1 (3.9.1)   Formen

Quantitative Kontaktstörungen

Hier findet sich ein fließender Übergang von totaler Distanzlosigkeit bis hin zur völligen Kontaktunfähigkeit.

Eine mehr oder minder starke Distanzlosigkeit beobachtet man beim Alkoholiker, Morbus Pick, bei Frontalhirnschäden und bei abnormen Persönlichkeiten (hyperthyme Persönlichkeiten, Geltungssüchtige, Hysterische).

Distanzlose und „kontaktsüchtige" Menschen finden jedoch aufgrund ihrer mangelhaften Erlebnistiefe oft zeitlebens keinen Menschen, dem sie vertrauen und der sie versteht. Dies gilt vor allem für Hysteriker.

Kontaktunfähigkeit bzw. Kontaktschwäche beobachtet man beim Schizophrenen, bei schizoiden Persönlichkeiten und bei fast allen Formen der Depression. Kontaktmangel führt nicht selten zum sog. Kontaktmangelparanoid (nach Janzarik).

Qualitative Kontaktstörungen

Diese gehen fast immer mit quantitativen Kontaktstörungen einher. Die qualitative Form kann sich folgendermaßen äußern: mißtrauisch, aggressiv, bizarr, ängstlich, „freundlich", oberflächlich usw.

Beispielsweise sind Hysteriker zwar leicht kontaktfähig, aber im Kontakt oberflächlich (quantitativ gesteigerte Kontaktfähigkeit, aber qualitativ oberflächlich).

1.9.2 (3.9.2)   Vorkommen

Die verschiedenen Formen von Kontaktstörungen findet man bei organischen Krankheiten, Psychosen, Neurosen, Persönlichkeitsstörungen. Bei der Art und Ausprägung einer Kontaktstörung müssen auch Alters-, Geschlechts- und sozial bedingte Normen berücksichtigt werden (s.a. 7.6).

Der Kontakt zwischen Menschen unterschiedlicher sozialer Klassen gestaltet sich häufig recht schwierig.

1.9.3 (3.9.3)   Begleitstörungen

Mit Kontaktstörungen vergesellschaftet sind relativ häufig Sexual- und Antriebsstörungen. So beobachtet man z.B. Kontaktstörungen bei Homosexuellen, Lesbischen, Exhibitionisten und pervers abartigen Menschen. Häufig sind auch Ersatzbefriedigungen wie Alkoholismus, Medikamenten- und Drogensucht Begleitstörungen kontaktgestörter Menschen, bei denen eine Kontaktstörung zur „Flucht in die Sucht" führt.

Während die genannten Ersatzbefriedigungen fast immer aus Kontaktstörungen resultieren, können Kontaktstörungen auch die Folge primär vorhandener Sexualstörungen sein.

1.10 (3.10) ORGANISCHE PSYCHOSEN – SYMPTOMATISCHE PSYCHOSEN, DURCHGANGSSYNDROME, BEWUSSTSEINSTRÜBUNG

1.10.1 (3.10.1) Definition

Unter einer symptomatischen Psychose versteht man den psychotischen Zustand als Folge einer akuten, schweren körperlichen Allgemeinerkrankung oder einer organischen Hirnkrankheit, bzw. Hirnschädigung. Bei den symptomatischen Psychosen wirken Noxen direkt oder indirekt auf das Gehirn ein und veranlassen dieses zu akuten Reaktionen. Man spricht bei symptomatischen Psychosen auch von exogenen Psychosen, körperlich begründbaren Psychosen, akut-exogenen Reaktionstypen (Bonhoeffer) und Funktionspsychosen. Am gebräuchlichsten ist jedoch der Ausdruck „symptomatische Psychose". Dauerhafte Strukturschäden des Gehirns liegen nicht vor.

Symptomatische Psychosen finden sich bei fast allen Gehirnerkrankungen und bei praktisch allen schwereren allgemein-körperlichen Erkrankungen relativ häufig. Grundleiden sind vorrangig: Tumoren und andere raumfordernde Prozesse, entzündliche Prozesse, Traumata, Gefäßprozesse im Gehirn, Anämien, Avitaminosen, Epilepsien, Infektionskrankheiten, Leberinsuffizienz, konsumierende Krankheiten, Intoxikationen (Alkohol, Pharmaka, etc.), Niereninsuffizienz, akute intermittierende Porphyrie.

Symptomatische Psychosen kommen relativ häufig vor und es wird angenommen, daß jeder dritte Mensch im Verlauf seines Lebens wenigstens einmal eine solche symptomatische Psychose erlebt. Eine besondere Veranlagung zu symptomatischen Psychosen wird nicht angenommen, erworbene Disposition und aktuelle Noxen sind jedoch von Bedeutung.

Ätiologisch sind die symptomatischen Psychosen unspezifisch, mit anderen Worten: Das äußere Erscheinungsbild der Psychose hängt nicht ab von der zugrundeliegenden körperlichen Erkrankung. Die psychopathologische Symptomatik läßt lediglich erkennen, daß eine körperlich begründbare Psychose vorliegt, läßt aber keine Rückschlüsse zu auf deren Genese. Das Gehirn reagiert verhältnismäßig gleichförmig, weitgehend unabhängig vom zugrundeliegenden Leiden mit einer doch recht begrenzten Zahl von sich gleichenden Syndromen.

Symptomatische Psychosen unterscheiden sich von endogenen Psychosen zum einen durch Vorgeschichte und körperlichen Befund, zum anderen durch den psychopathologischen Befund. Wichtigstes Kriterium für die symptomatische, also akute organische Psychose ist die Bewußtseinstrübung; diese läßt eine deutliche Abgrenzung zur endogenen Psychose zu. Trotzdem ist aber zu beachten, daß das Fehlen einer Bewußtseinstrübung eine körperlich begründbare Psychose nicht ausschließt. Bewußtseinstrübung ist also nicht obligates Symptom der akuten symptomatischen Psychose und man unterscheidet deshalb bei den reversiblen organischen Psychosen Formen mit Bewußtseinstrübung (die eigentliche symptomatische Psychose nach klassischer Lehre) und solche ohne Bewußtseinstrübung, die sog. Durchgangssyndrome (nach Wieck).

Ebenso wie bei den Durchgangssyndromen fehlt eine Bewußtseinstrübung auch bei Halluzinosen auf akustischem, haptischem oder optischem Gebiet, ferner bei den orientierten Dämmerzuständen, beim Korsakow-Syndrom und bei den hyperästhetisch-emotionellen Schwächezuständen (reversible pseudoneurasthenische Syndrome).

Bei schweren Durchgangssyndromen handelt es sich meist um amnestische, bei leichten eher um affektive oder aspontane. Im Verlaufe einer Gehirnerkrankung (z.B. eines sich langsam entwickelnden Hirntumors) nimmt das Durchgangssyndrom allmählich an Schwere zu und geht ohne Sprung fließend in die Bewußtseinstrübung, evtl. in eine Bewußtlosigkeit über, während die Rückbildung in umgekehrter Reihenfolge verläuft.

Klinisch lassen sich Durchgangssyndrome und Bewußtseinstrübungen symptomatischer Psychosen mittels psychopathometrischen Verfahren genauer differenzieren. Bei leichteren Bewußtseinstrübungen kann der Patient dem Gespräch mehrerer Personen am Bett gewöhnlich nicht mehr mit Augenbewegungen folgen, während er bei vorliegendem Durchgangssyndrom in der Lage ist, seinen Blick auf den jeweils Sprechenden zu richten.

Die Kriterien einer Bewußtseinsstörung werden häufig verschieden definiert; für die Praxis brauchbare Merkmale sind u.a. die Aufmerksamkeitsstörung, Merkfähigkeitsstörung, Auffassungsstörung, die „Schwerbesinnlichkeit", die zeitliche und/oder räumliche Orientierungsstörung, die Hypo- oder Amnesie nach Ablauf des Zustandes.

Grundsätzlich ist die symptomatische Psychose, die nach klassischer Lehre die Bewußtseinsstörung als wichtigstes Kriterium hat, nicht mit dem organischen Psychosyndrom (Abschnitt 1.11) zu verwechseln; denn unter einem organischen Psychosyndrom versteht man einen chronisch diffusen oder fokalen Hirnschaden mit psychischer Symptomatik. Im Gegensatz dazu handelt es sich aber bei einer symptomatischen Psychose um eine akute Reaktion des Gehirns auf direkt oder indirekt einwirkende Noxen.

Im allgemeinen klingen symptomatische Psychosen rasch ab, remittieren meist vollständig und gerade die Reversibilität ist ein wichtiges Kriterium. Allerdings besteht die Möglichkeit, daß eine symptomatische Psychose in ein residuales organisches Psychosyndrom übergeht. Dieser Übergang erfolgt über das Durchgangssyndrom ohne Bewußtseinstrübung. Wie beim Durchgangssyndrom besteht auch beim organischen Psychosyndrom keine Bewußtseinstrübung, typisch für das organische Psychosyndrom ist jedoch die organische Wesensänderung (näheres hierzu in Abschnitt 1.11).

Merke:
a) **Symptomatische Psychose nach klassischer Lehre:** akute Reaktion des Gehirns durch direkte oder indirekte Einwirkung von Noxen mit Bewußtseinstrübung (Leitsymptom!); überwiegend reversibel; kein dauerhafter Strukturschaden.
b) **Durchgangssyndrom:** Entstehung wie symptomatische Psychose mit Störungen der Orientierung und des Gedächtnisses, des Antriebs und der Affektivität, manchmal einhergehend mit Wahneinfällen und Trugwahrnehmungen, aber ohne Bewußtseinstrübung; i.d.R. reversibel. Häufig auch subdepressive Verstimmung.
c) **Organisches Psychosyndrom (Abschn. 1.11):** Chronisch diffuser oder fokaler Hirnschaden mit psychischen Veränderungen (Synonyma: organische Wesensänderung, organische Leistungsminderung); ohne Bewußtseinsstörung.
Ein leichtes Durchgangssyndrom wird oft erkannt an Aufgeben von Liebhabereien, an Gefühlsverarmung, Gedächtnisversagen und an zugleich affektiver Reizbarkeit.

1.10.2 (3.10.2) Symptomatik

Wie bereits im obigen Abschnitt mehrmals erwähnt, ist die Bewußtseinsstörung das häufigste und somit diagnostisch ausschlaggebende Merkmal symptomatischer Psychosen. Reversible organische Psychosen ohne Bewußtseinstrübung werden als Durchgangssyndrome (Wieck) bezeichnet.

Häufig bei symptomatischen Psychosen sind optische Halluzinationen (Alkoholhalluzinose). Die Bewußtseinsstörung der symptomatischen Psychose gleicht der physiologischen „Bewußtseinsstörung", dem Schlaf. Aus diesem Grunde bezeichnet man in Anlehnung an den Schlaf die Bewußtseinsstörung auch mit dem Ausdruck „Somnolenz" („Schläfrigkeit"). Vereinzelt ist auch noch der alte Ausdruck „Sopor" (eine Zwischenstufe der Bewußtseinsstörung) zu vernehmen. Bei stärkerer Ausprägung der Bewußtseinsstörung spricht man dann von Bewußtlosigkeit, die den Gegensatz zum wachen Bewußtsein darstellt. Bewußtlosigkeit mit gleichzeitig aufgehobener Erweckbarkeit und zugleich Reflexverlust oder Reflexabschwächung bezeichnet man als Koma.
Ist das Bewußtsein nicht herabgesetzt, jedoch eigentümlich verändert, so spricht man von Bewußtseinstrübung (amentielles Syndrom, Delir, Dämmerzustand).

Wir halten fest: Unter Bewußtseinsstörung versteht man eine pathologische Bewußtseinsminderung, ähnlich der des physiologischen Schlafes; unter Bewußtseinstrübung versteht man eine „Bewußtseinsstörung", bei der zwar das Bewußtsein nicht herabgesetzt, jedoch eigentümlich verändert ist.

Die Bewußtseinsstörung bei symptomatischen Psychosen kann unterschiedlich stark ausgeprägt sein, wobei die Bewußtseinstrübung die leichteste Form darstellt.

Die Bewußtseinsstörungen im einzelnen:
* Verlangsamung des psychischen Tempos

* Gedächtnisstörungen
* Wahrnehmungsstörungen
* Antriebsminderung (bis zum Stupor)
* Störungen der Affektivität
* Minderung der Denkfunktionen
* Orientierungsstörungen
* Verminderung der Aufmerksamkeit

Ebenfalls zu den Bewußtseinsstörungen gehören Delir, Dämmerzustand, Verwirrtheit und Halluzinose. Diese Syndrome überschneiden sich vielfach in ihrer Symptomatologie. In Abschnitt 1.10.3 sind diese vier Syndrome näher beschrieben.

Zu Bewußtseinsstörung gehören ferner die Somnolenz, die Bewußtlosigkeit und das Koma.

Somnolenz

In diesem Zustand sind die Patienten schwer erweckbar, apathisch, manchmal auch gereizt. Bei leichteren Formen beobachtet man lediglich eine zeitliche, bei schweren auch eine örtliche Desorientiertheit. Dazu gesellen sich Dysarthrie, unkoordinierte Bewegungen, allgemeine Verlangsamung.

Bewußtlosigkeit

Aus diesem Zustand sind die Patienten grundsätzlich nicht erweckbar und auf äußere Reize folgen lediglich ungezielte primitive Reaktionen.

Koma

Tiefste Bewußtlosigkeit mit völliger Reaktionslosigkeit auf Schmerzen. Bei gleichzeitigem Auftreten pathologischer Reflexe verschwinden die physiologischen Reflexe. Häufig besteht Lebensgefahr aufgrund gestörter Atem-, Kreislauf- und Temperaturregulation.

Organische Psychosen und psychometrische Tests

Durch hirnorganische Erkrankungen ist die intellektuelle Leistungsfähigkeit häufig vermindert; dabei ist allerdings das Ausmaß vor allem bei kleinen Läsionen nicht unbedingt von der Schwere der organischen Alteration abhängig. Für hirnorganische Schädigungen gibt es keine spezifischen Testverfahren; allerdings zeigen Hirnverletzte Einschränkungen in der intellektuellen Leistungsfähigkeit und emotionale Labilität. Beobachtet man stärkere Einschränkungen bei Gedächtnisprüfungen oder bei Prüfungen der Schnelligkeit oder der Lernfähigkeit als bei Tests, mit denen Wortschatz und Allgemeinwissen geprüft werden, so mag dies ein Hinweis sein auf eine Verschlechterung intellektueller Leistungsfähigkeit. Gerade Patienten mit organischen Erkrankungen und

konsekutiv eingeschränkter Hirnleistungsfähigkeit zeigen auch eine Tendenz zur Stereotypie; außerdem bleiben sie meist bei ihren Gedankengängen am Konkreten haften.
Aufgrund der Anamnese und der übrigen Untersuchungsergebnisse ergibt sich die Indikation für psychometrische Untersuchungen. Einfache Prüfungen intellektueller Leistungsfähigkeit offenbaren Gedächtnisausfälle, fehlerhafte situative Einschätzung, Lücken im Allgemeinwissen und Rechenschwierigkeiten.

Grundsätzlich unterscheidet man zwei große Gruppen von psychometrischen Tests: objektive Tests und projektive Tests.

Zu den objektiven Tests gehören:
— der Hamburg-Wechsler-Intelligenztest (HAWIE)
— der Stanford-Binet-Intelligenztest
— der Porteus-Labyrinth-Test
— der Goodenough-Mann-Zeichen-Test (MZT)
— der Minnesota Multiphasic Personality Invertory (MMPI)
— der Benton-Test
— der Giessen-Test (Persönlichkeitstest)
— der Bender-Gestalttest

Zu den projektiven Tests gehören:
— der Rorschach-Test
— der Thematische Apperzeptionstest (TAT)
— der Satzvervollständigungstest
— der Make-a-Picture-Story-Test (MAPS)

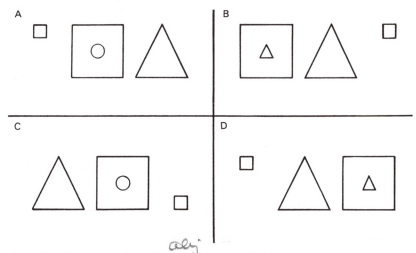

Abb. 2: Originalkarte aus dem Benton-Test; die Testfiguren werden dem Patienten eine bestimmte Zeit lang vorgelegt und sind dann aus dem Gedächtnis zu kopieren (mit freundl. Genehmigung des Verlags Hans Huber AG, Bern).

Nach Auffassung zahlreicher Autoren lassen sich organisch bedingte Störungen vor allem mit dem Benton-Test erfassen. Mit diesem sprachfreien Test werden vor allem viso-motorische Funktionen geprüft. Dabei werden die Antworten bei acht Standardfiguren bewertet. Man legt dazu der Versuchsperson die Testfiguren einzeln kurz vor und stellt ihr die Aufgabe, die Figuren auf einem Blatt Papier zu kopieren. Die Interpretation der Testergebnisse hängt ab von der Art und Weise, in der die Testfiguren reproduziert werden, ihre räumliche Beziehung, der räumliche Hintergrund und die zeitliche Ausführung.

Mit dem projektiven Rorschach-Test lassen sich bei organischen Hirnschäden typische Merkmalslisten aufstellen. Bei diesem projektiven Test legt man dem Patienten zehn Standardkarten vor, von denen eine jede eine unstrukturierte „Figur" enthält.
Der Patient wird aufgefordert, dieses Muster zu deuten. Dabei liegt diesem Test die Annahme zugrunde, daß der Patient je nach Struktur und Dynamik seiner Persönlichkeit das vorgelegte Muster auslegt.

Bei genauerer Betrachtung ergeben sich Zusammenhänge zwischen psychometrischen Testergebnissen und somatischen Meßgrößen. Dies ist z.B. der Fall beim Serumbarbituratspiegel bei Barbituratvergiftungen. Mit zunehmendem Serumbarbituratspiegel nehmen auch die pathologischen Momente der psychometrischen Testergebnisse zu.

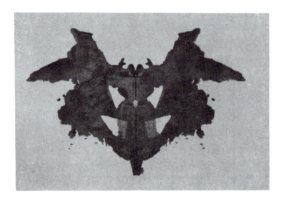

Abb. 3: Beispiel einer Karte aus dem Rorschach-Test (Rorschach's Psychodiagnostics) — vorliegende Abbildung ist auf 1/4 der Originalgröße verkleinert (mit freundl. Genehmigung des Verlags Hans Huber AG, Bern).

Eine Sonderform der symptomatischen Psychosen sind die Cortisonpsychosen mit einer Sonderstellung unter den substanzinduzierten Psychosen, da die in therapeutischer Absicht exogen zugeführten Hormone auch endogen produziert werden. Man spricht im klinischen Sprachgebrauch auch von Corticoiddepression, Cortisonpsychose oder Cortisondemenz. Es finden sich paranoid-halluzinatorische Syndrome, reversible dementielle Syndrome, depressiv-dysthyme Syndrome sowie Bewußtseinstrübungen. Psychopathologische Syndrome, die sich mit dem sog. endokrinen bzw. dem hirnlokalen Psychosyndrom in Übereinstimmung bringen ließen, werden nicht beobachtet.

1.10.3 (3.10.3) Besondere klinische Bilder

Wie bereits erwähnt, zeigen die folgenden vier Syndrome in ihrer Symptomatologie eine vielfache Überschneidung. Man spricht bei den nachfolgenden Syndromen auch von den Prägnanztypen der akuten organischen Psychose. *gehören auch zu Bewußtseinsstörungen!*

Delir

Hier finden sich Verwirrtheit, Angst und Erregung im Sinne einer Beschäftigungsunruhe neben optischen Halluzinationen. Diese haben Szenen mit zahlreichen kleinen Figuren zum Inhalt. Es besteht im übrigen keine Identität mit den Sinnestäuschungen schizophrener Patienten. Ferner finden sich körperliche Symptome wie Tremor, vegetative Störungen und Kreislaufinsuffizienz, ferner Zustände ängstlicher Unruhe und nicht selten auch Akoasmen (Gehörhalluzinationen mit Knallen, Zischen, Lispeln, etc.). Manchmal werden phantastische traumähnliche Bilder von szenischem Charakter erlebt, was man dann als Oneiroid bezeichnet. Das Bewußtsein ist im allgemeinen nur schwach getrübt, eine Amnesie besteht nicht. Ebenso wie die anderen Syndrome ist das Delir eine unspezifische Reaktion des Gehirns auf Noxen unterschiedlicher Art. Man beobachtet dieses Syndrom bei chronischen Alkoholintoxikationen, bei Alkoholentzug, ferner besonders häufig und in allen Gradausprägungen bei Fieber, bei Hyperthyreosen und anderen inneren Krankheiten, nach Anwendung einzelner Pharmaka. Da amentielles Syndrom und Delir meist ineinander übergehen, faßt man beide auch zum amentiell-deliranten Syndrom zusammen. Nicht selten beobachtet man Greif- und Zupfbewegungen auf der Bettdecke (sog. Flockenlesen) und zugleich sinn- und zwecklose stereotype Leerlaufmotorik mit kleinen Bewegungsexkursionen.

Dämmerzustand

In diesem Zustand ist das Bewußtsein verschoben, weniger getrübt oder eingeengt. Dem Patienten fehlt die volle Klarheit des Bewußtseins, Schläfrigkeit oder Benommenheit bestehen nicht. Bemerkenswert ist, daß sich der Patient meist gut zurechtfindet, jedoch sich in einem gewissen traumwandlerischen Zustand befindet. Außerdem kann er die momentane Situation nicht begreifen, und er verkennt zumindest teilweise Zeit, Ort und Personen seiner Umgebung. Dämmerzustände werden allerdings häufig nicht erkannt, da der Patient sich nach außen hin klar und besonnen zu verhalten scheint. Das Verhalten ist bezüglich einzelner Strebungen und Triebe unkontrolliert, weshalb im Dämmerzustand Gewalt- und Sexualverbrechen beobachtet wurden.

Epilepsien und pathologische Rauschzustände führen nicht selten zum Dämmerzustand.

Verwirrtheitszustand (amentielles Syndrom)

Dieser Zustand geht einher mit Trübung des Bewußtseins; das Denken ist verwirrt und inkohärent (unzusammenhängend). Im Gegensatz zum zerfahrenen Denken des Schizophrenen fehlt beim amentiellen Syndrom die Sprunghaftigkeit; vielmehr neigen die Patienten zum Festkleben an den aufgetauchten Gedanken und zeigen zudem eine gewisse Einbuße an kritischer Einschätzung. Es fehlt die vollständige Orientierung über Zeit, Raum und die eigene Person. Zugleich führt die Desorientiertheit zu Angst, Aggressivität und Ratlosigkeit. Das amentielle Syndrom geht in vielen Fällen mit einem gewissen Erregungszustand mit starkem Bewegungsdrang und motorischer Unruhe einher. Nach Beendigung des Verwirrtheitszustandes besteht dann eine Amnesie.

Zusammenfassend gesagt: Der Verwirrtheitszustand der symptomatischen Psychosen äußert sich in Desorientiertheit über Raum, Zeit und die eigene Person, ferner in verringerter Flexibilität der Gedanken, in Ratlosigkeit, Angst und Aggressivität.

Derartige Verwirrtheits- und Erregungszustände beobachtet man überwiegend bei Hirntraumen und zerebralen Durchblutungsstörungen. Bei Patienten mit allgemeiner Hypotonie, insbesondere Hypotonie im zerebralen Kreislauf zeigt sich eine verstärkte Symptomatik.

Halluzinosen

Diese Erscheinungen gehen ohne Bewußtseinsstörungen einher und gehören ebenfalls zu den organischen Psychosen (symptomatischen Psychosen). Von Halluzinosen spricht man, wenn Halluzinationen auf einem einzigen Sinnesgebiet ganz im Vordergrund eines psychopathologischen Bildes stehen. Die jeweiligen Krankheitsbilder werden dann nach ihnen benannt.

Man unterscheidet akustische Halluzinose, optische Halluzinose und taktile Halluzinose.

a) **Akustische Halluzinose (Alkoholhalluzinose)**
Diese sehr seltene Psychoseform findet sich bei chronischem Alkoholismus. Dabei herrschen die akustischen Sinnestäuschungen vor. Die Patienten hören Stimmen von nicht anwesenden Personen, die sie entweder beschimpfen oder über sie streiten. Die Patienten sind überängstlich, versuchen zu fliehen oder verstecken sich.

b) **Optische Halluzinose**
Diese beobachtet man nach Mißbrauch von Halluzinogenen. Besonders halluzinogen wirken LSD und Mescalin. Näheres siehe in Abschnitt 5.3.7.

c) **Taktile Halluzinose**
Diese beobachtet man bevorzugt bei Amphetamin-Abusus (Captagon, Tradon, Pervitin). Bei empfindlichen Personen kann es bereits nach 1 – 2-wöchiger Einnahme der genannten Medikamente zu chronisch taktilen Halluzinosen kommen, bei denen die Patienten unverrückbar der Überzeugung sind, daß auf ihrer Haut Ungeziefer, kleine Parasiten oder anderes Getier herumkrabbelt. Man spricht auch vom sogenannten Dermatozoenwahn. Es kommt zu einer raschen Steigerung der Symptomatik, die Patienten klagen über starken Juckreiz und versuchen, dem vermeintlich

vorhandenen Ungeziefer durch starke Desinfektionsmittel oder durch Einfangen Herr zu werden. Nach hochdosierter Captagoneinnahme über eine mehr oder weniger lange Zeit beginnen die Patienten, sich häufiger als normal zu kratzen. Die Patienten werden praktisch immer dem Dermatologen zur Behandlung zugeführt oder begeben sich selbst in die Behandlung eines Hautarztes, suchen nicht selten auch Schädlingsbekämpfungsinstitute auf. Vorkommen ferner: bei älteren Menschen und bei körperlich begründbaren Psychosen.
Nach Absetzen der Medikamente verschwindet dann auch die taktile Halluzinose; ihr Vorkommen ist relativ selten.

1.10.4 (3.10.4) Diagnostik

Bei langsam sich entwickelnden Hirntumoren mit Zunahme einer Gehirnalteration nimmt auch das Durchgangssyndrom allmählich an Schwere zu und geht fließend in eine Bewußtseinstrübung mit konsekutiver Bewußtlosigkeit über. Die Rückbildung des Durchgangssyndroms (z.B. nach Tumorentfernung) geht in umgekehrter Reihenfolge vonstatten. Besteht nur eine leichte Durchgangssyndromsymptomatik, wie man sie bei langsam sich entwickelnden symptomatischen Psychosen beobachtet, erkennt man einfache Verstimmungen, dysphorische, ängstlich-weinerliche Zustände, gehoben-expansive, apathisch-indifferente oder hysteriforme Verstimmungen. Neben einfacher Verstimmung kann es ferner zu uncharakteristischer Erregung oder Antriebsminderung kommen. Dabei kann eine faßbare Bewußtseinsstörung durchaus fehlen. Dazu schreibt G. Huber: „Diskrete Typen leichter, organisch bedingter Durchgangssyndrome sind schwer als solche zu erkennen und gegenüber neurotisch-psychopathischen Zuständen abzugrenzen. Besonders die im Initialstadium von primären oder sekundären Hirnerkrankungen, aber auch die in der Rückbildungsphase z.B. einer traumatischen Hirnschädigung auftretenden leichteren aspontanen affektiven und ‚endoformen' (schizophrenen, endogen-depressiv oder manisch) aussehenden Durchgangssyndrome wurden bisher in ihrer diagnostischen und differentialdiagnostischen Bedeutung nicht gewürdigt. Die Erfahrung, daß nicht bei allen akuten organischen Psychosyndromen und in jedem Stadium eine Trübung des Sensoriums faßbar ist, ist für die Praxis und die Frühdiagnose von großer Bedeutung" (aus Psychiatrie, G. Huber, Schattauer-Verlag, Stuttgart).

Um Durchgangssyndrome und Bewußtseinstrübungen genauer differenzieren zu können, bedient man sich sogenannter psychopathometrischer Verfahren. Differentialdiagnostisch kann man Durchgangssyndrome von Bewußtseinstrübungen dadurch unterscheiden, daß bewußtseinsgetrübte Patienten im allgemeinen dem Gespräch mehrerer Personen nicht mehr durch Augenbewegungen folgen, was jedoch beim einfachen Durchgangssyndrom noch der Fall ist. Schwere Durchgangssyndrome lassen sich kaum mehr von Bewußtseinstrübungen unterscheiden, da der Übergang zwischen beiden ohne Sprung und fließend ist. Zusammenstellung der wichtigsten psychopathometrischen Verfahren im Anhang.

Beim Vorliegen einer Bewußtseinsstörung können endogene Psychosen und Neurosen meist ausgeschlossen werden. Am Vorliegen einer Bewußtseinsstörung lassen sich also akute organische Psychosyndrome von endogenen Psychosen und von erlebnisbedingten abnormen Reaktionen abgrenzen.

Da symptomatische Psychosen unterschiedlicher Genese häufig die gleiche psychische Symptomatik aufweisen, muß immer auch eine körperliche Untersuchung durchgeführt werden. Nur so läßt sich dann unter Umständen feststellen, welche der im folgenden genannten Umstände zur psychischen Symptomatik führten: Gefäßerkrankungen, Infekte, Traumen, Epilepsien, Tumoren, Alkoholismus, Intoxikationen, kardiovaskuläre Erkrankungen, metabolische Erkrankungen, endokrine Störungen, Mangelzustände.

Um eine Klärung der Grundkrankheit herbeizuführen, bedient man sich nachfolgend aufgeführter Untersuchungsmethoden: Blutbilduntersuchungen, Harnstoffnachweis, Glukosemessung, Elektrolytbestimmung, Bestimmung von GOT und CPK, EEG, EKG, Röntgenaufnahmen des Schädels, Echoenzephalogramm, Computertomogramm, Lumbalpunktion.

Wie auch G. Huber erwähnt, ist die Symptomatik eines leichten Durchgangssyndroms meist noch schwach ausgeprägt, weshalb für die Diagnose des Vorliegens einer progredienten Hirnerkrankung die Anamneseerhebung außerordentlich wichtig ist. Häufig wird dabei die Fremdanamnese, d.h. das Befragen der Familienmitglieder über das Verhalten des Patienten notwendig sein.

Eine Hirnerkrankung muß angenommen werden, und es bedarf einer weiteren Abklärung, wenn nachstehend genannte Verhaltensweisen beim Patienten auftreten, wie sie zuvor bei ihm nicht beobachtet wurden:

- Verhaltensabweichungen (Wutausbrüche, Exhibitionismus usw.)
- Veränderungen im emotionalen Verhalten
- Nachlassen von Gedächtnisleistungen
- Gefühlsverarmung
- Interesselosigkeit (vor allem bei Hobbies, bei früher beliebten Tätigkeiten)
- Verlust schöpferischer Leistungen
- Vernachlässigung der eigenen Person (Körperpflege, Essen, Beruf)
- Hemmungslosigkeit, ‚Wurstigkeit'
- Versagen beim Ausführen gewohnter Tätigkeiten

Die vorstehende Symptomenauswahl ließe sich noch beliebig verlängern. Zusammenfassend sei aber gesagt, daß grundsätzlich eine jede Verhaltensänderung einer weitergehenden Abklärung bedarf.

1.11 (3.11) ORGANISCHE PSYCHOSEN – ORGANISCHES PSYCHOSYNDROM, ORGANISCHE WESENSÄNDERUNG UND DEMENZ

1.11.1 (3.11.1) Definitionen

Von einem organischen Psychosyndrom nach E. und M. Bleuler, auch mitunter noch hirnorganisches Psychosyndrom und psychoorganisches Syndrom genannt, spricht man, wenn das Gehirn von einer Erkrankung oder äußeren Einwirkung geschädigt ist und diese Noxe einen diffusen Schaden der Hirnsubstanz bewirkt, mit der Folge unspezifischer, irreversibler, psychischer Veränderungen der Persönlichkeitsstruktur.

In der Deutschen Psychiatrie begegnet man häufig den Begriffen „organische Wesensänderung", „Demenz" und „organische Leistungsminderung". Weniger geeignet sind die Bezeichnungen „amnestisches Syndrom" und „organische Hirnleistungsschwäche", da dadurch die Symptomatik nicht voll gekennzeichnet wird.

M. Bleuler trennt das organische Psychosyndrom als Folge einer diffusen Hirnschädigung vom hirnlokalen Psychosyndrom als Folge einer umschriebenen Schädigung bestimmter Hirnabschnitte.

Das organische Psychosyndrom ist ätiologisch unspezifisch und kann die unterschiedlichsten Ursachen haben. Die psychopathologische Symptomatik wird aber bestimmt vom Ausmaß und von der Geschwindigkeit der Schädigung; so tritt das organische Psychosyndrom hauptsächlich bei allmählich einsetzender und chronisch voranschreitender Hirnschädigung auf. Im Gegensatz hierzu führen akute Schäden vorrangig zu symptomatischen Psychosen, auf die dann über ein Durchgangssyndrom auch manchmal ein chronisches organisches Psychosyndrom folgen kann. Häufiger ist jedoch die völlige Rückbildung symptomatischer Psychosen.

Neuerdings wird eingeteilt in akute organische Psychosen und chronische organische Psychosen, wobei die chronischen organischen Psychosen dem organischen Psychosyndrom und die akuten organischen Psychosen den symptomatischen Psychosen entsprechen. Ist das morphologische Substrat eines organischen Psychosyndroms eine Hirnatrophie, so ist die Symptomatologie hauptsächlich von dem Zeitpunkt abhängig, an dem die Atrophie einsetzt, ferner aber auch von der Dauer der jeweiligen Krankheit.

Die Demenz ist ein erworbener Intelligenzmangel und stellt den schwersten Grad der Denkstörung dar. Es kommt zu einem mehr oder weniger starken Verlust intellektueller Fähigkeiten. Der Ausdruck „Demenz" ist grundsätzlich nicht zu verwenden für den angeborenen Schwachsinn, die Oligophrenie.

Beispiele für das organische Psychosyndrom: Demenzformen vom Alzheimer-Typ (DAT), Demenz vom Multiinfarkt-Typ (MID), Traumen durch Unfälle, Epilepsien und andere symptomatische und endogene Psychosen, aber auch Intoxikationen, portokavaler Shunt bei Leberzirrhose.

Besondere Demenz-Formen
Infantile Demenz: akut oder schleichend beginnender Abbau intellektueller Fähigkeiten mit Beginn im 3. – 4. Lebensjahr nach zunächst normaler Entwicklung. Man beobachtet Charakterveränderungen, Sprachstörungen und Denkstörungen. Die Ätiologie ist meist unklar; häufig sind aber Stoffwechselstörungen die Ursache.
Demenz vom Alzheimer-Typ (DAT): Neuerer Ausdruck, unter dem die Alzheimersche Krankheit und die senile Demenz zusammengefaßt werden, da beide voneinander kaum zu unterscheiden sind.
Multiinfarktdemenz (MID): Neuerer Ausdruck einer auf vaskulärer Ursache beruhenden Demenz, z.B. bei chronischem Hypertonus. Früher sprach man von arteriosklerotischer Demenz, wobei aber die Demenz nicht auf der arteriosklerotischen Gefäßveränderung selbst beruht, sondern auf den daraus resultierenden kleinen Miniinfarkten.

1.11.2 (3.11.2) Neurohistopathologie

Bei sämtlichen Demenzformen, egal auf welcher Ursache diese beruhen, findet man im histologischen Präparat diffuse oder herdförmige Ganglienausfälle der Hirnrinde. Besonders anschaulich wird dies am Bild der Altersatrophie des Gehirns, bei der es zu einem überaus langsam fortschreitenden Schwund der funktionstragenden Neuronen bei relativer Vermehrung des gliösen Stützgewebes kommt. Dabei kommt es hier nicht zu dem sonst für den Gewebsuntergang im ZNS kennzeichnenden Vorkommen von Fettkörnchenzellen. Im allgemeinen ist das Gehirngewicht verringert und die Windungen sind verschmälert, die Furchen tiefer und der Subarachnoidalraum entsprechend erweitert (Hydrocephalus externus e vacuo). Die Veränderung am Gehirn erkennt man bereits am makroskopischen Bild.

Bei einigen Formen des geistigen Abbaus (Alzheimer-Krankheit) deckt die histologische Untersuchung bereits in den frühen Lebensjahren Veränderungen auf, wie sie gelegentlich auch manchmal bei Geistesgesunden im fortgeschrittenen Alter zu sehen sind. Diese Veränderungen lassen sich vor allem mit Versilberungsmethoden erfassen. Dabei erkennt man im Zytoplasma des Nervenzelleibes die Filament- oder Tubulibündel (Neurofibrillen) stark verdickt und geschlängelt; man spricht auch von der Alzheimer'schen Fibrillenveränderung.

Die Besonderheit der sogenannten Systematrophien des ZNS, die eine eigene Form der Atrophie darstellen, liegt vor allem darin, daß es bei ihnen nicht zu einem gleichmäßigen Ganglienzellschwund im gesamten ZNS kommt; vielmehr gehen ausschließlich Ganglienzellen ganz bestimmter Gebiete langsam und fast ohne reaktive Gewebsveränderung zugrunde. Die zu Bündeln oder Strängen zusammengefaßten Nervenfasern erscheinen sklerotisch, da der Nervenfaseruntergang mit einem Markscheidenschwund einhergeht und zu Gliavermehrung führt.

Demenz kann auch bei Stoffwechselstörungen und toxischen Schädigungen des ZNS entstehen. Dies ist der Fall bei der amaurotischen Idiotie (Tay-Sachs), bei der Glyko-

genose und der Phenylketonurie, ferner bei den familiären Leukodystrophien und der hepatolenticulären Degeneration (Wilson-Strümpell-Westphal; Morbus Wilson; Kupferspeicherkrankheit).
Bei letzterer kommt es zu einer degenerativen Veränderung im Bereich des Corpus striatum und der Hirnrinde. Man beobachtet eine spongiöse Auflockerung des Gewebsgrundes und eine charakteristische Kernveränderung der Astroglia, ferner Degeneration der Nervenfasern, meist aber nur leichte Schädigung der Nervenzelleiber.
(Siehe auch GK Spezielle Pathologie, 1.2 und 1.9)

1.11.3 (3.11.3) Symptomatik

Organische Wesensänderung und Demenz sind Leitsymptome chronischer körperlich begründbarer Psychosen, d.h. sie sind charakteristisch für ein Vorliegen gewöhnlich diffuser, morphologisch faßbarer Hirnerkrankungen bzw. Hirnschädigungen. Keinesfalls aber lassen sich von organischer Wesensänderung und Demenz auf die Ätiologie der Erkrankung oder Schädigung Rückschlüsse ziehen. Folgende primäre oder auch sekundäre Hirnerkrankungen bzw. Hirnschädigungen können chronischen, körperlich begrundbaren Psychosen zugrunde liegen:

- Entzündung des Gehirns (z.B. Hirnlues)
- Gehirndegeneration (senile Demenz, M. Pick, M. Alzheimer)
- Traumatische Schädigung (Contusio cerebri)
- Gefäßprozesse (Multiinfarktdemenz, früher: „Hirnarteriosklerose")
- Hirntumoren
- Intoxikationen (Medikamentenabusus, Alkohol, Kohlenmonoxid)

Organische Wesensänderung

Diese äußert sich insbesondere in Affekt- und Antriebsstörungen mit erhöhter Reizbarkeit, Verstimmbarkeit, Minderung der schöpferischen Fähigkeiten und in einer möglichen Entdifferenzierung des Charakters.

Genaugenommen läßt sich die organische Wesensänderung nach K. Schneider in drei ineinander übergehende Vorzugstypen gliedern:

1. apathisch-antriebsarm-langsam-schwerfälliger Typ
2. euphorisch-umständlich-distanzlos-geschwätziger Typ
3. reizbar-unbeherrscht-enthemmter Typ

In mehr oder weniger starker Ausprägung beobachtet man bei allen drei Typen Umstellungserschwerung, Verlangsamung sämtlicher psychischer Abläufe, Haftenbleiben und Neigung zu Perseveration (ständiges Wiederholen). Des weiteren findet man häufig Veränderungen der affektiven Reagibilität mit Stimmungslabilität und Affektinkontinenz. Die Grundstimmung ist euphorisch-maniform oder depressiv-ängstlich gefärbt.

Der Begriff der organischen Wesensänderung umfaßt nicht einen deutlichen irreversiblen intellektuellen und mnestischen Abbau, sondern vorrangig Affektstörungen.

Bei stärkerer Ausprägung der organischen Wesensänderung kommt es zu Entdifferenzierung der Charakterstrukturen mit deutlicher Zuspitzung von Persönlichkeitseigenschaften (Verstärkung von Persönlichkeitseigenschaften) und zur Abschwächung differenzierter Persönlichkeitszüge; dies äußert sich in Abnahme von Anstand und Takt, Rücksichtslosigkeit, Beeinträchtigung ästhetischer und ethischer Gefühle und Wertungen und zum Verlust des Schamgefühls.

Erfaßt werden organische Wesensänderungen am besten durch Verhaltensbeobachtung und Fremdanamnesen.

Es muß aber gesagt sein, daß Charakterwandlungen mit Auftreten persönlichkeitsfremder Verhaltens- und Reaktionsweisen doch eigentlich relativ selten sind.

Das hirnlokale Psychosyndrom nach M. Bleuler stellt eine Sonderform der organischen Wesensänderung dar. Es äußert sich in Stimmungsänderungen, in Änderung der Antriebshaftigkeit und der vitalen Einzeltriebe. Die langandauernden oder episodischen Antriebsstörungen können sich in Steigerung oder Herabsetzung des Antriebs äußern. Meist kommt es auch zur Verschiebung der Stimmungslage, entweder zur Heiterkeit oder zur Gereiztheit hin. Elementare Einzeltriebe wie Hunger, Durst, Libido und Schlaf zeigen sich ebenfalls gestört. Allerdings kommt es beim hirnlokalen Psychosyndrom nicht zu mnestischen und intellektuellen Ausfällen, wie sie sich bei organischen Wesensveränderungen zeigen. Grundkrankheiten solch hirnlokaler Psychosyndrome sind u.a Hirntumoren, postenzephalitische Zustände, Chorea Huntington und Hirntumoren bei Stammhirnsyndromen oder Stirnhirnsyndromen. Grundkrankheit kann aber auch eine Multiple Sklerose zu Beginn sein (Enzephalomyelitis disseminata). Das hirnlokale Psychosyndrom beschränkt sich also grundsätzlich immer nur auf eine lokalisierte Gehirnstelle und zeigt ähnliche Erscheinungsbilder wie das endokrine Psychosyndrom der verschiedenen Endokrinopathien.

Zusammenfassung der Symptomatik:

* Störungen des Gedächtnisses, vor allem der Merkfähigkeit und der Fähigkeit, neue Eindrücke zu behalten
* Beeinträchtigung des Altgedächtnisses im fortgeschrittenen Stadium
* erhöhte Ermüdbarkeit im Anfangsstadium
* Konfabulationsneigung
* Desorientiertheit, bedingt durch Merkstörungen
* Neigung zu Perseverationen im Rahmen von Denkstörungen
* Antriebs- und Affektstörungen und Störungen der Auffassung
* In sehr schweren Fällen Demenz mit minimaler Merkleistung, Urteils- und Kritikfähigkeit
* Affektstörungen
* Einbuße an kritischer Selbsteinschätzung
* Affektinkontinenz als besonders wichtiges Symptom (auffällige Labilität in den Äußerungen von Gefühlen)

* Antriebsstörungen, Mangel an Eigeninitiative und Spontaneität, Erlahmung früherer Interessen (zusammenfassend als Abulie bezeichnet)
* gestörte Psychomotorik (Mimik, Gestik, Sprachmodulation)
* Persönlichkeitsveränderungen (Takt, Rücksichtnahme, akzentuierte und karikaturierte Eigenschaften)
* häufig Anosognosie (Nichterkennen der vorhandenen Erkrankung)
* erhöhte Reizbarkeit, manchmal Euphorie

Demenz

Demenz tritt wesentlich seltener auf als organische Wesensveränderungen. Bei Demenzen handelt es sich um erworbene Intelligenzdefekte in Folge einer Hirnerkrankung nach der frühen Kindheit. Zur Demenz führende Hirnprozesse schädigen die Intelligenz, es kommt also zu einer erworbenen Reduktion intellektueller Fähigkeiten. Daneben kommt es zusätzlich z.B. zu Urteilsschwäche bei gelegentlich erhaltener Fassade (Morbus Alzheimer) oder/und zu Gedächtnismangel, ferner aber auch zu Auffassungsstörungen. Somit ergibt sich also für die Demenz folgende Definition:

Demenz ist eine während des Lebens infolge von Hirnerkrankungen oder Traumen entstandene Minderung von Intelligenz, Gedächtnis, Urteilskraft und Auffassungsgabe.

In schweren Fällen können sämtliche Parameter der Intelligenz ausfallen: Reduktion von Auffassungs- und Kritikvermögen (Urteilsschwäche), Störung der Begriffsbildung, Störung des logischen Denkens und der Fähigkeit zur Kombination; Unfähigkeit, Sinnzusammenhänge zu erfassen; Ausfälle von Merkfähigkeit und Frischgedächtnis, Orientierungsstörungen bezüglich Zeit, Ort und eigene Person. Bei voll ausgeprägter Demenz können also fast alle intellektuellen Fähigkeiten ausfallen.

Bei folgenden Hirnkrankheiten ist der intellektuelle und mnestische Abbau im Sinne einer Demenz im allgemeinen progredient: unbehandelte progressive Paralyse, Demenz vom Alzheimer Typ, Multiinfarktdemenz, Chorea Huntington.

Die Bestimmung von Ausmaß und Art der Intelligenzdefekte erfolgt mit Intelligenztests (z.B. HAWIE).

Pseudodemenz

Hier handelt es sich um eine mehr oder weniger bewußte Vortäuschung einer Intelligenzminderung. Manche hirnorganisch Kranke neigen dazu, ihre Intelligenzminderung noch zu übertreiben. Dies kann so weit führen, daß die Patienten steif und fest behaupten, sie seien nicht imstande zu lesen, schreiben und rechnen. Allerdings sind die Patienten nicht in der Lage, diese „Vortäuschung falscher Tatsachen" längere Zeit durchzuhalten. Häufig treten zusätzlich weitere psychopathologische Phänomene auf. Pseudodemenz kommt bei Schizophrenie und chronischem Alkoholismus nur selten vor, häufig aber bei vorliegenden Hirnschädigungen.
Beachte: Häufig beobachtet man Pseudodemenz auch bei schweren Depressionen, vor allem im Senium.

Beispiele

Beispiel zur Störung von Kritik- und Urteilsfähigkeit: Ein Paralytiker springt aus dem ersten Stock, in der Absicht, den hinuntergefallenen Zigarettenstummel aufzuheben. Ein anderer wiederum zerschneidet mehrere neue Säcke, um einen alten zu flicken (Bleuler).

Beispiel für Verarmung und Vereinfachung: Ein Patient wird gefragt, woher er kommt; worauf er antwortet: „Von da vorne." Gefragt, nach dem Ort, wo er sich gerade befindet, gibt er zur Antwort: „In der Stadt."

Beispiel für die gestörte Merkfähigkeit: Eine 80-jährige Frau weiß noch genau, was sie bei der Hochzeitsfeier ihres Bruders gegessen hat, kann sich aber nicht mehr daran erinnern, daß vor etwa 2 Tagen eben dieser Bruder gestorben ist.

Beispiel für Pseudodemenz: Der Untersucher fragt den Patienten: „Wieviel ist 2 und 2?" Antwort: „Keine Ahnung, kann ich nicht." Der Untersucher: „Können Sie Geld gebrauchen?" Antwort: „Ja, selbstverständlich." Der Untersucher: „Hier haben Sie 2 Mark und weil Sie's sind, bekommen Sie nochmals 2 Mark. Wieviel haben Sie jetzt?" Der Patient: „4 Mark."

1.11.4 Postoperatives Durchgangssyndrom

Mit einer zunehmenden Verbesserung anästhesiologischer und operativer Verfahren sowie einer Ausweitung der Herz- und Gefäßchirurgie hat mit Sicherheit auch die Indikationsstellung für ein operatives Vorgehen auch bei Risikopatienten zugenommen. In diesem Rahmen nahm auch die Zahl postoperativer psychischer Auffälligkeiten zu. Dabei stellt das postoperative Durchgangssyndrom die leichteste Form einer psychopathologischen Auffälligkeit nach einer Operation dar. Da jedoch eine Durchgängigkeit nicht nur zum Normalen gegeben ist, sondern das postoperative Durchgangssyndrom auch zu schwerwiegenden psychischen Störungen mit Bewußtseinstrübung und den sich hieraus ergebenden ernsthaften Komplikationen führen kann, sollte es jeden behandelnden Arzt zur Aufmerksamkeit aufrufen.

Psychopathologisch ist das Durchgangssyndrom charakterisiert durch Aspontaneität, Affektstörungen und Amnesie, sowie durch produktive Erscheinungsbilder. Wie bereits erwähnt, versteht Wieck unter dem Durchgangssyndrom eine reversible psychische Störung ohne Bewußtseinstrübung als Folge einer Krankheit. Allerdings gibt es immer einen fließenden Übergang zwischen Normalität und Bewußtseinsstörung, d.h. es kann in eine akute körperlich begründbare Psychose mit Bewußtseinstrübung übergehen. Vorrangiger therapeutischer Grundsatz ist deshalb die sorgfältige Überwachung sowie eine psychopharmakologische Therapie nach psychiatrischen Zielsymptomen.

2 (GK: Kap. 9) ENDOGENE PSYCHOSEN I (ZYKLOTHYMIE; ENDOGENE DEPRESSION, ENDOGENE MANIE)

Die endogenen Psychosen (Zyklothymie, Schizophrenien) gehören zur Gruppe der psychisch (und körperlich?) bedingten Geisteskrankheiten, der zweiten großen Gruppe neben der Gruppe der rein körperlich bedingten Geisteskrankheiten. Letztere wurden z.T. im vorausgegangenen Kapitel abgehandelt.

Zu den psychisch (und körperlich?) bedingten Geisteskrankheiten rechnet man
a) psychoreaktive Störungen (Umwelteinflüsse) – rein psychisch
b) Persönlichkeitsvarianten (z.b. Oligophrenie, Psychopathie, Intellektschwäche)
c) endogene Psychosen (Zyklothymien, Schizophrenien) – psychisch und körperlich

Dabei sei erwähnt, daß der Ausdruck „endogen" nicht ganz korrekt ist, dennoch aber weiterhin in Gebrauch; denn eine Seelenerkrankung von innen heraus, also „endogen" völlig unabhängig von Körper und Umwelt, dürfte kaum zustande kommen. Im vorangegangenen Jahrhundert war man allerdings fest der Überzeugung, daß dieses der Fall sei, daß also Geisteskrankheiten rein „von innen heraus" ohne jegliche Umwelteinflüsse entstehen können. „Endogene" Psychose bezeichnet heute eine Geisteskrankheit unbekannter Genese, d.h. nicht eindeutig bestimmbarer Herkunft.

Man trennt also die körperlich begründbaren (exogenen) von den körperlich nicht bzw. noch nicht eindeutig begründbaren, sog. „endogenen" Psychosen.

Endogene Psychosen sind die Geistes- und Gemütskrankheiten schlechthin, die das große Problem der Psychiatrie darstellen. Man spricht auch vom Formenkreis der Schizophrenien und Zyklothymien (manisch-depressive Erkrankungen).

2.1 (9.1) VORKOMMEN UND ENTSTEHUNGSBEDINGUNGEN DER ZYKLOTHYMIE (ENDOGENE, MANISCH-DEPRESSIVE KRANKHEIT)

Schon der Name sagt es: Manisch-depressive Psychosen, auch Zyklothymien genannt, sind krankhafte Verstimmungen, die sich in zwei entgegengesetzte Richtungen äußern können, und zwar als
* **Depression (Melancholie)** und als
* **Manie**

Synonyma für manisch-depressive Psychose: Zyklothymie, affektive Psychose, manisch-depressive Erkrankung, Affective disorders, endomorphe Depression, major depressive episode, major depression, periodische Depression, primäre Depression, psychotische Depression, zirkuläre Depression, Zyklophrenie. Affective disorders und major depression sind Ausdrücke des DSM-III (Diagnostic and Statistical Manual of Mental Disorders, III. edition Washington, American Psychiatric association 1980).

2.1.1 (9.1.1)   Erkrankungsrisiko und Entstehungsbedingungen,

2.1.2 (9.1.2)   Geschlechtsverteilung

Bei den Zyklothymien handelt es sich um relativ häufige Erkrankungen mit einer Krankheitserwartung für die Durchschnittsbevölkerung von etwa 0,4%. Dabei sei erwähnt, daß die endogenen Depressionen (melancholische Phasen) häufiger vorkommen als die manischen Phasen. Zudem besteht für Frauen ein größeres Erkrankungsrisiko für depressive Phasen als bei Männern (62% Frauen, 38% Männer). Bei den manischen Phasen jedoch ist die Geschlechtsdifferenz weniger deutlich ausgeprägt. Zudem besteht ein regionaler Unterschied bezüglich Erkrankungstypenverteilung, Geschlechtsverteilung und Gesamthäufigkeit: Die oben genannten Zahlen gelten für Mitteleuropa. In skandinavischen Ländern liegt die Erkrankungswahrscheinlichkeit beispielsweise bei 1%, ebenso in den Mittelmeerländern.

Die Morbidität (Erkrankungswahrscheinlichkeit) ist für Familienangehörige weit höher, wenn sich in der Familie bereits ein zyklothymer Patient befindet. So ist die Morbidität in solchen Familien in etwa 18 mal größer als in der übrigen Durchschnittsbevölkerung. Die höchste Morbiditätsrate jedoch besteht bei Geschwistern, deren beide Eltern Zyklothymie-Patienten sind, etwas niedriger jedoch, wenn nur ein Elternteil erkrankt ist. Interessant ist auch die Feststellung, daß in der Umgebung zyklothymer Personen Psychosen anderer Art und psychische Störungen häufiger angetroffen werden. Kranke mit bipolarer Verlaufsform stellen für die Familie die stärkste Belastung dar.

Aufschlußreich bezüglich der Heredität sind Zwillingsuntersuchungen. Diese ergaben, daß bei Auftreten einer Zyklothymie bei einem monozygoten (eineiigen) Zwilling die Erkrankungswahrscheinlichkeit für den anderen Zwillingspartner besonders groß ist. Bei zweieiigen Zwillingen hingegen ist die Erkrankungswahrscheinlichkeit nicht wesentlich höher als bei gewöhnlichen Geschwistern. Bei eineiigen, erbgleichen Zwillingen liegt die Konkordanz annähernd 2 – 4 mal höher. Die Zahlen schwanken jedoch stark, da bei derartigen Untersuchungen natürlich auch Umweltfaktoren zu berücksichtigen sind (Näheres siehe GK 2, Humangenetik).

Die Vererblichkeit der manisch-depressiven Psychosen (Zyklothymien) konnte noch nicht geklärt werden, und die Annahme eines dominanten Erbganges mit unterschiedlicher Penetranz konnte nicht bewiesen werden. Allenfalls kann ein geschlechtsgebundener Erbgang vorliegen, da Frauen ungleich häufiger erkranken als Männer.

Seltsam und ungeklärt ist die Tatsache, daß man unter Zyklothymiepatienten überzufällig viele Pykniker (64%) findet. Kretschmer setzte den Pykniker zu einer bestimmten Persönlichkeitsstruktur in Beziehung und nannte sie zyklothym und bei stärkerer Ausprägung zykloid. Die Untersuchungen Kretschmers ließen sich allerdings nicht mehr in gleichem Umfang bestätigen. Wichtigster Einwand war, daß ältere Menschen ohnedies eher zu rundlichen Körperformen neigen als jüngere. Man mußte im übrigen feststellen, daß die Beschreibung des zyklothymen Temperaments durch Kretschmer eher für manisch-depressive Depressionsformen als für periodische (monopolare) Formen gilt. Zwar kann die Konstitution für den Ausbruch einer Psychose von Bedeutung sein; man ist heute jedoch der Ansicht, daß man sich in kaum mehr als einem Drittel der Fälle hierauf verlassen kann.

Hinsichtlich der Persönlichkeitsstruktur von Patienten mit endogener Depression sind die Angaben doch sehr widersprüchlich geblieben. **Man ist heute mehr der Ansicht, daß die meisten endogenen Depressionen und Manien weder an eine spezifische prämorbide Persönlichkeitsstruktur, noch an eine typische prädepressive Situation gebunden sind.** Dennoch fallen einem aufmerksamen Beobachter immer wieder bestimmte Charakterzüge aufs neue auf.

Persönlichkeitsstruktur des endogen Depressiven: sehr gewissenhaft und korrekt, pünktlich und ordentlich, pflichtbewußt und manchmal sogar zwanghaft und pedantisch. Häufig großer Fleiß, unermüdlicher Einsatz; den Mitmenschen gegenüber meist freundlich, mitfühlend und warmherzig; manchmal aber auch scheinbar nicht zu erklärende und unangemessene Reizbarkeit und Aggressivität. Gelegentlich finden sich grüblerische, empfindsam-launische, avitale Charaktere.

Der endogen Depressive versucht sich meist aus zwischenmenschlichen Auseinandersetzungen und Konflikten herauszuhalten, neigt dazu, atmosphärische Trübungen auszugleichen. Als Vorgesetzte sind endogen Depressive liebenswürdig und verständnisvoll, aber auch inkonsequent und manchmal unflexibel bei Durchsetzung ihrer Ansichten. Als Untergebene sind sie zuverlässig, dienstwillig, hilfsbereit, pünktlich und als Mitarbeiter meist sehr geschätzt. Wenngleich heute mehr Autoren gegen die Existenz einer spezifischen prämorbiden Persönlichkeitsstruktur sind, wird dennoch immer wieder der „Typus melancholicus Tellenbach" erwähnt.

Genetische Untersuchungen ergaben also letztlich nur, daß bei Zyklothymien ein Erbfaktor wirksam ist, sich damit jedoch die Ätiologie der Krankheit nicht vollständig erklären läßt. Auch die Ursache, warum die Konstitution des Patienten bei der Entstehung einer Zyklothymie eine Rolle spielt, läßt sich nicht eindeutig klären.

Es läßt sich anhand der heute vorhandenen Forschungsergebnisse an mono- und dizygoten Zwillingen unter Berücksichtigung der sog. Adaptionsbefunde folgende Schlußfolgerung ziehen: Es liegt bei den affektiven Psychosen (depressive, manische und manisch-depressive Formen) keine Erbkrankheit im herkömmlichen Sinne vor; mit anderen Worten: Es handelt sich nicht um ein monofaktoriell vererbtes Leiden, dessen Entstehung durch eine pathologische Genwirkung zwingend veranlaßt wird, sondern sehr wahrscheinlich vielmehr um ein multifaktorielles (polygenes) Erbsystem, welches auch die biologischen Bedingungen der nicht-psychotischen Affektivität kontrolliert.

Bei multifaktorieller Vererbung spielt die Umwelt eine mehr oder minder große Rolle. Dabei müssen die umweltbedingten Störungen umso massiver sein, je geringer die erbliche Belastung ist (und umgekehrt).

Körperliche Krankheiten und Störungen sowie psychoreaktive Einflüsse als Dispositions- bzw. Auslösefaktoren

Fast immer treten melancholische und manische Phasen ohne ersichtlichen Anlaß auf. Beobachtet man aber dennoch zugleich körperliche Erkrankungen oder gingen seelische Erschütterungen und Spannungen voraus, so muß die Frage gestellt werden, ob die zyklothymen Phasen durch solch exogene Faktoren verursacht oder ausgelöst worden sind. Ein enger zeitlicher Zusammenhang zyklothymer Phasen mit exogenen Faktoren kann durchaus auf einer zufälligen Gleichzeitigkeit beruhen.

Die somatische Auslösung einer zyklothymen Phase ist dann gegeben, wenn ein exogener Faktor, z.B. eine körperliche Krankheit, lediglich im Sinne des Anstoßes bei vorhandener Disposition wirkte. Allerdings läßt sich eine somatische Auslösung nur schwer objektivieren, da nur selten mit Sicherheit festgestellt werden kann, ob die zyklothyme Phase durch den exogenen Faktor selbst ausgelöst wurde oder aber der exogene Faktor nur zufällig mit der zyklothymen Phase aufgetreten ist. Aus diesem Grunde schwanken die Häufigkeitsangaben über somatische Auslösung zyklothymer Phasen von Autor zu Autor sehr stark.

Bei Psychosen während der Schwangerschaft oder im Wochenbett handelt es sich überwiegend um depressive Psychosen (siehe Kap. 6). Mit Sicherheit kann gesagt werden, daß während der Schwangerschaft sich eine Häufung von endogenen Psychosen nicht feststellen läßt, wohingegen jedoch solche im Wochenbett häufiger beobachtet werden. Es handelt sich dann zumeist um periodische Melancholien; diese beginnen meist innerhalb der 1. und 2. Woche nach der Entbindung. Allerdings läßt sich auch hier nicht klären, ob endogene Depressionen im Wochenbett mehr durch somatische oder überwiegend durch seelische Belastungen ausgelöst werden.

Auch im Klimakterium der Frau werden häufig depressive Verstimmungszustände beobachtet, was man mit den erlebnismäßigen Umstellungen dieses Lebensabschnittes in Zusammenhang bringen kann. Depressive Verstimmungszustände im Klimakterium können nicht der Melancholie zugerechnet werden. Treten trotzdem endogene Depressionen während der Wechseljahre auf, so dürfte es sich dann um Spätmelancholien handeln, die sich eben gerade zufällig zu dieser Zeit erstmalig manifestieren. Eine Häufung von endogenen Depressionen im Klimakterium ist nicht erwiesen.

Eine Rolle bei der Entstehung bzw. Auslösung von Zyklothymien spielt manchmal auch die psychische Auslösung. Es ist zwar oft geradezu verblüffend, wie unabhängig von Umwelteinflüssen ein Mensch an Melancholie oder Manie erkrankt. Bei genauerer Betrachtung wird man dann aber auf Ereignisse stoßen, denen die Bedeutung eines manifestationsfördernden Faktors nicht abgesprochen werden kann. Ein Laie wird die maßgebenden äußeren und inneren seelischen Belastungen, die zur Entstehung der Erkrankung führen, kaum erkennen. So stellen z.B. die häufig angeschuldigten Kriegs- und Notzeiten keinesfalls Erkrankungsfaktoren dar, denn in diesen Zeiten wird keine Zunahme der Erkrankung beobachtet. Anstrengungen und zielgerichtete Anspannungen spielen vermutlich nur eine sehr geringe, zu vernachlässigende Rolle.

Man kennt nun typische, allerdings nichtspezifische Auslösesituationen für Melancholien (zyklothyme Depressionen):
a) Chronische und spannungsreiche Konflikte
b) Insuffizienzerfahrungen
c) Entwurzelungs- und plötzliche Entlastungskonstellationen

Eine besondere Anfälligkeit besteht für den Wechsel gewohnter Situationen oder den Verlust von wichtigen Bezugspersonen. Bei dieser Form der Depression spricht man auch von Entwurzelungs- und Entlastungsdepressionen.

Neben den aktuellen Belastungen (Todesfälle, Isolierung, berufliche und soziale Enttäuschung), sind auch Konflikte und Belastungen der früheren Lebensabschnitte und der Kindheit zu berücksichtigen.

Letzteres gilt vor allem auch für Spätdepressionen, von denen mehr als die Hälfte reaktiv ausgelöst wird.

Für die Entstehung affektiver Psychosen (= Zyklothymien) müssen auch sozialpsychiatrische Aspekte herangezogen werden. Melancholie läßt sich, wenn auch vielfach angenommen, in sozial und wirtschaftlich höher gestellten Schichten nicht häufiger beobachten. Die höhere Morbidität der Frauen zeigt aber einen soziologischen Parameter: Innerhalb einer Familie werden Zyklothymien bei Frauen weniger toleriert als bei Männern. Die erhebliche Geschlechtsdifferenz (7 : 3) ist aber mit großer Wahrscheinlichkeit auch konstitutionell bedingt.

Ansonsten ist die Abhängigkeit der Zyklothymieerkrankung von soziokulturellen Bedingungen bis heute kaum geklärt worden, da die transkulturelle Forschung noch „in ihren Kinderschuhen steckt". Ergänzend sei noch bemerkt,, daß in einigen ethnischen Gruppen den Depressionen kein Krankheitswert beigemessen wird.

Die **chronobiologische Forschung** im Bereich der Depression beschäftigte sich in den letzten Jahren mit der Störung von Zeitstrukturen und man beschrieb die Depression als chronobiologische Desynchronisation. Die chronobiologische Forschung hat mit ihren Ergebnissen zu einem chronobiologischen Konzept der endogenen Depression beigetragen.

Die Annahme, daß bei einem endogen-depressiv Kranken die Biorhythmik beeinträchtigt ist, wird insofern untermauert, als die endogene Depression periodisch und phasenhaft verläuft, häufig Tagesschwankungen (Morgentief) zeigt und insgesamt mit Schlafstörungen einhergeht. Immer wieder findet sich auch ein Zusammenhang mit Jahreszeiten (Frühjahr und Herbst) und mit meteorologischen Bedingungen. Der Therapieerfolg durch Schlafentzug, wie er in den früheren Jahren häufig Anwendung fand, ist mit einer Resynchronisation des inneren Zeitgebers zu erklären.

Auf die psychologischen Modelle zur Depression soll jedoch hier im Rahmen der Psychiatrie nicht weiter eingegangen werden. Näheres ist den entsprechenden Lehrbüchern der Psychotherapie und Psychoanalyse zu entnehmen. Es soll hier auch nicht näher eingegangen werden auf Zusammenhänge zwischen Depression und Wetter/Klima. Dem Interessierten sei das Buch über Biometereologie von V. Faust, erschienen im Hippokrates-Verlag, Stuttgart, empfohlen.

Zusammenfassung zur Ätiologie und Pathogenese

Zyklothymien sind im wesentlichen hereditär und biologisch bedingt, die Erblichkeit und die pathophysiologischen Vorgänge sind noch nicht ausreichend geklärt.

Melancholische und manische Phasen treten überwiegend spontan auf, können aber auch durch körperliche, seelische, soziale und peristatische Faktoren ausgelöst werden. Näheres zur nosologischen Klassifizierung aller bekannten depressiven Syndrome findet sich in einem speziellen Abschnitt am Ende dieses Kapitels (Abschn. 2.4.3).

2.1.3 (9.1.3) Biochemische Befunde

Um das Jahr 1960 stellten mehrere Arbeitsgruppen fest, daß bei Behandlung eines Hypertonus mit Reserpin dosisabhängig bei etwa 10% der Patienten eine depressive Verstimmung auftritt. Man stellte weiterhin fest, daß es bei Tieren nach Verabreichung von Reserpin zunehmend zu einer Senkung der Konzentration verschiedener biogener Amine im Gehirn kommt. Reserpin führt zu einer Entleerung synaptischer Vesikel, in denen Noradrenalin, Dopamin und Serotonin gespeichert werden und vor dem Zugriff metabolisierender Enzyme geschützt sind. Es gelang damals bereits der Nachweis, daß die seinerzeit bekannten trizyklischen Antidepressiva und die MAO-Hemmer die Neurotransmitterkonzentration von Noradrenalin und Serotonin im synaptischen Spalt erhöhen; die trizyklischen Antidepressiva durch Hemmung der Rückaufnahme (sog. Reuptake-Hemmung) und die MAO-Hemmer durch Hemmung des enzymatischen Abbaus. So stellte 1965 Schildkraut seine **Katecholamin-Hypothese** der Depression auf, nach der die Erkrankung durch einen Transmittermangel an noradrenergen Synapsen hervorgerufen werden sollte. 2 Jahre später, nämlich 1967, formulierte dann Coppen entsprechend seine **Serotonin-Hypothese** der Depression. Eine später aufgestellte Acetylcholin-Hypothese wurde aber wieder verworfen, weil Antidepressiva ohne anticholinerge Eigenschaften bekannt geworden sind.

Die über lange Zeit favorisierte **Monoaminmangel-Hypothese** als Ursache der endogenen Depression konnte den angenommenen Mangel von Serotonin und/oder von Noradrenalin insofern belegen, als bei ängstlich-agitierten, vor allem aber unter Schlafstörungen leidenden depressiven Patienten niedrige 5-HIAA-Werte im Liquor, d.h. verminderte Mengen an Abbauprodukt von Serotonin gefunden wurden. Die endogenen Depressionen wurden daraufhin als mit solchen Medikamenten angehbar angesehen, die Serotonin an den Synapsen vermehrt zur Verfügung stellen. Entsprechend gibt es eine weitere Gruppe, vorwiegend psychomotorisch verlangsamter und antriebsgeminderter depressiver Patienten, bei denen MHPG, das Abbauprodukt von Noradrenalin, in verminderten Mengen mit dem Urin ausgeschieden wird und dies bei normalen 5-HIAA-Werten im Liquor. Diese Form einer Depression wird als noradrenalinempfindlich angesehen. Diesen beiden Formen stellt man eine atypische Depression mit Neigung zur Chronifizierung gegenüber, die jedoch MAO-Hemmer-empfindlich ist, d.h. durch Monoaminooxydase-Hemmer gebessert wird.

Die Tatsache, daß der antidepressive Effekt der „klassischen Antidepressiva", die einzelne oder mehrere Monoamine im Gehirn vermehren, erst nach 1 - 2 Wochen einsetzt, hat dazu geführt, nicht mehr die Hemmung der Monoamin-Reuptake als das typisch antidepressive Moment einer Substanz anzusehen. In diesem Zusammenhang entstanden in der Depressionsforschung weitere Modelle. So spricht auch heute vieles für eine **Veränderung der Rezeptoren**, d.h. der Rezeptorempfindlichkeit und der Rezeptordichte. So führt auch eine langfristige Applikation von Antidepressiva zu einer Veränderung der Rezeptorempfindlichkeit und der Rezeptordichte im noradrenergen System, auch im serotoninergen System und möglicherweise im dopaminergen System. Ganz entscheidend ist aber auch die Wirkung der Antidepressiva auf das GABAerge System. So wird durch die GABAerge Wirkung antidepressiver Medikamente ein **GABAerges Defizit** im Rahmen einer Depression impliziert. Niedrige GABA-Spiegel im Liquor bei Depressiven wurden mehrfach berichtet und Hemmsubstanzen zur GABA-Synthese, wie etwa Cycloserin führen zu erheblichen Stimmungseinbrüchen bis hin zum Suizid. So wurde nun als weitere Hypothese die **GABA-Hypothese** aufgestellt, die auch im Moment die wahrscheinlichste und plausibelste aller Erklärungen, über welches System letztlich Antidepressiva im Gehirn ihre depressionsheilende Wirkung entfalten, ist.

Eine Modifikation der Monoaminmangel-Hypothese ist die Theorie, daß bei endogenen Depressionen nicht nur ein Mangel einzelner biogener Amine im ZNS vorliegt, sondern zudem auch Balancestörungen der Monoamine zueinander. Zum jetzigen Zeitpunkt ist die Hypothese von der veränderten Rezeptorsensibilität an der postsynaptischen Membran noch die, der am meisten Augenmerk geschenkt wird. Eine Reihe von Studien deutet darauf hin, daß bei endogenen Depressionen eine verringerte postsynaptische Alpha-adrenerge Rezeptorempfindlichkeit vorliegt.

Aus den USA mehren sich neuerdings Berichte, nach denen schwere Depressionen auch mit einer chronischen Virusinfektion in Zusammenhang stehen könnten. So fand F.N. Pitts bei 98% seiner von ihm untersuchten Patienten abnormale Antikörper-Titer gegen das Epstein-Barr-Virus (EBV). Die Befunde des kalifornischen Psychiaters folgen einem noch recht neuen Trend in der Psychiatrie, der die gegenseitige Beeinflussung von Immunsystem und Gehirn beschreibt.

2.1.4 (9.1.4) Auslösung der Phasen

Näheres dazu wurde bereits im Abschnitt 2.1.1 und 2.1.2 abgehhandelt. Es sei hier nur noch einmal darauf hingewiesen, daß in der Mehrzahl der Fälle die depressiven (melancholischen) und manischen Phasen ohne ersichtlichen äußeren Anlaß auftreten. Einer Erkrankung vorangegangene schwere seelische Konflikte und Erschütterungen können exogene Auslöser der Zyklothymien sein. Es läßt sich meist aber kaum nachweisen, ob eben diese vorangegangenen Ereignisse auch wirklich die Auslöser darstellen oder nicht zufällig sich zu Beginn einer Zyklothymie ereignet haben.

Wie bereits erwähnt, können die Ursachen für das Auftreten endogener Depressionen (Melancholien) und Manien weder allein durch psychische, noch somatische, noch genetische Faktoren erklärt werden.

Als mögliche Auslösefaktoren einer endogenen Depression kennt man
* psychische und psychosoziale Auslöser und
* somatische Auslöser

Psychische und psychosoziale Auslöser

* ganz bestimmte chronische Umweltreize, die nach der subjektiven Verarbeitungsmöglichkeit des Patienten zu beurteilen sind
* über längere Zeit hinweg dauernde affektive Spannungen mit vegetativen Störungen und Schlafstörungen
* Wohnungswechsel
* Verlust einer wichtigen Bezugsperson
* Störungen in der familiär-häuslichen Sphäre (Erkrankung, Heirat der Kinder, Familienkonflikte und andere häusliche Differenzen, usw.)
* Arbeitsplatzwechsel oder Arbeitsplatzverlust, Zurücksetzung an der Arbeitsstelle
* plötzliche Entlastung nach lang andauerndem psycho-physischem Streß
* Partnerproblematik (z.B. sexuelle Probleme)
* neue Rollenverpflichtungen, die schwer zu integrieren sind
* soziale Veränderungen (sozialer Aufstieg oder sozialer Abstieg)

Somatische Auslöser

* Erkrankungen
* Kur- und Erholungsaufenthalte, Urlaubsreisen
* Abmagerungskuren (vor allem bei Einnahme von Appetitzüglern)
* Schädel-Hirntraumata (auch leichtere Form; jedoch selten Auslöser einer „endogenen" Depression; Abgrenzung zu einer organisch bedingten Depression unbedingt notwendig)

2.1.5 (9.1.5) Erkrankungsalter

Das Lebensalter für eine Ersterkrankung reicht in etwa von der Pubertät bis hin zum 70. Lebensjahr. Der Häufigkeitsgipfel liegt jedoch zwischen dem 4. und 5. Lebensjahrzehnt, wobei gesagt sein muß, daß oft die 1.Phase von der Umgebung des Kranken und vom Kranken selbst nicht als solche erkannt wird. Bei Frauen ist auch ein erstes Maximum im dritten Lebensjahrzehnt zu beobachten, das zweite und weit häufigere fällt in die Wechseljahre. Bei Männern hingegen besteht ein einheitlicher Gipfel im fünften, seltener sechsten Lebensjahrzehnt.

Bei Auftreten der 1. depressiven Phase nach dem 50. Lebensjahr spricht man von Involutionsdepression oder Spätdepression. Wichtig jedoch ist, daß sich keinerlei involutive Veränderungen feststellen lassen, wie es bei der Involutionspsychose der Fall ist. Bei der Involutionsdepression handelt es sich um eine Spätmanifestation der monopolaren endogenen Depression; mit anderen Worten: Beim Auftreten der 1. Phase nach dem 50. Lebensjahr (Involutionsdepression) findet sich nur die depressive Komponente der Zyklothymie. Manien beobachtet man demnach also bei Ersterkrankungen nach dem 50. Lebensjahr nicht mehr.

Bereits im 19. Jahrhundert wurde die Involutionsdepression als Form der endogenen Depression diskutiert. Neuere Untersuchungen ergaben dann auch, daß es sich bei der Involutionsdepression um eine endogene Depression des vorgerückten Alters handelt („Spätdepression"). Eigentlich sollte der Ausdruck „Spätdepression" dem irreführenden Ausdruck „Involutionsdepression" vorgezogen werden.

Synonyma der „Involutionsdepression": Spätdepression, Spätzyklothymie, depressive Rückbildungspsychose, Involutionsmelancholie, Rückbildungsmelancholie, irrtümlich auch „klimakterische Depression".

Definition der „Involutionsdepression": endogene Depression im Rückbildungsalter mit ausschließlich depressiven Phasen ohne depressive oder manische Phasen in der Vorgeschichte.

Der Gipfel der Involutionsdepressionen liegt bei den Frauen zwischen 50 und 60 Jahren, bei Männern zwischen 60 und 65 Jahren. Ein Zusammenhang mit dem Klimakterium ist bei den Frauen eher unwahrscheinlich, weshalb der Ausdruck „klimakterische Depression" hier keine Verwendung finden sollte. Bei letzteren Depressionen handelt es sich lediglich um depressive Zustände während des Klimakteriums, die ganz verschiedenen Depressionsformen zugeordnet werden können. Beachtenswert ist, daß etwa doppelt so viel Frauen im Involutionsalter an dieser Depressionsform erkranken wie Männer. Auslösefaktoren der Involutionsdepression sind meist psychische, psychosoziale und körperliche Traumata.

Treten Depressionen nach dem 65. Lebensjahr auf, so bezeichnet man diese als Altersdepressionen. Diese dürfen nicht mit der Involutionsdepression „in einen Topf geworfen werden". Solch depressive Verstimmungen im Greisenalter lassen sich auf eine

Vielzahl von Ursachen, meist situativer Art zurückführen. Man beobachtet eine depressive Reaktion mit anklagendem Unterton gegenüber der näheren oder weiteren Umwelt, ferner eine nörgelig-depressive Resignation mit stereotyp und monoton vorgebrachten hypochondrisch akzentuierten Beschwerden. Zwei Hauptursachen nimmt man an: trostlose Umstände im Alter mit sozialer Entwurzelung und altersbedingte hirnorganische Prozesse (z.B. Zerebralsklerose).

Lange Zeit bezweifelte man das Vorkommen endogener und exogener Psychosen im Kindes- und Jugendalter. Endogene Depressionen sind jedoch im Kindes- und Jugendalter selten und zeichnen sich bei ihrem Auftreten durch die typische kurze Phasendauer aus, mitunter auch durch einen sehr raschen Phasenwechsel. Ansonsten gleichen die depressiven Phasen junger Menschen denen älterer. Hauptsymptome bei Kindern und Jugendlichen sind Zwangsphänomene (vor allem Zwangsimpulse, Zwangsgedanken, Zwangshandlungen und Ritualbildungen). Auch Zwangshalluzinationen werden vereinzelt beobachtet (visuelle und akustische Halluzinationen). Eine endogene Depression wird bei jungen Menschen deshalb häufig verkannt, da, wie erwähnt, die Phasendauer sehr kurz ist (2 – 5 Tage) und weil vegetative Störungen häufig stark in den Vordergrund treten. Neben den phobisch-anankastischen Symptomen finden sich auch hypochondrische Krisen und Leistungsabfall in der Schule.

2.2 (9.2) SYMPTOMATIK

2.2.1 (9.2.1) Endogene (zyklothyme) Depression

Die zyklothyme Depression (Melancholie) unterscheidet sich von anderen Depressionszuständen sowohl ätiologisch als auch symptomatologisch. Sie ist durch eine Reihe psychischer und vegetativer Symptome gekennzeichnet.

Psychische Symptomatik der zyklothymen Depression (Melancholie)

1. Depressive Verstimmung
2. Denkhemmung
3. Psychomotorische Hemmung
4. Leibliche Mißempfindungen
5. Innere Unruhe
6. Depressive Wahneinfälle
7. Zwangssymptome
8. Entfremdungserlebnisse (sog. Entfremdungsdepression)

Vegetative Symptome der zyklothymen Depression (Melancholie)

1. Schlafstörungen
2. Appetitlosigkeit
3. Obstipation

4. Gewichtsabnahme
5. Libido- und Potenzverlust
6. Amenorrhoe
7. Störungen der Tränen-, Speichel- und Schweißdrüsensekretion
8. Herzrhythmusstörungen
9. Muskeltonusabnahme

Depressive Verstimmung

Diese ist immer unmotiviert und das Leitsymptom der zyklothymen Depression. Der Gesichtsausdruck des Patienten ist ernst, jede freudige Erregung der Mimik ist verloren, der Blick verrät häufig ängstliche Beunruhigung und zudem eine eigentümliche Unberührtheit und Ferne von allem, was um den Kranken herum geschieht. Jegliche freudige Erregung fehlt, und schwere Insuffizienzgefühle mit Selbstentwertungstendenzen beherrschen den Patienten. Die Trauerreaktion ist keinesfalls das, was wir unter „Trauer" verstehen: Die Kranken betonen sogar, sie hätten verlernt, traurig zu sein und seien nicht mehr imstande, zu weinen. Allerdings kann auch die Tränensekretion im Zuge der vegetativen Symptomatik versiegen, weshalb es zum sogenannten „tränenlosen Weinen" kommt. Dem Kranken erscheint der eigene Zustand völlig aussichtslos, für ihn ist ein Weiterleben sinnlos und der Selbstmord der einzige und letzte Ausweg.

Man beobachtet das „Gefühl der Gefühllosigkeit": Unglücksfälle in der Familie können den Patienten nicht traurig stimmen und freudige Ereignisse in ihm keine Freude erwecken. Mitunter kommt es sogar zu einem Verlust der Sympathiegefühle gegenüber nahen Bezugspersonen. Der Gefühlsverlust wird vom Patienten als quälend empfunden.

Typisch ist das leibliche Erleben der „Traurigkeit" (in Leib, Brustgegend, Magengegend usw.), und man bezeichnet diesen Zustand als „vitale Depression".

Die Kranken schildern häufig ihre melancholische Verfassung recht anschaulich: Sie fühlen sich „ausgebrannt, wie tot, abgeschnürt usw.".

Denkhemmung

Dieses Symptom kann durchaus fehlen bzw. in weniger ausgeprägten Fällen nicht erkennbar sein. Das gehemmte Denken ist keinesfalls eine Denkinhaltsstörung wie bei den Wahnerlebnissen, sondern vielmehr eine formale Störung des Denkablaufes.

Das Denken ist verlangsamt und einfallsarm und bleibt auf einige wenige Themen beschränkt. Eine Denkhemmung zeichnet sich aber auch durch plötzliches Abreißen des Gedankenfadens aus. Die Patienten sind wortkarg und einsilbig, wobei man den Eindruck hat, daß der Kranke durchaus den Wunsch verspürt, etwas zu erzählen, dies aber trotz aller Anstrengung nicht kann. Die verminderte Konzentrations- und Aufnahmefähigkeit, ferner die Merkfähigkeitsstörungen erwecken häufig den Eindruck einer Störung intellektueller Funktionen. Dies führt häufig zur Fehldiagnose „Hirnatrophie" oder „dementieller Abbau".

Psychomotorische Hemmung (Willenshemmung)

Man erkennt eine Verlangsamung der Bewegungsabläufe und eine Minderung der Entschluß- und Handlungsfähigkeit. Am auffälligsten ist jedoch die Bewegungsarmut, die fast immer mit einer nur mühsam unterdrückten „inneren" Unruhe einhergeht. Wer den Patienten früher kannte, wird eine gewisse Stille, Zurückhaltung, Zurückgezogenheit und Befangenheit bemerken. Gestik, Mimik und Sprache erwecken den Anschein von Entschlußlosigkeit, Hoffnungslosigkeit und Abgespanntheit. In besonders schweren Fällen besteht der „depressive Stupor", bei dem der Kranke regungslos und teilnahmslos ist, kaum noch spricht und von der Umwelt „abgekapselt" zu sein scheint.

Wie erwähnt, geht die psychomotorische Hemmung immer mit quälender innerer Unruhe einher. Diese Unruhe läßt sich vom Patienten meist nur mühsam unterdrücken und läßt sich nach außen trotzdem nicht unbedingt erkennen. Tritt sie jedoch nach außen hin in Erscheinung, erkennt man unproduktive hektische Bewegungen oder ununterbrochenes „auf-der-Stelle-treten". Man spricht von Agitiertheit. Diese kann sich allerdings auch in lautem Klagen, Schreien und Lamentieren äußern, wobei man dann von „Jammerdepression" spricht.

Die psychomotorische Hemmung und die mit ihr verbundene Verstimmung ist meist morgens stärker ausgeprägt oder nur in den Morgenstunden zu beobachten. Im Laufe des Tages nehmen dann die Symptome an Stärke ab, und die Patienten können sogar abends völlig gesund und unauffällig erscheinen. Tagesschwankungen sind von besonderer differentialdiagnostischer Bedeutung, da sich dadurch zyklothyme Depressionen von erlebnisreaktiven Depressionen abgrenzen lassen.

Der Tiefpunkt der Tagesschwankungen zeigt sich gewöhnlich in den Morgenstunden. In sehr schweren Fällen einer psychomotorischen Hemmung besteht ein depressiver Stupor. Dann liegen die Kranken teilnahmslos und regungslos im Bett, wirken wie versteinert, wie ausgebrannt und starren ohne Mimik in eine Ecke. Nicht einmal mehr die einfachsten Alltagsverrichtungen kann ein Patient mit endogener Depression durchführen, für einfache Handlungen braucht er unendlich lange, muß sich erheblich anstrengen und gibt nicht selten erschöpft und mutlos auf. Sehr häufig berichten die Kranken, meist bis um die Mittagszeit im Bett zu liegen und erst bei allgemeiner Erleichterung gegen Abend hin aufzustehen. Den Patienten erscheint am Morgen der vor ihnen liegende Tag wie ein „riesiger unüberwindbarer Berg".

Leibliche Mißempfindungen (Vitalstörungen)

Diese sogenannten Vitalstörungen gehen einher mit vitalem Tonusverlust, einem Darniederliegen der Vitalgefühle. Sie treten häufig zusammen mit vegetativen Störungen auf, wobei dann die depressiven Verstimmungen zugleich zurücktreten. Man spricht auch in einem solchen Falle einer vegetativen Depression von der „larvierten Depression" (s. 2.2.2). Charakteristischerweise sind die Vital-, Gemein- oder Leibgefühlsstörungen mehr statischer Art, und die Patienten äußern Druck-, Schwere- und Schmerzempfindungen in Herz-, Brust-, Magen- und Kopfregion. Ein gar nicht so seltenes Symptom ist die Mundtrockenheit infolge Störung der Speichelsekretion. Bei qualitativ eigenartigen Körpermißempfindungen spricht man von zoenästhetischen Depressionen. Die Patienten äußern abnorme Leibgefühle wie: „Ich habe kein Herz mehr, in mir ist alles leer; ich merke nicht, daß ich existiere, ich bin nicht mehr da." Bei solchen Klagen, die für den Gesunden fremd und uneinfühlbar sind, ergeben sich nicht selten differentialdiagnostische Schwierigkeiten gegenüber Konversions- und Organneurosen, evtl. sogar gegenüber einer schizophrenen Psychose. Bei der sog. Entfremdungsdepression im Rahmen einer Zyklothymie beobachtet man körperliche Mißempfindungen kombiniert mit Entfremdungserlebnissen am eigenen Körper und der Wahrnehmungswelt.

Depressives Wahnerleben

Nicht alle Patienten sehen ihre zyklothyme Depression als Krankheit an. Häufig fehlt jegliche Krankheitseinsicht; vielmehr glaubt der Patient seinen Zustand als Folge seines persönlichen Verschuldens, Versagens und Versäumens. Man bezeichnet dieses Erleben dann als **melancholischen Verschuldungs- oder Versündigungswahn**. Der Kranke macht darin kleine und lange Zeit zurückliegende Verfehlungen (kleiner Betrug, Abtreibung, Versäumnisse) für seinen Zustand verantwortlich.

Eine weitere typische Wahnform des melancholischen Wahnerlebens ist der **hypochondrische Wahn**. Darin spürt der Kranke seine leibliche Gesundheit zerstört, seinen Körper ausgebrannt oder ausgehöhlt und glaubt, nichts könne ihm helfen. Dabei ist es sinnlos zu versuchen, dem Patienten von der Unrichtigkeit seiner Vorstellungen zu überzeugen. Er glaubt sich körperlich unheilbar krank und totgeweiht.

In leichteren Fällen geben die Patienten lediglich einzelne körperliche Funktionsstörungen und Beschwerden an, die sie ängstlich beobachten und zumeist überbewerten. Im hypochondrischen Wahn schwerer Ausprägung haben die Patienten ein starkes Krankheitsgefühl, sind jedoch nicht in der Lage, ihre psychische Erkrankung einzusehen.

Des weiteren findet man häufig den Kleinheitswahn, in welchem sich der Kranke schwach, nichtig und verloren wähnt. Dieser Wahn kann sich bis zum **nihilistischen Wahn** steigern: Die Patienten zweifeln dann ihre eigene Existenz an, meinen, nur noch zum Schein zu leben.

Ein weiteres wichtiges melancholisches Wahnthema ist der **Verarmungswahn**, bei dem der Patient fest der Ansicht ist, seinen Lebensunterhalt nicht mehr erwerben zu können, alles Geld verloren zu haben und völlig verarmt zu sein. Er hält sich und seine Angehörigen für Bettler und äußert die Befürchtung, mit seiner Familie verhungern zu müssen. Ein noch so großes Bankguthaben, Rentenansprüche oder Versicherungen bringen ihn nicht von diesem Wahnglauben ab. Den Verarmungswahn beobachtet man insbesondere bei Spätdepressionen, wo er mit allgemeinem Insuffizienzgefühl beginnt. Verschuldungswahn und Versündigungswahn beobachtet man heute weniger, da deren

Inhalt meist religiöser Art ist. Der hypochondrische Wahn hingegen hat an Häufigkeit zugenommen. Schulte-Tölle schreiben dazu: „Die drei wichtigsten Themen des melancholischen Wahns haben eines gemeinsam: Der Kranke fühlt seinen Ruin näherkommen oder schon gegenwärtig, und zwar seelisch, körperlich wie ökonomisch. Im melancholischen Wahn ist der Kranke mit den Urängsten des Menschen konfrontiert: Der Angst um das Seelenheil, die Gesundheit und den Besitz" (Schulte-Tölle, Psychiatrie; Springer-Verlag, 4. Auflage, S. 21). Selbst bei Gesunden werden ähnliche Ängste beobachtet, die sich aber grundsätzlich vom Wahn dadurch unterscheiden, daß eine Fehleinschätzung der Realität nicht besteht und die Ängste durchaus gemeistert werden können. Beachte: Wahnwahrnehmungen treten bei der endogenen Depression nicht auf.

Es soll hier noch einmal erwähnt werden: Bei den zyklothymen Depressionen ist der Zustand am Morgen meist sehr schlecht (Morgentief); im Laufe des Tages kommt es zu einer langsamen Besserung, und in wenigen Fällen wurde sogar am Abend Symptomfreiheit beobachtet (Abendhoch). Es muß aber erwähnt sein, daß diese Tagesschwankungen nicht nur bei zyklothymen (endogenen) Depressionen, sondern auch bei anderen Formen der Depression durchaus vorkommen können (nicht jedoch bei erlebnisreaktiven Depressionen; DD!).

2.2.2 (9.2.2) Vegetative („larvierte") Depressionen

Die vegetativen Symptome bei zyklothymen Depressionen wurden bereits in Abschnitt 2.2.1 aufgeführt. Depressionen, bei denen die genannten vegetativen Symptome und leibliche Mißempfindungen im Vordergrund stehen, bezeichnet man als vegetative („larvierte") Depressionen. Vielfach ist die depressive Verstimmung nur als Hintergrundsymptom faßbar.

An Vitalsymptomatik werden häufig angegeben:

* allgemeines Abgeschlagensein
* andauernde Müdigkeit und keine Erholung durch Schlaf
* Einschlafstörungen, Durchschlafstörungen oder beide Formen
* Obstipation, seltener Diarrhoe
* Druckgefühl auf der Brust oder im Bauchraum
* zugeschnürte Kehle, „Kloß im Hals"
* schwerer Kopf und Gefühl, „wie wenn um den Kopf ein Reifen ist"
* Beklemmungsgefühl und Unruhegefühl in Brust und Bauchraum

Im Rahmen einer endogenen Depression kommen diese Vitalsymptome in mehr oder weniger großem Umfang vor; häufig nimmt mit zunehmender Depressivität die Vitalsymptomatik ab (und umgekehrt). Bei reinen larvierten Depressionen „liegen den Kranken die Depressionen im Körper" und nehmen ihm jegliche Lebenslust.

Schlafstörungen sind das häufigste Melancholie-Symptom. Schlafstörung ist häufig das erste Symptom einer beginnenden Zyklothymiephase. Wenn dann nach einiger Zeit die

Phase abklingt, bleibt dann auch die Schlafstörung als letztes Symptom meist noch bestehen. Durch EEG-Untersuchungen wurden die Angaben der Kranken, außerordentlich schlecht zu schlafen, verifiziert. Insgesamt ist die Schlafzeit vermindert und die Dauer der vertieften Schlafphasen verkürzt.

Definition der vegetativen Depressionen laut GK: Vegetative Depressionen sind besondere Formen der zyklothymen Depression, bei denen vegetative Symptome zusammen mit leiblichen Mißempfindungen das Bild besonders prägen und Verstimmung und Hemmung zurücktreten.

2.2.3 (9.2.3) Endogene Manie

Hierbei handelt es sich um die zweite wichtige Erscheinungsform der Zyklothymie, wobei bei der manischen Phase die gehobene Stimmung, der gesteigerte Antrieb und die Ideenflucht typisch sind. Man kann durchaus die Manie als Gegenform zur Melancholie ansehen. Nachfolgend nun die 3 Kardinalsymptome im einzelnen:

Gehobene Stimmung

Die Patienten sind meist gut gelaunt, heiter, manchmal auch fröhlich, ausgelassen und witzig. Sie neigen zur Scherzhaftigkeit und sind häufig gute Unterhalter. Andererseits findet man aber auch recht häufig Patienten, die überwiegend anspruchsvoll, streitsüchtig, gereizt und aggressiv sind, vor allem dann, wenn dem Maniker Unannehmlichkeiten begegnen und wenn sein Selbstgefühl verletzt wird, aber auch dann, wenn man seinem Tatendrang Einhalt gebieten will, bzw. muß. Traurigen Ereignissen gegenüber sind die Patienten wenig empfindlich; ihre Stimmung ist weitgehend von Euphorie geprägt.

Antriebssteigerung

Hier beobachtet man eine erhöhte Aktivität, unermüdliche Betriebsamkeit und einen starken Bewegungsdrang. Aus diesem Grunde kann der Maniker für die Umwelt oft sehr lästig werden. Im Gegensatz zum Melancholiker ist der Maniker enthemmt (eventuell Verlust des Schamgefühls, derbe Witze, Liebesanträge, sexuelle Aufdringlichkeit, kleine Bosheiten, harmlose Streiche). Bei schwerstem Grad manischer Erregung spricht man von Tobsucht. Dann sind die Kranken voll in Aktion, zerreißen und zerschlagen alles, was ihnen in die Finger kommt. Mit den Trümmern konstruieren sie dann wieder irgend etwas, eine Statue, ein Kunstwerk, ein Möbelstück; sie toben im Zimmer umher, schreien, singen, schimpfen, hüpfen und beschmieren die Wände.

Besonders auffällig ist die z.T. enorm gesteigerte Redseligkeit, bis hin zur Logorrhoe. Die Antriebssteigerung wird aber auch aus der Schrift des Patienten ersichtlich. Es wird die Schriftform gewechselt, Worte aus verschiedenen Sprachen werden beigemischt, es wird kreuz und quer über das Blatt geschrieben. Andere verzieren ihr Geschriebenes mit Skizzen und Zeichnungen. Trotz des Versuchs einer ästhetischen Ausschmückung erkennt man dann letztlich ein unsauberes und unordentliches „Geschmiere".

Aus Schriftstücken eines Manikers wird eine wichtige Eigenschaft deutlich: die Anregbarkeit. Am Anfang des Geschriebenen ist meist noch relative Ordnung zu erkennen; mit zunehmender Schreiblänge jedoch wird das Schriftbild immer krankhafter. Die Anregbarkeit ist eine wichtige Eigenschaft des Manikers und der Patient ist um so ruhiger, je weniger Reize auf ihn einwirken. Die Anregbarkeit ist eine Form der Antriebssteigerung.

Die Patienten essen wenig und magern dementsprechend ab, schlafen wenig, empfinden dies aber im Gegensatz zu den Depressiven nicht als störend. Für Familienmitglieder jedoch kann ein schlaf- und ruheloser Maniker zu einer erheblichen psychischen Belastung werden.

Ideenflucht

Hierbei handelt es sich um die typische Denkstörung des Manikers. Die Patienten reden oft ununterbrochen und zeigen einen unübertroffenen Einfallsreichtum, wobei die neuen Einfälle mit dem vorhergehenden meist nur durch Wort- oder Klangähnlichkeit verbunden sind. Maniker sind nicht in der Lage, bei einem Thema zu bleiben, springen von einem Thema zum anderen und nehmen meist nur das wahr, was um sie herum geschieht. Maniker verlieren sich im Detail und dazu meist noch im Unwesentlichen; sie sind nicht in der Lage, einen etwas längeren Gedankengang zu Ende zu führen. Der Drang, sich mitzuteilen, kann sich auch in einem Schreibdrang äußern.

Wichtig ist, daß bei der Manie Gedächtnis und Denkfähigkeit erhalten sind. Das Bewußtsein ist keinesfalls getrübt. Auffassungsfehler machen sich meist nicht bemerkbar, und zeitliche und örtliche Orientierung sind, außer in schweren Fällen, meist ungestört. Jedenfalls besteht aber eine falsche Auffassung der eigenen Lage und zwar insofern, als sich die Patienten als völlig gesund betrachten und die Einschränkung ihrer Handlungsfreiheit nicht verstehen können.

Ist eine Ideenflucht nicht vorhanden, so spricht man von geordneter Manie, steht die Ideenflucht jedoch ganz im Vordergrund, nennt man dies verworrene Manie. Ist der Patient in seiner Aktivität gesteigert, jedoch nicht ideenflüchtig, so spricht man von einer Submanie. Solche Patienten schlafen relativ wenig, stehen früh auf, gehen ausgedehnt spazieren und sind beruflich sehr engagiert. Sie fangen plötzlich an zu dichten, machen Erfindungen, treten in Vereine und Parteien ein und wirken insgesamt enthemmter. Von Submanie kann aber nur dann gesprochen werden, wenn der Kranke noch völlig geschäftstüchtig ist, in der Lage ist, seine Ideen sinnvoll und richtig zu verwirklichen und nicht sich und andere zu gefährden.

Das ideenflüchtige Denken mit seinen Inhalten muß im Zusammenhang mit der gesteigerten Betriebsamkeit und der Selbstüberschätzung des Patienten gesehen werden. Die

Patienten selbst halten sich für höchst intelligent und sind fest der Ansicht, schwierige Probleme lösen zu können. Häufig hört man von umwälzenden Erfindungen, politischen Neuerungen und großen finanziellen Unternehmungen. Da den Patienten die Krankheitseinsicht fehlt, versuchen sie dann auch noch, ihre Einfälle in die Tat umzusetzen. Dies führt dann zu großen, ihre finanziellen Möglichkeiten überschreitenden Bestellungen und zu sinnlosen Einkäufen oder Vertragsabschlüssen; Maniker „gründen" Firmen, „bauen" Häuser und machen dazu häufig horrende Schulden. Einmal in der Klinik angelangt, ernennen sie dann Mitpatienten zur Teilhabern. Insgesamt fühlen sich die meisten Maniker gesund und leistungsfähig, ihr Selbstgefühl ist gesteigert, was sie auch als angenehm empfinden. Erst mit dem Abklingen manischer Aktivität und Selbstüberschätzung kommt es dann langsam wieder zur Krankheitseinsicht. Da sich diese Einsicht jedoch nur allmählich wieder einstellt, besteht bei den anscheinend beruhigten Kranken noch über einen längeren Zeitraum die Gefahr, daß sie über ihre finanziellen Möglichkeiten hinaus einkaufen oder sonstige unüberlegte Handlungen begehen.

Bei der Manie wird eine ausgeprägte vitale Symptomatik wie bei den zyklothymen Depressionen nicht beobachtet. Allerdings kommt es bei manischen Patienten zu einer Abmagerung, was sich vermutlich zum größten Teil auf die massiven Schlafstörungen zurückführen läßt. Bemerkenswert ist, daß die Patienten über den fehlenden Schlaf nicht klagen und den Schlaf nicht entbehren. Nach Beendigung der manischen Phasen halten nur wenige Patienten an ihren positiven Auffassungen fest, während andere den manischen Zustand noch nachträglich als peinlich empfinden.

Aus all dem Genannten wird offensichtlich, daß es schwieriger ist, Manien vom Gesunden abzugrenzen als zyklothyme Depressionen.

Bezüglich der Schuld- und Versündigungsvorstellungen ist der Maniker der Gegenpol des Melancholikers; denn der Maniker ist unfähig, Schuld und Versündigung zu erleben, während beim Melancholischen Schuld und Versündigung das klinische Bild prägen.

Beispiel für die Ideenflucht eines Manikers nach G. Kloos: Auf die Frage nach seinen Erblichkeitsverhältnissen antwortet ein Maniker: „Erbtanten habe ich nicht, Inzucht liegt bei mir auch nicht vor, nicht einmal Unzucht, dafür stamme ich aber von Karl d. Großen, folglich auch von Karl Martell, dem „Hammer". Im Hammerverlag sind seinerzeit sehr bedeutende politische Schriften erschienen. Der „Hexenhammer" allerdings nicht, der ist mindestens 500 Jahre älter. Meine Alte fällt auch darunter, die hätt' man damals glatt mitverbrannt. Heirate oder heirate nicht, bereuen wirst du beides, sagt Kierkegaard. Die Axt im Haus erspart den Scheidungsrichter, sage ich; ich bin aber nicht gemeingefährlich, ich bin nur Gemeinen gefährlich! Ach, da kommt ja schon wieder die Straßenbahn mit ihrem saudummen Geklingel! Kennen sie Max Klinger? Haben sie schon sein Beethovenstandbild gesehen? Oder besser gesagt: Sitzbild? Ich möchte übrigens heute wieder ein Sitzbad haben für meinen wunden Südpol, den bisher weder Amundsen noch Scott entdeckt haben. Schreiben sie das doch nicht hin, sie frisch laxierter Staatshämorrhoidarius! Nun lacht er auf allen vier Backen!"

Im voranstehenden Text erkennt man folgendes: Gehobene Stimmung mit Ausgelassenheit, Heiterkeit und Witzigkeit. Enthemmt, aufdringlich, teilweise mit anzüglichen Witzen. Ideenflucht.

2.2.4 (9.2.4) Mögliche soziale und rechtliche Folgen

Näheres ist auch dem GK Rechtsmedizin Kap. 11 und 13.2.5 zu entnehmen.

Melancholiker kommen nur selten zur forensisch-psychiatrischen Begutachtung, denn Suizidversuche gehören nicht mehr zu den strafbaren Handlungen.

Nicht selten kommt es bei schwerer Melancholie zum erweiterten Suizid, bei dem der Kranke seine Angehörigen in den Selbstmord mit einbezieht, um diese vor Not, Leid und Schande zu bewahren. Gelingt der Selbstmordversuch nicht oder überlebt der Melancholiker, während seine Angehörigen umkamen, so kann gegen ihn Anklage erhoben werden. Wird die Melancholie nachgewiesen, so tritt § 20 StGB in Kraft: Der Kranke ist für seine Tat nicht verantwortlich zu machen.

Bei Manikern sind die häufigsten Straftaten meist Eigentums- und Sittlichkeitsdelikte. Ist die manische Erkrankung eindeutig nachgewiesen, so besteht eine aufgehobene Verantwortlichkeit (§ 20/2. StGB).

Nach § 104 BGB sind Kranke in ausgeprägter melancholischer oder manischer Phase geschäftsunfähig und nach § 229 BGB testierunfähig.

Von der Anwendung des § 6 BGB (Entmündigung) sollte bei Zyklothymien nicht Gebrauch gemacht werden, da diese Krankheiten ja einen phasischen Verlauf zeigen, und außerhalb der Erkrankungsphasen völlige oder zumindest teilweise Normalisierung des psychischen Zustandes besteht. Für die Dauer von manischen oder melancholischen Phasen kann allerdings die Einrichtung einer Pflegschaft nach § 1910 BGB angezeigt sein oder aber die Einrichtung einer vorläufigen Vormundschaft gemäß § 1906 BGB.

Nach dem Verwahrungsgesetz kann nach Anhörung des Patienten durch einen Richter die Unterbringung zur stationären Behandlung verfügt werden, evtl. auch die Einrichtung einer Pflegschaft.

Unmittelbare und mittelbare soziale und rechtliche Folgen manischer Phasen können sein:
* Verstöße gegen Konventionen, Normen und Gesetze
* Schuldunfähigkeit gemäß § 20 StGB
* Nichtigkeit einer Willenserklärung nach § 105 Abs. 2 BGB
* Einrichtung einer vorläufigen Vormundschaft gemäß § 1906 BGB

* richterlich verfügte Unterbringung zur stationären Behandlung gemäß dem Unterbringungsgesetz
* Entmündigung gemäß § 6 BGB
* Einrichtung einer Pflegschaft gemäß § 1910 BGB
* Feststellung einer Geschäftsunfähigkeit und Testierunfähigkeit nach § 229 BGB

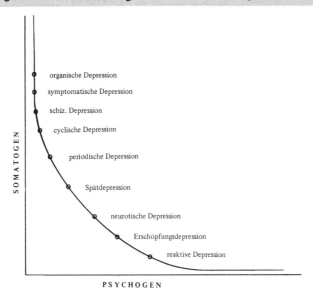

Abb. 4: Nosologische Einordnung der Depressionszustände (nach Kielholz).

2.3 (9.3) VERLAUF DER AFFEKTIVEN PSYCHOSEN (ZYKLOTHYMIEN)

2.3.1 (9.3.1) Verlaufsformen

Wie bereits oben mehrfach erwähnt, verlaufen die Zyklothymien in Phasenschüben. Zwischen den einzelnen Phasen liegen Remissionen, also beschwerdefreie Intervalle von mehr oder weniger langer Dauer. In dieser Zeit kommt es dann zu einer fast völligen Wiederherstellung der Ausgangspersönlichkeit und nicht zu einer Versandung, wie es bei den Schizophrenien der Fall ist.

Sowohl Melancholien als auch Manien können monophasisch (einmalig) oder aber mehrphasisch (wiederholt) auftreten.
Daneben beobachtet man monopolare oder bipolare Verlaufsformen. Tritt die Zyklothymie entweder rein melancholisch oder rein manisch auf, spricht man von monopolarem Verlauf, tritt sie hingegen mit melancholischen und manischen Phasen auf, handelt es sich um die bipolare Verlaufsform.

Zusammenfassung
Rein melancholischer oder rein manischer Verlauf = monopolar; melancholischer und manischer Phasenverlauf = bipolar (zyklisch, zirkulär).

Etwa 2/3 der Zyklothymien machen die Melancholien (zyklothyme Depressionen) aus; Melancholien sind also ungleich häufiger als Manien. Ferner beobachtet man mehrphasische Melancholien häufiger als monophasische, nur bei etwa 1/4 der Melancholien handelt es sich um eine monophasische Form.

Die Häufigkeit der reinen Manien beträgt etwa 5%; sie sind also bei weitem seltener. Auch bei den Manien überwiegen die mehrphasischen Formen (mehrphasische Manien zu monophasischen Manien = 3 : 1). Etwa ein Viertel der Zyklothymien zeigt bipolare Verlaufsformen (melancholische und manische Phasen wechseln sich ab oder treten zumindest in unterschiedlichem Wechsel auf).

2.3.2 (9.3.2)   Verlauf der einzelnen Phasen

Die Dauer einer einzelnen melancholischen oder manischen Phase beträgt meistens etwa 6 − 9 Monate. In den einzelnen Fällen sind die Unterschiede jedoch beträchtlich; so findet man Schwankungen zwischen wenigen Tagen bis zu mehreren Jahren, in Extremfällen sogar von wenigen Stunden bis zu Jahrzehnten. Die melancholischen (endogen-depressiven) Phasen werden mit zunehmendem Lebensalter länger, während die freien Intervalle zwischen den Phasen zur Verkürzung tendieren.

Durch pharmakologische Behandlung können die Phasen abgekürzt, bei manchen Patienten aber auch nur in der Symptomatik gemildert werden. Entsprechend ist dann das Ende der Phase nicht mehr genau zu erkennen, im Gegensatz zu den früher beobachteten spontanen Verläufen. Meist ist es jedoch den Patienten möglich, genau anzugeben, wann die Phase endgültig beendet war. Im Anschluß an die melancholische Phase folgt manchmal eine kurzdauernde hypomanische Nachschwankung mit geringer Intensität. Eine manische Phase kann entsprechend in eine kurze und leichte depressive Nachschwankung übergehen. Vereinzelt beobachtet man bei manischen Phasen auch depressive Vorstadien. Die Zeit zwischen zwei Phasen ist ebenso wie die Phasendauer selbst variabel. Man nimmt an, daß Zyklen bzw. Intervalle durch die Pharmakotherapie verändert oder verkürzt werden; ein Beweis konnte jedoch noch nicht erbracht werden. Sicher ist jedoch, daß entsprechende antidepressive Therapie die Phasendauer, die i.d.R. ohne Therapie etwa 6 − 9 Monate beträgt, verkürzt.

Zusammenfassung

Phasendauer im Durchschnitt etwa 6 – 9 Monate, Intervalldauer (zwischen zwei Phasen) Tage bis Jahrzehnte. Meist allmähliches, selten perakutes Einsetzen und Abklingen der Phase; Beginn und Rückbildung nicht selten unter Schwankungen; hypomanische bzw. subdepressive Nachschwankungen.

2.3.3 (9.3.3) Prognose

Im Gegensatz zu den Schizophrenien kommt es bei den Zyklothymien im allgemeinen zu keinen wesentlichen bleibenden Residuen. Man beobachtet höchstens bei einem Drittel der Patienten leichte psychische Veränderungen: asthenische Residuen, symptomarme Chronifizierung, hypomanische Dauerverstimmungen, Entdifferenzierung der Persönlichkeit. Wie gesagt, sind solche psychischen Veränderungen selten. In der Regel kommt es zu einer vollständigen Remission der einzelnen Phasen.

Etwas häufiger beobachtet man oben genannte Residuen bei mehrphasischen Manien und bei bipolaren Zyklothymien (Melancholie und Manie). Genaugenommen sind derartige Residuen weniger direkte Krankheitsfolge als vielmehr Folge gestörter Persönlichkeitsentwicklung und sozialer Schwierigkeiten.

Asthenische Residuen nach zyklothymen Depressionen lassen sich meist erst dann feststellen, wenn bereits schon einige vollständig remittierte Phasen abgelaufen sind. Symptomarme Chronifizierungen entwickeln sich allmählich unter Verlust der typischen endogen-depressiven Symptomatik aus der Phase heraus und unterscheiden sich von den ungewöhnlich langen Phasen durch die besondere Farblosigkeit. Hypomanische Dauerverstimmungen („progressive Manie") finden wir bei den sehr seltenen periodischen Manien. Der hypomanischen Dauerverstimmung geht meist eine symptomarme Chronifizierung voraus. Die Richtungsprognose ist insofern weniger günstig, als in den meisten Fällen mehr als eine Phase auftritt.

2.4 (9.4) DIAGNOSTIK UND DIFFERENTIALDIAGNOSTIK

2.4.1 (9.4.1) Diagnostik der endogenen Depression (Melancholie) und Manie

Diagnostik der endogenen Depression (Melancholie)

Keines der genannten Melancholiesymptome ist grundsätzlich obligatorisch. Bis auf wenige Ausnahmen beobachtet man aber immer Energieverlust und Vitalsymptome. Eine Diagnose wird besonders dann schwer zu stellen sein, wenn die Klagen des Patienten sich auf nur ein einziges Vitalsymptom beziehen. Häufig werden solche Patienten von Internisten ausgiebig untersucht und diversen therapeutischen Maßnahmen zugeführt, bis sie endlich einer psychiatrischen Untersuchung zugeführt werden. Dann erst erkennt man die Melancholie, die anhand der übrigen Symptomatik aufgedeckt wird. Man spricht hier von sogenannten „larvierten Depressionen". Hierbei handelt es sich jedoch um keinen eigenen Depressionstyp, sondern vielmehr um ein Stichwort für eine besondere diagnostische Problematik. Der Ausdruck „larvierte Depression" besagt, daß körperliche Beschwerden eine vorhandene Depression überdecken und vertuschen. Ist die Diagnose endlich bekannt, so ist der Ausdruck „larvierte Depression" zu vermeiden, da dieser keine Diagnose darstellt. Man spricht dann besser von endogener Depression oder Melancholie.

Eine Diagnosestellung ist dann erleichtert, wenn bereits manische oder melancholische Phasen mit gesunden Intervallen vorausgegangen sind. In typischen Fällen beginnt eine Phase plötzlich mit Schlafstörungen und anderen Vitalsymptomen. Beweisend für die Diagnose „Melancholie" sind manische oder hypomanische Nachschwankungen (siehe 2.3.2).

Differentialdiagnose der endogenen Depression (Melancholie)

Der Melancholie ähnlich sind depressive Verstimmungen schizophrener Psychosen und depressive Momente organischer Hirnerkrankungen. Der Verstimmungstyp und die übrige Symptomatik lassen jedoch eine deutliche Abgrenzung zur Melancholie zu.

Im Gegensatz zu depressiven Reaktionen und depressiven Neurosen finden wir bei der Melancholie zeitlich einigermaßen scharf markierte Phasen mit häufig auftretenden hypomanischen Nachschwankungen.

Melancholie, depressive Reaktionen und depressive Neurosen unterscheiden sich aber auch in den qualitativ unterschiedlichen Erscheinungsbildern. Allerdings ist zu beachten, daß bei schweren depressiven Reaktionen und bei depressiven Neurosen zuweilen, wie bei der Melancholie, eine Vitalisierung auftreten kann. Die Unterscheidung depressiver Neurosen von endogenen Depressionen ergibt sich auch aus Befunden der experimentellen Psychopathologie. Dabei ergaben testpsychologische Untersuchungen, physiologische und pharmakologische Experimente, prinzipielle Unterschiede. So ist beispielsweise die Sedierungsschwelle bei Melancholie (endogene Depression) erniedrigt, bei depressiven Neurosen hingegen erhöht. Mit anderen Worten: Melancholiker lassen sich leichter sedieren als depressive Neurotiker. Ferner findet man grundlegende Unterschiede in den hirnelektrischen Potentialen nach Photostimulierung. Ebenfalls von differentialdiagnostischem Wert sind Untersuchungen bezüglich der Ausscheidung von Metaboliten der biogenen Amine (siehe auch 2.1.3 und 2.4.3 – 2.4.5).

Übrigens: Das Aufdecken psychoreaktiver Faktoren führt keinesfalls sofort zur Diagnose „depressive Reaktion"; denn auch bei Melancholien können solche psychoreaktiven Faktoren, wenn manchmal auch zufällig, der Erkrankung vorausgehen.

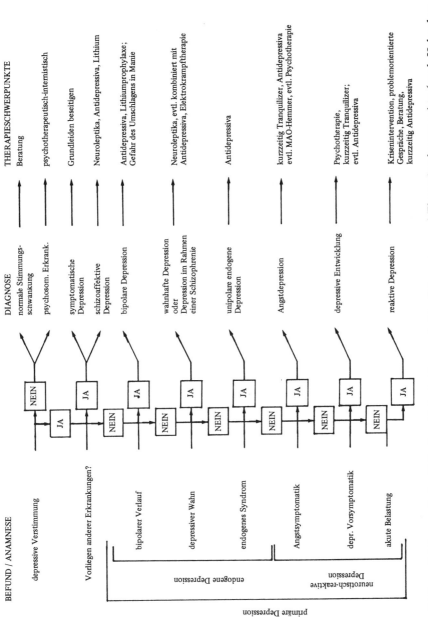

Abb. 5: Differentialdiagnostische Kriterien, Entscheidungsschritte, Diagnosen und Therapieschwerpunkte (nach Helmchen und Linden)

Diagnose und Differentialdiagnose der Manie

Nicht selten wird überschießendes, unvorhergesehenes und unangemessenes Verhalten als abnormer Charakterzug verkannt. Manien lassen sich von abnormen Persönlichkeiten nicht so leicht abgrenzen wie es bei der Melancholie der Fall ist. Kommt es im Laufe einer manischen Phase zu einem „Überkochen" der Manie, so besteht leicht die Möglichkeit einer Verwechslung mit einer schizophrenen Psychose. Paranoide, halluzinatorische und katatone Symptome, die man auch am Gipfel einer manischen Phase antreffen kann, bleiben bei Manien nur kurze Zeit bestehen, während sie bei der Schizophrenie langdauernd bestehen. Besonders die ersten, im Jugendalter auftretenden Maniephasen verleiten häufig zur Fehldiagnose „Schizophrenie". Besonders aber im Hinblick auf die Möglichkeit einer Lithium-Prophylaxe ist eine richtige Diagnosestellung überaus wichtig. Um die Manie differentialdiagnostisch von einer euphorisch-expansiven Form der progressiven Paralyse abgrenzen zu können, müssen neurologische, serologische und Liquorbefunde erhoben werden. Tückisch an der Diagnosestellung „Manie" ist die Tatsache, daß manische Syndrome auch bei anderen körperlichen Erkrankungen als exogene Reaktionstypen auftreten. Es ist deshalb außerordentlich wichtig, genaue körperliche Untersuchungen vorzunehmen, auch wenn zunächst alles für eine „endogene" Erkrankung spricht.

2.4.2 (9.4.2) Differentialdiagnose der endogenen Depression (Melancholie)

Für die Diagnose einer Zyklothymie müssen differentialdiagnostisch folgende Erkrankungen abgegrenzt werden:

- Hirnkrankheiten (Tumoren, Intoxikationen, progressive Paralyse)
- Neurotische Depressionen
- Erschöpfungsdepressionen
- Vitalisierte depressive Reaktionen
- Reaktive Depressionen
- Psychopathische Reaktionen
- medikamentös ausgelöste Depression (z.B. Reserpin)
- andere depressive Syndrome

Marker der endogenen Depression: Die Monoamin-Hypothese postuliert, daß bei affektiven Erkrankungen ein funktioneller Noradrenalin- und Serotoninmangel an den Synapsen des ZNS besteht. Aus Untersuchungen geht hervor, daß **DOPEG** (bedeutendster desaminierter Noradrenalin-Metabolit im ZNS) ein brauchbarer Marker der noradrenergen Neuronenaktivität im ZNS ist. Ein weiterer Marker ist auch die **REM-Latenz**; d.h. daß die REM-Phasen (Rapid-Eye-Movements) zu früh auftreten. Außerdem sind die REM-Phasen verlängert und treten im Verlauf der 2. Nachthälfte vermehrt auf. Dies wurde mit Hilfe der Polysomnographie festgestellt und man erhielt damit ein wertvolles Charakteristikum der endogenen Depression. Heute gilt die REM-Latenz als der wertvollste Marker.

2.4.3 Die verschiedenen Depressionsformen und ihre charakteristischen Merkmale

Nosologische Klassifizierung der Depressionen

Bei verschiedenen depressiven Zustandsbildern können selbstverständlich vergleichbare depressive Syndrome vorkommen. Über die nosologische Zuordnung entscheidet dann hauptsächlich der Verlauf. Zur Diagnose müssen jedoch aber auch herangezogen werden: Erbanlage, Persönlichkeit, Anamnese, psychische und körperliche Befunde, soziale Gegebenheiten (berufliche, familiäre und wirtschaftliche Einflüsse) usw. Stützt man sich nur auf einige wenige Faktoren, dann läßt sich eine Fehldiagnose nicht vermeiden. Die Klassifizierung der Depressionen ist heute immer noch im Fluß. Nachfolgend aufgeführte Klassifizierung hat sich jedoch für die Praxis weitgehend bewährt.

Psychogene Depressionen

* reaktive (erlebnisreaktive, psychoreaktive) Depression
* neurotische Depression
* depressive Entwicklung (Erschöpfungsdepression, Entwurzelungsdepression usw.)

Endogene Depressionen

* periodische Depression (mit ausschließlich depressiven Phasen)
* zyklische Depression (mit depressiven und manischen Phasen)
* Involutionsdepression (etwa ab dem 55. Lj. beginnende periodische Depression, meist ausschließlich mit depressiven Phasen)
* Altersdepression (etwa ab 65. Lj.)
* schizophrene Depression (Überlagerung von Depression und Schizophrenie; evtl. auch depressive Schizophrenie; postremissives Erschöpfungssyndrom)
* larvierte Depression
* affektive Psychose

Die letzten zwei genannten Depressionsformen sind Sonderformen, werden aber meist noch der endogenen Depression zugerechnet.

Somatogene Depressionen

* organische Depression (bei strukturellen Gehirnveränderungen)
* symptomatische Depression (Begleitdepression bei körperlichen, hauptsächlich extrazerebralen Erkrankungen)

Mehrschichtige Depressionen

* endo-reaktive Depression
* endoneurotische Depression

Sonderformen der Depression
* Entlastungsdepression
* existenzielle Depression
* Umzugsdepression
* klimakterische Depression
* chronisch-reaktive Depression (sog. KZ-Syndrom, Entwurzelungsdepression, Zwangsarbeits-Syndrom)
* Wochenbettdepression (sog. postpartale Depression)

1. Reaktive Depression

Synonyma: depressive Reaktion, psychoreaktive Depression, abnorme depressive Erlebnisreaktion usw.

Definition: traurige oder ängstliche Verstimmungszustände, hervorgerufen durch ein exogenes, schmerzliches Ereignis. Die Verstimmung ist vom Inhalt her immer um dieses Ereignis zentriert. Bei einer reaktiven Depression handelt es sich um eine von der Norm abweichende Reaktion auf ein erschütterndes, jedoch für andere einfühlbares Ereignis. Andere, „gesunde" Menschen würden auf ein solches Ereignis mit keinen solch schweren Verstimmungen reagieren.

Persönlichkeitsstruktur: sensitiv und selbstunsicher, pedantisch und meist nicht in der Lage, Probleme und Schwierigkeiten zu verbalisieren und damit zu neutralisieren (Hippokrates: „Wofür man Worte hat, darüber ist man schon hinweg").

Alter und Geschlecht: etwa 13. Lebensjahr bis 40. Lebensjahr; Frauen häufiger als Männer; bei Frauen vor allem im Präklimakterium.

Dauer: einige Tage bis mehrere Wochen; besonders lang bei älteren Männern.

Ätiopathogenese: Recht unterschiedlich! Bei Frauen eher Partner-, Ehe- und Liebesenttäuschungen, bei Witwen oder bei geschiedenen Frauen Angst vor Vereinsamung. Bei Männern oft berufliche Probleme (Beförderung, Konkurrenz, schlechte Aufstiegsmöglichkeiten und finanzielle Sorgen, familiäre Schwierigkeiten usw.)

Symptomatik und Verlauf: Bei der reaktiven Depression handelt es sich um die häufigste depressive Verstimmung. Der klinisch tätige Arzt und auch der Arzt in der Praxis wird Patienten mit reaktiver Depression am häufigsten antreffen. Die Patienten fühlen sich verzweifelt und vom Schicksalsschlag überwältigt. Nach wenigen Tagen bildet sich aus dieser Lähmung eine ausgeprägte Niedergeschlagenheit, Hilflosigkeit und Apathie. Das eigentliche Unglück beginnt aber dann an Intensität nachzulassen und es entsteht das Gefühl der inneren Leere, Verlorenheit, und es macht sich zudem eine z.T. ausgeprägte Interesselosigkeit breit. Häufig beobachtet man Weinkrämpfe, inadäquate Affektausbrüche, Nervosität, Unruhe, Gespanntheit, Fahrigkeit und bei einfach strukturierten Menschen auch Suizidhandlungen. Im Großen und Ganzen ist jedoch das Angebot an Symptomen geringer als bei schweren endogenen Depressionen. Man findet statt einem Morgentief (wie bei der endogenen Depression) eher ein Abendtief. Sehr häufig sind vegetative Symptome und funktionelle Organbeschwerden.

2. Neurotische Depression

Synonyma: neurasthenische Erschöpfung, nervöse Depression, hysterische Depression, depressive Neurose, neurotic depression.

Definition: Durch ganz oder teilweise verdrängte Konflikte ausgelöste Störung der psychischen Erlebnisverarbeitung bei neurotischer Persönlichkeitsstruktur.

Persönlichkeitsstruktur: Deutlich neurotische Züge müssen nicht unbedingt vorhanden sein. Nicht selten lassen sich aber neurotische Brückensymptome in Erfahrung bringen, wie Selbstunsicherheit, Angstzustände, Sprachstörungen, Enuresis, Pavor nocturnus. Patienten mit neurotischer Depression zeigen großes Anlehnungsbedürfnis, tendieren zur Abhängigkeit, suchen Wärme und Nähe der Mitmenschen, wirken anklammernd und neigen dazu, den anderen „förmlich aufzufressen" (oraler Charakter). Vielfach besteht auch Aggressionshemmung nach außen, gleichzeitig aber autoaggressive Tendenzen. Neigung zum Aufbau von Schuldgefühlen; oft Unfähigkeit, „nein" sagen zu können.

Alter und Geschlecht: Häufig in mittleren Lebensjahrzehnten; Frauen häufiger als Männer.

Dauer: Wochen bis Monate, seltener Jahre.

Ätiopathogenese: Mangel an Zärtlichkeit und Geborgenheit im Kindesalter bei gestörter Kind-Eltern-Beziehung; z.T. Erleben von Ablehnung und Härte, Brutalität und Haß von Seiten der Eltern oder anderer Familienmitglieder. Andererseits ist aber auch überfürsorgliche Verwöhnung möglich als Ursache, wodurch alle expansiven Neigungen des Kindes unterdrückt wurden. Oft Tabuisierung der Sexualität. Häufig ist ein aktueller, auslösender Konflikt die Ursache der neurotischen Depression. Vermutlich wird dieser Konflikt aber deshalb pathogen, weil er mit einem lange zurückliegenden und nie verarbeiteten Erlebnis zusammenfiel.

Symptomatik: Häufig Überschneidungen zwischen reaktiven und neurotischen Depressionen. Eine neurotische Entwicklung disponiert leicht zu depressiven Reaktionen. Typische Symptome sind Denkhemmung, Schuldgefühle, Angst, Antriebsstörungen, Stimmungslabilität, inadäquate Stimmungslage und fehlende Tagesschwankungen. Die depressive Verstimmung wird bei neurotischen Depressionen besonders häufig körperlich erlebt in Form von Schlafstörungen, Schwindelneigung, Beklemmungen, Kopfdruck, Herzbeschwerden, Konzentrationsstörungen, rascher Ermüdbarkeit, Störungen des Magen-Darm-Traktes und des Bewegungsapparates, usw.

Auslöser: Überforderungssituationen, Verlusterlebnisse (Todesfälle, Kündigungen, Partnerverlust, usw.), Pensionierung, Urlaubsreisen, Umzüge. Besonders häufiges Vorkommen während Schwangerschaft, Wochenbett, Pubertät, Klimakterium der Frau und des Mannes.

Eine neurotische Depression kann sich also nur dann entwickeln, wenn eine neurotische Persönlichkeitsstruktur vorliegt und zusätzlich die notwendige auslösende Situation.

3. Erschöpfungsdepression

Synonyma: psycho-physische Erschöpfungssituation, chronische nervöse Erschöpfung, melancholische Erschöpfung.

Definition: eine nach Spitzenbelastung oder Dauerbelastung auftretende Depression bei neurotischen Persönlichkeitsstrukturen.

Persönlichkeitsstruktur: pedantisch, ehrgeizig, geringe Frustrationstoleranz, aggressionsgehemmt.

Alter und Geschlecht: Zwischen 30. und 50. Lebensjahr, Frauen häufiger als Männer.

Ätiopathogenese: Recht unterschiedlich und vom Geschlecht abhängig. Frauen: überempfindlich und infantil, schüchtern und gehemmt, kaum frustrationstolerant, oft Außenseiterrolle, mißtrauisch, zur Resignation neigend, ängstlich und gehemmt. Partnerkonflikt und sexuelle Konflikte, aber auch Überforderung im Beruf und Doppelbelastung (Beruf und Haushalt), ferner finanzielle Sorgen, Vereinsamung und geringe Kontakte zu Mitmenschen sind meist Auslöser.

Männer: egozentrisch und selbstsicher, pedantisch, perfektionistisch und ehrgeizig, Unfähigkeit, Aufgaben zu delegieren. Hohe Anspruchshaltung an sich selbst und zwanghafter Ehrgeiz. Dadurch Nervosität, innere Spannung und Unruhe, Getriebenheit und letztlich Leistungsabfall. Bei Männern sind die beruflichen Konflikte als Auslöser im Vordergrund (Versagensängste, Zeitdruck, Streßsituationen, Angst vor Übergangenwerden, wichtige Entscheidungen, Existenz- und Konkurrenzangst, Beförderung mit Überforderung, schlechtes Arbeitsklima). Beim männlichen Geschlecht sind vor allem leitende Persönlichkeiten betroffen vor allem dann, wenn diese dauernd wichtige Entscheidungen zu treffen haben und ständig Verantwortung tragen. Krankheitsbahnend ist ferner eine mangelnde körperliche Auslastung durch Sport und Freizeit, ferner eine ungeregelte Arbeitszeit.

Symptomatik und Verlauf: typisch ist der Verlauf in drei Abschnitten: hyperästhetisch-asthenische Prodromalphase (Überempfindlichkeit, Reizbarkeit, Nervosität über Monate bis Jahre hinweg mit zugleich schneller Ermüdbarkeit und Schlafstörungen, Leistungsniedergang, Affektlabilität, inadäquatem Affekt), psychosomatische Phase (wechselnde vegetative und funktionelle Symptomatik den Magen-Darm-Trakt, Herz-Kreislauf und Stoffwechsel betreffend, manchmal auch wechselndes Schmerzsyndrom), depressive Phase (ängstlich-depressive Züge, Entschlußunfähigkeit, innere Unruhe, Versagens- und Insuffizienzgefühle, Konzentrationsschwäche, Schlafstörungen, Lärm- und Schmerzempfindlichkeit; diese Phase ist meist sehr langwierig und zeitlich sehr variabel; zunehmende Devitalisierung in einem Maße, daß häufig eine endogene Depression angenommen wird).

4. Symptomatische Depression

Definition: Depression in Begleitung körperlicher Erkrankungen.

Ätiopathogenese: Nach Operationen oder Infekten, bei Vergiftungen, bei Störungen im Hormonhaushalt, bei bestimmten Medikamenten (z.B. Reserpineinnahme).

Biologische Krisenzeiten wie Pubertät, Gravidität, Wochenbett, Klimakterium, Prämenstruum und endokrine Erkrankungen wie Hypo- oder Hyperthyreose, Morbus Cushing, Morbus Addison.

Symptomatik und Verlauf: Symptomatik und Verlauf sind meist abhängig von der Ursache. So findet sich bei postinfektiösen Depressionen und während der Rekonvaleszenz ein eher apathisch-resignierendes Bild, während bei Herz- und Kreislauferkrankungen eher ängstlich-depressive Versagenszustände vorkommen. Dauermedikation mit bestimmten Präparaten (z.B. Reserpin) führt zu ängstlich-depressiv-mürrisch-agitierten Verläufen. Eine dysphorisch-gereizte Stimmung kommt bei endokrinen Umstellungen vor.

5. Organische Depression

Definition: Durch strukturelle Gehirnveränderungen hervorgerufene Depressionen

Ätiopathogenese: Posttraumatische Zustandsbilder, depressive Prodromi bei progressiver Paralyse, Oligophrenie und Epilepsie, Meningitis und Enzephalitis, Hirntumoren, depressive Syndrome nach Commotio und Contusio cerebri, arteriosklerotische Veränderungen im Gehirn und senile Demenz.

Symptomatik und Verlauf: Besonders häufig erhebliche Desorientiertheit (örtlich, zeitlich und autopsychisch) und Tendenz zu Konfabulation. Merk- und Konzentrationsstörungen, Perseveration, Affektlabilität und Affektinkontinenz, Monotonisierung, hypochondrisches Verhalten, Schuldgefühle, Verarmungsideen, innerliche Unruhe und Gespanntheit, Einengung und Neigung zur Verallgemeinerung. Zum Teil vielfältiges somatisches Beschwerdebild mit Ohrgeräuschen, Schwindelattacken, Schlafstörungen.

Bei organischen Depressionen ist der Patient eher depressiv-dysphorisch gereizt, Tagesschwankungen treten fast nie auf und die Stimmung kann in kurzen Abständen umschlagen.

6. Entlastungsdepression

Ebenso wie Belastung ein depressives Syndrom bewirken kann, kann auch eine Entlastung nach vorangegangener Dauerüberlastung zur Depression führen (z.B. nach langer Vorbereitungszeit auf ein Staatsexamen). Die Entlastung bedeutet ätiopathogenetisch bereits wieder eine neue Belastung.

Entlastungsdepressionen können Monate nach Eintritt der Entlastung auftreten, und dabei wird die Entlastung nicht als auslösende Ursache angegeben, sondern allenfalls über ein allgemeines Versagen geklagt.

Einerseits wird die Entlastungsdepression als vitalisierte depressive Erlebnisreaktion angesehen; andere Autoren jedoch sprechen von einer situativ ausgelösten endogenen Phase.

7. Umzugsdepression

Diese Depressionsform tritt im Zusammenhang mit einem Wohnungswechsel auf und läßt sich mit einer einfachen reaktiven Depression nicht gleichsetzen. In der Regel tritt nämlich auch dann keine Besserung ein, wenn der Patient in seine alte Wohnung zurückzieht. Eine derart ausgelöste Depression scheint eigengesetzlich im Sinne einer endogenen Phase voranzuschreiten. Einige Autoren unterscheiden zwischen Umzugsdepression vor dem Wohnungswechsel und nach dem Wohnungswechsel, andere berichten auch vom Auftreten einer Depression im Rahmen von Wohnungsumbauten und Wohnungsrenovierungen.

8. Klimakterische Depression

Bis heute ist noch nicht eindeutig geklärt, ob es sich bei der klimakterischen Depression um einen selbständigen endogenen Psychosetyp oder um eine körperlich begründbare depressive Psychose handelt. Vielfach wird auch eine durch hormonale Umstellung provozierte, schwache manisch-depressive Anlage diskutiert.

Bei einer Vielzahl klimakterischer Depressionen lassen sich anamnestisch oft vorangegangene und bereits vor Jahren abgelaufene depressive Episoden in Erfahrung bringen. Zwingt sich eine psychogene Interpretation des Zustandsbildes auf, so ist auf neurotische Faktoren zu achten.

Bekanntlich häufen sich depressive Zustände während der Wechseljahre und eine nosologisch faßbare Diagnosestellung mit Hinweis auf das zeitlich umschriebene Auftreten ist empfehlenswert: Endogene Depression im Klimakterium, reaktive Depression im Klimakterium, depressiver Versagenszustand im Klimakterium, depressives Zustandsbild im Klimakterium usw.

9. Wochenbettdepression (postpartale Depression)

Definition: während der ersten sechs Wochen post partum auftretende depressive Verstimmungszustände.

Häufigkeit: Etwa 0,4 – 2 Promille bei Wochenbettpsychosen; nahezu 50% aller Wöchnerinnen leiden jedoch unter mehr oder weniger starken reaktiven Verstimmungen.

Bei ebenfalls etwa 50% aller Wöchnerinnen kommt es am 3. Tag post partum zu einem sog. „Heultag". Die Frauen sind dann energielos, leiden unter Konzentrationsstörungen, sind überaus empfindlich und weinerlich.

Als weitere nicht-psychotische psychische Störung sind neurotische Reaktionen bekannt. Hier zeigen Frauen zum Teil erhebliche Ängste vor den neuen Aufgaben, denen sie sich nicht gewachsen fühlen; die neue Mutterrolle stellt für sie eine Überforderung dar.

Seltener als die nicht-psychotischen psychischen Störungen sind die Psychosen während der Gravidität und nach der Entbindung. Hier finden sich endogene affektive Psychosen mit ausgeprägter Verstimmung und schwerer Schlaflosigkeit, entweder Umtriebigkeit oder psychomotorischer Affektverarmung. Zum Teil treten Wahnformen auf (Schuldwahn, Versündigungswahn), manchmal auch paranoide Anteile. Schuldgefühle können sich derartig steigern und bis zu einem nihilistischen Wahn führen; die Suizidgefährdung nimmt dann erheblich zu, und auch ein erweiterter Suizid (mit dem Neugeborenen) ist denkbar.

Als Ursache der nicht-psychotischen psychischen Störung (Heultag, neurotische Reaktionen) wird die fundamentale Umstellung des Hormonhaushaltes in den ersten Tagen post partum diskutiert (rapider Abfall von Östrogen und Progesteron). Dies scheint aber auch die Ursache für die Auslösung einer Wochenbettpsychose zu sein. Statistisch eindeutig ist allerdings eine gewisse Psychose-Disposition (vermutlich erblich). In letzter Zeit deutet man aber Wochenbettpsychosen nicht nur organisch, sondern auch zunehmend psychodynamisch.

Übrigens: Nahezu sämtliche bekannten psychischen Störungen können im Wochenbett vorkommen.

10. Schizoaffektive Psychose

Definition: Endogene Psychose mit depressiver oder manischer und zugleich schizophrener Symptomatik.

Näheres hierzu im Abschn. 3.3.6 (Seite 148).

11. Depressive Reaktionsform bei Schizophrenen

Schizophrene Patienten sind besonders häufig von depressiven Momenten betroffen. Leider wird aber die Depressivität Schizophrener häufig übersehen und in vielen Fällen wird man auf die Not solcher Patienten erst dann aufmerksam, wenn diese einen Suizidversuch unternommen haben.

Näheres hierzu im Kapitel 3 (GK Kap. 10).

12. Mehrschichtige Depression

Nicht immer ist es möglich, ein depressives Syndrom eindeutig und exakt einzuordnen. In diesen Fällen sollte eine gewaltsame Einteilung unterlassen und auf die Diagnose „mehrschichtige Depression" zurückgegriffen werden.

Typische mehrschichtige Depressionen sind:
* die endoreaktive Depression (endogen/reaktiv)
* die endoneurotische Depression (endogen/neurotisch)

Diese Diagnosen werden bei Gleichgewichtigkeit pathogenetischer Faktoren gestellt; überwiegt eine Schicht, so kann beispielsweise auch die Diagnose folgendermaßen gestellt werden: „Endogene Depression mit reaktiver Komponente" oder aber „reaktive Depression mit endogener Komponente".

Die Einführung des Begriffs der „mehrschichtigen Depression" hatte auch Konsequenzen für die Therapie; denn eine mehrschichtige Depression bedeutet gleichzeitig eine mehrschichtige Therapie. Die vereinfachenden Alternativen in der Therapie depressiver Menschen gehören der Vergangenheit an. Heute gilt das Prinzip der gewichtigen Kombinationsbehandlung (medikamentös, psychotherapeutisch, soziotherapeutisch) mit entsprechender Anpassung an die jeweilige individuelle Situation des Patienten.

2.4.4. Zusammenfassung der Depressionssymptomatik und der psycho-sozialen Folgen

Bei einer Depression sind zwei wichtige Symptomenkomplexe zu unterscheiden:
* der psychische Symptomenkomplex und
* der somatische Symptomenkomplex

Psychischer Symptomenkomplex

* **Traurigkeit**: Niedergeschlagenheit, Bedrücktheit, Weinkrämpfe oder leichtes Weinen, Resignation
* **Innere Unruhe**: Getriebenheit, Gespanntheit, Klagsamkeit, Agitiertheit
* **Freudlosigkeit**: lustlos, Unfähigkeit zur Freude oder zu Empfindungen, Unfähigkeit zum Trauern oder zum Weinen (sog. tränenloses Weinen), überdrüssig und genußunfähig.
* **Mutlosigkeit**: pessimistisch, negativistisch, destruktive Lebenseinstellung, Ratlosigkeit.
* **Ängste**: Zukunftsängste, Zwangsbefürchtungen (Phobien, unmotivierte Ängste, Angst vor Einsamkeit und Angst vor mangelnder Zuwendung durch andere Menschen.

* **Minderwertigkeitsgefühle**: mangelndes Selbstwertgefühl, Kleinheitsgefühl bis hin zum Kleinheitswahn, Unsicherheit, Angst vor Versagen, Gefühl des Ausgestoßenseins und Gefühl, ein minderwertiger Mensch zu sein.
* **Energielosigkeit**: ohne Schwung und Antrieb, willenlos, leicht erschöpfbar, schwach und kraftlos, müde, lethargisch, in schweren Fällen stuporös.
* **Zwänge**: Zwangsbefürchtungen, Zwangsgedanken, Zwangshandlungen.
* **Reizbarkeit**: mürrisch, aufbrausend, manchmal aggressiv, ungeduldig.
* **Empfindlichkeit**: leicht verletzlich und kränkbar, vorwurfsvoll, Gefühl des Ausgestoßenseins, sensibel, Gefühl des Nichtgeliebtwerdens.
* **Suizidalität**: negativistische Lebenseinstellung bis hin zur Lebensüberdrüssigkeit, Wunsch nach Ruhe und Schlaf, Wunsch nach Abschaltenkönnen, Wunsch nach Vergessen.
* **Grübelneigung**: unfähig abzuschalten, Gedankenkreisen, immer die gleichen Denkinhalte, Sprunghaftigkeit, Gefühl, sich im Kreise zu drehen.
* **Konzentrationsstörungen**: langsames und umständliches Denken, Neigung zur Perseveration, Merk- und Konzentrationsstörungen.
* **Schuldgefühle**: oft stark überzogene Schuldgefühle, häufig grundlos, Versündigungsideen, Neigung zur Überbewertung eigener kleinerer Verfehlungen, schuldhaftes Verarbeiten der krankheitsbedingten mangelnden Spannkraft und Vitalität.
* **Entscheidungsunfähigkeit**: Ambivalenz und Ambitendenz, ängstliches Abwiegen von Entscheidungen, Unsicherheit.
* **Verarmungsideen**: Angst, mit dem Geld nicht mehr auszukommen; Verlustängste, vermeintliche Geldverschwendung; Glaube, nichts mehr zu haben, durch die Krankheit Geld zu verbrauchen, die Familie in Armut zu stürzen und die Krankenkasse zu schädigen; Steigerung bis zum Verarmungswahn.
* **Beziehungsstörungen**: Verlust der Schwingungsfähigkeit und der Erlebnisfähigkeit, wachsende Distanz zu den Mitmenschen, gleichzeitig aber Anspruchshaltung auf viel Zuwendung, Verlust emotionaler Beziehungen und Gefühle zu anderen Menschen.
* **Hypochondrie**: Überschätzen der eigenen Krankheit, Überschätzung kleinerer körperlicher Beschwerden, evtl. Steigerung bis zum hypochondrischen Wahn.
* **Mangelnde Krankheitseinsicht**: Vor allem bei Schuldwahn mangelnde Krankheitseinsicht, negative Einstellung der Behandlung gegenüber; Glaube, an allem schuld, aber keinesfalls krank zu sein;
* **Gefühllosigkeit**: Gefühl der Gefühllosigkeit, innerliche Leere, ausgebrannt, versteinert, körperlich nicht mehr existent, wie tot.
* **paranoide Erscheinungen**: Angst vor üblen Nachreden, Mißtrauen Ärzten und Angehörigen gegenüber, Verfolgungsideen,
* **Entfremdungserlebnisse**: Depersonalisation und Derealisation, manchmal sogar Verlust für Raum und Zeit.

Selbstverständlich finden sich nicht alle genannten Symptome bei einem an einer Depression leidenden Patienten. Immer wird sich eine Kombination aus den genannten Symptomen finden lassen, je nach Art und Stärke der depressiven Verstimmung.

Somatischer Symptomenkomplex

* **Schlafstörungen**: Ein- und Durchschlafstörungen trotz Müdigkeit und Abgeschlagenheit, unruhiger Schlaf, schwere Alpträume oder keine Träume mehr, frühes Erwachen, intensiver Wunsch nach Schlaf.
* **Kreislaufstörungen**: Schwindelerscheinungen, Gefühl des Versagens der Beine, Kollapsneigung, Flimmern vor den Augen.
* **Appetitstörungen**: Appetitlosigkeit und Gewichtsverlust, seltener Appetitzunahme mit Heißhunger.
* **Blasenstörungen**: Harndrang, Ziehen in der Blasengegend, Harninkontinenz.
* **Augenstörungen**: Lichtempfindlichkeit, subjektiv schlechtes Sehen ohne objektiven Befund, Doppelbilder, Augenentzündungen.
* **Gastrointestinale Beschwerden**: Übelkeit, Völlegefühl, Brechreiz, Meteorismus, Obstipation und/oder Diarrhoe, Aufstoßen, Mundtrockenheit, belegte Zunge, Sodbrennen, Magenschmerzen, Singultus.
* **Kopfschmerzen**: Gefühl, wie wenn der Kopf in einer Schraubzwinge eingespannt ist, Gefühl eines „Reifen um den Kopf", Spannungsschmerz mit Muskelverspannung im Nacken- und Schulterbereich, Kopfdruck.
* **Zahnbereich**: Trotz ständiger zahnärztlicher Überprüfung eine „dauernd schlecht sitzende Zahnprothese".
* **HNO-Bereich**: „Kloßgefühl" im Hals, Ohrengeräusche (Ohrrauschen), Hyperakusis und/oder Hypakusis, Geräuschempfindlichkeit.
* **Atmung**: Atemnot, Druck auf der Brust, Hustenreiz, gesteigerte oder herabgesetzte Atemfrequenz.
* **Herz**: Stechen und Brennen in der Herzgegend, Tachykardie, Gefühl des „Herzschlages bis zum Hals", Extrasystolen, Arrhythmie.
* **Muskulatur und Skelettsystem**: Verspannungen im Schulter- und Armbereich, Schmerzen vor allem auch im Lumbalbereich, Muskelschmerzen.
* **Haut- und Schleimhäute**: Mundgeruch, Trockenheit der Nase, unangenehmer Geschmack, manchmal Haarausfall und sprödes struppiges Haar; herabgesetzter Hautturgor, vor allem im Gesicht; Hautüberempfindlichkeit.
* **Vegetatives System**: Frieren, Schwitzen, kalte Extremitäten, herabgesetzter Grundumsatz, Blutdruckschwankungen, Temperaturschwankungsempfindlichkeit.
* **Sexualität**: Frigidität, Erektionsstörungen, Libido- und Potenzstörungen, Menstruationsstörungen, Fluor vaginalis.
* **Tränen- und Schweißsekretion**: verminderte Tränensekretion, verminderte Schweißsekretion, manchmal aber nächtliche Schweißausbrüche.
* **Allgemeine Mißempfindungen**: schwere Beine, unruhige Beine; Gefühl, wie wenn Boden unter den Füßen weggezogen wird; Kribbeln der Kopfhaut, Spüren jedes einzelnen Haares, Brennen der Haut, usw.
* **Allgemeiner Eindruck**: monotone und leise Stimme, schleppender und nach vorne übergebeugter Gang, reduzierte Mimik und Gestik, allgemeine Schwäche und herabgesetztes Durchhaltevermögen.

Die psycho-sozialen Folgen der Depression

Besonders charakteristisch ist der Rückgang zwischenmenschlicher Kontakte und die dadurch auftretende Gefahr emotionaler Vereinsamung. Der Patient zieht sich von der Umwelt zurück, wird klagsam-jammrig und hypochondrisch und gerade auch deshalb von seinen Mitmenschen gemieden. Es treten Probleme am Arbeitsplatz und in der Familie auf; der Patient fühlt sich nicht verstanden und manövriert sich somit zusätzlich in eine Isolierung. Depressive Menschen neigen zur Abkapselung, zum Abbruch alter und zum Teil guter Kontakte. Als besonders gravierend wird der Leistungsabfall im Beruf erlebt, der sich weitgehend auf psychomotorische Hemmungen zurückführen läßt, mitunter auch auf eine leere Aktivität bei agitiert-depressiven Patienten. Der Leistungsabfall eines Depressiven hat dann u.U. eine Versetzung oder gar den Verlust des Arbeitsplatzes zur Folge. Dies verstärkt dann die depressive Symptomatik, fördert die Minderwertigkeits- und Schuldgefühle.

2.5 (9.5) THERAPIE UND PRÄVENTION DER AFFEKTIVEN PSYCHOSEN (ZYKLOTHYMIEN)

2.5.1 (9.5.1) Therapie der endogenen Depression (Melancholie)

Wichtigstes Behandlungsziel beim depressiven Patienten ist die Beseitigung der depressiven Symptomatik. Vor Beginn einer speziellen Therapieform muß jedoch zuerst die richtige Diagnose gestellt werden, nachdem die ätiologischen Faktoren weitmöglichst abgeklärt worden sind. Bei körperlich begründeten Depressionen steht selbstverständlich die Behandlung des Grundleidens im Vordergrund; trotzdem kann aber eine zusätzliche Therapie mit Antidepressiva notwendig sein. Beim endogen Kranken stellt die Pharmakotherapie mit Antidepressiva den Tragpfeiler der Behandlungsmaßnahme dar. Bei den neurotischen und reaktiven Depressionen hingegen werden Antidepressiva eher als Begleittherapie eingesetzt. Die Therapieerfolge mit Antidepressiva allein sind bei den neurotischen und reaktiven Depressionen nicht so eindeutig wie bei den endogenen Depressionen. Grundsätzlich sollte man sich immer bewußt sein, daß bei diesen Depressionsformen psychotherapeutische Verfahren die Grundlage der Behandlung sein sollten.

Eine stationäre Behandlung ist in schweren Fällen immer empfehlenswert, da dadurch eine intensive Therapie gewährleistet und die Suizidgefahr weitmöglichst gebannt ist. Durch stationäre Behandlung wird ferner die Entlastung des Kranken von seinen Pflichten erreicht. Keinesfalls aber darf außer Acht gelassen werden, daß eine Klinikeinweisung für den Patienten eine erneute Belastung darstellen kann. Leichtere und mittelschwere Ausprägungsformen können, vor allem wenn zuverlässige Angehörige den Patienten betreuen, durchaus auch ambulant behandelt werden.

Zur Therapie der endogenen Depression stehen folgende Verfahren zur Verfügung:
A) gezielte medikamentöse Behandlung (Antidepressiva)
B) Schlafentzug
C) Elektrokrampftherapie
D) Psychotherapie
E) Opiumkur (obsolet)
F) Tranquillantien
G) Psychostimulation (obsolet)
H) Substitutionstherapie

A. Antidepressive Medikamente

Bei der Melancholie entfalten diese eine gezielte therapeutische Wirkung. Bei anderen Depressionsformen fällt die Wirkung weit weniger deutlich aus, und auf die Stimmungslage psychisch Gesunder haben Antidepressiva praktisch keine Wirkung.

Antidepressiva wirken entweder
* durch Hemmung der Wiederaufnahme der Neurotransmitter in die Vesikel oder
* durch Hemmung des enzymatischen Abbaus der Neurotransmitter oder
* durch Substitution biochemischer Vorstufen von Neurotransmittern oder
* durch Beeinflussung der Rezeptorsensibilität (siehe hierzu S. 99)

Die beiden Ausdrücke „Thymoleptika" und „Antidepressiva" werden heute fast synonym gebraucht; dem alten Ausdruck „Thymoleptikum" begegnet man jedoch nur noch selten.

Zur Behandlung endogener Depressionen (= zyklothymer Depressionen = Melancholien) kennt man heute vier verschiedene Substanzklassen, die aufgrund ihrer chemischen Struktur eingeteilt werden.

1. trizyklische, tetrazyklische und monozyklische Antidepressiva
2. nicht-klassifizierte Antidepressiva (Trazodon®, Vivalan®)
3. MAO-Hemmer
4. niederpotente Neuroleptika (z.B. Melleril®, Neurocil®)

Das monozyklische Fluvoxamin (Fevarin®) ist seit 2 Jahren im Handel und unterscheidet sich in der chemischen Struktur grundlegend von den anderen Antidepressiva. In diesem Rahmen sind vor allem die Vertreter der ersten Gruppe von besonderer Wichtigkeit. Von der zweiten Gruppe gab es nur einen einzigen Vertreter, das Nomifensin. Auch von der dritten Gruppe, den MAO-Hemmern, ist bei uns aufgrund der diffizilen Dosierung nur ein Pharmakon im Gebrauch, das Tranylcypromin.

Seit einiger Zeit ist ein neues Antidepressivum der sog. 4. Generation angekündigt. Im Gegensatz zu den selektiven 5-HT-Aufnahmehemmern hemmt dieses Präparat (Midalcipran) die Wiederaufnahme von Noradrenalin und Serotonin (5-HT), ohne eine Affinität für postsynaptische Rezeptoren zu besitzen. Ebenfalls neu und noch in der Prüfung ist Fluperlapin, ein Antidepressivum, das dem Clozapin verwandt ist.

Strukturchemischer Aufbau

Die Antidepressiva bestehen entweder aus einem einringigen, dreiringigen oder vierringigen Grundgerüst. Aus diesem Grund unterscheidet man auch zwischen monozyklischen, trizyklischen und tetrazyklischen Antidepressiva. Ausgangssubstanz dieser Formen ist das 1957 entdeckte und in die Therapie eingeführte Imipramin (Tofranil®). Nachfolgend die Strukturformeln bekannter Antidepressiva.

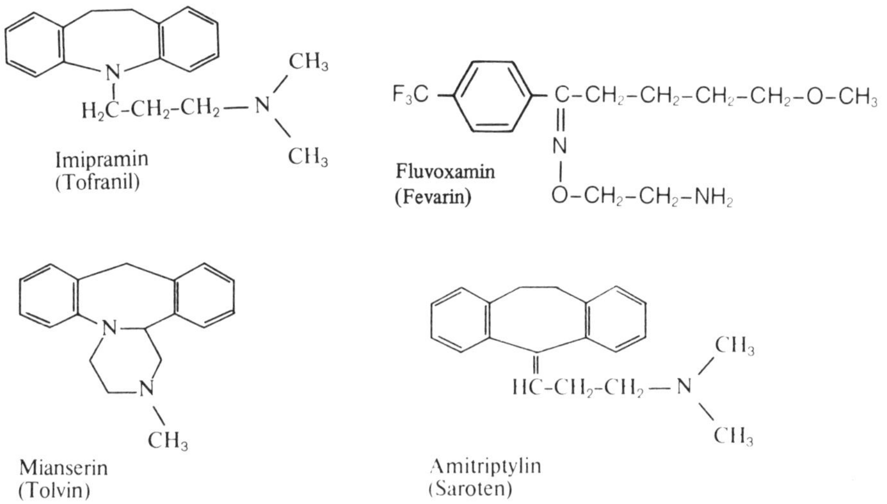

Imipramin
(Tofranil)

Fluvoxamin
(Fevarin)

Mianserin
(Tolvin)

Amitriptylin
(Saroten)

Abb. 6: Strukturformeln der Antidepressiva Amitriyptilin, Imipramin, Mianserin und Fluvoxamin. Mianserin (Tolvin®) ist ein tetrazyklisches Antidepressivum, Fluvoxamin ein monozyklisches.

Strukturchemische Verwandtschaft besteht auch zwischen trizyklischen Neuroleptika und trizyklischen Antidepressiva. Ob neuroleptische oder antidepressive Wirkung, hängt von der räumlichen Struktur dieser Substanzen ab.

Wirkungsform

Man unterscheidet drei Wirkungsqualitäten, die bei den unterschiedlichen Antidepressiva unterschiedlich ausgeprägt sind:
* Vorwiegend antriebsdämpfend, anxiolytisch, primär sedierend
* Vorwiegend stimmungsaufhellend, psychomotorisch bipolar (indifferent)
* Vorwiegend antriebssteigernd, psychomotorisch aktivierend

Kielholz unterscheidet danach drei Grundtypen von Antidepressiva:
* Amitryptilin-Typ (vorwiegend dämpfend und stimmungsaufhellend)
* Imipramin-Typ (vorwiegend stimmungsaufhellend)
* Desipramin-Typ (vorwiegend antriebssteigernd, kaum dämpfend)

94 Zyklothymie – endogene Depression, Manie

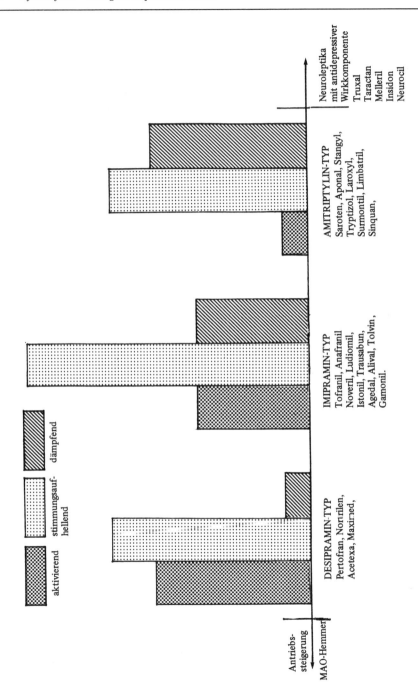

Abb. 7: Wirkungsspektren der Antidepressiva (vereinfachtes Schema nach Kielholz, 1979)

Nachfolgend die wichtigsten im Handel befindlichen Präparate und ihre Zuordnung:
Amitriptylin-Typ: Aponal®, Equilibrin®, Insidon®, Laroxyl®, Saroten®, Sinquan®, Stangyl®, Tombran®, Tryptizol®.
Imipramin-Typ: Agital®, Anafranil®, Dogmatil®, Gamonil®, Ludiomil®, Noveril®, Tofranil®, Tolvin®, Trausabun®, Vivalan®, Fevarin®, Idom®.
Desipramin-Typ: Nortrilen®, Parnate®, Pertofran®, Maximed®, Acetexa®.
Wichtigste schwach potente und antidepressiv wirkende Neuroleptika:
Atosil®, Dipiperon®, Dogmatil-forte®, Dominal®, Eunerpan®, Melleril®, Neurocil®, Protaktyl®, Taractan®, Taxilan®, Truxal®.

Zusammenstellung der wichtigsten antidepressiven Psychopharmaka

Handelsname	generic name	Tagesdosis (mg)
Agedal	Noxiptilin	100 – 200
Anafranil	Clomipramin	50 – 150
Aponal	Doxepin	75 – 200
Gamonil	Lofepramin	70 – 210
Istonil	Dimetacrin	75 – 300
Laroxyl	Amitriptylin	75 – 200
Ludiomil	Maprotilin	75 – 225
Maximed	Protriptylin	20 – 60
Neurocil	Levomepromazin	50 – 150
Notrilen	Nortriptylin	50 – 125
Noveril	Dibenzepin	120 – 480
Pertofran	Desipramin	50 – 150
Stangyl	Trimipramin	75 – 200
Saroten	Amitriptylin	75 – 200
Thombran Tabs	Trazodon	50 – 300
Sinquan	Doxepin	75 – 200
Tryptizol	Amitriptylin	75 – 200
Tolvin	Mianserin	40 – 120
Trausabun	Melitracen	50 – 250
Tofranil	Imipramin	75 – 200
Vivalan	Viloxazin	100 – 400

Antidepressiva werden i.d.R. oral verabreicht und zeigen eine gute Resorptionsrate. Die Plasmaspiegel hingegen zeigen eine relativ schlechte Korrelation mit der oral verabreichten Dosis. Für die Wirkung ist selbstverständlich der Plasmaspiegel maßgebend. Aus diesem Grunde werden zahlreiche antidepressive Medikamente auch zur parenteralen Verabreichung angeboten. Angeblich soll es durch parenterale Applikation zu einem schnelleren Anfluten des Medikaments im ZNS kommen, vermutlich durch teilweise Umgehung des **First-Pass-Effektes** in der Leber. Von Bedeutung ist aber die psychologische Wirkung durch die intensivere Zuwendung des Pflegepersonals bei Infusionstherapie. Bei Nichtansprechen eines Antidepressivums nach ca. 3 - 4 Wochen kann mittels Plasmakonzentrationsbestimmung die applizierte Dosis überprüft werden (z.B. Amitriptylin-Plasmakonzentration 200 ng/ml als Normwert).

Auch die Metaboliten der Antidepressiva wirken antidepressiv, weisen jedoch keine neue Wirkungsqualität auf. Die Ausscheidung erfolgt hauptsächlich über die Nieren.

Trizyklische Antidepressiva zeigen neben den erwünschten antidepressiven Eigenschaften auch starke zentrale und periphere anticholinerge Wirkungen, die zu Beginn der Therapie sich besonders stark störend auswirken. Aus diesem Grunde ist es angeraten, einschleichend zu therapieren. Bei tetrazyklischen Antidepressiva ist die anticholinerge Wirkung geringer.

Von besonderer Wichtigkeit ist die bereits oben erwähnte Feststellung: Beim Gesunden zeigen Antidepressiva keinen antidepressiven Effekt, sondern nur Nebenwirkungen (Verlangsamung, Müdigkeit, Konzentrationsschwäche, Mundtrockenheit, usw.).

Die Erfolgsquote bei der Behandlung endogener Depressionen mit Antidepressiva liegt bei etwa 60 – 70%. Je nach Färbung der depressiven Psychose (entweder erhöhter oder erniedrigter Antrieb) hat man das passende Pharmakon auszuwählen. Um eine möglichst hohe Erfolgsquote, wenige Nebenwirkungen und einen lang anhaltenden Effekt zu erreichen, müssen folgende Regeln beachtet werden:

1. Antidepressiva wirken symptomatisch und nicht krankheitsdauerverkürzend. Die Medikation ist für die gesamte Phasendauer erforderlich, selbst wenn sich nach Medikamentenverabreichung eine Besserung bereits frühzeitig einstellt. Vorzeitiges Absetzen der Antidepressiva führt zum Rezidiv.

Antidepressiva beseitigen also nur die Symptome, nicht aber die Krankheit selbst.

2. Antidepressiva können das Auftreten neuer Phasen bei endogenen Depressionen nicht verhindern, weshalb ein Fortführen der Medikation im krankheitsfreien Intervall nicht sinnvoll ist (Nebenwirkungen und Chronifizierung).

3. Antidepressiva sollten frühzeitig eingesetzt werden, um eine möglichst hohe Erfolgsquote zu erreichen.

4. Das gewählte Medikament ist ausreichend hoch zu dosieren, da eine zu niedrige Dosierung meist keine therapeutische Wirkung hat und einer Placebo-Medikation gleichzusetzen ist. Im übrigen empfiehlt sich, eher eine höhere als eine zu niedrige Dosierung zu wählen.

5. Bei einigen Antidepressiva kommt es zunächst zu einer Antriebssteigerung und danach erst zu einer Beseitigung der depressiven Verstimmung (Phasenregel). Beginnt die Antriebssteigerung noch vor Beseitigung der Depression, bzw. vor Hebung der Stimmung, so ist die Suizidgefahr wesentlich erhöht! Ein Selbstmordgedanke, der zunächst wegen mangelnden Antriebs nicht ausgeführt wurde, kann im Zuge der initialen Antriebssteigerung zur Ausführung gebracht werden. Deshalb muß unbedingt einschleichend therapiert werden; evtl. können zusätzliche, dämpfende Pharmaka (z.B. Benzodiazepine oder schwachpotente Neuroleptika) verabreicht werden.

6. Bei Beendigung der Behandlung sollen Antidepressiva langsam über 3 – 4 Wochen abgesetzt werden. Eine Rückfallgefahr während dieser Zeit und einige Wochen nach Absetzen, vor allem bei zu raschem Absetzen, ist besonders hoch.

7. Mehrere Antidepressiva sollten möglichst nicht kombiniert werden, und die zusätzliche Gabe eines Hypnotikums, eines Tranquilizers oder Neuroleptikums zur Schlafinduktion ist oft nur zu Beginn der Therapie nötig. Bei Kombinationen von Antidepressiva mit Neuroleptika ergeben sich in einigen Fällen Probleme, da sich einzelne Substanzen entgegengesetzt verhalten.

8. Um Komplikationen während der antidepressiven Therapie zu vermeiden, müssen vor Beginn und während der Therapie Routineuntersuchungen durchgeführt werden (Blutuntersuchungen, EKG, usw.).

9. Ob ein Antidepressivum wirkt oder nicht, ist erst nach etwa 3 – 4 Wochen festzustellen, da eine therapeutische Wirkung bis zu diesem Zeitpunkt noch einsetzen kann. Läßt sich aber nach 4 Wochen bei ausreichender Dosierung kein therapeutischer Effekt erkennen, so sollte ein anderes Antidepressivum gewählt werden.

10. Bei zu hoher Dosierung können Antidepressiva manchmal einen gegenteiligen Effekt zeigen (Dosisregel). Richtige Dosierung und gründliche Erfahrung mit wenigen Antidepressiva ist notwendig.

11. Zu jeder Zeit sind Antidepressiva durchaus in der Lage, manische oder delirantbewußtseinsgetrübte Erregungszustände auszulösen. Diese können aber mit Tranquillizern (z.B. Valium®) beseitigt werden; ist dies nicht möglich, muß die antidepressive Therapie abgebrochen werden.

12. Eine Kombination von Neuroleptika und Antidepressiva ist zwar möglich, sollte aber nur den schweren agitierten Depressionen vorbehalten bleiben. Dann aber muß auch auf Kreislauf und Herzleistung geachtet werden; wichtig: einschleichende Dosierung.

Merke:

* Antidepressivatherapie ist eine symptomatische Therapie; ob depressive Phasen tatsächlich aufgehoben und verkürzt werden, ist umstritten.
* Wirkungsbeginn frühestens nach 8 Tagen, spätestens nach 4 Wochen, i.d.R. etwa zwischen 10 und 14 Tagen. Bei tetrazyklischen A. später als bei trizyklischen A.

Nebenwirkungen der Antidepressiva

Bereits oben wurde erwähnt, daß trizyklische Antidepressiva unerwünschte Nebenwirkungen zeigen. Antidepressiva wirken vegetativ adrenerg und anticholinergisch. Es kommt zu starken zentralen und peripheren anticholinergen Wirkungen, die besonders zu Therapiebeginn stark störend sein können.

Neben psychischen und motorischen Nebenwirkungen stehen vegetative Nebenwirkungen im Vordergrund. Diese sind von einem vielfältigen Zusammenspiel zentraler und peripherer vegetativer Effekte abhängig. Nebenwirkungen sind patientenspezifisch, d.h. man kann von Patient zu Patient unterschiedliche oder gar gegensätzliche Effekte beobachten: So kann es in seltenen Fällen auch zu einer Blutdrucksteigerung, zu einer Pulsverlangsamung oder einer vermehrten Speichelabsonderung kommen.

In d.R. finden sich aber folgende Nebenwirkungen: Beschleunigung der Herzfrequenz, herabgesetzte Kreislaufregulationsfähigkeit mit Blutdruckabfall, Pupillenerweiterung (Mydriasis), Mundtrockenheit und Trockenheit auch an anderen Schleimhäuten, vermehrtes Schwitzen, feinschlägiger Tremor, Obstipation, Miktionsstörungen (vor allem bei Prostataleiden).

Die genannten Nebenwirkungen haben oft zur Folge, daß die Patienten die Einnahme der Medikamente verweigern. Dann muß man den Klagen des depressiven Patienten über seine körperlichen Befindlichkeitsstörungen sorgfältig zuhören, diese mit ihm besprechen und sie ihm als Nebenwirkung der antidepressiven Therapie erklären. Zu Beginn einer Behandlung sind die vegetativen Nebenwirkungen am stärksten.

Ernste, aber seltene Komplikationen sind Myokardschäden, paralytischer Ileus, cholestatische Hepatose, Veränderungen am weißen Blutbild (seltener als bei Neuroleptika), Harnsperre, Kollapszustände. Relativ selten sind delirante Syndrome, etwas häufiger allerdings bei älteren Patienten. Vor allem bei Epileptikern ist zu beachten, daß Antidepressiva die Krampfschwelle senken. An psychischen Störungen finden sich bei antidepressiver Therapie: Müdigkeit, Schlafstörungen, Agitiertheit, schizophrenieähnliche Symptome mit Halluzinationen und Wahninhalten (selten). AD mit anticholinerger Wirkung nicht bei Harnentleerungsstörungen, Engwinkelglaukom, Pylorusstenose, Prostatahypertrophie, Überleitungsstörungen im EKG (AV-Block II und III sowie Linksschenkelblock).

Um ernste Komplikationen noch frühzeitig beseitigen zu können, sollten zu Therapiebeginn und auch während der Therapie grundsätzlich Kontrolluntersuchungen durchgeführt werden (Blutbild, Nierenfunktion, Leber, EKG, Leberchemie). Zwar sind organische Komplikationen selten, jedoch gefährlich.

Kontraindikationen der Antidepressiva

Glaukom, Pylorusstenose, schwere Leberschäden, Prostatahypertrophie, schwere Arteriosklerose, Reizleitungsstörungen am Herzen, Thromboseneigung, floride Psychosen aus dem schizophrenen Formenkreis verbieten die Gabe hauptsächlich trizyklischer A.

Die meisten Melancholien lassen sich thymoleptisch schnell und anhaltend bessern. Kommt es zu einem Wirkungseintritt, so empfinden die Patienten ein Nachlassen der inneren Unruhe und des körperlich empfundenen Druckes. Dem behandelnden Arzt wird auffallen, daß Blick, Gestik und Mimik des Patienten an Bewegungsmomenten zunehmen.

Die meisten Melancholien lassen sich thymoleptisch schnell und anhaltend bessern. Kommt es zu einem Wirkungseintritt, so empfinden die Patienten ein Nachlassen der inneren Unruhe und des körperlich empfundenen Druckes. Dem behandelnden Arzt wird auffallen, daß Blick, Gestik und Mimik des Patienten an Bewegungsmomenten zunehmen.

MAO-Hemmer

Es wurde bereits erwähnt, daß Monoaminooxydase-Hemmer heute eine geringere Rolle spielen. In der Mehrzahl erwiesen sie sich als therapeutisch schwer steuerbar, und sie sind außerdem durch komplizierende Begleitwirkungen belastet. Verschiedene Autoren schreiben dem MAOH aber eine den trizyklischen Antidepressiva überlegene Wirkung bei atypischen Depressionen zu. Darunter versteht man ein depressives Syndrom mit vorherrschender Angst sowie eines mit erhaltener Reaktivität der Stimmung und mit atypischen Symptomen (vermehrter Appetit, vermehrter Schlaf, Gewichtszunahme). MAOH finden aber auch Anwendung zur Prophylaxe von Panikattacken und werden heute wieder häufiger angewendet, vorwiegend bei gehemmt-depressivem Syndrom, da diese Präparate eine stark antriebssteigernde Wirkung haben (Vorsicht: Suizidalität!).
Tranylcypromin (Jatrosom®) ist heute der einzige im Handel befindliche MAOH in der BRD.

Nebenwirkungen der MAOH sind Erregungssteigerungen, Unruhezustände mit Schlafstörungen, Tremor und Hyperhidrosis, Krampfanfälle und als häufigste Nebenwirkung die orthostatische Hypotonie sowie Schwindel und Kopfschmerzen. Möglich sind aber auch hypertone Blutdruckkrisen.

Kontraindiziert sind MAOH bei Suizidalität im Rahmen ängstlich-agitierter Depressionen, ferner bei schweren Leber- und Nierenschäden und erhöhter Krampfbereitschaft. Gleichzeitiger Genuß von tyraminhaltigen Nahrungsmitteln kann zu schwersten Krisen führen (z.B. bei tyraminhaltigem Käse, Salzheringen, Saubohnen, Fleischextrakt, Salami, fermentierte Würste, Geflügelleber, Schokolade, Rotwein, verdorbene und getrocknete Früchte usw.). Unverträglichkeiten kommen auch bei Kombination mit Narkotika, Barbituraten, Alkohol, Amphetamin, Methyldopa, Diuretika, Acetylsalicylsäure, Anticholinergika und Neuroleptika vor. Mit trizyklischen AD sind MAOH inkompatibel, wenngleich in einigen Kliniken Kombinationen beider gegeben werden, grundsätzlich aber immer der MAOH nach der Gabe eines trizyklischen AD. Die umgekehrte Reihenfolge ist äußerst gefährlich.

Neuroleptika bei endogenen Depressionen

Schwach potente Neuroleptika finden in der Behandlung depressiver (weniger endogen depressiver) Patienten Anwendung. Sie wirken angst- und spannungslösend, beseitigen phobische Momente und lassen sich auch bei Schlafstörungen mit Erfolg einsetzen. Grundsätzlich sollte aber als Basismedikament bei der Melancholie immer ein „echtes" Antidepressivum seinen Einsatz finden.

100 Zyklothymie – endogene Depression, Manie

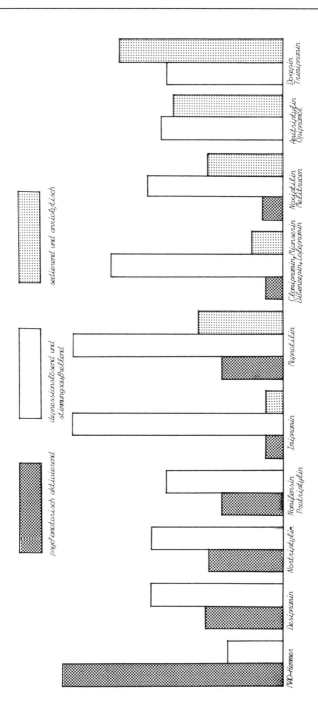

Abb. 8: Ausführliche schematische Darstellung der Wirkungsprofile der Antidepressiva nach Kielholz.

Zur Wirkung der AD auf die Rezeptorsensibilität

AD bewirken nicht nur eine Reuptake-Hemmung der Monoamine, sondern führen auch zu einer Veränderung von Rezeptorempfindlichkeit und Rezeptordichte im noradrenergen, serotonergen, dopaminergen und GABAergen System. Die wichtigsten Effekte sind eine allen antidepressiven Substanzen gemeinsame **Down-Regulation** (Abschwächung) zentraler Beta-Rezeptoren bei gleichzeitiger **Verstärkung** postsynaptischer Alpha-Rezeptoren sowie eine **Up-Regulation** (Verstärkung) frontaler GABA-A-Rezeptoren. Zugleich kommt es zu einer Hyper/Hyposensitivität der Serotoninrezeptoren (5-HT- Down Up). Funktionell gesehen bedeuten Down-Regulation von Beta-Rezeptoren und Aktivierung von Alpha-1-Rezeptoren synergistisch eine Antriebssteigerung und das gleiche gilt für die ebenfalls im Langzeitversuch für viele AD gefundene leichte Aktivitätssteigerung des dopaminergen mesolimbischen Systems. Große Bedeutung mißt man heute aber dem Umstand zu, daß die GABAerge Aktivität im Frontalhirn verstärkt wird. Nachdem nun für alle AD eine gemeinsame Wirkung gefunden wurde, bedeutet dies natürlich nicht, daß nur ein einziges AD für die Therapie benötigt wird. Entsprechend den psychopathologisch verschieden gefärbten Arten einer Depression kommen unterschiedliche AD zum Einsatz mit unterschiedlich ausgeprägten oder – wie im serotoninergen System – sogar entgegengesetzten Wirkungen.

B Therapeutischer Schlafentzug

Ein therapeutischer Schlafentzug kann bei phasisch verlaufenden depressiven Störungen durchaus zu positiven Ergebnissen führen. Durchwegs indiziert ist ein Schlafentzug bei therapieresistenten Krankheitsbildern.

Totaler Schlafentzug (eine ganze Nacht) oder partieller Schlafentzug (in der zweiten Hälfte der Nacht) lassen sich sehr einfach durchführen. Bei Patienten mit phasischer Depression beobachtet man häufig einen signifikanten Rückgang der Depressionssymptomatik. In einigen Fällen kommt es auch zu einer günstigen Beeinflussung der Tagesschwankungen. Nachteilig ist jedoch, daß der Effekt meist nicht lange anhält, manchmal sogar nur einen Tag. Die Wirkung bei depressiven Neurosen ist äußerst unzuverlässig.

Neben totalem Schlafentzug und partiellem Schlafentzug kennt man noch den selektiven Schlafentzug (Entzug der REM-Phasen). Letzterer bedarf eines großen personellen und apparativen Aufwandes, weshalb ihm meist der totale oder partielle Schlafentzug vorgezogen wird, wenngleich diese beiden meist einen kürzeren Effekt zeigen.

C Elektrokrampftherapie

Hierbei handelt es sich um eine sehr wirksame antidepressive Maßnahme, vor allem für medikamentenresistente Melancholien. Zuvor ist aber ein Versuch mit einer Schlafentzugsbehandlung angezeigt, die, falls der Effekt nur kurze Zeit anhält, wiederholt werden kann, gegebenenfalls in Kombination mit Antidepressiva.

Die Elektrokrampftherapie ist bei der sehr kleinen Gruppe von Depressiven indiziert, bei der jede andere Behandlung ohne Erfolg bleibt. Meist genügen einige wenige Behandlungen in mehrtägigen Abständen, anschließend wird medikamentös weiterbehandelt.

Von Gegnern der EKT werden immer wieder morphologische zerebrale Schäden und kognitive Defekte angeführt. Unter Einsatz moderner medizinischer Maßnahmen, unilateraler Elektrodenplazierung und minimaler Stromapplikation konnte man kaum EKT-spezifische Störungen finden. Wesentlichste Kontraindikationen sind aber demyelinisierende Erkrankungen, gesteigerter Hirndruck, arterielle Aneurysmen und vorangegangene haemorrhagische Insulte, ebenso aber auch ein frischer Myokardinfarkt und eine erhebliche arterielle Hypertonie. Bei der heute standardisiert angewendeten Methode der unilateralen temporoparietalen Elektrodenplazierung an der nicht dominanten Hemisphäre unter Narkose und Muskelrelaxation sowie möglichst minimaler Stromstärke sind die bekannten retrograd amnestischen Störungen wesentlich geringer und bilden sich im Laufe der Zeit zurück.

Domäne der EKT ist neben der Behandlung affektiver Psychosen vor allem die schwere katatone Symptomatik im Rahmen schizophrener Erkrankungen, gerade bei schwersten und therapieresistenten Depressionen sowie bei perniziöser Katatonie (Seite 183).

Die Elektrokrampftherapie findet heute nur noch selten Anwendung.

D Psychotherapie bei endogenen Depressionen

Bei endogen-Depressiven ist neben der Somatotherapie (Antidepressiva) eine psychotherapeutische Zusatztherapie angezeigt.

Die Ergebnisse mit der psychoanalytischen Standardmethode waren bei Melancholie-Kranken allerdings überwiegend negativ. Der Grund mag darin liegen, daß dem Patienten die entsprechende Motivation zur Behandlung fehlt und es sich bei seiner Erkrankung um eine Psychose, nicht um einen erlernten Konflikt handelt.

Außerordentlich hilfreich für den Patienten ist jedoch die unterstützende Gesprächstherapie als Ergänzung zur medikamentösen Behandlung. Eine Psychotherapie allein führt bei den Zyklothymien nicht zum Erfolg, vielmehr ist sie hier ergänzende Zusatztherapie. Neben der bereits erwähnten unterstützenden Gesprächstherapie kann man auch verhaltenstherapeutische Maßnahmen ergreifen und somit eine Isolation des Kranken in seinem sozialen Lebensbereich zu verhindern versuchen.

E Opiumkuren

Diese werden heute nicht mehr angewandt, da die Suchtgefahr außerordentlich groß ist. Opium wirkt anregend und stimmungshebend, wirkt also rein symptomatisch.

F Tranquillantien

Tranquillantien (vorwiegend Benzodiazepine) werden meist zusätzlich bei endogenen Depressionen verabreicht, um die zu Beginn der antidepressiven Therapie zunehmende Suizidgefahr zumindest teilweise zu beseitigen. Eine Behandlung allein mit Tranquillantien ist bei endogenen Depressionen nicht möglich. Im übrigen besteht bei längerer und hochdosierter Anwendung von Tranquillantien die Gefahr der Abhängigkeit. Näheres hierzu im Abschnitt 5.3.4 (GK 12.3.4).

G Psychostimulantien

Psychostimulantien wurden bei endogenen Depressionen früher angewendet, sind jedoch nach heutiger Erfahrung nicht mehr indiziert; denn Psychostimulantien können Hemmungen nicht beseitigen, verstärken hingegen jedoch die Schlafstörungen und erhöhen die Suizidgefahr. Psychostimulation wird zusätzlich bei der antidepressiven Therapie mit den entsprechenden Antidepressiva selbst erreicht (Antidepressiva mit antriebssteigernder Wirkung).

H Substitutionstherapie

Bereits in Abschnitt 2.1.3 wurde erwähnt, daß bei endogenen Depressionen ein erniedrigter Tryptophan-Plasmaspiegel und ein Mangel an Serotonin und dessen Metaboliten im Hirn auffällt, wobei aber darauf hinzuweisen ist, daß die „Serotoninmangelhypothese" der Depression nicht hinreichend empirisch belegt werden kann.

Bei Annahme eines zerebralen Serotonin-Defizits (5-HT-Defizit = 5-Hydroxytryptamin-Defizit) liegt es nahe, den Stoffmangel durch Zufuhr des entsprechenden Stoffes auszugleichen, ähnlich wie es beim Morbus Parkinson gehandhabt wird (Gabe von L-Dopa als Vorstufe des fehlenden Dopamins).

Bekanntlich wird Tryptophan in Serotonin (5-Hydroxytryptamin = 5-HT) umgewandelt und zwar über die Zwischenstufe 5-Hydroxytryptophan (5-HTP). So wurden Versuche gestartet, endogen Depressiven die Aminosäure Tryptophan zuzuführen, was jedoch nicht den erwünschten Erfolg brachte. Im Gegensatz zu Tryptophan wird 5-HTP nahezu vollständig zu 5-HT (Serotonin) umgewandelt, weshalb 5-HTP ein wirksamer Ansatz für die Erhöhung zerebraler 5-HT-Konzentrationen (Serotonin) zu sein scheint. Dazu kommt, daß 5-HTP die Blut-Hirn-Schranke zu passieren in der Lage ist.

Die mangelnde Wirkung von L-Tryptophan bei endogen Depressiven könnte auf einer möglicherweise verringerten Fähigkeit solcher Depressiven beruhen, oral verabreichtes Tryptophan in Serotonin (5-HT) umzuwandeln. 1989 wurden alle L-Tryptophan-Präparate wegen vermuteter Nebenwirkungen aus dem Handel genommen.

2.5.2 (9.5.2) Therapie der endogenen Manie

Da der Maniker im allgemeinen schwer zu behandeln ist, sollte die Therapie stationär erfolgen (Verhinderung der Störung und Gefährdung der Umwelt und der Schädigung der eigenen Interessen). Dem Patienten fehlt es an Einsicht bezüglich seiner Erkrankung; es ist ihm nicht möglich, die Notwendigkeit einer psychiatrischen Behandlung einzusehen. Manchmal wird sogar eine richterliche Verfügung notwendig sein.

Eine stationäre Therapie ist aber auch deshalb indiziert, weil damit gerechnet werden muß, daß der manisch Kranke unzuverlässig und krankheitsuneinsichtig ist und sich somit an Absprachen nicht hält. Von der Heiterkeit des Manikers sollen sich Arzt und Pflegepersonal nicht mitreißen oder von seiner Aufdringlichkeit und Aggressivität provozieren lassen. Eine Abschirmung von äußeren Reizen ist schon deshalb notwendig, um neuerliche Erregungszustände zu verhindern.

Da Antriebssteigerung, Enthemmung und Gereiztheit des Manikers häufig hartnäckige Symptome sind, erfordert die medikamentöse Behandlung viel Geduld.

Medikamente der Wahl sind bei Behandlung manischer Zustände zum einen hochpotente Neuroleptika, zum anderen niederpotente Neuroleptika. Meist ist eine relativ hohe Dosierung und eine langfristige Anwendung notwendig.

Wir geben in der Regel bei körperlich gesunden Personen anfangs 3 – 4mal täglich etwa 10 mg Haloperidol (z.B. Haldol Janssen®, Haldol-Gry® u.ä.). I.d.R. genügt die orale Applikation; manische Erregungszustände können durch vorübergehende intravenöse Injektionen unterbrochen werden.

Nach Wirkungseintritt kommt es zur Dämpfung der Reizbarkeit, Redseligkeit und Aggressivität; allerdings wird die gehobene Stimmungslage meist nicht vollständig beseitigt. In den meisten Fällen wird man auf diese Weise einen Erfolg verzeichnen können. Reichen o.g. Medikamente nicht aus, um die Umtriebigkeit, Überaktivität und Distanzlosigkeit zu vermindern, oder wird der Patient für seine Mitmenschen auf der Station oder in der Familie unerträglich, dann können zusätzlich ergänzend niederpotente Neuroleptika (z.B. Neurocil® 3mal 50 – 100 mg täglich oder Melleril® 300 – 600 mg täglich) gegeben werden. Die Müdigkeit erzeugende Wirkung der genannten Medikamente wird von manischen Patienten meist als unangenehm empfunden und daher oft abgelehnt. Häufig bringt aber eine Ergänzungsmedikation mit Tranquilizern für kurze Zeit eine überraschende Besserung.

Zeigen alle genannten Medikamente keinerlei Wirkung, so kann ein Versuch mit Elektrokrampftherapie unternommen werden. Im Anschluß an diese verabreicht man dann erneut Neuroleptika in niedriger Dosierung.

Im symptomfreien Intervall zeigt eine neuroleptische Dauerbehandlung bei periodischen Manien mit rascher Folge keinerlei Erfolg. Man verabreicht deshalb Lithium zur Prophylaxe. Angeblich soll Lithium im Gegensatz zur endogenen Depression bei manischen Zuständen außer einer vorbeugenden auch eine therapeutische Wirkung haben. Einige Autoren berichten auch darüber, daß manisch Kranke auf eine Lithiumbehandlung allein besser reagierten, als auf eine Neuroleptika-Behandlung. Die Lithiumtherapie sollte, wenn möglich, nur in einer Klinik durchgeführt werden, hat aber gegenüber der Neuroleptikatherapie den Vorteil geringerer Nebenwirkungen. Allerdings ist der Wirkungseintritt um einiges langsamer. Vorsicht geboten ist bei der Kombination von Lithiumsalzen und hochpotenten Neuroleptika; dies gilt vorrangig für die Kombination Haldol®/Lithium. Intoxikationszustände kommen nicht selten vor, weshalb diese Kombination der stationären Behandlung vorbehalten bleiben sollte.

Da die manische Symptomatik häufig sehr hartnäckig sein kann und weil hochpotente Neuroleptika oft hochdosiert über längere Zeit verabreicht werden müssen, besteht die Möglichkeit einer Depot-Medikation (z.B. Dapotum D®). Dadurch wird die Medikamenteneinnahme gesichert und der Umgang mit dem Patienten vereinfacht. Nachteil der Depot-Medikation ist aber die Tatsache, daß eine „antimanische" Medikation bei manischen Patienten durchaus in eine depressive Symptomatik umschlagen kann. Das dann erforderliche rasche Absetzen des Neuroleptikums ist bei einer Depot-Medikation nicht mehr möglich. Aus diesem Grunde ist eine Depot-Medikation nur bei sorgfältiger Indikationsstellung anzuwenden (z.B. bei sehr wenig kooperativen Patienten).

2.5.3 (9.5.3) Lithium-Prophylaxe

Lithium, ein besonders reaktionsfähiges einwertiges Alkalimetall, welches in der Natur in gebundenem Zustand häufig vorkommt, wurde nach der Einführung in die Psychiatrie im Jahre 1949 bald als spezifische Substanz für die Therapie und Prophylaxe manisch-depressiver Psychosen erkannt. Zahlreiche Antidepressiva, Neuroleptika und Tranquilizer wirken auf die verschiedenen Phasen dieser Psychose nur symptomatisch. Lithium normalisiert die beiden extremen und konträren Stimmungen des manisch-depressiven Krankseins.

Doppelblindstudien der letzten Jahre bewiesen, daß akute Manien, rekurrente manische Phasen, manisch-depressive Psychosen und unipolare endogene Depressionen auf Lithium ansprechen. Bei nahezu 75% aller Patienten mit manisch-depressiven Psychosen kann mit einer Besserung gerechnet werden. Seit 1976 wird Lithium auch bei anderen psychischen Erkrankungen, wie der chronisch-therapieresistenten Depression und bei Depressionen von Alkoholabhängigen erfolgreich eingesetzt. Zunehmend findet Lithium aber auch außerhalb der Psychiatrie Anwendung, so z.B. bei Cluster headache, Thyreotoxikosen, zytostatikabedingter Myelosuppression.

In der Medizin verwendet man heute vorrangig Lithiumkarbonat (Hypnorex retard®); es hat ein niedrigeres Molekulargewicht als andere Lithiumsalze und eignet sich deshalb besonders gut für Retardzubereitungen.

Lithiumsalze werden nach oraler Applikation rasch und nahezu vollständig resorbiert und die Bioverfügbarkeit von Lithiumkarbonat liegt bei gesunden Probanden nach einmaliger Gabe bei etwa 85 - 90%. Erst nach etwa einwöchiger Verabreichung wird ein Ausgleich zwischen Resorption und Ausscheidung erreicht, da sich dann ein dynamisches Gleichgewicht zwischen intra- und extrazellulären Konzentrationen entwickelt hat.

Lithium passiert den Körper in unveränderter Form und wird vorrangig über die Nieren ausgeschieden (Halbwertszeit 24 - 30 Stunden). In der Regel liegt die renale Lithium-Clearance bei 20% der Kreatininclearance; da beide aber von Patient zu Patient erheblichen Schwankungen unterliegen, muß Lithiumkarbonat individuell dosiert werden. Daher sollte auch bei instabiler Nierenfunktion Lithium nicht verordnet werden, während eine herabgesetzte Leberfunktion keine Kontraindikation darstellt.

Der Nachteil der Lithiumprophylaxe liegt im teilweise stark verzögerten Wirkungseintritt (bis zu 6 Monaten). Treten in den ersten Monaten trotz Lithiumgaben Rezidive auf, so sollte Lithium trotzdem weiterhin verabreicht werden, da angenommen werden muß, daß Lithium seine Wirkung noch nicht entfaltet hat.

Der genaue Wirkungsmechanismus von Lithium bei psychischen Erkrankungen ist noch weitgehend unbekannt. Allerdings existiert eine Reihe von Hypothesen, von denen zwei hier angesprochen werden sollen:

* Es besteht eine chemische Verwandtschaft von Lithium mit Natrium und Kalium, und man nimmt an, daß es wie bei der Funktion der Nervenzellmembran regulierend wirkt. Diese Theorie wird gestützt durch die Beobachtung, daß bei Zyklothymien der Elektrolythaushalt gestört ist.
* Der Noradrenalin- und Serotoninstoffwechsel im Gehirn werden durch Lithium beeinflußt.

A Indikationen

Der Einsatz von Lithium ist gerechtfertigt:

* zur Prophylaxe endogener Depressionen
* zur Prophylaxe rezidivierender manisch depressiver Psychosen (Zyklothymie)
* zur Therapie von Manien
* zur Therapie bei schizo-affektiven Psychosen
* zur Behandlung chronisch-therapieresistenter Depressionen (nur bedingt)
* bei Depressionen im Zusammenhang mit Alkoholismus (nur bedingt)
* (bei Aggressivität im Rahmen verschiedener psychischer Erkrankungen)

In den letzten Jahren wurde Lithium auch bei folgenden Erkrankungen angewendet:
* bei Cluster-headache
* bei Thyreotoxikosen
* bei zytostatikabedingter Myelosuppression

Vorrangig interessiert uns hier jedoch die Lithiumgabe aus prophylaktischen Gründen.

B Laboruntersuchungen und Behandlungsbeginn

Die Lithiumprophylaxe kann im Intervall oder während der Phase begonnen werden. Am besten jedoch legt man den Behandlungsbeginn in die abklingende Phase, also in die Zeit, in der die Patienten nicht mehr die volle Thymoleptika- bzw. Neuroleptikadosis erhalten. Zwar ist eine Kombination von Neuroleptika und Lithium möglich, allerdings werden die vegetativen Begleiteffekte z.T. erheblich verstärkt.

Die Vorteile der Lithiumtherapie dürfen nicht darüberhinwegtäuschen, daß die langzeitige Applikation eine eingreifende Behandlung mit nicht zu vernachlässigenden Risiken ist, die regelmäßige Laboruntersuchungen notwendig macht. So sollte vor Untersuchungsbeginn kontrolliert werden: Körpergewicht, Urin, Blutbild, Kreatinin und Harnstoff (Nierenausscheidung!), Nüchternblutzucker, Elektrolyte (einschl. Lithium), EKG, Schilddrüsenfunktion (T_3 u. T_4); evtl. EEG.

Nach einer Woche sollte abermals eine Untersuchung erfolgen: Nüchternblutzucker, Leukozyten, Serum-Elektrolyte und Lithiumspiegel.

Nach zwei Wochen sind zu kontrollieren: Leukozyten, Serum-Elektrolyte, Serum-Lithium, EKG und Nüchternblutzucker. Von dieser Zeit an sind bei normalen Werten regelmäßige Lithiumspiegelkontrollen zunächst in wöchentlichen, dann in vierwöchentlichen Abständen angezeigt. Die Blutentnahme zur Lithiumspiegelbestimmung sollte morgens vor Einnahme der ersten Tagesdosis, jedoch mindestens zwölf Stunden nach Einnahme der letzten Dosis erfolgen.

C Dosierung und Anwendungsweise

Die Therapie wird bis zur individuellen Dauerdosis einschleichend begonnen und dann schrittweise und individuell angepaßt.

Ziel ist das Erreichen des sog. therapeutischen Spiegels mit Werten zwischen 0,6 und 1,0 mmol/l (= mEqu/l).

Konzentrationen über 1,6 mmol/l (= mEqu/l) sollte man wegen der dann auftretenden Nebenwirkungen vermeiden; Konzentrationen über 2,0 mmol/l (= mEqu/l) entsprechen einer Intoxikation. Allerdings korrelieren die klinischen Erscheinungen nicht immer mit den Serumlithium-Werten, weshalb der Patient während des gesamten Behandlungsverlaufs hinsichtlich der Nebenwirkungen zu beobachten und zu befragen ist. Bei älteren Leuten sollte ein etwas niedrigerer Spiegel, zwischen 0,5 und 0,8 mmol/l (= mEqu/l), gewählt werden.

Der normale Spiegel im Blut ohne Lithiummedikation beträgt zwischen 0,4 und 6,3 µmol/l.

Lithium wird in Retardform (z.B. Hypnorex retard®, Quilonum retard®) morgens und abends eingenommen, u.U. auch in einmaliger Gabe am Abend.

Jährliche Untersuchungen der Schilddrüsenfunktionen sind notwendig, da einige Patienten während einer Lithiumtherapie eine Hypothyreose entwickeln, die dann erfolgreich mit Schilddrüsenhormonsubstitution behandelt werden kann.

Wird Lithium nicht prophylaktisch sondern therapeutisch bei der akuten Manie und der Hypomanie angewendet, dann muß in der akuten Phase die Dosierung häufig höher sein als bei prophylaktischer Anwendung. Ist die manische Phase unter Kontrolle, muß der Serumlithiumspiegel sofort bestimmt und zur Stabilisierung durch Dosisreduktion gegebenenfalls vermindert werden.

In jedem Fall ist es jedoch sinnvoll, eine Lithiumprophylaxe bzw. Lithiumtherapie ärztlicherseits zu überwachen. Dazu ist auch ein Lithium-Ausweis, wie er von entsprechenden Pharmafirmen vertrieben wird, durchaus nützlich.

Kontrolluntersuchung		Serumspiegel mmol/l	Tagesdosis HYPNOREX® retard Retardtabletten	Nächste Kontrolluntersuchung	
Datum	Uhrzeit			Datum	Unterschrift

Abb. 10: Handelsüblicher Lithiumausweis, wie ihn jeder mit Lithium behandelte Patient bei sich tragen sollte. (Lithium-Ausweis erhältlich bei Fa. Delalande GmbH, Köln.)

D Nebenwirkungen

In den ersten zwei bis drei Wochen der Behandlung kann es zu leichten Nebenerscheinungen wie Tremor der Hände, Polyurie, Anorexie, Übelkeit, Diarrhoe und Schwitzen kommen. Diese Begleiterscheinungen sind zwar unangenehm, aber nur selten gefährlich; gewöhnlich klingen sie im Verlauf der Behandlung ab. Dennoch ist es empfehlenswert, den Serumlithiumspiegel in solchen Fällen zu überprüfen und gegebenenfalls die Dosis zu reduzieren. In seltenen Fällen kommt es zur leichten Vergrößerung der Schilddrüse, die dann mit Gabe von Schilddrüsenhormonen behandelt wird.

Dem fein- bis mittelschlägigen Tremor kann man dadurch begegnen, daß entweder die Dosis reduziert oder auf abendliche Stunden verlegt wird; eine elegante Lösung ist aber auch die Gabe von Beta-Rezeptoren-Blockern (z.B. Propranolol, 40 - 80 mg/die). Die Propranololverabreichung bessert oder beseitigt allerdings nur den Tremor, nicht die anderen Nebenerscheinungen.

E Lithiumintoxikation

Gegen eine Intoxikation mit Lithium bei Konzentrationen über 2,0 mmol/l gibt es kein spezifisches Antidot.

Symptome einer beginnenden Lithiumintoxikation sind:

* am **Magen-Darm-Trakt**: zunehmende Appetitlosigkeit, Diarrhoe und Erbrechen
* am **zentralen Nervensystem**: leichte Benommenheit und Trägheit, Schwindel, u.U. Ataxie, grobschlägiger Tremor der Extremitäten und des Unterkiefers, Ohrensausen, Sehstörungen, Muskelzucken und Dysarthrie.

Bei Auftreten irgendeines der genannten Symptome ist die Medikation sofort abzusetzen und eine Lithiumbestimmung durchzuführen. Etwa alle sechs Stunden muß die Lithiumbestimmung wiederholt werden. Durchaus kann eine Lithiumintoxikation (oberhalb von 2 - 3 mmol/l) zu Krampfanfällen, Koma und Tod führen.

Wie gesagt, ist ein Gegenmittel nicht bekannt, und selbst sofort durchgeführte Natriuminfusionen zeigen nicht den erwünschten ausreichenden Effekt. Eine Intoxikationsbehandlung umfaßt forcierte Diurese, Peritoneal- oder Hämodialyse.

F Interaktionen mit anderen Medikamenten

Alle das Elektrolytgleichgewicht beeinträchtigenden Medikamente können die Lithiumausscheidung verändern (z.B. Diuretika, Steroide, usw.). Saluretika verstärken die kardiotoxische und neurotoxische Wirkung und Kaliumjodid die strumigene Wirkung. Die erwünschte Lithiumwirkung wird durch Azetazolamid vermindert.

Psychotrope Medikamente sollten in niedrigerer Dosierung als üblich verordnet werden, weil deren Nebeneffekte durch Anwendung von Lithium potenziert werden können, was besonders für die Kombination von Lithium und Haloperidol gilt. Neuerdings wird auch eine ungünstige Wechselwirkung von Lithium und nichtsteroidalen antiinflammatorischen Mitteln (z.B. Indometacin) angenommen.

Merke:
Besser einmal zuviel den Lithiumspiegel kontrolliert, als einmal zu wenig!

G Kontraindikationen

Lithium ist absolut kontraindiziert bei
* Niereninsuffizienz
* Morbus Addison
* manifester Hypothyreose
* Schwangerschaft und Stillzeit

* schweren Herzerkrankungen
* kochsalzarmer Diät

Ist eine Unterbrechung der Lithiummedikation bei vorliegender Schwangerschaft nicht möglich, so sollte wenigstens in den ersten drei Monaten die Lithiumzufuhr unterbrochen werden; anschließend muß der Serumlithiumspiegel sorgfältig überwacht werden. Die Lithiumclearance kann während der Schwangerschaft um 50 - 100% ansteigen und sich zum Zeitpunkt der Geburt plötzlich wieder normalisieren. Diesen Veränderungen muß die Dosierung angepaßt werden.

Der Serumlithiumspiegel kann im übrigen beeinflußt werden durch

* infektiöse Erkrankungen (einschl. Erkältungen, Virusgrippe, Gastroenteritis)
* Diarrhoe
* Nierenerkrankungen
* Diät (Schlankheitskuren)
* Saunabesuche (Veränderungen im Flüssigkeitshaushalt)

Merke:
Die Lithiumkonzentration sollte untersucht werden
* zu Behandlungsbeginn einmal pro Woche
* dann in Abständen von vier Wochen
* wenn die richtige Dosierung gefunden ist, vierteljährlich
* bei Verdacht auf Überdosierung
* wenn von der Behandlung unabhängige Erkrankungen auftreten
* bei verstärkt auftretenden Nebenwirkungen
* bei eigenwilliger Änderung der Dosierung durch den Patienten
* wenn es trotz der Lithiumbehandlung zu manischen oder depressiven Phasen kommt
* bei Einnahme anderer Medikamente

Anmerkung: Seit kurzem wird bei Lithiumunverträglichkeit auch eine Prophylaxe mit Tegretal® (Carbamazepin) versucht. Die Wirksamkeit ist jedoch umstritten.

3 (GK: Kap.10) ENDOGENE PSYCHOSEN II (SCHIZOPHRENE PSYCHOSEN)

3.1 (10.1) VORKOMMEN UND ENTSTEHUNGSBEDINGUNGEN

3.1.1 (10.1.1) Erkrankungshäufigkeit, Manifestationsalter

Die Schizophrenie ist neben den Alterspsychosen eine der häufigsten Psychoseformen. 1896 faßte Kraepelin einige Psychosen zu einer nosologischen Einheit zusammen, der sog. „Dementia praecox". Diese stellte er den manisch-depressiven Psychosen (Zyklothymien) gegenüber. 1911 nahm dann E. Bleuler eine Neufassung vor und prägte die bis heute allgemein gültige Bezeichnung „Schizophrenie".

Genaue Zahlenangaben über die Häufigkeit der schizophrenen Psychose lassen sich wegen der latenten Schizophrenien nicht geben; man kann jedoch annehmen, daß wenigstens 1% der Bevölkerung einmal im Leben einen schizophrenen Schub erleidet. Die Morbidität beträgt somit 1%.

Etwa 30% der an Schizophrenie erkrankten Patienten, also etwa 0,3% der Bevölkerung, sind wegen der Erkrankung in Behandlung.

In allen Rassen und Kulturen kommt diese Erkrankung vor, und zwar mit nahezu gleicher Häufigkeit. Mit den soziokulturellen Gegebenheiten wechseln jedoch die Erscheinungsbilder.

Neuere Untersuchungen ergaben, daß bei den Schizophrenien die Frauen gegenüber den Männern in geringem Umfang überwiegen.

Eine Erstmanifestation ist bei Schizophrenie vom 1. bis zum 7. Lebensjahrzehnt möglich. 50% jedoch beginnen zwischen der Pubertät und dem 30. Lebensjahr, 25% im 4. Lebensjahrzehnt und lediglich 16% nach dem 40. Lebensjahr. Im Kindesalter erkranken nur 2%, wobei noch keine Einigung dahingehend besteht, ob im Kindesalter überhaupt Schizophrenien auftreten können; denn die eigentlichen Schizophrenie-Symptome werden bei den kindlichen „Schizophrenien" vermißt. Jedenfalls müssen Neuerkrankungen vor dem 14. Lebensjahr gegen den frühkindlichen Autismus abgegrenzt werden. Sicherlich beobachtet man Ähnlichkeiten mit den Schizophrenien, trotzdem aber darf der frühkindliche Autismus nicht den Schizophrenien zugerechnet werden.

Frauen erkranken nicht nur häufiger, sondern auch später als Männer, wobei der Manifestationsgipfel bei den Frauen zwischen dem 25. und 30. Lebensjahr und bei den Männern zwischen dem 20. und 25. Lebensjahr liegt.

Die wichtigsten Zahlen im einzelnen
* Erkrankungswahrscheinlichkeit für die Durchschnittsbevölkerung = 1% (bis zum 40. Lebensjahr).
* Prävalenz (Häufigkeit zu einem bestimmten Zeitpunkt) = 3%. Relativer Anteil der Neuerkrankungen vor dem 14. Lebensjahr = 2%.
* Erkrankungshäufigkeit zwischen Pubertät und 30. Lebensjahr = ca. 50%.
* Erkrankungshäufigkeit im 4. Lebensjahrzehnt (30. bis 40. Lebensjahr) = 25%.
* Erkrankungshäufigkeit nach dem 40. Lebensjahr = 16%.

Wie bereits erwähnt, ist der frühkindliche Autismus (Kanner) von der Schizophrenie im Kindesalter zu unterscheiden. Schizophrenien beginnen nur selten im Kindesalter, und von einigen Autoren wird die Existenz einer kindlichen Schizophrenie ganz angezweifelt. Der von der Schizophrenie im Kindesalter differentialdiagnostisch abzugrenzende frühkindliche Autismus zeigt jedoch in gewisser Hinsicht Ähnlichkeiten mit der Schizophrenie: Die Kinder scheinen völlig für sich allein zu leben und keinerlei menschlichen Kontakt aufzunehmen. Annäherungsversuche bleiben erfolglos. Nur wenige lernen Sprechen, sie bleiben stumm, spielen stereotyp meist immer mit dem gleichen Spielzeug, wobei besonders die Bindung an bestimmte Objekte auffällt.

Schizophrenieartige Symptomatik beobachtet man recht häufig bei Pubertätskrisen oder Adoleszentenkrisen. Auch diese bedürfen einer differentialdiagnostischen Abgrenzung gegen die Schizophrenie.

3.1.2 (10.1.2) Bedeutung hereditärer und peristatischer Faktoren

Eine einzige Ursache für die Schizophrenieentstehung konnte bis zum heutigen Tag nicht gefunden werden. Mit großer Wahrscheinlichkeit lassen sich Schizophrenien auch nicht auf eine einzige Ursache zurückführen.

Wie Familienuntersuchungen ergaben, lassen sich unter Verwandten schizophrener Patienten wesentlich mehr Schizophrene finden als in der Durchschnittsbevölkerung. So beträgt die Morbidität im Vergleich zur allgemeinen Morbidität von 0,8 - 1,0%: für Eltern von Schizophrenen etwa 2 - 6%, für Geschwister 8 - 12%, für Kinder 9 - 16% und für Enkel ca. 3%. Sind beide Elternteile schizophren, so erkranken etwa 30 - 50% ihrer Kinder an Schizophrenie.

Diesbezüglich sehr aufschlußreich waren Zwillingsuntersuchungen: Von eineiigen Zwillingen erkranken beide etwa zu 70 - 80% gleichzeitig an Schizophrenie, während von den zweieiigen Zwillingen nur ca. 15% erkranken. Zweieiige Zwillinge erkranken demnach etwa genauso häufig wie Geschwister eines Schizophrenen. Neuere Nachprüfungen stellten jedoch obengenannte Zahlen in Frage, wobei insbesondere skandinavische Wissenschaftler niedrigere Konkordanzwerte angaben. Dabei muß aber in Betracht gezogen werden, daß die Abweichungen in den Prozentzahlen vermutlich methodisch bedingt sind: Denn je sorgfältiger die Stichprobenauswahl, desto geringer die Konkordanz! Dänische Untersuchungen fanden für eineiige Zwillinge eine Konkordanz von 25 - 39% und für zweieiige um 10%. Die Werte liegen deutlich unter denen von Slater (76%) und Kallmann (86%).

Von grundlegender Bedeutung ist jedoch die Tatsache, daß zwischen eineiigen und zweieiigen Zwillingspaaren beträchtliche Differenzen bestehen und dies bei allen Untersuchern. Die Konkordanz der eineiigen Zwillinge liegt etwa 3 - 4 mal höher. Dies wäre ein Hinweis auf einen Erbfaktor!

Um nun die unterschiedliche Bedeutung von genetischer und sozialer Vererbung aufzudecken, untersuchte man in jüngster Zeit Adoptivkinder, bei denen die „biologische" und soziale Familie nicht ein und dieselbe waren. Man konnte feststellen, daß Kinder schizophrener Eltern, die kurz nach der Geburt von Adoptiveltern aufgenommen wurden, ebenso häufig erkrankten wie Kinder, die bei ihren schizophrenen Eltern aufwuchsen. Andererseits konnte man auch nicht bei Kindern aus gesunden Familien eine erhöhte Erkrankungsrate an Schizophrenie erkennen, wenn sie von schizophrenen Eltern adoptiert wurden.

Über den Modus des Erbganges besteht noch immer Uneinigkeit: Man zieht einerseits einen dominanten Erbgang mit geringer Penetranz in Erwägung, andererseits einen monohybrid-rezessiven Erbgang. Ein einfacher Mendelscher Erbgang kann jedoch mit Sicherheit ausgeschlossen werden. Die große Variationsbreite schizophrener Zustandsbilder läßt sich jedoch am besten durch polygenetische Vererbung erklären.

Zwar wird peristatischen Faktoren heute eine immer größere Bedeutung beigemessen, dennoch aber kann nicht daran gezweifelt werden, daß Erbeinflüsse bei der Pathogenese der Schizophrenien eine Rolle spielen.
Kretschmer befaßte sich mit dem Körperbau Schiziphrener und stellte bei über der Hälfte einen leptosom-asthenischen Typ fest. Heute ist jedoch sicher, daß für die Diagnose des Einzelfalles Persönlichkeitsstrukturmerkmale und Körperbaumerkmale nicht Verwendung finden können.

In jüngster Zeit mehren sich neuropathologische, biochemische und pharmakologische Befunde, die auf eine Erkrankung der Hippokampus-Formation und damit verbundenem Hirnteil bei Schizophrenie hinweisen.
Schizophrene Psychosen werden je nach Standpunkt ausschließlich psychologisch verstanden, unverstehbar endogen-prozeßhaft aufgefaßt oder auch multikonditional erklärt. Seit jeher wird für die Schizophrenie eine hirnpathologische Lokalisation weitgehend abgelehnt (Heinrich, Korn), wobei jedoch neuere neuropsychologische Forschungen für eine **linkshemisphärische Dysfunktion** bei Schizophrenie sprechen (Gruzelier, 1984).
Allen Hypothesen voran steht heute jedoch die **Dopamin-Hypothese** der Schizophrenie. Diese postuliert, daß die entscheidende Störung in den dopaminergen Synapsen

des mesolimbischen Systems liegt. Ausgangspunkt dieser Hypothese war die Beobachtung, daß nach Mißbrauch von Amphetamin und analogen Substanzen, aber auch als Nebenwirkung der Parkinson-Therapie mit Dopaminergika, schizophreniforme psychotische Episoden auftreten können. Andererseits lassen sich auch Schizophreniesymptome mit dopaminhemmenden Neuroleptika beseitigen. Man nimmt heute an, daß das Störungsprinzip auf einer Übererregbarkeit des dopaminergen Systems beruht, wobei ein vermehrtes Angebot körpereigener halluzinogener Stoffe oder ein verminderter Abbau von Dopamin, bedingt durch eine verminderte MAO-Aktivität, Ursache sein können. Einschränkend muß aber erwähnt werden, daß eine „Überaktivität" des dopaminergen Systems bei unbehandelten schizophrenen Psychosen nie hat überzeugend nachgewiesen werden können. Nachzuweisen war aber bei schizophrenen Psychosen ein **vermindertes Glutamat** im Liquor, wobei bekanntlich Glutamat der wichtigste exzitatorische Neurotransmitter ist und dieser Befund daher auch theoretische Überlegungen zum Problem der Minussymptomatik (uncharakteristisches Residualsyndrom) bei schizophrenen Psychosen ermöglicht. Da klassische Neuroleptika die sog. Minussymptomatik nicht beeinflussen, kann diese auch nicht über eine dopaminerge mesolimbische Aktivitätsminderung (analog der Plussymptomatik mit mesolimbischer Aktivitätssteigerung) gesteuert werden.

Abgesehen von alledem gilt aber heute noch vor allen anderen die Hypothese, daß eine Erhöhung der Dopaminkonzentration an den Dopaminrezeptoren oder aber – wie erwähnt – eine Überempfindlichkeit der Dopaminrezeptoren (D_2-Rezeptoren) besteht. Im Hinblick auf die vielfältigen Wechselbeziehungen gehen sehr wahrscheinlich Störungen eines Transmittersystems mit solchen anderer einher, z.B. Störungen im dopaminergen System mit solchen in noradrenergen oder GABAergen. So hat auch neben der weit verbreiteten Dopamin-Hypothese in letzter Zeit die Glutamat-Hypothese der Schizophrenie Aufmerksamkeit gefunden. Letztlich muß man beide Modelle nebeneinander stehen lassen und als primäre Ursache nicht nur eine Überfunktion des dopaminergen, sondern auch eine Unterfunktion des glutamatergen Systems bei der Schizophrenie annehmen. Die eindeutige antipsychotische Wirksamkeit von Clozapin ist u.a. ein Argument gegen die Dopamin-Hypothese, da die Affinität des Neuroleptikums Clozapin für adrenerge, histaminerge, serotoninerge und cholinerge Rezeptoren größer ist als die für Dopaminrezeptoren.

Bei einem Teil der Schizophrenen lassen sich akute Konflikte und Belastungen, die der Erkrankung vorausgingen, ausmachen. Dies darf allerdings nicht dazu verleiten, die Schizophrenie als eine psychoreaktive Erkrankung anzusehen; denn Belastungen und Konflikte sind sicher nicht die einzige Ursache schizophrener Erkrankungen, allerdings können diese auch nicht als zufällige Ereignisse ohne Beziehung zur Erkrankung abgetan werden. Ob es spezifische Erlebniskonstellationen gibt, die eine präschizophrene Situation darstellen, konnte noch nicht sicher eruiert werden. Äußere Belastungen jedoch, wie sie häufig in Kriegszeiten und Notsituationen auftreten, ferner Überforderungen, Streß und vitale Bedrohung haben – wie auch bei den Zyklothymien – eine nur geringe pathogene Bedeutung für die Entstehung einer Schizophrenie. In

Kriegszeiten konnte weder eine Zunahme an Schizophrenieerkrankungen noch an Zyklothymien registriert werden.
Eine größere Bedeutung haben vermutlich Konflikte in den zwischenmenschlichen Beziehungen: Pathogenität kommt sowohl einem Mangel an Zuwendung und Verlust einer menschlichen Beziehung als auch einem Übermaß an intensiven Beziehungen zu; denn eine übernormale Intimität stellt möglicherweise eine Überforderung dar, der ein Schizophrener nicht gewachsen zu sein scheint. Daß eine enge Beziehung zu den soeben genannten Sachverhalten bei der Schizophrenieentstehung besteht, ist dadurch offensichtlich, daß der charakteristische Konflikt des Schizophrenen der „Ambivalenzkonflikt" ist: Einerseits besteht die Angst vor der Gefahr, dem Mitmenschen übermäßig nahezukommen, andererseits aber auch das starke Bedürfnis nach mitmenschlicher Nähe und Liebe. Dabei scheint aber eine Distanzverminderung häufiger Veranlassungssituation für eine Schizophrenie zu sein als Distanzerweiterung. Man nimmt an, daß es sich hier um eine doch verhältnismäßig spezifische präschizophrene Situation handelt.

Einer der ersten, die sich mit der Schizophrenie befaßten, war Freud. Er war der – später korrigierten – Ansicht, daß eine psychoanalytische Erhellung des schizophrenen Geschehens durchaus möglich sei, nicht jedoch eine psychoanalytische Behandlung. Besonders eingehend befaßten sich mit der Psychodynamik der Schizophrenie die Psychiater E. Bleuler und C.G. Jung. Eine besondere Förderung erfuhr die Schizophrenielehre durch P. Federn. Dieser Forscher sieht in der Schizophrenie eine Ich-Schwächung, die letztendlich zur Ich-Niederlage führt. Im Gegensatz dazu stehen die Neurosen, bei denen das Ich Abwehrmaßnahmen zur Verfügung hat. Federn schreibt zur mangelhaften Ich-Besetzung: „Wo Mangel an Ich-Besetzung besteht, kann ein hochentwickeltes und organisiertes Ich eine hinreichende Besetzung an allen seinen Grenzen nicht erhalten und ist daher der Invasion von seiten des entrichteten Unbewußten ausgesetzt. Nach erfolgter Rückkehr zu einem früheren Ich-Zustand werden die Grenzen der Ausdehnung dieses Zustandes entsprechend eingeschränkt, bleiben aber als solche intakt. In einem solchen Fall kann eine Regression zu einem früheren Ich-Zustand, der einen geringeren Aufwand an Ich-Besetzung erfordert, zur Abwehr falscher Wirklichkeiten dienen" (P. Federn). Aus diesem Sachverhalt entnimmt Federn die wichtigsten Merkmale der Schizophrenie.
Die Ich-Schwäche oder die mangelhafte Ich-Besetzung im Sinne Federns läßt eine aktive Auseinandersetzung oder eine Verdrängung nicht zu.
Untersuchungen von Winkler und Wieser ergaben, daß Risikofaktoren der Schizophreniegenese nicht Belastungen, sondern bestimmte Konflikte sind. Dieser Theorie nach wäre dann Schizophrenie eine mißlungene Konfliktverarbeitung eines geschwächten Ich, bei der andere Abwehrmaßnahmen ergriffen werden als bei Neurosen (Verdrängung etc.).

Weitere Untersuchungen im Leben Schizophrener ergaben, daß die Kranken in ihrer Kindheit vermehrt schweren Belastungen ausgesetzt waren (Scheidung der Eltern, neurotische oder psychopathische Eltern, sehr häufiger Streit, uneheliche Geburt, Vernachlässigung, Alkoholiker als Vater). Man faßt solche Lebenssituationen entsprechend unter den Ausdruck „broken home" zusammen. Natürlich findet man solche Belastungen des Kindheitsmilieus auch bei Neurotikern und Psychopathen, ja selbst bei Gesunden. Bei Schizophrenen mußte man jedoch feststellen, daß eine innere oder äußere Familienzerrüttung durchweg regelmäßig und besonders schwer bestanden hat. Untersuchungen des Psychiaters Ernst ergaben, daß von 50 schizophrenen Patienten nur ein einziger einer nicht sonderlich gestörten Familie entstammte. Besonders häufig beobachtet man das fehlende Mutter-Kind-Verhältnis, sei es durch frühen Tod der Mutter, durch Trennung wegen unehelicher Geburt, wegen Scheidung oder aufgrund fehlender natürlicher liebevoller Zuwendung. Vereinzelt aufgetretene belastende Kindheitserlebnisse spielen bei der Genese der Schizophrenie vermutlich nur eine untergeordnete Rolle.

Des weiteren ergaben statistische Untersuchungen, daß die Eltern Schizophrener zur Zeit der Geburt im Durchschnitt älter sind als die übrigen Eltern in der Allgemeinbevölkerung. Dabei ist besonders die Differenz bei den Müttern größer als bei den Vätern.

Trotz eines großen Aufwandes an Arbeitskräften und Zeit konnten systematische Familienforschungen nicht befriedigen. Man erhielt zwar eine große Anzahl von Einzelbefunden, konnte diese aber bis heute nicht „unter einen Hut bringen".

Es ist heute vielfach umstritten, ob die Mutter im Leben des später schizophren gewordenen Kindes eine wesentlichere Rolle spielt. Immer wieder beobachtet man aber mangelndes Verständnis der Mutter bei gleichzeitig übertriebener Versorgung und Bevormundung. Besonders ängstliche und unsichere Mütter neigen zu einer inkonsequenten Erziehung mit laufendem Wechsel zwischen Nachgiebigkeit und Strenge. Eine besonders pathogene Wirkung hat das krankhafte Verhalten der Eltern bei Ich-schwachen Kindern. Ein solches pathologisches elterliches Verhalten ist der „zerfahren wirkende Gesprächs- und Denkstil". Eltern Schizophrener unterhalten sich untereinander oder mit dem Kind häufig in eigenartig unklarer und mehrdeutiger Weise. Dabei werden Begriffe in wechselnder und ungewöhnlicher Bedeutung gebraucht; Präzision und Zielstrebigkeit der Unterhaltung wird vermißt. Die Folge ist dann, daß solche Kinder in Ungewißheit und Inkonsequenz groß werden, was vermutlich den Keim der späteren schizophrenen Kommunikations- und Denkstörung darstellt.

Eine wichtige Form der schizophrenen Kommunikationsstörung in der Familie ist das sog. „double-bind" (Beziehungsfalle, Zwickmühle). Die double-bind-Theorie wurde von Bateson und Jackson aufgestellt. Damit eine double-bind-Situation entsteht, müssen folgende wesentliche Punkte erfüllt sein:

a) Kommunikation zwischen zwei oder mehr Personen, wobei eine davon der „Sündenbock" ist.

b) Der „Sündenbock" erfährt wiederholt seine Rolle als Opfer.
c) Vorliegen eines primären negativen Befehls: „Tu' das (nicht) oder ist strafe dich".
d) Vorliegen eines sekundären Gebotes, welches mit dem primären Gebot auf abstrakte Weise in Konflikt gerät.

Beide, primäres und sekundäres Gebot, beinhalten Strafe (Liebesentzug) bei Nichtbefolgen. Primäres und sekundäres Gebot stehen zueinander im Widerspruch, was für das Kind eine Art Foltermechanismus bedeutet. Das Kind weiß nie, was es tun soll und was gemeint ist. Dies führt zwangsläufig zu einer persistierenden Unterentwicklung des Ichs. Die Folge ist dann ein Rückzug in den Autismus oder eine defensive Reaktion, wobei das Kind sich an die wörtliche Ebene klammert.

Dazu zwei Beispiele:

Eine Mutter schenkt dem Sohn zu Weihnachten zwei Hosen, eine braune und eine blaue. Sie bittet ihn, eine der beiden anzuziehen, worauf der Sohn die blaue Hose anprobiert. Daraufhin fragt ihn die Mutter: „Die braune Hose gefällt Dir also nicht?"

Eine Mutter besucht ihren schizophrenen Sohn im Krankenhaus, nachdem sich dieser vom akuten schizophrenen Schub recht gut wieder erholt hat. Er freut sich offensichtlich über ihren Besuch und legt spontan seinen Arm um ihre Schulter, worauf die Mutter erblaßt und erstarrt. Sofort zieht er seinen Arm wieder zurück. Da fragt sie ihn: „Was hast Du, liebst Du mich nicht mehr?" Er wird verlegen und bekommt einen hochroten Kopf, worauf sie wiederum sagt: „Mein Lieber, sei doch nicht gleich so verlegen und schäm' Dich doch nicht vor Deinen Gefühlen". Der junge Mann erlitt daraufhin erneut einen akuten schizophrenen Schub. (Nach Bateson und Jackson, 1969.)

Wie man erkennt, ist es dem Kind unmöglich, etwas richtig zu machen. Solche Situationen im Kindesalter „am laufenden Band" stellen besonders bei Ich-gestörten Kindern einen pathogenen Faktor dar. Allerdings ist das double-bind-Phänomen keinesfalls ein schizophrenes Phänomen, muß nicht immer pathogen wirken und **hat heute eher mehr historische Bedeutung.**

Die Familienforschung und die Erforschung der Kindheit des Schizophrenen führten zur Annahme, daß Schizophrenien zumindest teilweise in stärkerer Abhängigkeit von der Umwelt entstehen und verlaufen als früher angenommen wurde.

Es genügt aber nicht, nur den „mikrosoziologischen" Bereich (Familie) zu untersuchen, sondern es muß auch der „makrosoziologische" Bereich (Gesellschaft) berücksichtigt werden. Untersuchungen, ob Beziehungen zwischen sozialer Schichtung und Schizophrenie bestehen, ergaben, daß Schizophrene in unteren sozialen Schichten, aber auch in Industriezentren großer Städte häufiger vorkommen. In diesen Bereichen sind auch schwere Formen öfter anzutreffen. Eine gewisse Rolle bei der schizophrenen Erkrankung spielt vermutlich auch die soziale Mobilität: Schizophrene steigen häufig im Verlauf ihrer Krankheit sozial ab. Bewiesen ist diese häufig zu machende Beobachtung allerdings nicht.

Zwar ergab die sozialpsychiatrische Schizophrenieforschung viele durchaus für wichtig zu erachtende Befunde; deren Interpretation fällt allerdings meist mehrdeutig aus. Die Rolle, die soziokulturelle Faktoren für die Ätiologie der schizophrenen Erkrankung spielen, ist noch vielfach umstritten. Eines kann jedoch mit Sicherheit gesagt werden: Soziokulturelle Faktoren beeinflussen den Verlauf einer Schizophrenie wesentlich. Dieser Sachverhalt führt dann zu entsprechenden Konsequenzen für Therapie und Vorbeugung.

Aus all den oben genannten Sachverhalten läßt sich folgendes zusammenfassen:

Für die Schizophrenie konnte keine einzig wirksame Ursache gefunden werden, jedoch eine große Anzahl von Einzelfaktoren. Dabei kann keiner dieser Einzelfaktoren für sich allein Ursache der Schizophrenie sein. Wesentlichster Faktor ist jedoch heute wohl eine Störung im Transmittersystem, wie sie auf Seite 113 angesprochen wurde.

Für die Entstehung der Schizophrenie sind vermutlich mehrere Faktoren nötig: Man spricht von **multifaktorieller Genese**.

Es existiert also bis heute keine vollständige und vollgültige Theorie der Schizophrenieentstehung; die Verursachung dieser Erkrankung insgesamt bleibt noch unüberschaubar. Bekannt ist lediglich eine lange Liste von Entstehungsbedingungen.

Wir kennen Schizophrenien, die überwiegend Erblichkeit zeigen und wiederum andere, bei denen psychoreaktive Faktoren bei Entstehung und Verlauf in den Vordergrund treten. Keinen dieser Aspekte dürfen wir jedoch verabsolutieren und alle übrigen ignorieren; denn andernfalls müßte man die Schizophrenie als Erbkrankheit oder organische Psychose bezeichnen. Die Erkrankung „Schizophrenie" läßt keine eindimensionale Theorie zu; die Gesamtheit aller Befunde führt zwangsläufig zur mehrdimensionalen Betrachtungsweise.

Es stellt sich uns aber die Frage, wie diese vielen einzelnen Entstehungsbedingungen zusammenwirken. Neuere Forschungsergebnisse haben diesbezüglich doch etwas Licht in das Dunkel gebracht, und man kann sich die Entstehung einer schizophrenen Psychose etwa folgendermaßen vorstellen:

Zu Beginn besteht eine anlagemäßige Disposition (chromosomaler oder enzymatischer Defekt?) mit unterschiedlicher Penetranz. Ist die Penetranz verhältnismäßig stark, so entsteht die schizophrene Psychose weitgehend unabhängig von anderen Faktoren. Bei nur leichter Penetranz hingegen müssen zusätzliche Faktoren, seien sie somatischer oder/und psychischer Art, bestehen, um eine Manifestation der Erkrankung zu bewirken. Diese somatischen und/oder psychischen Faktoren können entweder in der Perinatalzeit oder in der Kindheit wirksam sein, aber auch kurz vor Ausbruch der Schizophrenie bestehen (seelische oder körperliche Auslösefaktoren).

Wie erwähnt spielen auch psychosoziale Bedingungen bei der Krankheitsentstehung eine Rolle, haben also nicht nur auf die Ausgestaltung der Symptome Einfluß, sondern können vermutlich auch direkt eine Manifestation bewirken und den Verlauf der Krankheit bestimmen. Die jeweilige Art der Schizophrenie wird vermutlich überwiegend durch Erbfaktoren festgelegt, die Thematik (Inhalt) wird hingegen überwiegend peristatisch bestimmt (Situationen und Erlebnisse vor Beginn der Psychose).

3.1.3 (10.1.3) Auslösung der Schübe

Sowohl somatische als auch psychische Anlässe können schizophrene Schübe auslösen.

Somatische Auslösung der Schizophrenie

Hierbei stellt man sich vor, daß bei vorhandener Anlage und eventuell weiteren Faktoren eine körperliche Krankheit zur Manifestation der Schizophrenie führen kann. Die körperliche Krankheit wird somit zum pathogenetischen Faktor neben anderen Faktoren. Solche ausgelösten Schizophrenien treten im zeitlichen Zusammenhang mit einer somatischen Krankheit auf, bleiben allerdings nicht an diese gebunden, sondern verlaufen wie alle anderen Schizophreniearten. Betrachtet man jedoch die Gesamtheit aller schizophrenen Erkrankungen, so wird man feststellen müssen, daß eine somatische Auslösung doch viel seltener vorkommt als ein Krankheitsbeginn ohne jegliche ersichtliche körperliche Erkrankung.

Psychoreaktive Auslösung der Schizophrenie

Den schizophrenen Symptomen gehen bei einem Teil der Patienten akute Belastungen und Konflikte voraus. Wie bereits mehrfach erwähnt, sind diese keinesfalls die Ursache einer schizophrenen Erkrankung, ebensowenig kann aber auch von einem zufälligen Zusammentreffen von schizophrener Erkrankung und psychischen Vorkommnissen gesprochen werden.

Es läßt sich allerdings schwerlich mit genauen Zahlen belegen, wie häufig solche Belastungen und Konflikte maßgeblich sind.

Meist ist es schwierig, bei verschlossenen und autistischen Kranken in deren präpsychotisches Leben vorzudringen; aus diesem Grund lassen sich auch nicht immer psychische und soziale Situationen ausmachen, die der Schizophrenie vorausgingen. Selbst wenn sich keine Konflikte und Belastungen für die Zeit vor der Psychose nachweisen lassen, kann noch nicht ausgeschlossen werden, daß psychoreaktive Faktoren maßgebend gewesen sind.

Wie oben erwähnt, stellen äußere Belastungen, wie sie in Kriegszeiten oder bei Not- und Katastrophensituationen vorkommen, kaum Auslösefaktoren dar. Strapazen, vitale Bedrohung und Streßsituationen haben nur eine relativ geringe pathogene Bedeutung. Von weit größerer Bedeutung sind jedoch Konflikte in den zwischenmenschlichen Beziehungen: Mangel an Zuwendung, Verlust einer menschlichen Bindung oder allzu intensive Beziehungen.

Vermutlich stellt die Distanzverminderung häufiger eine Auslösesituation für eine Schizophrenie dar als eine Distanzerweiterung. Wahrscheinlich handelt es sich hier um eine relative spezifische präschizophrene Situation (aber nicht um die Schizophrenieursache!).

3.1.4 (10.1.4) Primärpersönlichkeit

Bereits im Abschnitt 3.1.2 wurde darauf hingewiesen, daß Kretschmer bei über der Hälfte der Schizophrenen eine leptosom-asthenische Konstitution vorfand, während bei den Zyklothymien die Leptosomen nur mit 20% vertreten sind. Bei Zyklothymien überwiegt der pyknische Körperbau, wohingegen dieser bei den Schizophrenen nur in 14% der Fälle festzustellen war.

Eine Korrelation zwischen Schizophrenie und leptosom-asthenischem Körperbau läßt sich nicht wegleugnen. Allerdings wurde Kretschmers Zahlenaufstellung in Zweifel gezogen und ebenso seine Theorie von der biologischen Affinität zwischen Schizophrenie und leptosomem Körperbau. Die festzustellende Korrelation darf nicht dazu verführen, eine bestimmte Persönlichkeitsstruktur gleichsam als Nährboden der Schizophrenie festzulegen. Zwar findet man auch unter an Schizophrenie erkrankten Menschen und unter deren Verwandten etwas häufiger Charakteranomalien als in der Durchschnittsbevölkerung, doch kann hier keineswegs von einer strengen gesetzmäßigen Beziehung gesprochen werden. Eine ausgeprägte abnorme, speziell schizoide Persönlichkeitsstruktur läßt sich bei der Mehrzahl der Schizophrenen zu Beginn der Erkrankung nicht feststellen. Auch erkranken die meisten schizoiden Menschen nicht an Schizophrenie. Zudem beobachtet man Schizophrenien bei anderen Formen von abnormen Persönlichkeiten, aber auch bei prämorbid unauffälligen Persönlichkeiten.

Hinsichtlich der Primärpersönlichkeit von Personen, die im späteren Verlauf ihres Lebens an Schizophrenie erkranken, steht eines zweifelsohne fest: Es gibt keine eindeutige Persönlichkeitsstruktur, die zu einer schizophrenen Erkrankung tendiert.

3.2 (10.2) SYMPTOMATIK

3.2.1 (10.2.1) Psychopathologische Symptome

Nachfolgend sind die wichtigsten psychopathologischen Symptome der schizophrenen Erkrankung aufgeführt, die Abhandlung derselben folgt in den entsprechenden Abschnitten.

Wichtigste psychopathologische Schizophreniesymptome:
* Affekt- und Kontaktstörungen (3.2.8)
* Katatone Symptome (3.2.8)
* Formale und inhaltliche Denkstörungen (3.2.6)
* Sinnestäuschungen (3.2.3)
* Störungen des Icherlebnisses (3.2.9)
* Wahnsymptome (3.2.2)
* Leibliche Beeinflussungssymptome (3.2.4) und Zoenästhesien (3.2.5)

3.2.2 (10.2.2) Wahn − Wahnformen und Wahnthemen

Der Wahn gehört zu den inhaltlichen Denkstörungen zusammen mit seinen verschiedenen Äußerungsweisen.

Unter Wahn versteht man inhaltlich falsche Überzeugungen, die nicht aus anderen Erlebnissen ableitbar sind. Für den Kranken treten sie mit unmittelbarer Gewißheit auf; die Patienten sind fest von der Wirklichkeit überzeugt trotz erhaltener Intelligenz. Die Kranken sind unkorrigierbar trotz Unvereinbarkeit mit dem bisherigen Erfahrungszusammenhang und der objektiv nachprüfbaren Realität. Das Wahnthema selbst, also das, was der Kranke im Wahn erlebt, läßt sich aus der Lebensgeschichte, der aktuellen Lebenssituation, dem Geschlecht, Lebensalter, Berufskreis usw. mehr oder weniger leicht ableiten.

Aus Kapitel 1 ist uns bekannt, daß Wahn in vielerlei Gestalt auftreten kann. Dabei sind für die Praxis am wichtigsten: Wahnstimmung, Wahnwahrnehmung und Wahneinfall.

Im allgemeinen geht die Wahnstimmung der Wahnwahrnehmung voraus und äußert sich zu Beginn der Erkrankung durch Unheimlichkeit und weniger durch Glücksgefühl und Freude. (Ausführliches zum Wahn ist dem Abschnitt 1.2 zu entnehmen.)

Nachfolgend sind die für die Schizophrenieerkrankung typischen Wahnwahrnehmungen und Wahneinfälle abgehandelt.

Bei den Schizophrenien äußert sich der Wahn in Wahnwahrnehmung (Symptom 1. Ranges) und im Wahneinfall (Symptom 2. Ranges). Im Vordergrund steht bei den Schizophrenien die Wahnwahrnehmung, wobei sich diese als Beziehungswahn äußert: Die Kranken beziehen harmlose und zufällige Wahrnehmungen auf sich. Dazu nachfolgend einige Beispiele (aus G. Huber, Psychiatrie, F.K. Schattauer-Verlag, S. 160):

Kranke äußern sich: „Bestimmte Dinge haben eine Bedeutung für mich. Ein Strohhalm auf dem Weg wurde extra für mich hingelegt als Zeichen, ich solle an einen bestimmten Platz gehen. Man treibt es mit mir."– „Seit Juli ging das los mit den Autos. Ständig fahren Autos. Man will mich fertigmachen. Die Autos fahren mehr als sonst, mit besonderem Lärm und besonders viel Gas. Sie halten plötzlich neben mir an, auch die Nebenstraßen stehen voll von Autos. Mit der Zeit wurde es mir unheimlich. Ich vermute die Wirtsleute dahinter." – „Im Geschäft hing ein Bild mit einem Mann, der Ziehharmonika spielte, und zwei Frauen. Damit will man mir sagen, daß mein Mann eine andere Frau hat. Immer wieder werde ich durch Hundegebell erschreckt, das ist sicher ein Test. Man will herausbekommen, wie ich darauf reagiere." – Die Leute machen seltsame Zeichen. Am Bahnhof wischen sie sich über die Augen, greifen sich an den Kopf, streichen sich über den Bart. Damit meint man mich. Was es bedeuten soll, weiß ich noch nicht. Im Gespräch hat der Arzt durch eine Handbewegung darauf angespielt, daß ich mich vor 6 Jahren im Geschäft beim Herausgeben zu meinen Gunsten verrechnet habe." – „Die ganze Umwelt hat sich verändert, die Menschen sind auf einmal komisch und abweisend. Ganz anders als früher. Man tuschelt und steckt die Köpfe zusammen. Wenn ich komme, fährt man auseinander. Ich habe das Gefühl, im Mittelpunkt zu stehen. Ich kann mir das nicht erklären, kann mir auch aus allem keinen Vers machen. Auf der Straße werde ich angestarrt. Man hustet, wenn ich mich nähere. Einige Mitpatienten haben beim Skat Tränen in den Augen – wohl Mitleidstränen. Ich warte ständig auf eine Erklärung von außen. Das Warten macht mich ganz fertig."

Neben der Wahnwahrnehmung kommen bei der Schizophrenie auch Wahneinfälle vor. Letztere äußern sich als Verfolgungswahn. Die Patienten fühlen sich verfolgt, haben Angst, vergiftet oder benachteiligt zu werden. Bei Wahneinfällen besteht keine abnorme Deutung einer Wahrnehmung. Auch läßt sich beim Wahneinfall im Gegensatz zur Wahnwahrnehmung keine besondere Struktur feststellen. Da dem Wahneinfall eine feste Struktur fehlt, ist seine diagnostische Bedeutung geringer als die der Wahnwahrnehmung. Einfache Eigenbeziehungen bei Wahnwahrnehmungen können selbst noch nicht als Wahneinfälle bezeichnet werden.

Noch einmal sei hier der grundlegende Unterschied zwischen Wahneinfall und Wahnwahrnehmung genannt:
Bei einer Wahnwahrnehmung wird einer wirklichen Wahrnehmung abnorme Bedeutung (Eigenbeziehung) beigelegt, Wahneinfälle hingegen entstehen in der Vorstellungswelt des Kranken. Man spricht beim Wahneinfall auch von Wahnvorstellung.

Wahneinfälle betreffen meist die eigene Person (Hypochondrie, religiöse oder politische Berufung, Adelsabstammung usw.) oder die Verfolgung und Benachteiligung der eigenen Person durch fremde Mächte, Personen und Kräfte. Der Kranke glaubt sich von einem Magnet angezogen, fühlt sich von Außerirdischen beobachtet und bedroht. Solche Wahnerlebnisse haben dann Konsequenzen: Der „Verfolgte" sucht Schutz und Hilfe oder wird Mitmenschen gegenüber tätlich und gefährlich.

Häufig beobachtet man auch Größenwahn: Patienten glauben sich als Papst, Propheten, Zar, Kaiser usw.

Die Wahninhalte des Schizophrenen können sich akut bis zum Wahnchaos steigern. Ist die akute Phase abgeklungen, kann ein Residualwahn bestehen bleiben.

3.2.3 (10.2.3) Halluzinationen

Unter Halluzinationen verstehen wir Wahrnehmungen, denen ein entsprechender Sinnesreiz von außen fehlt. Der Patient riecht, hört, sieht, schmeckt oder spürt im und am Körper Dinge, die ein Beobachter objektiv nicht feststellen kann.

Bei Schizophrenen finden sich überwiegend akustische und leibliche Halluzinationen, weniger häufig optische, Geruchs- und Geschmackshalluzinationen; akustische Halluzinationen überwiegen jedoch noch vor den leiblichen Halluzinationen. Akustische und leibliche Halluzinationen rechnet man zu den Schizophreniesymptomen 1. Ranges. Dabei können sich akustische Halluzinationen in 4 verschiedenen Formen äußern: Dialogische Stimmen, kommentierende Stimmen, imperative Stimmen und Gedankenlautwerden. Nach Ausschluß körperlicher Grundkrankheiten sprechen akustische Halluzinationen für eine Schizophrenie.

Beispiele zu den akustischen Halluzinationen

Dialogische Stimmen: „Wenn ich am Morgen erwache, höre ich einige Freunde, die sich über mich lustig machen. Ich höre auch die Stimme meiner verstorbenen Mutter und die meines Bruders. Einmal sind die Stimmen sehr laut, zum anderen wieder sehr leise, so daß ich mich sehr anstrengen muß, sie auch wirklich zu hören. Mein Bruder unterhielt sich einmal mit meiner Mutter und beide machten mir schwere Vorwürfe bezüglich meiner Berufsausbildung."

Kommentierende Stimmen: „Weibliche und männliche Stimmen kommentieren andauernd meine Tätigkeiten, meine Bewegungen, alles, was ich den Tag über verrichte. Sie sagen ‚Jetzt geht sie, jetzt macht sie die Türe auf, jetzt bückt sie sich'. Die Stimmen loben mich manchmal, bewundern meine Handlungen, zumeist machen sie sich aber über mich lustig oder kritisieren mich."

Imperative Stimmen: „Mein verstorbener Bruder befiehlt mir jeden Morgen, ich solle mich mit Tabletten vergiften, immer wieder sagt er es; seit heute morgen sagt er es mir schon den ganzen Tag – ich sei nicht wert, daß ich lebe."

Gedankenlautwerden: „Meine eigenen Gedanken sprechen mit mir, vor allem dann, wenn ich allein bin. Es sind sicher keine Stimmen, sondern laute Gedanken."

Bei den **Leibhalluzinationen** (haptische, taktile Halluzinationen) erleben die Patienten Sinnestäuschungen, die ihren Körper betreffen. Sie führen die leiblichen Erlebnisse auf einen Einfluß von außen und von anderen gemacht zurück. Häufig handelt es sich dabei um Elektrisierung, Bestrahlung, sexuelle Beeinflussung (Näheres dazu in Abschnitt 3.2.4).

Weniger häufig beobachtet man **optische, Geruchs- und Geschmackshalluzinationen**. Diese Halluzinationsformen werden zu den Schizophreniesymptomen 2. Ranges gerechnet.

Die Kranken sehen Gestalten (Engel, Teufel, Zwerge usw.), sehen grelles, quälendes Licht, große schwarze Augen usw. Die Kranken riechen Giftgas, schmecken Schwefel im Wasser, riechen Morphium und Leichengift. Wieder andere schmecken Seife, Gift in der Butter, Petroleum im Wein.

Die Kranken zeigen auf ihre Halluzinationen sehr unterschiedliche Reaktionen: Die einen fühlen sich gequält und beleidigt, finden sich jedoch mit ihren Wahrnehmungen ab. Andere wiederum regen sich stark auf und werden nicht selten gewalttätig, wenige vergnügen sich mit ihren Stimmen und hören diesen aufmerksam zu.

Halluzinationen kommen meist kombiniert, kaum einzeln und isoliert vor. Zusammen mit den Wahnideen bilden die Halluzinationen das **paranoid-halluzinatorische Syndrom**.

Beispiel: „Die Patienten hören Stimmen und Schritte ihrer Feinde, die sie mit Flaschen voller Giftgas verfolgen und dieses auf sie versprühen. Sie erteilen ihnen Befehle, piesacken sie. Zusätzlich werden sie von ihren Feinden mit komplizierten Sendern ferngesteuert, und mit speziellen Maschinen versucht man, ihnen die Leber aus dem Körper zu reißen ..."

Beachte: Bei schizophrenen Erkrankungen sind Wahnerlebnisse und Halluzinationen nicht in jedem Stadium anzutreffen.

3.2.4 (10.2.4) Leibliche Beeinflussungserlebnisse

Die Kranken haben das Gefühl, im oder am Körper von außen her mit Strahlen, Apparaten elektrisch und magnetisch bearbeitet zu werden. Auch bei den leiblichen Beeinflussungserlebnissen handelt es sich um ein schizophrenes Symptom 1. Ranges. Die

Kranken sind fest davon überzeugt, daß alles von außen gemacht ist, von fremden Mächten und Kräften, von anderen Menschen. Diese leiblichen Halluzinationen beobachtet man bei fast 40% der Schizophrenen, und besonders häufig sind diese Beeinflussungserlebnisse sexueller Natur: „Jede Nacht, wenn ich im Bett liege, kommt ein Mann und hat Geschlechtsverkehr mit mir. Ich merke, wie er zu mir ins Bett steigt und unter der Decke verschwindet. Ich fühle ihn neben mir liegen und spüre, wie er meinen Unterleib berührt."

Häufig behaupten Patienten, daß innere Organe in ihren Funktionen gestört würden, daß fremde böse Mächte sie verkleinert hätten. Andere fühlen sich mit Nadeln gestochen, magnetisiert, elektrisiert; sie behaupten, ihr Harn werde zurückgehalten, der Samen werde abgesaugt und die Verbindung zwischen Geschlechtsteilen und Gehirn unterbrochen, und zwar stets von außen. Leibhalluzinationen werden meist in äußerst absurder Weise geschildert.

Auch Leibhalluzinationen kommen fast immer zusammen mit anderen Halluzinationsformen vor (paranoid-halluzinatorisches Syndrom).

3.2.5 (10.2.5) Zoenästhesien

Hierbei handelt es sich um qualitativ eigenartige Leibmißempfindungen ohne das Kriterium des von „außen Gemachten". Zoenästhesien dürfen also nicht mit leiblichen Beeinflussungserlebnissen gleichgesetzt werden, da ein Außeneinfluß nicht vorhanden ist.

Beispiel: „Ich habe das Gefühl, als ob meine Lunge verbrennt, die Rippen schrumpfen allmählich und werden immer kürzer. Im Körper kann ich noch Schmerzen empfinden, auf der Haut jedoch nicht mehr. Im rechten Arm spüre ich einen reißenden Schmerz, wie wenn mein Arm abgerissen ist. Die Kopfhaut vibriert, und vom Gehirn aus laufen elektrische Ströme bis in die Füße hinab."

3.2.6 (10.2.6) Formale Denkstörungen

Im Sinne von E. Bleuler stehen unter den Grundsymptomen der Schizophrenie die Störungen des Denkens an 1. Stelle. Weitere Grundsymptome sind Störungen der Affektivität und des Antriebes, in erster Linie Zerfahrenheit, Ambivalenz und Autismus. Neben den Grundsymptomen gibt es dann die sog. akzessorischen Symptome: Wahn, Halluzinationen und katatone Störungen. Letztere ergeben zwar die eindrucksvollere Symptomatik der Schizophrenie, sind allerdings nicht obligatorisch. Das Auftreten von Wahn, Halluzinationen und katatonen Störungen läßt allein die Diagnose „Schizophrenie" nicht zu; denn die akzessorischen Symptome treten bei vielen

Kranken nur vorübergehend auf und werden bei einigen Schizophrenen ganz vermißt. Zudem kommen Wahn und Halluzinationen auch bei anderen Psychosen vor. Einzig und allein charakteristisch für die Schizophrenie sind deren Grundsymptome: Störungen des Denkens, der Affektivität und des Antriebes, Zerfahrenheit, Ambivalenz und Autismus (Merke: D–A–A–A–A–Z).

Wie gesagt: Denkstörungen stehen bei der Schizophrenie an 1. Stelle. Dies ist auch der Grund, warum endogene Psychosen vom schizophrenen Typ „Geisteskrankheiten" genannt werden, für die endogenen Psychosen vom melancholischen und manischen Typ hingegen die Bezeichnung „Gemütskrankheiten" Anwendung findet.

Die formalen Denkstörungen Schizophrener äußern sich auf verschiedene Art:

* Zerfahrenes Denken
* Sperrung des Denkens (Gedankenabreißen, Gedankenabbrechen)
* Begriffsverfall des Denkens
* Begriffsverschiebung
* Symboldenken

Zerfahrenes Denken

Dies ist mit Sicherheit die ausgeprägteste Denkstörung des Schizophrenen. Das Denken wird zusammenhanglos und alogisch, und bei besonders ausgeprägter Denkstörung sind die Patienten nicht mehr verstehbar; man hört nur noch unzusammenhängende Wörter und Wortreste (Wortsalat). Das zerfahrene Denken erscheint jedoch nur dem Gesunden als völlig sinnlos, vor allem dann, wenn er keinerlei Erfahrung im Umgang mit Schizophrenen besitzt. Für den Schizophrenen selbst hat das für uns zerfahren anmutende Denken durchaus einen Sinn, nämlich innerhalb des psychotisches Erlebens. Beschäftigt man sich eingehend mit dem Kranken, so läßt sich das zerfahrene Denken zumindest teilweise erfassen (bei intensiver Gesprächsführung!). Wenn man den Ausdruck „zerfahrenes Denken" gebraucht, so muß man doch berücksichtigen, daß selbst das Denken von Kindern und von Erwachsenen unter besonderen emotionellen Einflüssen durchaus auch alogische Elemente enthalten kann. So kann auch das Wunschdenken eines Gesunden manchmal in Widerspruch zur Realität geraten. E. Bleuler bezeichnet diese Art des Denkens als „autistisch-undiszipliniertes Denken".

Was uns am schizophrenen zerfahrenen Denken besonders auffällt, sind das Bizarre, das Absurde, die offensichtlichen Widersprüche. Und eben darin unterscheidet sich die Zerfahrenheit des Schizophrenen vom „zerfahrenen" Wunschdenken des Gesunden. Beim zerfahrenen schizophrenen Denken handelt es sich aber auch keinesfalls um ein inkohärentes Denken, wie es bei symptomatischen Psychosen vom amentiellen Typ vorkommt. Denn inkohärentes Denken ist völlig zusammenhanglos, mit anderen Worten: Die Gedankenbruchstücke weisen zueinander keinerlei Beziehungen auf. Inkohärenz des Denkens findet sich bei Bewußtseins- und Orientierungsstörungen, kann also bei Schizophrenen nicht vorkommen, da Schizophrene bewußtseinsklar sind, wenngleich sie auch völlig zerfahren reden.

Beispiel nach E. Bleuler: „Die Eicheln • und das heißt auf französisch: Au maltraitage • Tabak. (Ich habe dir so schön gesehen.) • auf jede Linie etwas geschrieben ist, so ist es recht. Jetzt ischt albi elfi grad. Der andere • Hü, Hü, hüst umme nö hä • Zuchthäuslerverein .. "
(Beim • ist der Gedankengang wahrscheinlich unterbrochen.)

Sperrung des Denkens (Gedankenabreißen)

Hier bricht der flüssige Gedankengang ab, manchmal sogar mitten im Satz (siehe auch obiges Beispiel von E. Bleuler). Dem Patienten gelingt es nicht, den ursprünglich vorhandenen Gedanken zu Ende zu führen, weshalb er zunächst im Satz innehält und schweigt. Ihm ist der Gedankenabbruch durchaus bewußt, und er leidet darunter. Manche Schizophrenen fühlen sich auch ihrer Gedanken beraubt, glauben, ihre Gedanken werden von außen entzogen (**Gedankenentzug**, siehe Abschnitt 1.3).

Begriffsverfall des Denkens

Hier verlieren bestimmte Begriffe ihre genaue Bedeutung, und eine scharfe Abgrenzung gegenüber anderen Begriffen wird vermißt. Dabei werden verschiedene zueinander alogische Begriffe miteinander verbunden (Verdichtung von Begriffen). Die Folge sind dann völlig sinnlose Wörter wie „Eisbärenengel" (E. Bleuler) oder „Autoschaukel".

Weitere Beispiele: „Der Herrgott ist das Schiff in der Wüste" (E. Bleuler), „der Reichstag ist ein elektrischer Funke", „Gott ist die Wirbelsäule" (G. Kloos).

Solche unverständlichen und „unsinnigen" Kombinationen verschiedener Wörter bezeichnet man auch als **Kontaminationen** (siehe Abschnitt 3.2.7).

Begriffsverschiebung

Dem Schizophrenen gelingt es nicht mehr, Begriffe in ihrer übertragenen Bedeutung anzuwenden; dies äußert sich dahingehend, daß die Kranken Begriffe wörtlich nehmen.

Beispiel: Eine junge schizophrene Hausangestellte fühlt sich als Stütze im Haushalt von der Hausfrau ausgenutzt und entwickelt eine starke Aversion gegen alles, was mit Stütze im wörtlichen Sinn zu tun hat. Sie zeigt Abneigung gegen Stöcke, Besenstiele usw. (nach E. Bleuler).

Hier wird die Unfähigkeit der Kranken, das Bezugssystem zu wechseln, erkennbar. Die Wortübertragungsstörung wird deutlich, wenn man nach der Bedeutung von Sprichwörtern fragt, also etwa: Was bedeutet das Sprichwort „Lange Fädchen, faule Mädchen" oder „Ein voller Magen studiert nicht gern".

Der Schizophrene klammert sich also an die Realität, das abstrakte Denken ist ihm mehr oder weniger verloren gegangen.

Symboldenken

Schizophrene sprechen häufig in Symbolen. Ohne es zu merken, ersetzen sie den eigentlichen Begriff durch einen Symbolbegriff. Genaugenommen muß das Symboldenken des Schizophrenen den Begriffsverschiebungen zugeordnet werden. Auch E. Bleuler betrachtet beide als identisch.

Beispiele: Ein Patient gab immer an, in seinem Bauch knurre ein Hund – ihm knurrte lediglich der Magen. Eine Patientin hörte in ihrem Leib den Storch klappern – sie wollte damit ausdrücken, daß sie sich schwanger glaubt. Ein schizophrener Bauernknecht behauptet, in die Klinik eingeliefert worden zu sein, weil ihm ein Schwein in den Kuhstall entlaufen sei; es war aber bekannt, daß er sich schon längere Zeit sexuell an Kühen betätigte. Ein Schwein in den Kuhstall lassen steht für den Knecht hier als Symbol für sein anstößiges Sexualverhalten (nach E. Bleuler).

Das zerfahrene Denken stellt keine konstante Störung dar, sondern kommt häufig in raschem Wechsel neben geordnetem Denken vor.

Im Verlauf eines längeren Gesprächs wird man eine zunehmende Ordnung im Denken des Schizophrenen erkennen. Manchmal läßt sich auch im ersten Moment keinerlei Desintegration des Denkens feststellen; erst eine experimentelle Prüfung bringt diese zum Vorschein. Die beste Methode, eine latente Denkstörung nachzuweisen, ist das „Nacherzählenlassen einer Fabel". Ein Gesunder, aber auch ein wenig Begabter, ja selbst ein hirnorganisch Kranker mit gestörter Merkfähigkeit wird die Fabel richtig und sinngemäß wiedergeben können. Einem Schizophrenen jedoch wird dies schwerfallen, und in etwa 60% der Fälle gelingt Schizophrenen die Sinnerfassung der erzählten Geschichte nicht.

Der Schizophrene selbst empfindet häufig seine Denkstörung als unangenehm, bisweilen macht er auch andere Personen dafür verantwortlich (Gedankenentzug). Häufig werden nur uncharakteristische Denkstörungen als „Konzentrationsschwäche" oder „Merkstörung" empfunden.

Gedichte einer schizophrenen Patientin (33 Jahre alt)

Medizin, Medizin . . . . .
Der Staat verschiebt
für alle ist sie gedacht.
Wer nimmt sie ein,
ja, die schwarz, rot, goldne Fahne soll es sein!
Ach, ach, was für eine Nacht,
da alle Sterne stehen, stehen . . . .
Wie wird es sein, wenn wir vergehen?

Ach, ach, was bringt der Tag,
und wohl die Nacht!
Welche Fee befreit mich von all
dem Bösen und Schlechten?
Mit Gottessegen, soll man alles ebnen!
T'ja, was soll nur aus uns werden?
T'ja, wir müssen alle sterben.
Das Leben ist ein Ringelspiel,
man spielt und spielt,
und gewinnt manchmal viel,
jedoch, jedoch, wo ist das Loch?
Wo man sich verstecken kann, wenn man vor lauter
spielen, die Uhr, die Zeit vergaß zu erziehen?
Schaut nur her, er verfeinert sich,
warum, weshalb, jetzt verkleinert er sich,
wann, wie, er verbindet sich,
womit, wodurch, er schindet sich,
was denn, wohin, er verblendet sich,
nun, was nun, was ist aus ihm geworden,
er ist mit dem Strich an lauter Glück gestorben.
Depression, Aggression, Psychose und Neurose,
jetzt baun wir uns ein neues Haus,
die alte Erziehung, die muß raus,
die Psychiatrie, ist das neue Haus.
Häuschen hin, Häuschen her, hier haben wir es
ja bestimmt nicht schwer, man bemuttert und bevätert uns,
ja die Therapie, sie muß gelingen,
stark, stark wollen und müssen wir sein,
wir sind ja bald ein neues Menschelein!
Es fragt sich dann und nun: „Sind wir für den Kampf bereit?"
„Wie oft und wieweit?"
„Das Leben bekommt man einmal geschenkt, wer wird
es uns rauben, doch wohl nicht die Tauben!"

3.2.7 (10.2.7) Sprachlicher Ausdruck und Schrift

Meist zeigt die Sprache des Schizophrenen wenig Auffälligkeiten, kann aber dennoch in diverser Weise gestört sein: abstruser, bizarrer, verschrobener, manierierter Sprachstil, Neologismen, Kontaminationen (siehe auch 3.2.6).

Ein besonderes Charakteristikum der schizophrenen Sprache sind Wortneubildungen (Neologismen). Diese sind meist in die sonst ungestörte Ausdrucksweise eingebaut.

Manchmal besteht auch die gesamte Sprache des Kranken aus solchen Neubildungen, so daß dem Außenstehenden die Neologismensprache wie eine Geheimsprache vorkommt. Der Sinn des Gesagten ist nicht oder kaum mehr erkennbar.

Beispiele: Für einen Patienten war der Inbegriff aller Geschicklichkeit der Ausdruck „Doppelpolytechnikum" (Bleuler). Das Behandlungsbett für Elektroschock, das von einem Psychiater Dr. Schlund „bedient" wurde, nannte ein Patient „Stromschlundschlachtbank". Ein Patient in hiesiger Nervenklinik sprach von „analytischer Geometrie" wenn er den Analverkehr meinte.

Folgendes Beispiel zählt sicher zu den Besonderheiten: Jeden Morgen, wenn die Schwester auf der Station den Rundgang machte, sprach sie eine halbseitig gelähmte Patientin an: „Lessüsch eid ettib, negrom netug." Die Schwester kümmerte sich nicht weiter darum, war aber meist sehr erbost, wenn die Patientin dann im Laufe des Tages einmachte. Zufällig kam man dann dahinter, daß die Patientin allmorgendlich bat: „Guten Morgen, bitte die Schüssel" (von hinten gelesen).

Nicht selten sprechen Patienten von sich in der dritten Person, andere wiederum wiederholen ununterbrochen die gleichen Worte.
Recht typisch für die schizophrene Sprache sind die sogenannten Kontaminationen. Es handelt sich hierbei um miteinander unvereinbar kombinierte Begriffe. Näheres dazu und Beispiele im Abschnitt 3.2.6.

Zur schizophrenen Ausdrucksweise rechnet man ferner die Manieriertheit. Diese äußert sich in unnatürlicher Sprachtechnik mit übertriebener, gezielter Artikulation, verschrobener Wortwahl und gespreizter Ausdrucksweise. Ebenso äußert sich auch der Schreibstil. Beispiele dazu findet der Interessierte genügend in „Hölderlins sämtlichen Werken" (der Dichter erkrankte mit 30 Jahren an Schizophrenie).

Übersorgfältige, gezierte, verwickelte und hochtrabende Artikulation und Formulierung bei ansonsten einfachen Sachverhalten nennt man auch Stelzensprache. Die Manieriertheit der schizophrenen Sprache äußert sich auch darin, daß der Kranke, obwohl er ansonsten Dialekt gesprochen hat, plötzlich ein krampfhaft wirkendes Bemühen zeigt, exaktes Schriftdeutsch zu sprechen. Meist ist der Stil unnatürlich und schwülstig und entspricht nicht dem Bildungsstand des Kranken.

Im Schriftbild erkennt man eigenwillige Buchstabenformen, Buchstabenneuschöpfungen und abstruse Schnörkeleien. Das zerfahrene Denken zeigt sich in der ungeordneten Schrift.

Beispiel für die Stelzensprache: „Die Trinkung von flüssig feuchtem Naß zieht eine Gelabtheit der Dürstung als angestrebten Folgezustand nach sich" (G. Kloos). Einfacher wäre gewesen: „Trinken beseitigt Durst".

Manierismen und Neologismen müssen keinesfalls immer nur Ausdruck einer schizophrenen Erkrankung sein, sondern können vielmehr auch Kunstprodukte des Milieus sein.

Sprache und Schrift spiegeln beim schizophrenen Patienten dessen schizophrenes Denken und die veränderte Beziehung zu den Mitmenschen wider. Nicht bei allen Schizophrenen finden sich Störungen in Sprache und Schrift, sie sind allerdings keineswegs selten.

Sehr häufig beobachtet man auch, daß die Grammatik in Brüche geht, und man spricht vom sog. **Paragrammatismus.**

In der Regel entsprechen die schriftlichen Äußerungen den mündlichen, und auch hier sind Stilabnormitäten aller Art sehr häufig. Nicht selten begegnet man einer verschnörkelten oder völlig manierierten Schrift und manchmal hat man den Eindruck, daß ein geschriebener Text von verschiedenen Personen stammt. Der Text enthält Wiederholungen von Worten und Buchstaben, bestimmten Zeichen, Unterstreichungen (schriftliche Verbigeration). Satzzeichen werden meist ausgelassen oder in übertriebenem Maße angewendet. Auffallend ist auch oft die Anordnung der Schrift, die sonderbare Faltung des Papiers. Nachfolgend ein Beispiel eines Briefes von einem schizophrenen Patienten, den dieser ein halbes Jahr nach Entlassung aus stationärer Behandlung dem behandelnden Arzt einer Nervenklinik zusandte (Abb. 11, Seite 132).

Beispiel für zerfahrenes Denken: „John heulte wie üblich, wenn er Langeweile hatte. Die letzte Hinrichtung war auch schon wieder fünf Minuten her. Und der langweiligen Messerstechereien um die Klauen des Kadavers war er inzwischen überdrüssig geworden. Da konnte einem ja auch zum Heulen zu Mute sein, wenn man daran dachte, wieviel Energie die Jungs aufwendeten für die letzten Überreste, um an das meist sowieso schon vom Graustar befallene Auge eines Nachbarkläffers heranzukommen, der gerade das Zeitliche segnete. Ja, früher, das waren noch Zeiten gewesen. Heavy Metal war damals berühmt für seine Parties und hatte seinen Namen, weil er einmal den Pimmel seines Freundes mit einer Titanwalze verlängert hatte. Das ging so: Ein Freund Ossi dachte, er könnte sich bei Metal abfrusten wegen seiner Impotenz. Aber das lag genau richtig...” (Aus dem Brief eines 30jährigen Schizophrenen mit dem Titel „Wolf unter Wölfen", Februar 1990).

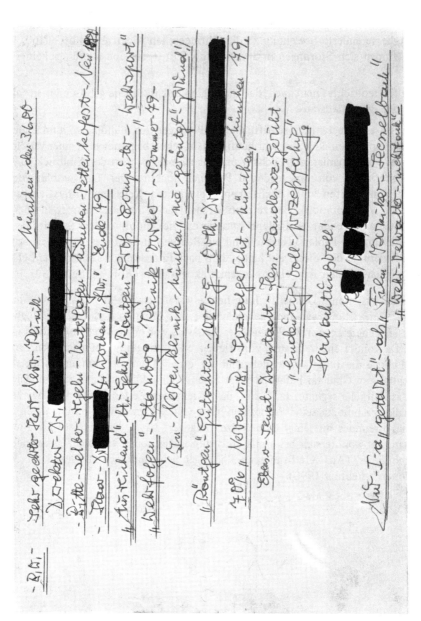

Abb. 11: Brief eines schizophrenen Patienten an seinen behandelnden Arzt einer Nervenklinik.

3.2.8 (10.2.8) Emotionale Störungen und Antriebsstörungen

Emotionale Störungen und Antriebsstörungen der schizophrenen Erkrankung sind vielgestaltig und wechselhaft. Man begegnet Verstimmungen und Affektstörungen verschiedenster Art, depressiven Verstimmungen, aber auch gehobenen Stimmungslagen mit manischem Gepräge. Die gehobene Stimmung der Schizophrenie unterscheidet sich von der manischen insofern, als bei der Schizophrenie eher eine „läppische Affektivität" besteht. Man beobachtet diese vorwiegend bei der hebephrenen Form der Schizophrenie (siehe 3.3.6).

Neben gehobener Stimmung finden sich recht häufig auch Schizophrenien mit depressiven Verstimmungen, die den endogenen Depressionen (Zyklothymie) sehr ähneln. Ist über die Vorgeschichte und den weiteren Verlauf nichts bekannt, so kann durchaus zunächst eine Zyklothymie vermutet werden.

Recht häufig beobachtet man eine Stimmung von Hilflosigkeit, Ratlosigkeit und Anlehnungsbedürfnis. Im Gegensatz zur echten Melancholie hängen die depressiven Verstimmungen bei Schizophrenien meist von der Umwelt ab: Die Kranken sind häufig leicht aufzuheitern, lassen sich mitreißen und zeigen überhaupt starke Stimmungsschwankungen. Gerade die Instabilität der Stimmungslage ist ein wesentliches Merkmal der schizophrenen Affektivität.

Das **postremissive Erschöpfungssyndrom** nach einer meist langandauernden schizophrenen Psychose ist als depressive Reaktionsform beim Schizophrenen besonders gefürchtet. Dabei kommt es zu entsprechenden depressiven Verstimmungszuständen vor allem nach Abklingen der produktiven Symptomatik in etwa 75% der Fälle. Für eine Zeit von etwa 3 - 4 Monaten klagen die Patienten über Unruhe und Angst, Antriebsminderung, Unsicherheit, Kontaktstörungen und vor allem über depressive Verstimmung. Die Belastbarkeit der Patienten ist herabgesetzt, die Leistungsfähigkeit eingeschränkt, und sie sind abnorm erschöpfbar, oft mürrisch gereizt. Dieses depressive Syndrom bei Schizophrenen ist oft sehr hartnäckig. Es läßt sich durch zusätzliche Gaben von Antidepressiva mildern bei gleichzeitiger Verabreichung von Neuroleptika (sog. „Zwei-Zügeltherapie"), auf die wegen der Gefahr eines Rezidivs nicht verzichtet werden kann. Von großer Wichtigkeit sind aber psychotherapeutische Stützung, Aufklärung und soziale Maßnahmen.

Angst spielt im Erleben des Schizophrenen immer eine Rolle; damit wehrt der Kranke jede Annäherung von Mitmenschen ab, weshalb eine mitmenschliche Kommunikation nur selten zustande kommt. In akuten Stadien wird man Angst selten vermissen.

Zu den affektiven Grundsymptomen der Schizophrenie gehört die **Parathymie** (inadäquate Affektivität): Momentane Situation und Stimmungslage stimmen nicht überein. Der Affektausdruck steht im Gegensatz zu dem, was der Patient gerade erlebt hat oder was er ausdrücken will: Mit läppischem Gekichere erzählt eine schizophrene Patientin vom tragischen Tod ihrer Eltern. Auch hier begegnen wir wieder der Desintegration im Erleben des Schizophrenen. Die Zusammengehörigkeit von innerem Empfinden und äußerem Gehabe ist gestört.

Beachte: der inadäquate Affekt ist für die Schizophrenie zwar einigermaßen kennzeichnend, nicht jedoch spezifisch.

Manchmal überwiegen auch affektive Steifigkeit oder Modulationsarmut. Letzteres beobachtet man vor allem in späteren Krankheitsstadien. Nicht selten wirken dann die Kranken völlig gleichgültig und apathisch, und man spricht dann von Gemütsverödung (**Athymie**). Keinesfalls jedoch ist der Affekt verloren; denn hinter dem äußeren Bild der Abgestumpftheit verbirgt sich eine manchmal sogar empfindliche Affektivität, deren Äußerung dem Kranken jedoch nicht möglich ist.

Das Nebeneinander von gegensätzlichen Gefühlsregungen bzw. widersprüchlichen Strebungen bezeichnet man mit „Ambivalenz". Zwar beobachtet man Ambivalenz auch bei gesunden Menschen, bei diesen stehen die unvereinbaren Erlebnisqualitäten jedoch nicht derart beziehungslos nebeneinander wie bei Schizophrenen: Die Kranken weinen und lachen zugleich, erleben Beglückung und Angst nebeneinander. Ebenso können Schizophrene zur gleichen Zeit einen Menschen lieben und hassen.

Während **Ambivalenz** die Doppelwertigkeit des Gefühls bezeichnet, spricht man bei Trieben und Strebungen von **Ambitendenz**.

Neben Ambivalenz und Ambitendenz ist auch der Autismus ein schizophrenes Grundsymptom (Näheres dazu 3.2.10).

Störungen der Motorik und des Antriebs faßt man zu den katatonen Symptomen zusammen. Bei stärkerer Ausprägung (Stupor) liegen die Patienten bewegungslos da und zeigen kaum eine Regung. Obwohl die Patienten Aufforderungen wahrnehmen und verstehen, zeigen sie keinerlei Anstalt, diesen nachzukommen. Wir können uns vorstellen, daß die Kranken im Stupor ihre Umgebung wohl unbeeinträchtigt wahrnehmen, sich allerdings nicht daran beteiligen. Bei voll ausgeprägtem Stupor (völlige Regungslosigkeit und Schweigen) spricht man auch von Mutismus. Grundsätzlich muß beachtet werden: Die Kranken sind hellwach und manchmal sogar besonders empfindlich und beeindruckbar. Nachträgliche Schilderungen solcher Patienten haben dies jedenfalls ergeben. Ferner scheinen die im Mutismus befindlichen Patienten den Zustand als besonders quälend zu empfinden, vor allem dann, wenn sie zugleich unter Angst, Wahn und Halluzinationen leiden.

Wenn Kranke Körperteile in eine bestimmte oft unbequeme Stellung bringen und dann längere Zeit in dieser verharren, spricht man von **Katalepsie**. Solche abstrusen Körperhaltungen können Patienten oft mehrere Wochen bis Monate einhalten, also wesentlich länger, als es Gesunden möglich ist. Näheres hierzu im Abschnitt 3.3.6.

Weitere schizophrene Antriebsstörungen sind Sperrung, Abulie und Negativismus, ferner Befehlsautomatie, Echopraxie und Echolalie, Stereotypie. Näheres dazu ebenfalls im Abschnitt 3.3.6.

Allgemein ist zu sagen, daß die katatonen Symptome einschließlich Negativismus, Sperrung und Befehlsautomatie aufgrund der heutigen aktiven medikamentösen Behandlung seltener vorkommen und einen leichteren Verlauf nehmen. Mutismus, bizarre Fehlhaltungen und andere charakteristisch ausgeprägte Antriebsstörungen werden heute kaum noch beobachtet. Weit schwieriger ist es, die Antriebserlahmung therapeutisch zu beeinflussen. Geistige und körperliche Dynamik werden zunehmend reduziert; dadurch wird auch der weitere Verlauf des schizophrenen Zustandes bestimmt. Der Erlahmung des Antriebes kommt somit zentrale Bedeutung für den Residualzustand zu.

3.2.9 (10.2.9) Störungen des Icherlebnisses (der Meinhaftigkeit)

Man bezeichnet die schizophrenen Ichstörungen auch als Störungen der Meinhaftigkeit (Meinhaltigkeit) des Erlebens. Diese Störungen gehören zu den schizophrenen Symptomen 1. Ranges und bestehen darin, daß eigene seelische Vorgänge, Zustände und Akte als von außen her und von anderen gemacht, gelenkt und beeinflußt erlebt werden. Schizophrene bringen alles Erlebte und Empfundene mit einer Beeinflussung von außen in Zusammenhang.

Auch bei Neurotikern beobachtet man ähnliche Depersonalisationserscheinungen. Neurotiker sind sich aber der Krankhaftigkeit ihrer Empfindungen bewußt bzw. teilweise bewußt, während Schizophrenen die Einsicht fehlt. Für sie bedeutet das Empfundene und Erlebte Realität.

Parallel zur Depersonalisation verläuft die Desintegration (Störung der Einheit der Person). Der Finanzbeamte H. geht zwar Tag für Tag seiner gewohnten Arbeit nach, hält sich aber dennoch für einen berühmten Maler. Nur eine Desintegration der Persönlichkeit läßt dies zu. Man spricht auch von **Persönlichkeitsspaltung.**

Betreffen die Ichstörungen das Denken, spricht man von **Gedankenentzug, Gedankenenteignung, Gedankeneingebung oder Gedankenausbreitung.** Werden die eigenen Antriebe, Handlungen und Bewegungen als von außen gelenkt oder gemacht erlebt, spricht man von **Willensbeeinflussung.**

Beispiel: Ein Kranker klagt darüber, daß er ständig hypnotisiert werde, daß er nicht so denken und fühlen könne, wie er wolle und Handlungen ausführen müsse, die er nicht wolle (Prüfungsbeispiel!).

Bei ausgeprägten Störungen des Icherlebnisses geben die Kranken an, von außen beeinflußt, vergewaltigt, hypnotisiert und verhext zu werden.

3.2.10 (10.2.10) Autismus

Hierbei handelt es sich um ein Kernsymptom der Schizophrenie. Autismus bezeichnet den Verlust des Kontaktes mit der Wirklichkeit (Weltfremdheit). Er ist Ausdruck der Spaltung und der mangelnden Harmonie der Affektivität. Die Kranken scheinen von der Umwelt abgekapselt und auf die eigene Person bezogen zu sein. Die Schizophrenen nehmen kaum noch Anteil an den Vorgängen ihrer Umwelt. Auch dann liegt Autismus vor, wenn Patienten in ihrem Wahnerleben befangen sind und sich nicht der umgebenden Realität entsprechend verhalten. In extremer Ausprägung zeigt sich der Autismus in Stupor und Mutismus.

Zur Äußerung autistischer Verhaltensweisen schreibt Tölle sehr anschaulich: „Der Kranke beachtet die Notwendigkeiten der jeweiligen Situation nicht oder jedenfalls nicht ausreichend, redet im Gruppengespräch zu lange und ohne Beziehung zum Thema. Er spricht beim Arzt vor sich hin, als ob er allein wäre, er fragt etwas, ohne Antwort zu erwarten oder ohne die Antwort in der erwarteten Weise zu verwerten. Er bittet um Entlassung, jedoch nicht mit Nachdruck, und er zieht aus der Ablehnung keine Konsequenzen für sein Verhalten dem Arzt gegenüber" (Tölle, Psychiatrie, Springer-Verlag).

Autistische Patienten sind unfähig, zwischenmenschliche Beziehungen aufzubauen oder zu erhalten, wirken abwesend, in sich gekehrt, zerfahren, isoliert. Neben den Affekt- und Denkstörungen ist am Autismus der typische schizophrene Persönlichkeitswandel erkennbar.

Autistisches Denken des Schizophrenen

Definition: Schizophrene Denkform, die den Widerspruch mit der Wirklichkeit nicht vermeidet und nicht empfindet. Die Definition laut IMPP (Institut für medizinische und pharmazeutische Prüfungsfragen) lautet: „Unter ‚Autismus' versteht man eine allgemeine Absonderung von der Gemeinschaft mit Rückzug auf das subjektive ‚Binnen-Leben' ".

Das **autistisch-undisziplinierte Denken** des Gesunden umfaßt das „Wunschdenken" und das „Tagträumen".

E. Bleuler meint: „In seiner vollen Ausbildung scheint das autistische Denken prinzipiell anders als das Erfahrungsdenken; in Wirklichkeit aber gibt es alle Übergänge von der geringen Loslösung von den erworbenen Denkformen, wie sie bei jedem Analogieschluß notwendig ist, bis zu der ungebundenen Phantasie." . . . . „Die Inhalte und Ziele des autistischen Denkens sind natürlich immer solche, die unser Innerstes am tiefsten bewegen. Es ist deshalb verständlich, daß man sie oft höher einschätzt als reale Vorteile, die sich ersetzen lassen." (E. Bleuler, Springer-Verlag, 15. Aufl., 1983.)

Autistisches Denken führt manchmal zu Wunscherfüllungen in primitiven Belangen: So fühlt sich der spielende Junge, der sich eine Papiermütze aufgesetzt hat, als General und das kleine Mädchen mit der Puppe auf dem Arm schlüpft in eine Mutterrolle. Allerdings erschöpft sich das autistische Denken nicht in solch einfachen Wunscherfüllungen. Bleuler meint hierzu, daß durch das autistische Denken auch Lücken in unseren Kenntnissen ausgefüllt werden, die uns unheimlich sind. Autistisches Denken beschäftigt sich auch mit Fragen über die Entstehung und den Zweck der Welt und der Menschheit, über den Ursprung allen Übels und dessen Bekämpfung. Vorrangig in symbolischer und dramatischer Weise setzt sich das autistische Denken mit unseren eigenen inneren Konflikten auseinander, was uns zu einer inneren Reifung und Harmonisierung verhilft.

Allerdings sind dem autistisch-undisziplinierten Denken des Gesunden Schranken gesetzt, und im „normalen", besonnenen Zustand überwiegt das realistisch-disziplinierte Denken.

Aus all dem Gesagten wird also deutlich, daß das autistische Denken nicht allein beim Schizophrenen vorkommt. Das autistische Denken des Schizophrenen ist aber dem autistischen Denken des Gesunden wesensgleich, und das psychotische Denken des Schizophrenen ist nicht seiner Art nach krankhaft, sondern deshalb, weil es in Bereiche eindringt, die beim Gesunden dem realistischen Denken reserviert sind. Nach Ansicht Bleulers hat der Begriff des autistischen Denkens das Verständnis für Geisteskranke und die Entwicklung der Psychotherapie Geisteskranker stark gefördert.

3.3 (10.3) VERLAUF DER SCHIZOPHRENIE

3.3.1 (10.3.1) Vorposten-Syndrome, Prodrome

Häufig finden sich uncharakteristische (asthenische, zoenästhetische, vegetative, depressive, pseudoneurotische) Syndrome, die entweder vorübergehend bestehen (sog. Vorposten-Syndrome) oder in die Psychose übergehen (sog. Prodrome).

Am Beginn der Erkrankung steht fast immer ein bis dato ungewohntes Verhalten des Kranken. Häufig beginnen Schizophrenien schleichend und sind dann oft nur schwer zu erkennen.

Nicht selten steht bei Jugendlichen und Erwachsenen zu Beginn der schizophrenen Symptomatik ein relativ uncharakteristisches Vorstadium (Monate bis Jahre). In diesem Zeitabschnitt sind die Betroffenen besonders empfindsam und reizbar. Allmählich versanden dann die Interessen, und mitmenschliche Bindungen werden reduziert.

Vereinzelt wird auch ein „Knick in der Lebenslinie" beobachtet, vor allem dann, wenn die Krankheit akut ausbricht.
Bei Jugendlichen muß die Diagnose einer Schizophrenie besonders sorgfältig gestellt werden, keinesfalls darf leichtfertig eine beginnende Schizophrenie diagnostiziert werden, da es sich in der Mehrzahl der Fälle um neurotische Reifungskrisen, wie Pubertätskrise oder Adoleszentenkrise handelt.
Im Anschluß an die vorangehenden Symptome kommt es entweder zu akutem oder chronischem Beginn. Dabei beginnt eine manifeste Psychose häufiger akut oder subakut als chronisch. Nur in etwa 30% der Fälle findet sich ein langsamer Beginn im Verlauf von mehreren Jahren.

3.3.2 (10.3.2) Verlauf und Ausgang der Erkrankung

Nach Beendigung des ersten schizophrenen Schubes kann die Erkrankung recht verschiedene Verlaufsformen zeigen. Keinesfalls verläuft die schizophrene Erkrankung überwiegend ungünstig; wiederholte Schübe, Chronifizierung und Residualzustand sind nicht die Regel. Bei über 30% der Patienten mit einem ersten schizophrenen Schub folgt kein weiterer. Vermutlich hängt die Rezidivhäufigkeit von den Umweltbedingungen ab.

Schizophrene Schübe, auch schizophrene Wellen genannt, dauern durchschnittlich 3 Monate an; nach 6 - 7 Schüben nimmt die „Krankheitsproduktivität" stark ab. Selbst bei wiederholten Schüben kann es durchaus zu einem folgenlosen Abklingen der Krankheit kommen. Während der Intervalle sind die Patienten gesund.

Trotzdem beobachtet man aber nach wiederholten schizophrenen Schüben immer wieder Persönlichkeitsveränderungen, sog. Residualzustände. Residualzustände können verschieden stark ausgeprägt sein, und bei leichten Formen ist durchaus Anpassungs- und Arbeitsfähigkeit vorhanden (soziale Remission).

In wenigen Fällen jedoch verlaufen Schizophrenien außerordentlich ungünstig: Es kommt zur Manifestation der Persönlichkeitsveränderungen, wobei sich mit jedem neuen Schub der Persönlichkeitsverfall verstärkt. Nach einem ersten Schub wird dieser ungünstige Verlauf kaum angetroffen.

Man stellte fest, daß sich Schizophrenien im Durchschnitt nach etwa 5jähriger Dauer kaum mehr verschlimmern, ja eventuell sogar bessern. Genaue Zahlenangaben hinsichtlich des Verlaufs lassen sich kaum geben, insgesamt aber zeichnet sich folgende Tatsache ab:

Während ungünstige Verlaufsformen (schizophrene Katastrophen) an Häufigkeit abnahmen, können wellenförmige Verläufe häufiger beobachtet werden. Die Folge letzterer sind leichte bis mittelschwere Residualzustände.

Geheilt werden heute etwa 30 - 50% der Fälle. Dabei handelt es sich überwiegend um echte Heilung und keinesfalls, wie vielfach fälschlicherweise angenommen, um Pseudoheilung (Verbergen der Erkrankung). 50 - 70% der Schizophrenien enden in leichten bis schweren Residualzuständen, wobei die leichten Formen durchweg häufiger sind.

Zu Beginn der Erkrankung ist es kaum möglich, eine Prognose zu stellen. Statistisch gesehen lassen sich aber trotzdem günstige und ungünstige Merkmale hervorheben. Dabei spricht für eine **günstige Prognose**

* der akute Krankheitsbeginn
* eine gute Remission früherer Krankheitsschübe
* lange Intervalle zwischen den Schüben
* starke Ausprägung akzessorischer Symptome (Wahn, Halluzinationen, katatone Störungen)
* psychoreaktive Auslösung des Schubes
* pyknischer Körperbau
* ausgeprägte manische oder depressive Verstimmungszustände
* unkomplizierte Persönlichkeitsstruktur bei guter Kontaktmöglichkeit und Anpassungsfähigkeit

Eine **ungünstige Prognose** hingegen wird angezeigt durch

* schleichenden Krankheitsbeginn
* häufige Schübe in kurzen Abständen
* Zurückstehen akzessorischer Symptome gegenüber Grundsymptomen
* ausgeprägte Denkstörungen
* vorbestehende asthenische, sensitive und schizoide Persönlichkeitsstruktur
* affektive Starrheit und erschwerte zwischenmenschliche Zuwendung.

Der Verlauf der Krankheit wird jedoch auch überwiegend durch die Intensität der Initialbehandlung bestimmt. Ferner spielt eine Rolle, ob psychotherapeutische Hilfe gewährt wird. Ob nun eine Remission stabil bleibt, hängt von den Lebensumständen und den zwischenmenschlichen Beziehungen des Kranken wesentlich ab; denn wiederholte Erkrankungen sind keine morbogenen Wellen, sondern vielmehr situagene Dekompensation.

Grundsätzlich gilt: Die Schizophrenie kann entweder völlig ausheilen oder schubförmig zu überwiegend leichten oder uncharakteristischen (reinen, asthenischen) Residualzuständen oder aber schubförmig oder allmählich progredient zu charakteristisch schizophrenen Residualzuständen bzw. Persönlichkeitswandlungen führen.

E. Bleuler unterscheidet drei verschiedene Verläufe:
* einfache Verläufe
* wellenförmige Verläufe
* andere Verläufe (ca. 5%)

Zu den **einfachen Verläufen** rechnet man
* die akut zu schweren chronischen Zuständen führenden Verläufe (heute extrem selten)
* die chronisch zu schweren chronischen Zuständen führenden Verläufe (5 - 10%)
* die akut zu leichteren chronischen Zuständen führenden Verläufe (ca. 5%)
* chronisch zu leichteren chronischen Zuständen führende Verläufe (15 - 25%)

Bei den **wellenförmigen Verläufen** unterscheidet man
* wellenförmig zu schweren chronischen Zuständen führende Verläufe (ca. 5%)
* wellenförmig zu leichten chronischen Zuständen führende Verläufe (20 - 25%)
* wellenförmiger Verlauf mit anschließender Heilung (30 - 50%)

Residualzustand (siehe auch 3.3.5)

Schreitet die Schizophrenie fort, dann grundsätzlich immer in eine bestimmte Richtung, in den schizophrenen Residualzustand. Der schizophrene Residualzustand ist der Endzustand, bei dem die schizophrenen Grundsymptome vorherrschen, während akzessorische Symptome kaum noch bemerkt werden (höchstens noch Wahnreste oder einzelne katatone Symptome).

Der endgültige Residualzustand ist gekennzeichnet durch
* Erlahmung des Antriebes
* Affekt- und Kontaktstörungen (meist Verarmung an Affektivität)
* Autismus
* Manieriertheit, hochgradig verschrobenes Verhalten und andere Ausdrucksstörungen
* Denkstörungen (hauptsächlich Denkzerfahrenheit)
* chronisch persistierende wahnhafte und halluzinatorische Erlebnisweisen
* Verlust aller Umweltkontakte

Grundsätzlich nicht zu den Symptomen des Residualzustandes gehören mnestische Störungen und Demenz. Eine Schizophrenie führt grundsätzlich nicht zu einer organischen Demenz.

Durchaus kann ein im schizophrenen Residualzustand befindlicher Patient nach und nach auch wieder symptomfrei werden. Die Annahme, daß bei schizophrenen Residualsyndromen keine Änderungen mehr im Ausmaß des Defektes eintreten können, oder aber daß der Patient nicht wieder akut erkranken kann, ist falsch. Durchaus kann ein Residualzustand erneut in eine akute schizophrene Symptomatik übergehen.

Zu beachten ist ferner, daß zwar ein schizophrener Residualzustand nicht mit einer Demenz einhergeht, eine Schizophrenie sich aber häufig auf einen Schwachsinn aufpfropft.

Bei etwa 30% der Kranken kommt es fünf und mehr Jahre nach Beginn der Erkrankung zu akuten Besserungen, aber auch zu Verschlimmerungen.
Im Zuge einer Psychotherapie kann nicht selten in Erfahrung gebracht werden, daß der Residualzustand mit autistischem Bild eine Art Schutzwall gegen erneute Aktualisierung der akuten Symptomatik und gegen unbewältigte Konflikte darstellt. Mit dem Residualzustand tritt also eine gewisse Entlastung auf.

Beachte: Im Residualzustand einer Schizophrenie beobachtet man niemals mnestische Störungen oder Demenz.

3.3.3 (10.3.3) Soziale Heilung

Bei über 40% ist langfristig eine dauerhafte Heilung zu erwarten. In der Mehrzahl der Fälle ist volle Erwerbsfähigkeit auf früherem beruflichen Niveau wieder möglich. G. Huber schreibt dazu: „Insgesamt sind 56% der Schizophrenen nach jahrzehntelangem Verlauf sozial geheilt, d.h. in ihrem früheren (38%) oder in einem anderen (18%) Beruf voll erwerbstätig, obschon nur bei 10% der sozial geheilten Probanden extramurale Rehabilitationsmaßnahmen zum Zuge kamen." (G. Huber, Psychiatrie, Schattauer-Verlag, Stuttgart, S. 174.)

Ob es „wirkliche" Heilungen im medizinischen Sinne gibt, darüber wurde viel und ausgiebigst gestritten. Die Fälle mit sog. sozialer Heilung sind aber relativ häufig und zwar in dem Sinne, daß

* wieder volle Arbeitsfähigkeit besteht
* die Patienten sich subjektiv wohlfühlen
* die Patienten ihren Angehörigen einen gesunden Eindruck machen
* bei ärztlichen Nachuntersuchungen psychotische Symptome nicht mehr nachweisbar sind

Zu beachten ist jedoch, daß der früher schizophren Erkrankte das Krankheitsgeschehen subjektiv beurteilt und selten eine wünschenswert objektive Krankheitseinsicht erlangt. Verhältnismäßig häufig sind Wesensverschiebungen (sonderlinghaftes Wesen), die dann eine völlige soziale Heilung verhindern.

Eine vollständige soziale Heilung wird verhindert durch

* mißtrauisches Verhalten der Angehörigen und anderer Menschen gegenüber dem Kranken
* Verlust des Arbeitsplatzes
* Ehescheidung

3.3.4 (10.3.4) Kriterien für psychopathologische und soziale Langzeitprognose

Wie bereits in Abschnitt 3.3.2 erwähnt, ist es meist nicht möglich, bereits zu Beginn der Erkrankung eine sichere Prognose zu stellen. Jedenfalls fehlen sichere Kriterien im Erkrankungsbeginn, die eine Richtungsprognose und die langfristige psychopathologische und soziale Rückbildung vorauszusagen erlauben. Für den Einzelfall besagen statistische Korrelationen nichts Zwingendes; prognostische Kriterien sind unsichere Kriterien. Trotzdem seien der Vollständigkeit halber nachfolgend die prognostischen Einzelkriterien für eine positive und negative Richtungsprognose erwähnt (siehe auch Abschnitt 3.3.2 und 3.3.3).

Positive prognostische Einzelkriterien
* weiterführende Schulbildung
* psychisch-reaktive Auslösung
* pyknischer Körperbau
* katatone Symptomatik
* uncharakteristische Denkstörungen
* Wahnwahrnehmungen
* wahnhafte Personenverkennung
* Depersonalisation
* Dominieren depressiver und manischer Syndrome im Erkrankungsbeginn
* kontaktfähige Primärpersönlichkeit

Negative prognostische Einzelkriterien
* Schulversagen
* längere Prodrome
* abnorme Primärpersönlichkeit
* leibliche Halluzinationen
* akustische Halluzinationen
* asthenischer Körperbau
* Dominieren hebephrener Symptomatik im Erkrankungsbeginn
* atrophische und dysplastische Veränderungen an den Hirnkammern
* häufige Schübe in kurzen Abständen

Keinen sicheren Einfluß auf die Dauerprognose haben dagegen soziale Schicht der Elternfamilie, gestörte Familienverhältnisse in der Kindheit, Häufigkeit des Vorkommens schizophrener Erkrankungen in der Blutsverwandtschaft und Erkrankungsalter (sog. Familienfaktoren sind keine Prognosefaktoren).
Die Prognose ist aber besser, wenn ein aus stationärer Behandlung Entlassener nicht in das Elternhaus zurückkehrt.

3.3.5 (10.3.5) Schizophrene Persönlichkeitsveränderungen, Residualzustände (siehe auch 3.3.2)

Grundsätzlich sollte man sich merken: Schizophrenie ist keinesfalls stets unheilbar, führt nicht immer zu einer spezifischen psychischen Veränderung und ist nicht dauernd progredient.

Teilremittierte und chronische Schizophrenien zeigen einen großen Formenreichtum. Faßt man die verschiedenen Remissions- und Defizienztypen zusammen, so ergeben sich drei Hauptgruppen: Vollremissionen (22%), uncharakteristische Remissionstypen (43%), charakteristische Defizienztypen (35%).

Bei den mehr oder minder uncharakteristischen Remissionstypen handelt es sich um sogenannte „reine Defekte". Vereinzelt spricht man auch von „dynamischer Insuffizienz" oder von „Reduktion des psychischen energetischen Potentials". Zu den uncharakteristischen Remissionstypen zählt man die Minimalresiduen, leichte reine Residuen (23,5%!), erhebliche reine Defektzustände und Strukturverformungen ohne Psychose.

Zu den Geheilten rechnet man auch Patienten mit sehr leichten Residuen (30 - 50%).

Die typisch schizophrene Defektpsychose (35%) ist, wie der Name bereits sagt, „spezifisch schizophren". Es zeigen sich typisch „spezifische" psychische Veränderungen: kühle Isolierung, Gemütsabstumpfung, Denkzerfahrenheit, fehlende Krankheitseinsicht, Uneinfühlbarkeit, Autismus. Beim reinen Defekt (uncharakteristischer Residualzustand) sind sich die Patienten ihres „Defektes" allerdings bewußt. Mit Sicherheit leiden sie unter der „Mangelerscheinung". Darunter versteht man die gewöhnlich irreversible Störung seelischer Dynamik.

Nachfolgend die häufigsten Klagen und Störungen beim reinen Defekt: Zoenästhesien und Dysthymie, zoenästhetische Flachwellen, Erschöpfbarkeit und Ermüdbarkeit, Einbuße an Energie, Ausdauer, Geduld und Spannkraft, kognitive Störungen, erhöhte Erregbarkeit und Beeindruckbarkeit, Leistungsinsuffizienz, Störung des Allgemeinbefindens, erhöhtes Schlafbedürfnis, erlebte Antriebs- und Gefühlsverarmung, Freudlosigkeit, Entschlußlosigkeit, vegetative Störungen, Witterungsüberempfindlichkeit, sensorische Überempfindlichkeit und „Gefühl der Gefühllosigkeit".

Bei den aufgeführten Störungen handelt es sich um sogenannte uncharakteristische (reine) Residualzustände (Potentialreduktion). Jedenfalls sollte die Bezeichnung „reiner Residualzustand" oder „reiner Defekt" den Termini „schizophrene Persönlichkeitswandlung" und „Wesensänderung" vorgezogen werden. Die Patienten sind in ihrer Dynamik reduziert, die zentrale Substanz des Charakters und des Wesens ist jedoch nicht verändert; den Patienten fehlt etwas, was ihnen vorher verfügbar war!

Residualzustände können durch soziale Unterstimulation, also durch Inaktivität oder Isolierung eine Verstärkung erfahren.

Ein unverrückbarer Dauerzustand ohne Schwankungen im Verlauf liegt nur sehr selten vor, weshalb der Begriff „Endzustand" möglichst vermieden werden sollte. Etwa 75% der Patienten erreichen nach jahrzehntelangem Verlauf allerdings doch einen relativ stationären, einigermaßen stabilen Zustand. Schwankungen im Verlauf treten aber trotzdem immer wieder auf, was bereits in den vorangegangenen Abschnitten mehrfach betont wurde. Die sozial remittierten uncharakteristischen Residualsyndrome zeigen nur selten eine weitere Verschlechterung. Meist kommt es im Laufe der Jahre zu einer besseren Lebensanpassung (siehe auch Abschnitt 3.3.3).

Mit Sicherheit kann gesagt werden, daß der schizophrene Residualzustand nicht direkt Folge des Krankheitsprozesses, sondern das Ergebnis eines psychodynamischen Abwehrvorganges darstellt. Dadurch, daß der Patient ein größeres oder kleineres Stück von der Lebensrealität abweicht, gelingt ihm eine Entlastung von der Auseinandersetzung mit den diversen schizophrenen Erlebnisveränderungen. Der Residualzustand kann also als eine Art Schutzwall gegen erneute Aktualisierung der akuten Symptomatik und der unbewältigten Konflikte angesehen werden. Durch uncharakteristische Residualzustände (Potentialreduktion) gelingt dem Patienten eine Bewältigung der Konflikte und eine Entlastung von der akuten Symptomatik. Wie bereits oben erwähnt, kann die Entwicklung des Residualzustandes durch äußere Faktoren durchaus ungünstig beeinflußt werden. Inaktivität und Isolierung des Kranken im psychiatrischen Krankenhaus älteren Stils führt häufig zur Verstärkung der Residualsymptomatik. Ein Teil der Residualsymptome sind somit „Anstaltsartefakte".

3.3.6 (10.3.6) Unterformen der Schizophrenie

Entsprechend der klassischen Einteilung ergeben sich sechs verschiedene klinische Unterformen:

1. katatone Form (Kahlbaum)
2. hebephrene Form (Hecker) (desorganisierter Typus)
3. paranoid-halluzinatorische Form (Kraepelin)
4. Schizophrenia simplex
5. zoenästhetische Form (Huber)
6. schizo-affektive Form
7. chronische Formen (residualer Typus)

Diese Symptomenbereiche stehen nicht isoliert nebeneinander, sondern gehen fließend ineinander über. Die einzelnen Syndrome können im Verlauf der Erkrankung nacheinander auftreten oder sich in wiederholtem Wechsel zeigen. Die Verlaufstendenz ist dabei jeweils die gleiche.

Katatone Form

Im allgemeinen ist die Prognose als relativ günstig zu bezeichnen, außer bei Patienten im jugendlichen Alter. Neben den eigentlichen katatonen Symptomen beobachtet man ferner Wahnerscheinungen und Halluzinationen. Selten vermißt man katatone Symptome bei chronisch verlaufenden Schizophrenien und bei ausgeprägten Residualzuständen. Allerdings beobachtet man katatone Formen selten bei Spätschizophrenien; schweren katatonen Formen begegnet man heute aufgrund der Entwicklung neuer Pharmaka selten.

Einen besonderen Verlaufstyp stellt die episodische Katatonie dar. Diese zeigt eine akut auftretende und zudem stark ausgeprägte Symptomatik bei guter therapeutischer Beeinflußbarkeit und kurzer Dauer der jeweiligen Krankheitsabschnitte.

Eine maximale Steigerung der Katatonie ist die **perniziöse Katatonie**, bei der akute Lebensgefahr besteht. Es kommt zu hohem Fieber, Kreislaufstörungen, Zyanose, Unterhautblutungen, manchmal hochgradigen Erregungszuständen bis hin zur Selbstvernichtung, mitunter aber auch zu maximalem Stupor bei stark erhöhtem Muskeltonus und deutlich erkennbarer affektiver Gespanntheit (sog. stille Erregung). Die Kreatinkinase ist im Blut erhöht und es kommt als Zeichen einer schweren Muskelschädigung zur Myoglobinurie mit Gefahr des akuten Nierenversagens. Therapie der Wahl ist die Elektrokrampftherapie, evtl. auch hochdosierte Infusionstherapie mit Glianimon® differentialdiagnostisch abzugrenzen von der perniziösen Katatonie ist das maligne neuroleptische Syndrom (s.S. 159).

Zur katatonen Symptomatik gehören folgende Begriffe:

a) **Sperrung**
Die Patienten halten mitten in der Bewegung inne, da der Antrieb gesperrt (erlahmt) ist. Extrem der Sperrung ist der katatone Stupor.

b) **Stupor**
Der Kranke liegt fast unbeweglich im Bett, der Antrieb ist auf ein Minimum reduziert. Das Bewußtsein ist voll erhalten, d.h. der Patient versteht, was ihm gesagt wird (siehe auch 3.2.8). Bei ausgeprägtem Stupor liegt der sogenannte Mutismus vor (Steigerung des Stupors).

c) **Mutismus**
Hier liegt der Kranke völlig unbeweglich und stumm im Bett. Auch hier ist das Bewußtsein voll erhalten, der Antrieb maximal vermindert.

d) **Negativismus**
Befehle oder Anregungen erwecken im Patienten entgegengesetzte Impulse, ein grundsätzliches Widerstreben. Die Patienten führen genau das Gegenteil von dem aus, was ihnen aufgetragen wird. Für Kraepelin ist der Negativismus eine krankhafte Veränderung der Willensantriebe. Man unterscheidet zwischen äußerem und innerem Negativismus. Zum äußeren Negativismus gehört der passive Negativismus

.(Widerstand gegen passive Bewegungen) und der aktive Negativismus (Befehlsnegativismus). Zum inneren Negativismus rechnet man den Willensnegativismus und den intellektuellen Negativismus.
Wie gesagt: Die Patienten tun nicht das, was ihnen aufgetragen wird, sondern immer das Gegenteil. Keinesfalls handelt es sich hierbei um Böswilligkeit, sondern vielmehr um Zwang. Beim inneren Negativismus handeln die Kranken gegen ihre eigentlichen Antriebe.
Beispiele: Der Patient ißt seine Suppe mit der Gabel und den Nachtisch mit dem Suppenlöffel. Andere Patienten wiederum sagen bei einer jeden Äußerung immer das Gegenteil: „Ich bin beim Arzt, ich bin nicht beim Arzt" (intellektueller Negativismus).
Nicht selten ist der Negativismus die Ursache von Aggressionen oder gar Wutanfällen.

e) **Katalepsie**
Der Patient nimmt meist eine unbequeme Haltung ein, in der er tage- oder wochenlang verharrt. Die einen stehen mehrere Stunden oder gar Tage auf einem Bein, halten beide Arme nach oben und verharren in dieser Stellung. Diese Zustände führten früher häufig zu organischen Schäden (z.B. Skoliose, Kyphose). Nicht selten wurden solche unbequemen Stellungen monate-, ja sogar jahrelang beibehalten. Heutzutage sind kataleptische Dauerzustände selten.

f) **Erregung**
Gegenteil des katatonen Stupors! Sie äußert sich in psychomotorischer und sprachlicher Erregung: Die Patienten schreien, lärmen, schlagen Purzelbäume, hüpfen über die Betten und schaukeln an der Deckenlampe. Sie wippen auf dem Stuhl, schlagen gegen die Wand, dann mehrere Male auf den Tisch, klemmen ihre Beine in stark verrenkter Stellung zwischen die Heizungsrippen, schimpfen, lachen, weinen, spucken usw. Häufig ist während diesen katatonen Erregungszuständen das Bewußtsein ausnahmsweise für kurze Zeit leicht getrübt (ansonsten nicht der Fall).

g) **Stereotypien**
Rhythmisch ablaufende Bewegungsstereotypien oder sprachliche Stereotypien (Verbigeration). Die Patienten machen tagelang die gleichen Bewegungen oder laufen ständig mit gleicher Schrittzahl im Zimmer auf und ab. Die Sprachstereotypien haben zwanghaften Charakter und können vom Zwang kaum unterschieden werden.
Beispiel: Ein Patient murmelt ununterbrochen: „Ich kann mir dies vorstellen, ich kann mir dies nicht vorstellen, ich kann mir dies vorstellen, ich kann mir dies nicht vorstellen, ich kann . . ." Auch die Manieriertheit kann den Stereotypien zugeordnet werden (siehe auch 3.2.8).

h) Befehlsautomatie
Zwanghaftes Befolgen von Befehlen gegen den eigenen Willen. Der Kranke führt alles aus, was man ihm befiehlt. Gerade bei den Schizophrenien sind Automatismen besonders häufig.

i) Echopraxie und Echolalie
Bei der Echopraxie ahmen die Patienten vorgemachte Bewegungen nach; bei der Echolalie sprechen sie vorgesprochene Sätze oder Worte mechanisch nach. Auch hier besteht Verwandtschaft zum Zwang.

Hebephrene Form

Typisch ist die läppische Gestimmtheit, ferner die affektive Verflachung und Enthemmung. Meist beginnt diese Form im Jugendalter und zeigt oft eine ungünstige Prognose an.

Folgen der hebephrenen Symptomatik im weiteren Verlauf andere Schizophreniesymptome, so ist dies ein prognostisch besseres Zeichen.

Zur hebephrenen Form schreibt E. Bleuler: „Schizophrenien mit akzessorischen Symptomen verschiedener Art und wechselnder Stärke haben den Namen Hebephrenie behalten, obwohl er nicht mehr auf den jetzigen Begriff paßt. Im jetzigen Begriff der Hebephrenie spielt das Alter des Beginns keine maßgebende Rolle, wenn auch die meisten Fälle in und bald nach der Pubertät erkranken. Er bildet jetzt den großen Topf, in den die Formen geworfen werden, die nicht bei den anderen unterzubringen sind" (E. Bleuler).

Paranoid-halluzinatorische Form

Paranoid-halluzinatorische Symptome beobachtet man bei den meisten schizophrenen Verläufen. Rein paranoid-halluzinatorische Symptomatik ist nicht allzu häufig, und derartige Schizophrenieformen beginnen in der Regel später als andere. Das Erkrankungsmaximum liegt etwa im 4. Lebensjahrzehnt. Bricht die Krankheit im 5. Lebensjahrzehnt oder noch später aus, spricht man von **Spätschizophrenien**, welche chronisch und blande verlaufen. Die Prognose ist also recht günstig, und die Gesamtpersönlichkeit bleibt im großen und ganzen relativ gut erhalten. Ein Persönlichkeitsverfall läßt sich kaum nachweisen. Trotzdem scheinen die paranoid-halluzinatorischen Erlebnisse überaus hartnäckig zu sein.

Die Wahnideen tendieren in Richtung Beeinträchtigung, Verfolgung, Größenwahn oder Hypochondrie. Der Beginn der paranoid-halluzinatorischen Form ist entweder akut oder uncharakteristisch schleichend, wobei letzteres häufiger vorkommt.

Zur paranoid-halluzinatorischen Form der Schizophrenie (kurz: paranoide Schizophrenie) muß auch ein Teil der schizophrenen Querulanten gerechnet werden, welche gegen eingebildete Beeinträchtigungen immer wieder Gerichte anrufen und trotz Abweisungen mit dem Klagen nicht aufhören.

Schizophrenia simplex

Selten wird der Beginn dieser Form bemerkt, und der Verlauf ist wenig dramatisch. Akute Syndrome mit katatoner oder paranoid-halluzinatorischer Symptomatik werden nicht beobachtet. Die Grundsymptome der Schizophrenie entwickeln sich sehr langsam und zunächst kaum spürbar. Die Patienten fallen durch Mangel an Vitalität und Dynamik, ferner durch fehlende Initiative und Schwunglosigkeit auf. Der Erkrankungsbeginn liegt jedoch meist bereits mehrere Jahre zurück. In vielen Fällen wird die Erkrankung durch das Nachlassen beruflicher Leistungen und durch den Verlust mitmenschlicher Beziehungen bemerkt.

Akzessorische Symptomatik (Wahn, Halluzinationen, katatone Störungen) fehlt häufig. Trotz des zunächst leichten Verlaufs zeigt die Schizophrenia simplex doch eine – wenn auch langsame – Progredienz und führt häufig zu ausgeprägten Residualzuständen. Die Prognose insgesamt ist also schlecht.

Die Schizophrenia simplex äußert sich fast ausschließlich in schizophrenen Grundsymptomen, akzessorische Symptome fehlen meist. Eine therapeutische Beeinflussung ist im Vergleich zu den übrigen Schizophrenieformen weniger gut möglich.

Oft finden sich leichtere Formen von Schizophrenia simplex unter Angehörigen von Schizophrenen mit ausgeprägter Symptomatik. Meist kommen diese Patienten nie als Kranke in klinische oder ambulante Behandlung. Trotzdem aber nimmt bei ihnen progredient Verschrobenheit und Autismus zu; letzterer kann aber auch bei Verläufen mit blandem Wesenswandel als Frühsymptom auftreten. Man spricht auch von sogenannter latenter Schizophrenie. Unerkannt latente Schizophrene sind häufig Sonderlinge und Eigenbrödler und fallen ihren Mitmenschen durch eigenartige Verhaltensweisen, Sturheit und mangelhafte Anpassungsfähigkeit auf.

Zoenästhetische Form (siehe 3.2.5)

Hier stehen halluzinatorische Mißempfindungen im Vordergrund, andere akzessorische Symptome werden kaum beobachtet. Diese Form verläuft im allgemeinen langsam progredient und ist therapeutisch schwer beeinflußbar. Meist ist es schwierig, die zoenästhetische Form der Schizophrenie gegenüber hypochrondrischen Syndromen bei Hirnatrophien abzugrenzen. Besteht der Eindruck des „Gemachten", so spricht dies eher für eine Schizophrenie. Dabei sei jedoch erwähnt, daß bei der zoenästhetischen Form lediglich das „Gemachte", jedoch nicht das „von außen Gemachte" vorherrscht.

Schizo-affektive Formen (Schizoaffektive Psychose, siehe auch Kapitel 2)

Unter einer schizo-affektiven Psychose versteht man eine endogene Psychose, die sowohl eine manische und/oder depressive als auch schizophrene Symptomatik bietet. In manchen Fällen beginnt eine Schizophrenie mit manischen oder depressiven

Phasen, so daß häufig zunächst eine Zyklothymie diagnostiziert wird. Erst mit der Zeit wird dann die Symptomatik in den psychotischen Phasen deutlich schizophren. Aber auch die Umkehrung dieses soeben geschilderten Sachverhaltes wird beobachtet.

Besteht bei schizo-affektiven Formen eine Depressivität, so wirkt diese meist oberflächlich und steif und erinnert nicht an das bei der endogenen Depression und anderen Depressionsformen bekannte depressive Bild. Evtl. vorliegende Wahnideen wirken komplizierter und unsinniger als bei den anderen typischen Depressionen. Mitunter geht die depressive Stimmung auch mit Größenideen einher, und die Denkstörung ist nicht nur eine reine Hemmung, sondern vielmehr eine Mischung aus Hemmung und Zerfahrenheit. Neben der Zerfahrenheit finden sich bizarre Einfälle, und ein evtl. manischer Beschäftigungsdrang erscheint dem Beobachter eher als unverständlicher Bewegungsdrang. Relativ häufig sind völlig unmotiviert erscheinende Wutausbrüche.

Weitere schizophrene Sonderformen

Borderline-Schizophrenie

Unter der Borderline-Schizophrenie, auch Borderline-Störung genannt, wird vielfach nur eine psychische Erkrankung verstanden, von der man nicht genau weiß, ob sie zur Schizophrenie, zu den Neurosen oder zum manisch-depressiven Kranksein gehört. Andere Autoren wiederum umschreiben den Begriff deutlich enger, jedoch weniger nach nosologischen und klinischen Gesichtspunkten als vielmehr nach der in der Psychoanalyse gewonnenen Auffassung der Psychodynamik.

An Symptomen begegnet man impulsiven Gefühlsausbrüchen, Unregelmäßigkeit und Widersprüchlichkeit der Gefühlsbeziehungen, Unsicherheit über die eigene Identität, gelegentlich Wahnbildungen und Verstimmungen. Es fehlt jedoch die schizophrene Zerfahrenheit. Einige Autoren fanden in der Psychoanalyse eine Gespaltenheit (sog. „splitting") der affektiven Zuwendungen.

Die Patienten finden ihr Selbst nicht; sie tun einem Menschen einmal Gutes, ein anderes mal wieder Böses an, sind einmal freundlich, dann wieder bösartig. Um eine Selbstfindung zu erreichen, müssen sie manchmal die eine, dann wieder eine andere innere Haltung einnehmen. Auffällig ist weiterhin das ambivalente Verhalten, das sich nahezu auf alle Lebensbereiche erstreckt.

Akute schizophrene Episode

In diesem Fall tritt anders als bei den bisher beschriebenen reinen schizophrenen Störungen ein traumartiger Zustand mit leichter Bewußtseinstrübung und Ratlosigkeit auf. Für den Patienten bekommen Gegenstände, Leute und Ereignisse eine persönliche Bedeutung und relativ häufig sind Beziehungsideen und emotionale Unruhe vorhanden. In der Regel kommt es zur Rückbildung innerhalb weniger Wochen oder Monate, auch ohne jegliche Behandlung.

Synonyma: Oneirophrenie, schizophreniforme Episode, schizophreniforme Psychose.

Kinder-Schizophrenien

Heute ist man sich immer noch nicht darüber einig, ob Kinder überhaupt an Schizophrenie erkranken können. Jedenfalls kann man in den Jahren vor der Pubertät nur in sehr seltenen Fällen von Schizophrenie sprechen, da hier schwere Persönlichkeitsstörungen relativ selten auftreten.

Die kindlichen Persönlichkeitsstörungen treten in Erscheinung als gestörte Kind-Eltern-Beziehung, als eigenartige Sprachstörungen (unnatürliche, gezierte Aussprache, Lispeln, stereotypes Wortwiederholen), als eigenartige Anfälle und inadäquate Affektäußerungen, manchmal auch in Form von Depersonalisationserscheinungen. Die typischen Schizophreniesymptome des Erwachsenen (wie Halluzinationen, festgefügte Wahnideen, Zerfahrenheit des Denkens) werden praktisch nicht beobachtet.

Schwierig ist grundsätzlich die Abgrenzung gegenüber Folgen von Hirnkrankheiten und gegenüber dem kindlichen Autismus. Letzterer wird nicht den kindlichen Schizophrenien zugerechnet. Schwierig ist auch die Abgrenzung kindlicher Schizophrenien gegenüber reaktiven Entwicklungsstörungen bei ungünstigem Familienmilieu (Aufwachsen in Isolierung, bei geisteskranken Müttern, usw.).

Wahnerkrankungen im höheren Lebensalter: Hierzu gehören alte Schizophrene, Altersschizophrenien, Kontaktmangelparanoid, Kontaktmangelhalluzinose und paranoide Rückbildungspsychose (Vorläufer hirnorganischen Abbaus).

3.4 (10.4) DIAGNOSTIK UND DIFFERENTIALDIAGNOSTIK

3.4.1 (10.4.1) Diagnostische Bedeutung der Symptome

Zwar ist es wichtig, eine Schizophrenie rechtzeitig zu diagnostizieren, um sie entsprechend zu behandeln, allerdings muß vor einer leichtfertigen Diagnose „Schizophrenie" gewarnt werden. Eine Diagnosestellung wird vor allem dann erschwert, wenn der Krankheitsprozeß sich allmählich schleichend mit entsprechenden Prodromalerscheinungen entwickelt. Einfacher und sicherer wird die Diagnosestellung, wenn wiederholte Schübe aufgetreten sind.

Besonders die **Grundsymptome der Schizophrenie**, Störungen des Denkens, der Affektivität und des Antriebes (in erster Linie Zerfahrenheit, Ambivalenz und Autismus) führen meist zur richtigen Diagnose; denn diese Symptome finden sich in typischer Ausprägung nie bei anderen Psychosen. Unter den Grundsymptomen im Sinne von E. Bleuler stehen die Denkstörungen an erster Stelle. Aus diesem Grund nennt man auch die endogenen Psychosen vom schizophrenen Typ „Geisteskrankheiten" im

Gegensatz zum melancholisch/manischen Typ, den „Gemütskrankheiten".
Die akzessorischen Symptome (Wahn, Halluzinationen, katatone Erscheinungen) können für sich allein hingegen die Diagnose einer Schizophrenie nicht begründen. Wir kennen jedoch besondere Kriterien, die zusammen mit einigen anderen Merkmalen auf eine Schizophrenie hinheuten. Man nannte diese Merkmale (nach K. Schneider) „Symptome 1. Ranges".

Beachte: Denkstörungen gehören zu den Grundsymptomen der Schizophrenie, nicht aber die Gedächtnisstörungen (z.B. Merkstörungen).

Symptome 1. Ranges

a) Akustische Halluzinationen (dialogische Stimmen, kommentierende Stimmen, Gedankenlautwerden)

b) Leibhalluzinationen (leibliche Beeinflussungserlebnisse, aber nicht Zoenästhesien)

c) Schizophrene Ichstörungen (Gedankeneingebung, Gedankenentzug, Gedankenausbreitung, Willensbeeinflussung)

d) Wahn (Wahnwahrnehmung, aber nicht Wahneinfall)

Die genannten Symptome 1. Ranges dürfen nicht mit den Grundsymptomen der Schizophrenie verwechselt werden. Symptome 1. Ranges lassen sich nicht bei allen Schizophrenien nachweisen und werden deshalb als akzessorische Symptome bezeichnet. Allerdings sichert deren Auftreten die Diagnose „Schizophrenie", wobei aber eine symptomatische Psychose aufgrund organischer Allgemein- oder Hirnkrankungen auszuschließen ist, mit anderen Worten: Wo bei Bewußtseinsklarheit sich Symptome 1. Ranges einwandfrei nachweisen lassen, ist die Diagnose „Schizophrenie" dann gesichert, wenn körperliche Grundkrankheiten nicht zu finden sind. Es muß gesagt sein, daß alle Symptome 1. Ranges auch im Rahmen körperlich begründbarer Psychosen auftreten können (z.B. Epilepsien, Intoxikationen, Enzephalitiden, andere symptomatische Psychosen). Symptome 1. Ranges lassen sich, wie bereits erwähnt, nicht in jedem Stadium und bei jeder Schizophrenieform finden, d.h. Symptome 1. Ranges sind nicht obligat für die Diagnose „Schizophrenie".

Auch andere abnorme Erlebnisweisen, die sog. Symptome 2. Ranges und die Ausdruckssymptome, lassen in ihrer Häufung und Verbindung die Diagnose „Schizophrenie" zu. Symptome 2. Ranges und auch Ausdruckssymptome sind jedoch von weit geringerem diagnostischen Gewicht.

Symptome 2. Ranges

a) Sonstige akustische Halluzinationen

b) Zoenästhesien

c) Halluzinationen auf anderen Sinnesgebieten (optische, olfaktorische, gustatorische Halluzinationen)

d) Wahneinfall (nicht Wahnwahrnehmung)

Ausdruckssymptome: Hierzu gehören Denkstörungen (Zerfahrenheit), Sperrung und Gedankenabbrechen. Ferner katatone Störungen mit psychomotorischer Erregung, Sprachstereotypien, Bewegungsstereotypien, Manierismen, Befehlsautomatien (Echolalie, Echopraxie), sonstige Automatismen (Gegengreifen, Negativismus), Grimassieren, Sperrung, Mutismus, Stupor, Katalepsie, Haltungsstereotypien. Ferner rechnet man zu den Ausdruckssymptomen die schizophrenen Affekt- und Kontaktstörungen, die Ausdrucksstörungen (sogenannte ästhetische Symptome).
Weit wichtiger als alle genannten Einzelsymptome ist jedoch für die Diagnose der Gesamteindruck des Unzulänglichen, Fremdartigen und Unverständlichen. Die eindeutige Störung mitmenschlicher Beziehungen ist besonders charakteristisch.

3.4.2 (10.4.2) Differentialdiagnose

Die Diagnose „Schizophrenie" sollte nicht gestellt werden (selbst bei typischer Symptomatik), wenn eine körperliche Erkrankung mit Gehirnschädigung oder zumindest Hirnbeteiligung feststellbar ist. Auch bei einer früheren organischen Hirnschädigung (Anamnese, Befund) darf keine Schizophrenie diagnostiziert werden. Für diese Fälle prägt man den Ausdruck „symptomatische Schizophrenie", wobei es sich hier um eine symptomatische Psychose mit schizophrenieartiger Symptomatik handelt.
Alle schizophrenen Erlebnisweisen 1. und 2. Ranges können vereinzelt auch bei Psychosen auf der Basis einer charakterisierbaren Grundkrankheit vorkommen.
Symptomatische Schizophrenien beobachtet man hauptsächlich in folgenden Fällen:

* Arzneimittelabusus oder Arzneimittelunverträglichkeit
* Endokrinopathien (Cushing-Syndrom, Hyperthyreosen, Morbus Addison)
* primäre Hirnkrankheiten (Enzephalitiden, rheumatische Enzephalopathien), Contusio cerebri, Hirntumoren, usw.)
* Hirnarteriosklerosen

Bei Epilepsien beobachtet man neben psychoorganisch-ähnlichen Dämmerzuständen auch produktiv-psychotische schizophrene Episoden. Paranoid-halluzinatorische Symptomatik oder andere schizophrene Bilder sieht man gelegentlich beim hirnlokalen Psychosyndrom (z.B. Morbus Pick, Huntingtonsche Erkrankung, postenzephalitischer Parkinsonismus) und bei L-Dopa-Therapie.
Besonders häufig können in folgenden Fällen Symptome auftreten, die zur Fehldiagnose „Schizophrenie" verleiten:
* Schwerhörigkeit (mit paranoider Entwicklung)

* akuter Rauschmittelgebrauch
* chronischer Rauschmittelgebrauch (z.B. Mescalin)
* Mißbrauch von Psychoanaleptika
* chronischer Alkoholismus

An diese vier Möglichkeiten muß immer gedacht werden.

Oftmals Schwierigkeiten bereitet die Differenzierung von Zyklothymie und Schizophrenie, gerade in wenig ausgeprägten Fällen. Die Grenzen verwischen bei Übergangsformen. Dabei ist es häufig Ermessenssache, ob Grenzfälle der Schizophrenie oder der Zyklothymie zugerechnet werden. Am sinnvollsten erscheint der Vorschlag von Tölle: „Zweckmäßiger erscheint es aber, die Übergangsformen nicht um jeden Preis einem der beiden Psychosenkreise zuzuordnen, sondern davon auszugehen, daß es zwischen den beiden großen Gruppen endogener Psychosen, den Zyklothymien oder den Schizophrenien, ein breites Übergangsfeld gibt. Wenn eine endogene Psychose nicht zweifelsfrei schizophrener oder zyklothymer Art ist, wird daher empfohlen, von atypischer endogener Psychose, Mischpsychose oder am besten von schizoaffektiver Psychose zu sprechen" (Tölle, Psychiatrie, Springer-Verlag, Berlin).

Nicht selten wird bei schweren therapieresistenten psychopathischen und neurotischen Störungen fälschlicherweise eine Schizophrenie diagnostiziert. Hält man sich jedoch streng an die Grundsymptomatik der Schizophrenie, so läßt sich dieser Fehler meist vermeiden; denn bei neurotisch-psychopathischen Störungen sind schizophrene Grundsymptome nicht zu finden.

Grundsätzlich sind vor der Diagnosestellung „Schizophrenie" andere Erkrankungen mit ähnlichem Erscheinungsbild auszuschließen. Häufig bereitet die Abgrenzung gegenüber neurotischen bzw. psychopathischen Störungen erhebliche Schwierigkeiten. Bevor leichtfertig die Diagnose gestellt wird, sollten psychisch Kranke auf das sorgfältigste untersucht werden (sowohl neurologisch als auch internistisch), da häufig körperliche Krankheiten Ursache der psychischen Symptomatik sein können. Ferner ist es sinnvoll, nach Mißbrauch verschiedener Drogen zu fahnden. (Näheres dazu im Kapitel 5).

3.4.3 (10.4.3) Psychodiagnostische Testverfahren

Bis heute ist noch kein Testverfahren bekannt, welches hinsichtlich seiner Validität bezüglich diagnostischer Entscheidungen bei unklaren Psychosen den Anforderungen moderner Testkonstruktionen voll entsprechen würde. Die Ursache liegt unter anderem vor allem im Fehlen eines eigenständigen psychologischen Schizophreniebegriffes. Auch wenn die Denkstörung das Kernproblem der Schizophrenie ist, bringen Intelligenz- und Leistungstests (z.B. HAWIE) kaum sinnvolle Ergebnisse; denn bekanntlich ist der Intellekt bei Schizophrenie fast durchweg ungestört. Typische schizophrene Denkstörungen, z.B. Zerfahrenheit, können folglich mit Intelligenztests nicht erfaßt werden.

Wenn überhaupt, bedient man sich vorwiegend projektiver Testverfahren, in welchen der Patient ihm vorgelegte Bilder interpretieren oder entsprechend anordnen muß. Allerdings ist der Wert solcher Testverfahren vielfach umstritten. Nachfolgend genannte Tests finden bzw. fanden Anwendung:

1. **Rorschach-Test**
   Bei diesem Test handelt es sich um das klassische projektive Testverfahren. Besonders optimistische Untersucher wollen mit diesem Testverfahren annähernd 90% der psychotischen Störungen richtig diagnostizieren können. Hinsichtlich solcher Angaben bestehen allerdings erhebliche Zweifel. Wenn man den Rorschach-Test weniger zur Diagnose als zur Erfassung psychodynamischer Zusammenhänge einsetzt, ergibt die Anwendung des Tests bei Schizophrenen doch noch einen Sinn.
   Angeblich können unbekannt gebliebene paranoide Einstellungen erkennbar gemacht werden. Manchmal tritt im Rorschach-Test eine homosexuelle oder sexuelle Thematik mehr oder weniger deutlich hervor.
   Grundsätzlich sei aber bemerkt: Das Testverfahren soll lediglich als Ergänzung der klinischen Diagnostik gesehen werden und nicht als eigentliches Diagnoseverfahren.

2. **Weiterentwickelter Rorschach-Test (Holtzmann)**
   „Testfetischisten" und optimistische Befürworter psychologischer Tests sprechen von 85% richtiger Diagnosen, was allerdings (nach Ansicht des Autors) kaum zutreffen dürfte.

3. **KTSA (Kahn Test of Symbol Arrangements)**
   Der Patient wird aufgefordert, diverse Kunststoffiguren einander zuzuordnen. Richtige Schizophrenie-Diagnosestellung in angeblich „75% (!) der Fälle".

4. **BPRS (Brief-Psychiatric-Rating-Scale)**
   Die Skala wurde in erster Linie für erwachsene hospitalisierte Patienten, vorwiegend für Schizophrene entwickelt. Anwendung auch im Ambulanzbereich möglich.

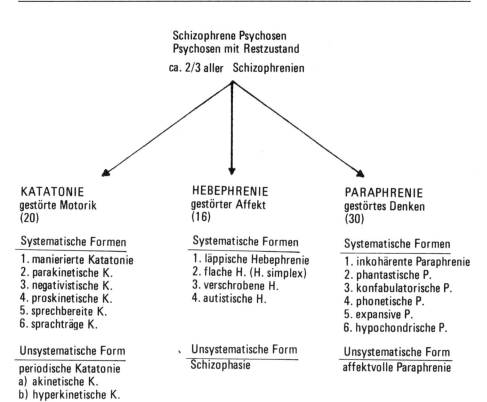

Abb. 12: Einteilung schizophrener Psychosen (nach W. Dietrich und K. Leonhard)

3.5 (10.5)   THERAPIE DER SCHIZOPHRENIE

3.5.1 (10.5.1)   Therapie akuter schizophrener Psychosen mit Neuroleptika

Siehe hierzu auch spezielle Pharmakologie (GK Kap. 19).

Die rasche Ausbreitung der Psychopharmakotherapie akuter schizophrener Psychosen hat seit Entwicklung des Chlorpromazins (1953) die anderen somatotherapeutischen Behandlungswege nahezu vollständig verdrängt. Lediglich für die Elektrokonvulsionstherapie sind auch heute noch einzelne Indikationsbereiche geblieben.

Die Psychopharmakotherapie der endogenen Psychosen, also auch der akuten schizophrenen Psychosen läßt sich heute durch keine andere Therapieform ersetzen und ist sozusagen das Kernstück jeder ärztlichen Behandlung eines Schizophrenen. Diese Tatsache verringert jedoch nicht die Verdienste und bestreitet nicht die Notwendigkeit zusätzlicher rehabilitativer, sozio- und psychotherapeutischer Maßnahmen.

Neuroleptika stehen bei der Psychopharmakotherapie der akuten schizophrenen Psychosen im Vordergrund. Grundsätzlich ist deren Anwendung aber erst nach einer exakten Diagnosestellung zulässig, wie dies auch für jede andere differente Behandlung gilt. Hierzu schreibt S. Döbler: „Wo das Bewußtsein der Notwendigkeit diagnostischer Klarheit aufhört, fängt auch bei der Behandlung psychiatrischer Störungen die Kurpfuscherei an" (S. Döbler, Krankengymnastik, In: S. Reimer (Hrsg.): Krankenhauspsychiatrie; ein Leitfaden für die praktische Arbeit. Fischer-Verlag, Stuttgart—New York, 1977).

Eine sichere Bestätigung der Diagnose „Schizophrenie" und auch eine angemessene Therapie wird wohl nur in einem psychiatrischen Krankenhaus sinnvoll und kontrolliert möglich sein. Die stationäre Behandlung wird schon deshalb erforderlich sein, weil der Krankheitsverlauf außerordentlich unberechenbar ist, Selbst- und Fremdgefährdung angenommen werden müssen und auch die Medikamentennebenwirkungen mitunter gravierend sein können.

Nur wenn die Diagnose seit längerer Zeit bekannt ist, selbst- und fremdaggressive Verhaltensweisen nie vorkamen und das familiäre und soziale Umfeld des Kranken eine ständige Betreuung sicherstellt, ist eine ambulante Behandlung gerechtfertigt.

In der Psychiatrie sind bei der Wahl eines geeigneten Medikamentes sowohl nosologische als auch syndromatologische Aspekte zu berücksichtigen. Keinesfalls darf man sich an einem Symptom allein orientieren, da dieses auch isoliert bei verschiedenen Grunderkrankungen auftreten kann. Als Beispiel sei hier die depressive Verstimmung genannt, die nur allzu oft undifferenziert ohne Berücksichtigung der Ätiologie therapiert wird. Zu beachten ist aber auch, daß die verschiedenen Erscheinungsbilder einer Schizophrenie durchaus nicht einheitlich behandelt werden und ein akutes Stadium einer ganz anderen Behandlung bedarf als etwa ein postpsychotisches, depressiv-asthenisches Basisstadium.

Bei der akuten schizophrenen Psychose jedoch stellen sich solche differentialtherapeutischen Fragen in der Regel nicht. Mittel erster Wahl sind hier, wie oben erwähnt, die Neuroleptika, deren Therapiebereich hauptsächlich die produktiv-psychotischen schizophrenen Erlebnisweisen wie Halluzinationen, Ich-Störungen, Denkzerfahrenheit, Wahnerleben, Katatonie und affektive Erregung sind. In diesem Rahmen sei erwähnt, daß die Wirkung der Neuroleptika nicht auf deren sedierende Wirkung zurückzuführen ist; bekanntlich beobachtet man bei anderen sedierenden Substanzen keinen antipsychotischen Effekt.

Grundsätzlich darf die Neuroleptikabehandlung beim akuten schizophrenen Schub nur unter strengen Kautelen erfolgen, und immer muß vor Beginn einer neuroleptischen Therapie eine eingehende körperliche Untersuchung durchgeführt werden (z.T. erhebliche Nebenwirkungen und Kontraindikationen!).

Die Schizophreniebehandlung mit Neuroleptika hat gegenüber älteren herkömmlichen Therapieformen und der heute verdrängten Insulinkur beachtliche Vorteile:

a) einfachere technische Durchführung der Behandlung
b) geringeres Behandlungsrisiko
c) subjektiv geringe Belastung für den Patienten
d) breites Wirkungsspektrum

Definition der Neuroleptika

Definitionen über Neuroleptika gibt es so viele wie Autoren. Die zutreffendste und umfassendste Definition scheint jedoch die von Hippius zu sein:
„Der klinisch-therapeutische Effekt der Neuroleptika beruht auf ihrer dämpfenden Wirkung auf psychomotorische Erregtheit, aggressives Verhalten, affektive Spannung, psychotische Trugwahrnehmungen, psychotisches Wahndenken, katatone Verhaltensstörungen und schizophrene Ich-Störungen. Wenn ein Pharmakon dieses Wirkungsprofil besitzt, sollte es – unabhängig davon, ob es extrapyramidal motorisch wirkt oder nicht – als Neuroleptikum bezeichnet werden" (Hippius).

Neuroleptika wirken
1. vegetativ sedierend und
2. antipsychotisch

Dabei ist zu beachten, daß die sedative Wirkung mit zunehmender antipsychotischer abnimmt. Die Einteilung erfolgt für den praktischen Gebrauch nach dem Verhältnis der vegetativ-sedierenden zur antipsychotischen Wirkung oder auch nach chemischen Merkmalen.
Neuroleptika blockieren postsynaptische dopaminerge Rezeptoren (D_2-R), was zu einer Aktivitätsminderung aller zentralnervösen dopaminergen Systeme führt. Sie beseitigen vorwiegend Plussymptomatik, kaum Minussymptomatik und zerstören GABAerge Neurone im Striatum (Spätdyskinesien!).

Chemische Einteilung der Neuroleptika (vier Hauptgruppen)

1. Trizyklische Neuroleptika
   a) Phenothiazin-Derivate
   b) Thioxanthen-Derivate

2. Butyrophenon-Derivate
3. Rauwolfia-Alkaloide und andere Indol-Derivate
4. Nicht klassifizierbare Neuroleptika (z.B. Sulpirid = Dogmatil®, Meresa®)

Wie erwähnt, erfolgt die Einteilung der Neuroleptika für den praktischen Gebrauch nach Wirkungsart und Wirkungsstärke, wobei die schwachen Neuroleptika eine stark sedierende Wirkung, aber eine schwach antipsychotische Wirkung zeigen, die sehr starken Neuroleptika hingegen schwache sedierende Wirkung und sehr starke antipsychotische Wirkung haben. Dazwischen liegen die mittelstarken Neuroleptika.

Zu merken ist also:

Schwache Neuroleptika wirken
a) stark sedierend
b) kaum antipsychotisch
c) antidepressiv
d) antriebshemmend
e) gering extrapyramidal motorisch
f) schwach antiemetisch

Starke Neuroleptika wirken
a) kaum sedierend
b) stark antipsychotisch
c) nicht antidepressiv
d) nur leicht antriebshemmend
e) stark extrapyramidal motorisch
f) stark antiemetisch

Innerhalb der gleichen chemischen Gruppe können Wirkungsart und Wirkungsstärke erheblich variieren. Die sog. **neuroleptische Potenz** ist das Maß für die antipsychotische Wirkungsintensität eines Neuroleptikums. Hierbei handelt es sich um die Wirkungsintensität bezogen auf dieselbe Menge Chlorpromazin (Megaphen®), welchem per Definition (nach Haase) die neuroleptische Potenz 1 übertragen wurde. Hierbei handelt es sich jedoch nur um ein grobes Maß, da weitgehend nur die antimanische und wahndämpfende Komponente berücksichtigt wurde. Allerdings wurde bis heute kein besseres Maß gefunden, und für die Praxis ist eine Übersicht über die neuroleptische Potenz der einzelnen Medikamente gut brauchbar.

Nach Haase steht Chlorpromazin (Megaphen®) an der Grenze zwischen schwacher und mittelstarker neuroleptischer Potenz; um die neuroleptische Schwelle zu überschreiten, benötigt man von einem schwachpotenten Neuroleptikum eine höhere Dosis als mit Chlorpromazin, bei einem mittelstarken oder starken Neuroleptikum weniger. Die Schwellendosis eines Neuroleptikums hängt also ab von der neuroleptischen Potenz. Haase schreibt hierzu: „Diese Einteilung hat den praktischen Vorteil, daß man aus der für das Überschreiten der neuroleptischen Schwelle erforderlichen Durchschnittsdosis in etwa ablesen kann, mit welchen Neben- und Begleiterscheinungen man zu rechnen hat" (H.J. Haase, Therapie mit Psychopharmaka, Schattauer-Verlag, Stuttgart–New York, 1982).

Auch heute herrscht noch mancherorts die von Haase vertretene Auffassung vor, daß erst dann eine spezifisch-neuroleptische Wirkung der Substanzen eintrete, wenn eine sog. neuroleptische Schwelle erreicht ist. A. Finzen meint hingegen: „Die Diskussion darüber („neuroleptische Schwelle") ist in den Hintergrund getreten, seitdem bekannt wurde, daß das Clozapin (Leponex®) ohne extrapyramidale Nebenwirkungen gut neuroleptisch wirksam ist." In der zweiten Hälfte der 70er Jahre wurde der Vertrieb dieses Präparates von seiten des Herstellers aufgrund einer lokalen Häufung von 16 Agranulozytosefällen (1975/76 in Finnland) weitgehend eingeschränkt. Seit 1.1.1979 bestehen Bestimmungen zur kontrollierten Anwendung von Leponex. Die Anwendung ist vor allem für Patienten gedacht, für die die Verabreichung unverzichtbar erscheint. Daraus ergaben sich Bestimmungen zur kontrollierten Anwendung des Präparats, die als eigenverantwortliche Maßnahme der Firma zur Risikoabwehr anzusehen sind und die im Detail mit dem Bundesgesundheitsamt abgestimmt wurden (keine Werbung seitens der Firma, Blutbildkontrolle in den ersten 18 Behandlungswochen wöchentlich, später 4-wöchentlich, umfassende Aufklärung des Patienten, schriftliche Erklärung des Arztes, diese Bedingungen einzuhalten).

Neuroleptische Schwelle

Laut Definition nach Haase wird die neuroleptische Schwelle deutlich am Auftreten einer zumeist in der Feinmotorik (Handschrift!) erkennbaren extrapyramidalen Bewegungshemmung und im psychischen Bereich an der Reduzierung des psychoenergetischen Niveaus außerhalb von Bewußtseinsstörungen, bzw. am Schlaf. Ob die neuroleptische Schwelle überschritten wird oder nicht, hängt von Dosis und Disposition ab. Heute existieren zwei wissenschaftliche Strebungen, die eine, die die neuroleptische Schwelle und den Handschrifttest nach Haase ablehnt, und die andere, die weiterhin eine neuroleptische Einstellung nach diesem Prinzip fortführt. Die einen führen gegen die Theorien Haases an, daß das Neuroleptikum Clozapin (Leponex®) existiert, das neben sehr guter neuroleptischer Wirksamkeit keinerlei extrapyramidalmotorische Nebenwirkungen zeigt (s.a.S. 159, oben).

Heute werden Neuroleptika insgesamt niedriger dosiert als früher. In zahlreichen Studien wurde dargelegt, daß eine deutlich niedrigere Dosierung meist den gleichen therapeutischen Effekt zeigt. Während beispielsweise früher eine akute schizophrene Psychose mit bis zu 3 x 15 mg Haloperidol behandelt wurde, werden heute Dosen von etwa 3 x 3 bis 3 x 4 mg eingesetzt.
Niedrigere Dosen an Neuroleptika führen auch weitaus seltener zu einem malignen neuroleptischen Syndrom.

Malignes neuroleptisches Syndrom

Es handelt sich hierbei um eine seltene, idiosynkratische Reaktion auf Neuroleptika. Auch bei gewöhnlichen therapeutischen Dosen kann es sich entwickeln, obwohl hochpotente Neuroleptika in höheren Dosen dieses Syndrom eher hervorrufen. Vermutlich steht der Ausbruch des MNS nicht mit der Dauer der Therapie in Zusammenhang. Patienten, die das MNS überlebten, entwickelten bei erneuter Behandlung mit Neuroleptika das Syndrom nicht noch einmal. Typisch sind katatonieartige Symptome mit Fieber und vegetativen Symptomen, besonders charakteristisch aber bei einem häufig ausgeprägten muskulären Rigor. Außerdem kann ein Tremor vorhanden sein, der normalerweise bei einer Katatonie nicht gesehen wird. Rigor und Akinese entwickeln sich gewöhnlich vor Ausbruch des Fiebers und die Temperatur kann bis auf 42 Grad Celsius ansteigen. Waren bereits vorher extrapyramidalmotorische Symptome vorhanden, so nehmen diese meist noch zu. Der Patient ist gewöhnlich stuporös. Katatone Verhaltensweisen, wie Mutismus, steife Haltung und Katalepsie, sind häufig vorhanden. Daneben beobachtet man Tachykardie, übermäßiges Schwitzen, Hypotonie oder auch Hypertonie mit großen Blutdruckschwankungen. Die Motalität liegt bei 20%, meist durch Dehydratation, Aspiration, Hypotonie oder Atemversagen bedingt. Daneben kommt es auch zu einer Myoglobinurie mit eventuell konsekutivem Nierenversagen.

Wichtige Labortests: Muskelenzyme (z.B. Kreatinin, Phosphokinase, Aldolase erhöht), häufig auch pathologisch veränderte Leberfunktionstests.
Vermutliche Ursache: Dopaminblockade in den Basalganglien und im Hypothalamus; Anstieg der peripheren muskulären Rigidität mit Hyperthermie. Eine ausgeprägte Myonekrose führt zur Myoglobinurie.
Therapie: Sofortiges Absetzen der Neuroleptika sowie symptomatische Behandlung (z.B. Temperatursenkung durch Eispackungen, GAbe von Dantrolen® mit 0,8 bis 1 mg pro Kg Körpergewicht, alle 6 Stunden oral oder intravenös; Bromocryptin 2,5 mg 2 x täglich in ansteigender Dosierung bis 5 mg 3 x täglich).

Verwechselt wird das maligne neuroleptische Syndrom leicht mit der **perniziösen Katatonie** (s.S. 145).

Neuroleptika und ihre neuroleptische Potenz

Ausgehend von Chlorpromazin (Megaphen®) mit der neuroleptischen Potenz 1 teilt man die Neuroleptika ein in

* Neuroleptika mit schwacher neuroleptischer Potenz (schwächer als Chlorpromazin)
* Neuroleptika mit mittelstarker neuroleptischer Potenz (Wirkung von Chlorpromazin und bis zur 5fachen Stärke)
* Neuroleptika mit starker neuroleptischer Potenz (5 - 20fache Stärke von Chlorpromazin)
* Neuroleptika mit sehr starker neuroleptischer Potenz (mehr als 20fache Stärke von Chlorpromazin)
* Langzeitneuroleptika mit mittelstarker, starker und sehr starker neuroleptischer Potenz

1. Neuroleptika mit schwacher neuroleptischer Potenz

Neuroleptische Potenz	Generic name	Handelsname	mittlere Tagesdosierung (mg)
1/3 - 1/2	Promazin	Protactyl®	100 - 500 mg
1/2 - 2/3	Thioridazin	Melleril®	100 - 600 mg
	Perazin	Taxilan®	100 - 500 mg
	Pipamperone	Dipiperon®	100 - 400 mg
	Sulpirid	Dogmatil®	100 - 600 mg
	Sulforidazin	Inofal®	100 - 500 mg
2/3 - 4/5	Prothipendyl	Dominal®	100 - 400 mg
	Chlorprothixen	Truxal® Taractan®	100 - 400 mg
	Melperon	Eunerpan®	100 - 400 mg
	Levopromazin	Neurocil®	100 - 400 mg

Vorteile der schwach potenten Neuroleptika
Sie dämpfen die innere Erregung und Angst und fördern den Nachtschlaf.

Nachteile der schwach potenten Neuroleptika
Beeinträchtigung der Straßenverkehrstauglichkeit und der Arbeitsfähigkeit, mitunter starke Müdigkeit, subjektiv störende vegetative Nebenwirkungen (Kreislauflabilität, Akkommodationsstörungen, Mundtrockenheit), z.T. kardiotoxische Wirkung, Blutbildveränderungen, in höherer Dosierung Belastung des Organismus und Pigmentstörungen bei Phenothiazinen.

2. Neuroleptika mit mittelstarker neuroleptischer Potenz

Neuroleptische Potenz	Generic name	Handelsname	mittlere Tagesdosierung (mg)
1	Chlorpromazin	Megaphen®	100 - 400 mg
	Oxypertin	Forit®	100 - 400 mg
	Fluanison	Sedalande®	100 - 300 mg
2 - 3fach	Clopenthixol	Ciatyl®	50 - 100 mg
	Dixyrazin	Esucos®	50 - 100 mg
	Triflupromazin	Psyquil®	10 - 100 mg
5fach	Periciazin	Aolept®	10 - 50 mg
	Trifluophenothiazin	Pasaden®	10 - 50 mg

Vorteile der mittelstark potenten Neuroleptika
Sie dämpfen ebenfalls wie die schwachpotenten Neuroleptika die innere Erregung und Angst und fördern ebenfalls den Nachtschlaf.

Nachteile der mittelstark potenten Neuroleptika
Auch sie beeinträchtigen Straßenverkehrstauglichkeit und Arbeitsfähigkeit durch die mitunter starke Müdigkeit und stören subjektiv durch die zahlreichen vegetativen Nebensymptome. Die Belastungen des Organismus entsprechen denen der schwachpotenten Neuroleptika.

3. Neuroleptika mit starker neuroleptischer Potenz

Neuroleptische Potenz	Generic name	Handelsname	mittlere Tagesdosierung (mg)
10fach	Perphenazin	Decentan®	8 - 30 mg
	Vaduxan	Loxapin®	8 - 30 mg
10 - 20fach	Methylperidol	Luvatrena®	5 - 15 mg
	Droperidol	DHB®	5 - 15 mg
	Trifluoperazin	Jatroneural®	5 - 15 mg
20fach	Tiotixen	Orbinamon®	5 - 15 mg

Vorteile der stark potenten Neuroleptika
Affektive Dämpfung mit zunehmender neuroleptischer Potenz, Ausgleich affektiver Spannungen ohne müdemachenden Effekt. Die vegetativen Nebensymptome sind wenig störend, und die Arbeitsfähigkeit ist meist nur in geringem Umfang beeinträchtigt.

Nachteile der stark potenten Neuroleptika
Verstärktes Auftreten extrapyramidaler dyskinetischer Reaktionen (Zungen-Schlund-Krämpfe, Schiefhalsbildung, Akathisie, usw.), kaum Förderung des Nachtschlafes, z.T. Belastung des Organismus.

4. Neuroleptika mit sehr starker neuroleptischer Potenz

Neuroleptische Potenz	Generic name	Handelsname	mittlere Tagesdosis (mg)
bis 50fach	Pimozide	Orap®	4 - 7 mg
	Reserpin	Serpasil®	4 - 7 mg
		Sedaraupin®	4 - 7 mg
	Fluphenazin	Lyogen®	3 - 6 mg
		Omca®	3 - 6 mg
		Dapotum®	3 - 9 mg
	Flupentixol	Fluanxol®	3 - 6 mg
	Haloperidol	Haldol-Janssen®	3 - 15 mg
		Haldol-Gry®	3 - 15 mg
	Bromperidol	Tesoprel®	3 - 10 mg
		Impromen®	3 - 10 mg
über 200fach	Trifluperidol	Triperidol®	0,7 - 2,5 mg
über 400fach	Benperidol	Glianimon®	0,3 - 1,9 mg

Vorteile der sehr stark potenten Neuroleptika
Ebenso wie bei den stark potenten Neuroleptika affektive Dämpfung und Ausgleich affektiver Spannungen ohne Müdigkeit zu erzeugen mit zunehmender neuroleptischer Potenz und relativ geringe störende vegetative Nebensymptome. Kaum Müdigkeit und damit kaum Beeinträchtigung der Arbeitsfähigkeit.
Butyrophenontyp-Neuroleptika (z.B. Haloperidol) helfen auch beim Tumorpatienten die Dosiserhöhung der Analgetika vom Morphintyp zu verzögern.

Nachteile der sehr stark potenten Neuroleptika
Zum Teil erhebliche extrapyramidale Nebenwirkungen, z.T. stärkere Belastung des Organismus, keine Förderung des Nachtschlafs, evtl. erhöhte Prolactinsekretion (z.B. bei Haloperidol).

5. Langzeitneuroleptika mit mittelstarker, starker u. sehr starker neuroleptischer Potenz

Generic name	Handelsname	Applikationsintervall	Durchschnittsdosis
Cis-Clopenthixol-decanoat	Ciatyl-Depot®	2 - 3 Wochen	200 mg
Perphenazin-önanthat	Decentan-Depot®	2 - 3 Wochen	100 mg
Flupentixol-decanoat	Fluanxol-Depot®	2 - 3 Wochen	20 mg
Fluphenazin-decanoat	Lyogen-Depot®	2 - 3 Wochen	10 - 15 mg
Haldoldecanoat	Haldol-Decanoat®	4 Wochen	50 - 100 mg
Fluspirilene	Imap®	1 - 2 Wochen	3 - 5 mg

Vorteile der Langzeitneuroleptika (siehe auch 3.5.2)
Im allgemeinen recht gute Verträglichkeit und Möglichkeit einer minimalen Erhaltungsdosis. Begleiteffekte treten manchmal nach längerer Anwendung infolge Adaption in den Hintergrund; der soziale Kontakt wird gefördert und somit die Rehabilitation erleichtert, die Rezidivgefahr wird herabgesetzt; die ständige Kontrolle der Medikamenteneinnahme krankheitsuneinsichtiger Patienten entfällt. Soziotherapie bei Schizophrenen sollte immer unter Langzeitneuroleptika-Schutz erfolgen.

Nachteile der Langzeitneuroleptika
Überdosierung und Nebenwirkungen können nicht unterbrochen werden (z.B. bei Blutveränderungen!); eine optimal genaue, dem Krankheitsbild entsprechende und individuelle Dosierung ist nicht möglich. Der Kontakt Arzt/Patient wird vermindert.

Im Gegensatz zu den Sedativa und Hypnotika geht der sedative Effekt der Neuroleptika, vor allem der schwachpotenten, nie mit einer narkotisierenden Wirkung einher. Tranquilizer unterscheiden sich nicht nur quantitativ, sondern auch qualitativ von den Neuroleptika. Auch bei den Tranquilizern geht die Sedierung nie mit Narkose einher; Tranquilizer zeigen jedoch im Gegensatz zu Neuroleptika keine Katalepsie (Bewegungsstörung) oder eine sonstige extrapyramidale Wirkung. Das Vegetativum wird nicht direkt beeinflußt.

Wenn Neuroleptika auch als „Major Tranquilizer" bezeichnet werden, dürfen sie keinesfalls mit den Tranquilizern im herkömmlichen Sinne („Minor Tranquilizer") „in einen Topf geworfen werden". Neuroleptika wirken überwiegend dämpfend, ihr Angriffspunkt ist u.a. die Formatio reticularis (Filter für efferente und afferente Impulse), aber auch das Stammhirn und die Medulla oblongata (vitale Funktionen). Eine Wirkung auf das Limbische System (Emotion) haben Neuroleptika nicht; die Wirkung auf die Großhirnrinde (Wachbewußtsein) ist gering.

Auf die neuronalen Transmittersysteme wirken Neuroleptika inhibitorisch, vor allem auf die dopaminergen Mechanismen, indem sie deren Überträgerpotential reduzieren.

Wirkungen und Nebenwirkungen der Neuroleptika

A) Erwünschte Wirkungen

Die Neuroleptikawirkungen sind weitaus breiter und unspezifischer, als es bei der Symptomenvielfalt des Schizophrenen wünschenswert wäre. So wirken die Neuroleptika „lediglich"
* psychomotorisch dämpfend
* emotional ausgleichend
* zur affektiven Indifferenz führend

Einerseits bringt die psychomotorische Dämpfung und die Erzeugung von affektiver Indifferenz eine deutliche Beeinflussung der produktiven schizophrenen Symptomatik (sog. Plussymptomatik), andererseits besteht aber die Gefahr, daß Antriebsstörungen (sog. Minussymptomatik) noch eine zusätzliche Verstärkung erfahren. So steht bei bestimmten Verlaufsformen der Psychosen aus dem schizophrenen Formenkreis die Minussymptomatik im Vordergrund. Trotzdem darf man nicht dazu übergehen, die dann unerwünschten Eigenwirkungen der Neuroleptika als Nebenwirkungen zu bezeichnen.

Ungünstige Eigenwirkungen der Neuroleptika sind Antriebs- und Interessenverarmung, Müdigkeit, Verstimmung. Je nach Krankheitsbild sind Trieb-, Affekt- und Antriebshemmung von Vorteil oder von Nachteil.

Neuroleptika zeigen beim Schizophrenen, wie bereits mehrfach erwähnt, eine Wirkung auf produktive psychotische Symptome (Plussymptomatik), ferner auf psychotische Erregung und auf psychotische Angst. Dabei ist zu beachten, daß Neuroleptika zwar eine Bewußtseinsbeeinträchtigung, jedoch keinen Bewußtseinsverlust und auch keine Bewußtseinseintrübung bewirken. Zwar zeigen Neuroleptika einen mehr oder minder sedativen Effekt, dieser geht jedoch niemals mit Narkose einher, wie es bei den Hypnotika der Fall ist. Zwar zeigen auch Tranquilizer keinerlei narkotische Wirkung, ihnen fehlen aber kataleptische und extrapyramidale Wirkungen; ferner haben sie keinen direkten Effekt auf vegetative Funktionen.

Eine weitere erwünschte Wirkung der Neuroleptika, speziell der schwachpotenten Formen (z.B. Melleril®) ist ein angeblicher antidepressiver Effekt.
Zudem sind Neuroleptika, speziell die stärker potenten Formen, hervorragende Antiemetika und wirken nahezu bei allen Formen von Übelkeit und Erbrechen.
Auch bei hyperkinetischen Bewegungsstörungen können Neuroleptika eingesetzt werden (z.B. bei Chorea Huntington).

Die Wirkung der Neuroleptika hängt jedoch nicht nur von ihrer Potenz, sondern auch von äußeren Faktoren, wie Absorptions- bzw. Anflutungsgeschwindigkeit, Dosierung und Disposition ab. In niedriger Dosierung wirken Neuroleptika wie Tranquilizer und selbst mit stark potenten Neuroleptika (z.b. Haloperidol) lassen sich bei rascher Anflutung (z.B. bei i.v.-Applikation) Erregungszustände dämpfen und Schlaf erreichen.

Grundsätzlich ist eines zu beachten: Alle Patienten reagieren sehr unterschiedlich, individuell empfindlich auf Neuroleptika. Dies gilt vor allem für schwach potente Neuroleptika und deren schlaferzeugende Wirkung. Während Patienten bereits bei 10 mg Neurocil® deutlich sediert werden, bedürfen andere Patienten der 5 - 10fachen Dosis bei gleichem Effekt.

B) Nebenwirkungen (unerwünschte Wirkungen)

In folgenden Bereichen zeigen Neuroleptika unerwünschte Wirkungen:

* extrapyramidal-motorisch
* vegetativ
* körperlich
* psychisch
* subjektive Begleiterscheinungen

Als sog. neurologische Nebenwirkungen stehen die extrapyramidal-motorischen Nebenwirkungen im Vordergrund; man spricht auch vom neuroleptisch bedingten Parkinson-Syndrom.

1) Extrapyramidal-motorische Nebenwirkungen

Zu Beginn einer Neuroleptikabehandlung begegnet man häufig der sog. Frühdyskinesie mit unwillkürlichen Bewegungen, Zungen-, Schlund- und Blickkrämpfen, unwillkürlichen Bewegungen der Gesichtsmuskulatur, Verkrampfungen der Kiefermuskulatur (Trismus) ähnlich dem Tetanus, Schiefhals und anderen Störungen. Durch diese Erscheinungen fühlt sich der Patient nicht selten irritiert und beunruhigt, so daß durchaus der erwünschte psychisch dämpfende neuroleptische Effekt — psychoreaktiv bedingt — aufgehoben werden kann. Hier steht nun die Beruhigung und Aufklärung des Patienten an erster Stelle.

Wie der Name bereits sagt, treten Frühdyskinesien im Frühstadium der Behandlung, also in den ersten Tagen auf. Dabei hängen sie weniger von der absoluten Dosis, als vielmehr von der Geschwindigkeit der Dosissteigerung ab. Zahlreiche Kliniker behaupten aber, daß die unangenehmen Erscheinungen auch bei mittlerer Dosierung sehr häufig auftreten und bei Injektionen weitaus seltener beobachtet werden.

Haase ist der Ansicht, daß extrapyramidal-motorische Nebenwirkungen durch vorsichtig einschleichende Dosierung, die mit Tagesdosierungen unterhalb der neuroleptischen Schwelle beginnt und täglich unter Kontrolle der Feinmotorik erhöht wird, weitgehend vermieden werden können. Jedenfalls sollte nach Ablauf der ersten Woche eine Frühdyskinesie nur noch bei plötzlichen Dosiserhöhungen auftreten. Wichtig zu wissen ist aber, daß Frühdyskinesien auch bei raschem Absetzen von Neuroleptika beobachtet werden.

Die beste Möglichkeit, extrapyramidal-motorische Nebenwirkungen, speziell Frühdyskinesien zu vermeiden, ist eine vorsichtige, einschleichende Dosierung. Treten einmal Frühdyskinesien auf, müssen diese bei weiteren Neuroleptikagaben zu anderen Zeiten nicht unbedingt nochmals vorkommen. Werden jedoch die üblichen Neuroleptika nicht vertragen, so kann auf Clozapin (Leponex®) ausgewichen werden.

Alle Erscheinungen im Rahmen der Frühdyskinesie sprechen gut auf Antiparkinsonmittel an. So lassen sich auch Trismus und Schlundkrämpfe relativ gut und rasch durch eine Ampulle Akineton®, intravenös appliziert, durchbrechen. Die prophylaktische Gabe von Antiparkinsonmitteln jedoch ist obsolet. Es ist sicher so, daß das Auftreten extrapyramidaler parkinsonistischer Symptomatik den Patienten erheblich irritiert und damit immer einen ungünstigen Einfluß auf die therapeutisch-neuroleptische Wirkung ausübt. Werden Neuroleptika einschleichend und in nicht zu hoher Dosis verabreicht, dann bleiben parkinsonähnliche Symptome meist aus.

Treten trotz der beschriebenen Methodik die therapiestörenden Symptome unter neuroleptischer Behandlung auf, so genügt meist eine Dosisreduzierung. Bei Patienten aber, die sehr stark zur neuroleptischen Wirkung disponiert sind und vor allem bei dyskinetischen Reaktionen, wie sie zu Beginn einer Behandlung oder bei Dosiserhöhungen auftreten können, lassen sich Antiparkinsonmittel nicht umgehen. Ist eine sehr starke Neuroleptikadisposition bekannt, so werden gleichzeitige Gaben von Antiparkinsonmitteln nicht zu umgehen sein. Eine ungezielte prophylaktische Verabreichung von Antiparkinsonmitteln ist jedoch zu vermeiden und wird von Haase und Finzen ganz abgelehnt. In der 4. Auflage seines Psychiatriebuches empfiehlt Tölle noch die prophylaktische Gabe von Akineton® oder Akineton retard®; ab der 5. Auflage verzichtet er auf diese Empfehlung.

Grundsätzlich müssen Frühdyskinesien behoben werden, schon deshalb, weil sie den Patienten erheblich beunruhigen und schmerzhaft sind (Schlundkrämpfe, Blickkrämpfe).
Aber auch ein sich entwickelndes medikamentöses Parkinsonsyndrom ist zu behandeln, zunächst durch eine Reduktion der neuroleptischen Dosis, gegebenenfalls durch Zugabe von Antiparkinsonmitteln, speziell Biperiden (Akineton®).

Treten Frühdyskinesien auf, so wird man in schweren und ausgeprägten Fällen (z.B. bei Schlundkrämpfen) die parenterale Applikation wählen. Man verabreicht dann beispielsweise eine Ampulle Akineton® i.v. zum raschen Unterbrechen der Erscheinungen und gibt dann weiterhin entweder 3mal täglich eine Tablette Akineton® oder morgens und abends eine Tablette Akineton retard®. Bewährt haben sich auch Osnervan® und Sormodren®.

Nach Meinung zahlreicher Autoren ist die regelmäßige Gabe von Antiparkinsonmitteln oder eine starre Kombination dieser mit einem Neuroleptikum nicht sinnvoll, weil

* sich durch geschickte Dosierung Nebenwirkungen dieser Art meist vermeiden lassen
* Antiparkinsonmittel die neuroleptische Potenz verringern und das Neuroleptikum dann höher dosiert werden muß
* die Gefahr besteht, daß ein Antiparkinsonmittel überdosiert und damit das Neuroleptikum angeblich neutralisiert wird.
* die Gefahr der Sucht, vor allem beim Akineton® besteht, aufgrund dessen euphorisierender Wirkung
* dadurch angeblich der Entstehung von Spätdyskinesien Vorschub geleistet wird.

Beachte: Antiparkinsonmittel sollen rechtzeitig bei Auftreten der Symptome in richtiger, nicht zu hoher Dosierung eingesetzt werden.

Frühdyskinesien sind in der Regel nicht gefährlich, können dies aber bei Nichterkennen werden. So werden immer wieder Patienten mit den Diagnosen Tetanus, Subarachnoidalblutung, Multiple Sklerose, Hirntumor, usw. in Klinken eingewiesen; letztlich stellte sich dann eine Frühdyskinesie heraus.

2) Medikamentöses Parkinson-Syndrom durch Neuroleptika

Wie bereits oben erwähnt, tritt nach Ablauf der ersten Behandlungswochen manchmal ein neuroleptisch bedingtes Parkinson-Syndrom auf. Ursache sind meist hochpotente Neuroleptika.

Gekennzeichnet ist das Parkinsonoid vor allem durch Bewegungsarmut (Akinesie), weniger durch Muskelstarre und Tremor. Augenfälligstes Merkmal ist die Amimie (Verlust an Mimik). Ähnlich dem Morbus Parkinson wird der Gang kleinschrittig und das Mitbewegen der Arme beim Gehen versiegt.

Das medikamentöse Parkinson Syndrom bei Neuroleptikabehandlung läßt sich mit Antiparkinsonmitteln (z.B. Akineton®) nicht immer zufriedenstellend beseitigen. Trotzdem sind Antiparkinsonmittel und eine Dosisreduktion wichtige und sofort durchzuführende Maßnahmen. In seltenen Fällen verschwindet das Syndrom auch ohne jegliches Zutun. In der Regel aber bleiben keine Dauerschäden, und nach Absetzen des Neuroleptikums bildet sich das Parkinsonoid wieder vollstänig zurück.

Neben der Dosis und Art des Neuroleptikums spielt auch die Disposition des Patienten eine Rolle, ob sich ein Parkinson-Syndrom entwickelt oder nicht. Bei älteren Patienten ist die Disposition weitaus größer als bei jüngeren.

Die maximale Steigerung des medikamentösen Parkinsonsyndroms durch Neuroleptika ist das maligne neuroleptische Syndrom (s.S. 159).

3) Bewegungsunruhe (Akathisie) und Tasikinese

Die motorische Unruhe des Patienten fällt auch dem Ungeübten sofort auf. Dem Patienten gelingt es nicht oder kaum, ruhig zu sitzen oder auf einer Stelle stehen zu bleiben. Statt dessen laufen die Patienten unruhig umher (Tasikinese), trippeln beim Stehen auf einer Stelle von einem Fuß auf den anderen (Akathisie) und empfinden zudem diese Unruhe als außerordentlich quälend.

Wie schon beim Parkinsonoid tritt die Akathisie bei stark potenten Neuroleptika häufiger und stärker auf als bei schwach potenten und auch hier nicht am Anfang der Behandlung, sondern erst nach einigen Wochen.

Im Gegensatz zu den Frühdyskinesien und dem Parkinsonoid läßt sich die Bewegungsunruhe mit Antiparkinsonmitteln praktisch nicht beeinflussen. Einige Autoren empfehlen die Kombination stark potenter Neuroleptika mit Benzodiazepinen oder mit einem schwach potenten Neuroleptikum (z.B. Melleril®, Atosil®).

Um zwischen einer krankheitsbedingten inneren Unruhe und der Akathisie unterscheiden zu können, ist eine genaue Beobachtung und Untersuchung des Patienten vor Beginn der Neuroleptikatherapie unabdingbar. Wird nämlich die neuroleptika-bedingte Unruhe als krankheitsbedingt fehlgedeutet, so wird durch Dosiserhöhung eine zusätzliche Verstärkung der Unruhe erreicht statt einer Herabsetzung dieser durch Reduzierung der Medikation. Während es sich bei *Akathisie* um eine Bewegungsunruhe handelt, spricht man von *Tasikinese* bei ständigem Drang gehen zu müssen.

4) Spätdyskinesie (tardive Dyskinesie, terminale Dyskinesie)

Diese Nebenwirkungen der Neuroleptika treten oft erst nach Jahren auf, und es handelt sich hierbei, anders als bei den extrapyramidal-motorischen Nebenwirkungen, leider oft um Dauerschäden.

Man erkennt spontane und unkontrollierte Mund- und Gesichtsmuskulaturbewegungen (sog. Schmatzbewegungen), die durch schlecht sitzende Prothesen eine zusätzliche Verstärkung erfahren. Seltener sind die Schleuderbewegungen erheblichen Ausmaßes (Ballismus), irreversibler Torticollis oder Retrocollis bei hirnorganischer Vorschädigung, Pisa-Syndrom (Schiefhaltung von Kopf, Hals und Schultern), und Rabbit-Syndrom (rhythmischer Lippentremor).

Die Symptome können bereits während der durchgeführten Therapie, manchmal aber auch nach Beendigung dieser auftreten und sind meist Folge längerer und hochdosierter Neuroleptika-Dauertherapie. Vor allem ältere Patienten neigen zu spätdyskinetischen Erscheinungen.

Lange Zeit wurde die Spätdyskinesie durch eine *Überempfindlichkeit der postsynaptischen Rezeptoren im Striatum* nach langfristiger Neuroleptikagabe erklärt. Heute ist man mehr der Ansicht, daß die Spätdyskinesie Folge eines *neuroleptikainduzierten Schwunds GABAerger Neurone im Striatum parallel zu einer Aktivitätsminderung des GABAsynthetisierenden Enzyms Glutaminsäure-Decarboxylase (GAD) in Pallidum und Substantia nigra ist*.

170 *Schizophrene Psychosen*

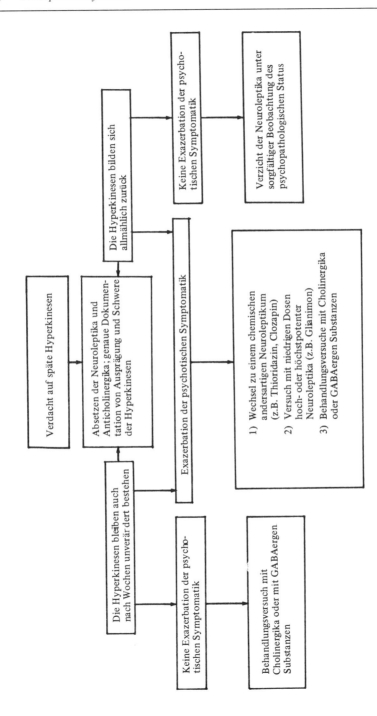

Abb. 13: Schematische Darstellung der Behandlung von extrapyramidalen Hyperkinesen (nach Task Force Report 1980)

Antiparkinsonmittel beseitigen Spätdyskinesien nicht und die Kombination von Neuroleptika und Antiparkinsonmitteln ist umstritten, leistet angeblich sogar der Entstehung von Spätdyskinesien Vorschub. Einige Autoren empfehlen zur Behandlung von Spätdyskinesien schwachpotente Neuroleptika in niedriger Dosierung. Auch ein Versuch mit Tiaprid (Tiapridex®) ist sinnvoll. Finzen befürchtet, daß diese Medikamente aber eher das Bild verdecken als heilen.

Verzichtet man auf eine neuroleptische Medikation ganz, dann bildet sich ein Teil der Spätdyskinesien völlig oder weitgehend zurück. Besteht jedoch die psychotische Symptomatik bei zugleich bestehender Spätdyskinesie fort, dann hängt das Vorgehen vom Einzelfall ab.

Grundsätzlich sollte abruptes Absetzen einer neuroleptischen Dauermedikation vermieden werden, da dieses angeblich eine Dyskinesieentstehung begünstigt. Darüber sollten die Patienten aufgeklärt werden, aber auch über die Möglichkeit der Entstehung einer Spätdyskinesie bei Langzeitbehandlung.

5) Vegetative Nebenwirkungen

Man beobachtet vegetative Nebenwirkungen häufiger bei schwach potenten Neuroleptika als bei stark und sehr stark potenten. Diese Nebenwirkungen gleichen denen der Antidepressiva:

* Blutdrucksenkung und Herzfrequenzzunahme
* Mundtrockenheit, seltener vermehrter Speichelfluß
* Übelkeit und Erbrechen trotz antiemetischer Wirkung
* Schwindelerscheinungen, Kopfschmerzen und stenokardische Beschwerden
* Akkommodationsstörungen (Cave: erhöhter Augeninnendruck!)
* Miktionsstörungen (Cave: Prostatahyperplasie!)
* Thrombosegefahr (wegen der Kreislaufbeeinträchtigung)
* Störung der Temperaturregulation (entweder Temperaturerhöhung oder -absenkung)

Hyperthermie und Thrombosegefahr sind nach Ansicht von Finzen die wichtigsten Argumente gegen die Schlafkur, die von Patienten nicht selten gefordert wird. Hyperthermien werden dann gefährlich, wenn sie nicht erkannt werden und sich ein malignes neuroleptisches Syndrom entwickelt (Hyperthermie, starker Rigor, Akinese, Überstreckung der Finger in den Mittel- und Endgelenken mit Beugung im Grundgelenk, selten Tremor). Das Neuroleptikum muß sofort abgesetzt werden. Medikamentös behandelt man mit dopaminergen Präparaten (Bromocriptin, Amantadin) und gibt Dantrolen gegen die Hyperthermie. Empfohlen wird auch Lisurit (Dopergin®) i.v.

Näheres zum malignen neuroleptischen Syndrom s.S. 159.

Grobmotorische, parkinsonähnliche Symptome stellen deshalb eine schwere körperliche Belastung dar, weil es durch die Akinese zu einer Beeinträchtigung der Atmung kommt, was wiederum zu Bronchopneumonien führen kann.

Neuroleptika führen zu einer Unterbrechung der Wechselwirkung zwischen Vegetativum und Psyche, d.h. sie wirken psychovegetativ entkoppelnd. Dadurch wird eine psychische Alteration der psychosomatischen Zielorgane Bronchien, Magen, Herz und Gefäße verhindert, was auch ihre Anwendung in der Inneren Medizin bei psychosomatischen Erkrankungen rechtfertigt.

6) Somatische Nebenwirkungen

Zu diesen Nebenwirkungen zählt man zahlreiche, nicht einheitliche Nebenwirkungen, wie man sie auch bei anderen Pharmaka beobachtet oder wie sie gerade typisch für die Neuroleptikatherapie sind.

Die Nebenwirkungen im einzelnen:

* Senkung der Krampfschwelle durch niederpotente Neuroleptika mit der Gefahr zerebraler Krampfanfälle
* Arzneimittelexantheme und Photosensibilisierung bei anhaltend hoher Dosierung
* Irreversible Pigmentablagerung an den lichtausgesetzten Hautpartien, den Augen und den inneren Organen vor allem bei Phenothiazinderivaten.
* Manchmal Galaktorrhoe und Regelanomalien
* Manchmal Ödeme, dann besonders an den Unterschenkeln
* Delirante Syndrome, hauptsächlich bei älteren Patienten
* Störungen der Leberfunktion mit Ikterus
* Häufig Transaminasenanstieg und Anstieg der alkalischen Phosphatase (vor allem 2.- 4. Behandlungswoche)
* Blutbildveränderungen; überwiegend Leukopenien, seltener Agranulozytosen; das in dieser Hinsicht besonders hervorgetretene atypische Neuroleptikum Clozapin (Leponex®) wird vom Hersteller nur noch unter strengen Auflagen vertrieben (schriftliche Verpflichtung zu regelmäßiger Blutbildkontrolle u. Aufklärung des Patienten).
* Starke Gewichtszunahme, vor allem bei Langzeittherapie
* Herabsetzung von Libido und Potenz bei Männern
* Darmträgheit (Megacolon)
* Allergische Reaktionen, besonders bei Phenothiazinderivaten und Clozapin (Leponex®)

Die Nebenwirkungen der Neuroleptika werden durch zusätzlich auftretende körperliche Erkrankungen mitunter erheblich verstärkt.

Selten beobachtet man vegetative und somatische Nebenwirkungen bei Haloperidol es wirkt trotzdem sehr gut antipsychotisch und ist applizierbar bei kardiovaskulär vorgeschädigten Patienten. Vagetativen und somatischen Nebenwirkungen begegnet man bei schwach potenten Neuroleptika weitaus häufiger als bei stark potenten.

Besonders interessiert nun hier die Frage, wie man solchen Nebenwirkungen begegnet. An erster Stelle steht die vor jeder Neuroleptikabehandlung durchzuführende körperliche Untersuchung, die durch laufende Kontrollen zu ergänzen ist (EKG, Blutlaborwerte, usw.). Werden erhebliche Veränderungen festgestellt, so sollte entweder auf ein Neuroleptikum mit geringerer Toxizität übergewechselt oder die Dosis reduziert, eventuell das Präparat abgesetzt werden.

7) Psychische Nebenwirkungen

a) Pharmakogene Depression und Akinesie

An unerwünschten Wirkungen finden sich bei Neuroleptikabehandlung neben Konzentrationsstörungen und Müdigkeit auch nicht selten depressive Verstimmungszustände. Dabei ist man sich heute noch nicht darüber einig, ob es sich um eine rein pharmakogene Depression handelt oder aber ob depressive Verstimmungszustände auch ohne Medikation im Rahmen der Erkrankung auftreten. Einige Autoren bezeichnen die im Verlauf der depressiven Erkrankung auftretende depressive Verstimmung als postremissives Erschöpfungssyndrom.

Sicher ist allerdings, daß Neuroleptika den Umschlag eines manischen Bildes im Rahmen einer manisch-depressiven Erkrankung in eine depressive Verstimmung bewirken können. Eine sich entwickelnde Depression und auch die depressiven Verstimmungszustände im Verlauf der schizophrenen Psychose sind unbedingt behandlungsbedürftig, entweder durch Reduktion der Neuroleptikadosis oder durch zusätzlichen Einsatz antidepressiv wirkender Medikamente (sog. „Zweizügeltherapie").

Ein mit Sicherheit pharmakogenes Syndrom, oft in Begleitung depressiver Verstimmungszustände ist die Akinesie. Sie zeigt sich in einer Verarmung der Bewegungsabläufe, der Gestik und Mimik, fällt aber auch auf durch die parkinsonartige Körperhaltung, durch den Verlust an Spontaneität und Aktivität. Die Patienten klagen über Müdigkeit und Konzentrationsstörungen, wirken mitunter auch ängstlich. Nahezu die Hälfte der akinetischen Erscheinungen geht mit Depressivität einher.

Dem Syndrom der pharmakogenen Depression und der Akinesie sollte wegen des beträchtlichen Suizidrisikos doch erhebliche Bedeutung beigemessen werden. Zudem gefährdet es die soziale Rehabilitation nach Beseitigung der klinischen Symptome.

Behandelt werden pharmakogene Depression und Akinesie durch Absetzen oder Dosisreduktion der Neuroleptika; läßt sich dies nicht verwirklichen, so sind Antiparkinsonmittel und Antidepressiva indiziert. Eine Ampulle Akineton® i.v. appliziert wirkt oft Wunder. Bei bestehender Suizidalität ist Akineton® i.v. umgehend zu verabreichen.

b) Neuroleptikadelir

Gelegentlich beobachtet man unter Neuroleptikabehandlung delirante Syndrome, vor allem bei
* niederpotenten Neuroleptika
* hoher Dosierung und bei
* älteren Personen

Das delirante Syndrom zeigt sich in
* Desorientiertheit und Verwirrung
* motorischer Unruhe
* Halluzinationen
* Denkstörungen.

Vegetative Symptome werden nahezu immer vermißt (im Gegensatz zum Alkoholdelir!).

Das Erkennen eines neuroleptikabedingten deliranten Syndroms ist bei Schizophrenien, bei denen ohnehin Sinnestäuschungen und Wahngedanken auftreten, schwierig. Wenn bei konstanter Neuroleptikabehandlung nach bereits eingetretener Besserung erneut Halluzinationen und Denkstörungen auftreten, so muß ein delirantes Syndrom angenommen werden.

Auch hier wird therapeutisch die Dosis drastisch reduziert oder das Neuroleptikum ganz abgesetzt. In schweren Fällen kann Distraneurin® verabreicht werden (siehe dazu auch Kap. 5; Cave: Atemdepression).

Kontraindikationen für Neuroleptika

Bei Neuroleptika sind die Kontraindikationen meist relativ.
Wichtigste Kontraindikation ist eine bestehende stärkere Leukopenie und vor allem eine bestehende Agranulozytose bzw. eine bekannte Neigung zu Agranulozytose.

Weitere Kontraindikationen sind:
* organische Hirnerkrankungen und Zerebralsklerose
* akute Intoxikationen (Schlafmittel, Analgetika, Alkohol usw.)
* schwere depressive Psychosen
* Neigung zu Thrombosen
* schwere kardiovaskuläre Erkrankungen
* Neigung zu zerebralen Krampfanfällen
* schwere Leber- und Nierenschäden

Vorsicht ist geboten bei älteren Menschen und bei gleichzeitiger Gabe anderer Psychopharmaka und bestimmter anderer Medikamente (z.B. antihypertensive Präparate, Distraneurin®).

Psychopharmaka sollten wegen der häufigen Interferenzwirkungen nur kombiniert werden, wenn hierfür die Indikation gegeben ist und entsprechende Erfahrungen vorliegen. Mögliche Kombinationen sind:

* Kombination verschiedenartiger Neuroleptika
* Kombination von Neuroleptika und Thymoleptika
* Kombination von Neuroleptika und Antiparkinsonmitteln
* Kombination mit Kreislaufmitteln und Hypnotika in geringen Mengen

Vorsicht ist geboten bei bekanntem Leberschaden (relative Kontraindikation), da in diesem Fall die Neuroleptika kumulieren können und trotz normaler oder sogar geringer Dosierung sich eine Vergiftung entwickeln kann. Vergiftungserscheinungen treten ansonsten erst bei starker Überdosierung auf und werden wie narkotische Vergiftungen behandelt. Eine stationäre Behandlung versteht sich von selbst.

Beachte: Dialyse ist nicht möglich!

Notwendige Kontrollen während der Neuroleptikatherapie

Regelmäßig sollten untersucht werden: Puls und Blutdruck, Kreatinin und Harnstoff, Blutbild, Transaminasen, EKG (vor allem bei älteren und herzgeschädigten Patienten).

In einigen Kliniken werden Blutbildkontrollen wöchentlich durchgeführt; zumindest sollten diese aber dann erfolgen, wenn Symptome körperlicher Erkrankungen auftreten (Infekte!).

Die Kommission für Arzneimittelsicherheit des Bundesgesundheitsamtes gab folgende Erklärung heraus: „Bei der Anwendung von Pharmaka vom Typ trizyklischer Neuroleptika ist unabhängig von der Indikation eine laufende Kontrolle des Blutbildes notwendig, da Blutzellschäden in Form von Leukopenie, Agranulozytose, Thrombozytopenie, Eosinophilie und Pancytopenie vorkommen können. Trizyklische Neuroleptika sind kontraindiziert bei Patienten, die bereits auf diese Präparatgruppe sowie auf sonstige Arzneimittel mit Schädigung des hämatopoetischen Systems reagiert haben. Vor der Behandlung mit trizyklischen Neuroleptika ist das Blutbild (einschließlich des Differential-Blutbildes sowie der Thrombozytenzahl) zu kontrollieren. Bei pathologischen Blutwerten darf keine Behandlung mit trizyklischen Neuroleptika erfolgen. Während der Behandlung – besonders in den ersten 3 - 4 Monaten – sind regelmäßige Blutbildkontrollen durchzuführen. Zumindest die Leukozyten sollten einmal wöchentlich gezählt werden. Bei schnellem Absinken der Leukozytenzahl – insbesondere bei Werten unter $3000/mm^3$ – oder anderen Blutbildveränderungen, ist die Behandlung mit trizyklischen Neuroleptika sofort abzusetzen und durch andere Therapieformen zu ersetzen (keine Pharmaka vom Typ trizyklischer Neuroleptika und keine Pharmaka aus der Butyrophenon-Gruppe). Danach sind weiterhin mindestens einmal wöchentlich Blutbildkontrollen bis zur Normalisierung erforderlich. Die Therapiemaßnahmen haben sich nach dem Schweregrad der aufgetretenen Nebenwirkungen zu richten. Zur Infektionsprophylaxe und -behandlung darf kein blutzellschädigendes Antibiotikum wie z.B. Chloramphenicol angewendet werden. Beim Auftreten der für das Medikament typischen aber harmlosen Fieberreaktion sollte keine Therapie mit Antipyretika, die Blutzellschäden verursachen können (wie z.B. Pyrazolon und Pyrazolidin), durchgeführt werden. Der Patient sollte angehalten werden, bei Fieber, Zahnfleisch-Mundschleimhautentzündungen, Halsschmerzen oder eitriger Angina sowie grippeähnlichen Symptomen, insbesondere, wenn diese Symptome innerhalb der ersten drei Monate nach begonnener medikamentöser Behandlung auftreten, keine Selbstmedikation mit Analgetika durchzuführen, sondern sofort einen behandelnden Arzt aufzusuchen." (Kommission für Arzneimittelsicherheit des Bundesgesundheitsamtes)

Antiparkinsonmittel und ihre Anwendung

Noch einmal sei hier zusammenfassend das wiederholt, was über die Anwendung der Antiparkinsonmittel im Rahmen einer Neuroleptikabehandlung wissenswert ist.

Antiparkinsonmittel finden Anwendung nicht nur bei der Therapie des Morbus Parkinson, sondern auch bei der Bekämpfung der extrapyramidal-motorischen Nebenwirkungen der Neuroleptika. Hierfür sind jedoch nicht alle Antiparkinsonmittel geeignet, so z.B. nicht das L-DOPA. Ebenso nicht geeignet ist das Bromocriptin (Pravidel®), ein Prolaktininhibitor (lediglich eventuell beim malignen neuroleptischen Syndrom).

L-DOPA führt zu einer Erhöhung der freien, biogenen Amine und dadurch zu Erregungszuständen und extrapyramidalen Hyperkinesien, mitunter auch zu akuten exogenen Psychosen; Neuroleptika andererseits verhindern die Anflutung freier, biogener Amine zu den Rezeptoren.

Das heute am häufigsten verwendete Antiparkinsonmittel zur Bekämpfung extrapyramidal-motorischer Nebenwirkungen im Rahmen einer Neuroleptikabehandlung ist das Biperiden (Akineton®), ein anticholinergisch wirksames Medikament. Beschränkt therapeutisch nutzbar ist auch dessen euphorisierende Eigenwirkung, die andererseits aber auch eine Suchtgefahr beinhaltet. Ein weiteres sehr bewährtes Antiparkinsonmittel ist Osnervan®. Durch die Verabreichung von Akineton® wird ein medikamentös bedingtes Parkinsonsyndrom beseitigt, zumindest aber gebessert. Zu Beginn genügen 2 mg (3mal täglich). Auch die Gabe von Akineton retard® morgens und abends je eine Tablette ist möglich. Gegeben werden kann auch Artane®.

Antiparkinsonmittel sind wirkungslos bei Akathisien und Spätdyskinesien.

Wird mit Depot-Neuroleptika behandelt, so genügt bei Bedarf in den ersten Tagen nach der Injektion die orale Verabreichung von Akineton®; eine Dauermedikation sollte man vermeiden.

Bedient man sich des neuen Bromperidol (Tesoprel®, Impromen®), eines stark potenten Neuroleptikums, das in einmaliger Dosierung am Abend gegeben werden kann, so genügt eine Einzeldosis Akineton® morgens.
Wie bereits mehrfach erwähnt, hat Akineton® eine euphorisierende Wirkung und kann sogar zu deliranten Symptomen führen. Vorsicht ist geboten bei Kombination mit Antidepressiva. Bei Auftreten von Akkommodationsstörungen und Harnverhalten muß die Ursache nicht unbedingt das Neuroleptikum sein; auch Akineton® kann solche Symptome verursachen.

Die Neuroleptikagruppen und ihre Vertreter

Bereits eingangs wurden die vier wesentlichsten Neuroleptikagruppen genannt. Nachfolgend nun die Gruppen mit ihren wichtigsten Vertretern.
(sch = schwache N., mst = mittelstarke N, st = starke N., sst = sehr starke N.)

a) Phenothiazin-Derivate

Generic name	Handelsname
Promazin (sch)	Protactyl®
Thioridazin (sch)	Melleril®
Perazin (sch)	Taxilan®
Prothipendyl (sch)	Dominal®
Levomepromazin (sch)	Neurocil®
Chlorpromazin (mst)	Megaphen®
Dixyrazin (mst)	Esucos®
Periciazin (mst)	Aolept®
Triflupromazin (mst)	Psyquil®
Perphenazin (st)	Decentan®
Trifluoperazin (st)	Jatroneural®
Fluphenazin (sst)	Lyogen®
	Omca®
	Dapotum®

b) Thioxanthen-Derivate

Generic name	Handelsname
Chlorprothixen (sch)	Truxal®
	Taractan®
Clopenthixol (mst)	Ciatyl®
Tiotixen (st)	Orbinamon®
Flupentixol (sst)	Fluanxol®

c) Butyrophenon-Derivate

Generic name	Handelsname
Pipamperone (sch)	Dipiperon®
Melperon (sch)	Eunerpan®
Fluanison (mst)	Sedalande®
Methylperidol (st)	Luvatrena®
Droperidol (st)	DHB®
Haldol (sst)	Haldol-Janssen®
	Haldol-Gry®
Bromperidol (sst)	Tesoprel®
	Impromen®
Trifluperidol (sst)	Triperidol®
Benperidol (sst)	Glianimon®

d) Nicht klassifizierbare Neuroleptika

Generic name	Handelsname
Clozapin (sch)	Leponex®
Sulpirid (sch)	Dogmatil®
Sulforidazin (sch)	Inofal®
Oxypertin (mst)	Forit®
Vaduxan (st)	Loxapin®
Pimozide (st)	Orap®

e) Rauwolfia-Alkaloide

Rauwolfia-Alkaloide wirken blutdrucksenkend und depressionsinduzierend und haben deswegen kaum noch klinische Bedeutung. Im Handel erhältlich sind noch Serpasil®, Sedaraupin®, Phasein®, Oxypertin (Forit®) nimmt eine Zwischenstellung ein, da es mit Reserpin verwandt ist. Wir nannten es unter den nicht klassifizierbaren Neuroleptika.

Für die praktische klinische Arbeit muß aus einem großen Angebot an Neuroleptika ein kleiner Teil ausgewählt werden. Mit einem kleinen Spektrum an Neuroleptika sollte man dann arbeiten und die notwendigen Erfahrungen gewinnen.

Werden nicht die Nebenwirkungen, sondern die Wirkungen in den Vordergrund gestellt, so ist ausschlaggebend, welche Zielsymptome man bekämpfen will. Schwach potente Neuroleptika finden Anwendung, wenn man Dämpfung, schlafanstoßende Effekte und Beruhigung erzielen will. Starkpotente Neuroleptika haben ihren Einsatz hingegen bei Halluzinationen, Denkstörungen, maniformen Symptomen und psychomotorischer Erregung. Noch nicht einig ist man sich darüber, ob bei psychotischer Angst schwachpotente oder starkpotente Neuroleptika eingesetzt werden sollen. Wir haben uns für schwachpotente entschieden und reduzieren diese langsam bei gleichzeitiger psychotherapeutischer Intervention.

Beachte: Keinesfalls ist die neuroleptische Potenz das alleinige Kriterium für einen Neuroleptikaeinsatz, da sie die zu erwartenden Nebenwirkungen bei therapeutischer Dosis unberücksichtigt läßt. Dennoch sollte man sich vor Einsatz eines Neuroleptikums über die neuroleptische Potenz im klaren sein.

Mit der Zeit wird sich jeder in der Psychiatrie tätige Arzt entsprechende Erfahrungen mit bestimmten Neuroleptika angeeignet haben, und gerade Erfahrungen sind in diesem Bereich unerläßlich.

Bringt der Einsatz eines Neuroleptikums nicht den gewünschten Erfolg, so kann auf Neuroleptika anderer chemischer Struktur übergegangen werden. Ferner kann man auch die sog. „diskontinuierliche Behandlung" versuchen (an jedem dritten Tag hohe Dosen, dazwischen kleine Dosen oder keine Medikamente). Zuweilen führt der „positive Abbrucheffekt" zum Erfolg (abruptes Abbrechen der Behandlung führt manchmal zur Beseitigung der Symptomatik); ein abruptes Abbrechen kann aber auch zu einer Verschlechterung der Symptomatik führen.

Oftmals zeigt die Kombination von Elektrokrampftherapie und neuroleptischer Behandlung gute Erfolge. Die Anwendung beider zugleich wird aber nur selten notwendig sein, da in der überwiegenden Zahl der Fälle die medikamentöse Behandlung zur Remission des schizophrenen Schubes führt.

Behandlung der einzelnen schizophrenen Krankheitsbilder

Ob nun auf längere Sicht der Verlauf einer Psychose durch neuroleptische Behandlung günstig beeinflußt wird, war lange Zeit umstritten. Heute gilt zumindest als gesichert, daß Wiedererkrankungen und schwere Residualzustände bei entsprechend günstiger und ausreichender neuroleptischer Behandlung wesentlich seltener werden. In vielen Fällen bleiben erneute schizophrene Schübe ganz aus.

Hauptaufgabe des Arztes ist es, dem an Schizophrenie erkrankten Patienten zu helfen und einen Absturz in eine schizophrene Katastrophe zu verhindern, gleichzeitig aber auch einen sozialen Rückgang zu vermeiden. Mit anderen Worten: Man muß versuchen, die Balance zwischen Über- und Unterforderung zu halten. Man wird rasch merken, auf welche Schwierigkeiten man stößt, wenn man sich zum Ziele setzt

* den Schizophrenen frei von Symptomatik zu halten und ihn zugleich zu seelischen und sozialen Leistungen zu befähigen, ihn also zu rehabilitieren;
* eine Chronifizierung zu verhindern und eine persistierende Symptomatik zu vermindern;
* ein Rezidiv zu vermeiden.

180 Schizophrene Psychosen

Nicht bei allen schizophrenen Kranken ist eine neuroleptische Langzeitmedikation indiziert. Eine symptomsuppressive Pharmakotherapie wird bei defizient strukturverformten Schizophrenien kaum Erfolg, aber die entsprechenden Nebenwirkungen zeigen. Zum anderen bleiben viele Patienten auch ohne Rezidivprophylaxe frei von Rückfällen. Bei anderen wiederum kommt es trotz zuverlässiger und sorgfältig gewählter Langzeitmedikation erneut zu Rezidiven. Anhand der nachfolgenden beiden Abbildungen wird deutlich, was man mit einer neuroleptischen Therapie beim Schizophrenen erreichen will: Durch Neuroleptika soll der Weg über den Abgrund der schizophrenen Erkrankung verbreitert und sicherer gemacht werden. Das schmale Seil des schizophrenen „Seiltänzers" soll zu einer sicherer begehbaren Brücke werden. Die Pharmakotherapie (die Brücke) wird flankiert von Soziotherapie und Psychotherapie (Brückengeländer); beide verhindern den Absturz in die schizophrene Krise (Plussymptomatik) oder in die soziale Isolation und in den Rückzug (Minussymptomatik). Dieses anschauliche Bild ist aber keineswegs so mißzuverstehen, als müsse der Arzt den Kranken lediglich auf den rechten Weg führen. Der Weg über die schwankende Brücke ist nicht ungefährlich und statische Fehler oder Baufehler (falsch dosierte oder falsch gewählte Medikamente) können durchaus trotzdem zu einem Absturz in die schizophrene Krise oder in den sozialen Rückzug führen.

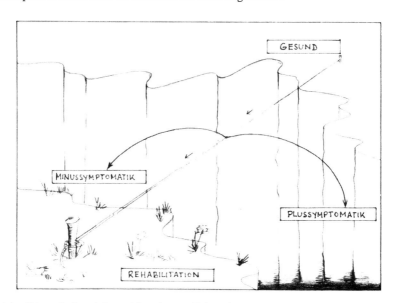

Abb. 14: Die unbehandelte schizophrene Erkrankung und deren Gefahren (nach J. Wing)

Therapie der Schizophrenie 181

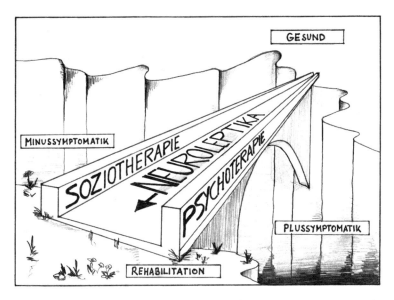

Abb. 15: Reduzierung der Gefahren einer schizophrenen Erkrankung mittels Neuroleptikatherapie, Sozio- und Psychotherapie (nach J. Wing)

Erläuterung

a) **Schizophrene Plussymptomatik**: gesteigerte affektive Erregung und Spannung, Wahnideen, psychotische Erlebnisproduktionen. Halluzinationen (meist akustisch), Wahnwahrnehmungen, Erlebnisse des Gemachtwerdens (Gedankeneingebung, Gedankenentzug, usw.). Die schizophrene Plussymptomatik macht die Anwendung von Neuroleptika notwendig.

b) **Schizophrene Minussymptomatik**: dynamische Insuffizienz, energetischer Potentialverlust, psychischer Defekt, usw. Sie äußert sich bekanntlich in Minderung der Initiative, der Kontaktbereitschaft und der emotionalen Schwingungsfähigkeit. Hier ist eine dämpfende neuroleptische Wirkung nicht indiziert. Je stärker die schizophrene Minussymptomatik in den Vordergrund und je mehr die schizophrene Plussymptomatik in den Hintergrund tritt, umso bedeutungsloser ist die Therapie mit Psychopharmaka und umso wichtiger sind soziotherapeutische und psychotherapeutische Maßnahmen.

Die Ausdrücke Plus- und Minussymptomatik dürfen nicht zu einer undifferenzierten Betrachtung des Zustandsbildes des Schizophrenen verleiten und auch nicht dazu verführen, Neuroleptika lediglich in zwei Gruppen einzuteilen, nämlich in Neuroleptika, die bei Plussymptomatik wirken und in solche, die bei Minussymptomatik ihre Wirkung entfalten.

Jedes schizophrene Krankheitsbild bedarf einer etwas anderen, modifizierten Therapie:

A) Akute schizophrene Psychose und akute katatone Zustände

An erster Stelle stehen hier die hochpotenten Neuroleptika, entweder intravenös oder intramuskulär appliziert und eine stationäre Einweisung vorausgesetzt. Bei schwerer Symptomatik genügen meist doch täglich 3mal 5 mg bis 3mal 10 mg Haloperidol, in leichteren Fällen auch 3mal 3 mg. Bei akutem Erregungszustand kann auch zusätzlich Valium 10 mg i.v. (Cave: Atemdepression) verabreicht werden.

B) Katatoner Stupor

Dieser wird ebenso behandelt wie die akuten katatonen Zustände und oftmals verschwindet die Symptomatik auf eine einzige Injektion eines hochpotenten Neuroleptikums. Dies ist aber nicht immer der Fall und in hartnäckigen Fällen, bei gleichzeitiger Nahrungs- und Flüssigkeitsverweigerung und der Entwicklung von zentralen Temperaturen kann der katatone Stupor in eine perniziöse Katatonie übergehen und letal enden.

C) Perniziöse Katatonie

Vorrangig ist hier die Regulierung des Wasser- und Elektrolythaushaltes, ferner eine Elektrokrampftherapie, evtl. kombiniert mit neuroleptischer Therapie. Es wird von vielen Kliniken die Elektrokrampfbehandlung bevorzugt, da sie der Neurolepsie in diesen Fällen überlegen ist. Bei neuroleptischer Behandlung sind auch hier die Butyrophenone besonders geeignet, da sie bei der in diesem Fall benötigten sehr hohen Dosierung doch immer noch die geringsten vegetativen Nebenwirkungen zeigen. Bei lebensbedrohlichen Zuständen einer perniziösen Katatonie werden zusätzlich Steroide und/oder Antibiotika und bei Hyperthermie Dantrolen verabreicht (s.S. 145).

D) Paranoid-halluzinatorische Syndrome

Akute Formen lassen sich mit Neuroleptika besser beeinflussen als chronische, unsystematische Wahnformen ebenfalls besser als systematische. Nicht selten neigen paranoide Syndrome zur Chronifizierung und trotzen manchmal jeglicher Neuroleptikatherapie. Halluzinationen lassen sich meist besser und rascher beseitigen.

E) Agitiert-depressive Zustände

Besonders gut geeignet sind hier Laevomepromazin (Neurocil®) und das derzeit im freien Handel nicht ohne kontrollierte Anwendung erhältliche Clozapin (Leponex®). Auch eine Kombinationstherapie von Antidepressivum und Neuroleptikum (sog. Zweizügeltherapie) ist möglich. Handelt es sich um hebephrene Zustände, so muß meist hoch und über längere Zeit hinweg dosiert werden.

F) Gehemmt-depressive Verstimmungen

Hier handelt man wie bei Melancholien. Auch hier gegebenenfalls Zweizügeltherapie. Man sollte daran denken, daß depressive Zustände im Rahmen einer Schizophrenie auch auf zu hohe Dosierung mit hochpotenten Neuroleptika zurückgeführt werden können; dann ist eine Neuroleptikareduktion erforderlich. Ist die depressive Verstimmung Ausdruck eines beginnenden Rezidivs, so ist wiederum eine Medikamentendosiserhöhung notwendig (günstig ist dann Sulpirid).

Elektrokrampfbehandlung

Seit Einführung der Psychopharmaka hat sich der Indikationsbereich der Elektrokrampftherapie (EKT) erheblich eingeengt. Aber auch unter dem Druck der öffentlichen Meinung und der Medien ist die Anwendung dieser Methode deutlich zurückgegangen. Deutlich überlegen ist die EKT der neuroleptischen Therapie bei lebensbedrohlichen (perniziösen) Katatonien. Ansonsten ist die EKT bei Schizophrenie als alleiniges Behandlungsverfahren der Neuroleptikatherapie unterlegen, bringt aber gute Ergebnisse in Kombination mit Neuroleptika. Die Letalität ist heute außerordentlich gering und anterograde Gedächtnisstörungen treten heute bei unilateraler Sondenapplikation nur noch selten auf, bilden sich aber auch innerhalb von Wochen bis Monaten vollständig zurück, ebenso wie evtl. auftretende EEG-Veränderungen. Retrograde Gedächtnisstörungen werden heute nicht mehr beobachtet.

Dauerbehandlung ist nur mit Pharmakotherapie möglich; die EKT ergänzt in sehr schweren und hartnäckigen Fällen die Neuroleptikatherapie. Appliziert wird die Sonde heute unilateral über der nicht-dominanten Hemisphäre. Zu den Kontraindikationen siehe Seite 101.

Insulinschock-Therapie

Mit Insulinkuren wurde früher ein hypoglykämischer Schock erzeugt. Diese Methode ist nur für subakute, nicht jedoch für akute paranoide Zustände geeignet. Außerdem sollte die Anwendung heute nur dann erfolgen, wenn weder medikamentöse noch elektrische Therapie erfolgreich sind. Dies ist aber nur extrem selten der Fall und die Insulinschock-Therapie ist somit heute aus dem Therapieplan psychiatrischer Krankenhäuser nahezu völlig verdrängt.

3.5.2 (10.5.3) Medikamentöse Langzeittherapie

Ein großer Vorteil der modernen, neu entwickelten Psychopharmaka ist die Möglichkeit der auch ambulant durchführbaren Erhaltungs-, Dauer- und Langzeittherapie.

Ziele der poststationären Erhaltungsmedikation nach Beseitigung psychotischer Exazerbationen sind

* Stabilisierung der Remission
* Verhinderung von psychotischen Rezidiven
* Verhinderung von Strukturverformungen
* damit Schaffung der Voraussetzung für eine dauerhafte Rehabilitation

Bei der Erhaltungs- und Langzeittherapie schizophrener Psychosen kommen vorwiegend Neuroleptika zum therapeutischen Einsatz. Zu warnen ist jedoch vor der gleichzeitigen routinemäßigen Anwendung von Antiparkinsonmitteln. Bei der Mehrzahl schizophrener Kranker ist entsprechend den gewonnenen Erfahrungen eine ambulante Psychopharmakabehandlung und eine supportive Psychotherapie die Methode der Wahl. Voraussetzung für einen Erfolg ist die enge Zusammenarbeit von Klinik, freipraktizierendem Nervenarzt und Allgemeinarzt.

Trotz der neuentwickelten Depot-Neuroleptika ist eine Rückfallprophylaxe, wie sie bei den Depressionen mit der Lithiumbehandlung praktiziert wird, nicht möglich. Bei allen Kranken mit schleppendem Krankheitsverlauf oder mit hoher Rückfallhäufigkeit ist jedoch eine Dauermedikation mit Neuroleptika von Vorteil.

Entsprechend neuerer englischer Untersuchungen werden mit einer ambulant durchgeführten, poststationären Neuroleptikatherapie in der Genesungsphase die Restsymptome unterdrückt und im symptomlosen Intervall dem Patienten ein „künstlich erzeugtes dickes Fell" geschaffen. Psychosoziale Belastungen werden vom Patienten leichter gemeistert.

Ausgedehnte statistische Untersuchungen ergaben, daß eine ausschließliche Behandlung mit Neuroleptika signifikant wirksam ist, während andererseits Sozio- oder Psychotherapie allein in den meisten Fällen unwirksam sind. Besonders im labilen Stadium unmittelbar nach der Klinikentlassung ist die Erhaltungsmedikation von großer Wichtigkeit; in den meisten Fällen ist eine Langzeit- oder sogar Dauermedikation notwendig.

Nicht günstig ist eine Kombination mehrerer Substanzen; allenfalls können ein Neuroleptikum mit einem Thymoleptikum oder ein schwach potentes mit einem stark potenten Neuroleptikum kombiniert werden. Bei Vorliegen innerer Unruhe und Angst können auch Tranquilizer aus der Benzodiazepingruppe oder aber das schwachpotente Neuroleptikum Promethazin (Atosil®) gegeben werden.

Die Dauermedikation kann entweder oral in Tabletten- oder Tropfenform erfolgen oder als Depot-Injektion in wöchentlichem, 14-tägigem oder 3-wöchigem Abstand. Während die orale Form individuell leicht steuerbar ist, hat die parenterale Form den Vorteil, daß einer unregelmäßigen Medikamenteneinnahme vorgebeugt wird, wodurch keine starken Spiegelschwankungen auftreten, und ferner der Kontakt zum Arzt bestehen bleibt. Für zahlreiche Wiederaufnahmen schizophrener Patienten in psychiatrische Krankenhäuser sind am häufigsten unregelmäßige Medikation und Abbruch der Medikamenteneinnahme anzuschuldigen. Aus diesem Grund gewann die Dauermedikation mittels injizierbarer Depot-Präparate in den letzten Jahren erheblich an Bedeutung.

Besonders positiv zu werten ist die Tatsache, daß die Begleiteffekte zumindest teilweise nach längerer Anwendung infolge Adaption zurücktreten. Außerdem ermöglicht die Langzeitmedikation

* eine frühzeitige Entlassung des Patienten und
* fördert den weiteren sozialen Kontakt, dies
* erleichtert somit die Rehabilitation und
* die Rezidivgefahr wird herabgesetzt

Nachfolgend die wichtigsten Depot-Neuroleptika

Generic name	Handelsname	Dosierung
Cis-Clopenthixol-Decanoat	Ciatyl-Depot®	200 mg (alle 2 - 3 Wochen)
Perphenazinönanthat	Decentan-Depot®	100 mg (alle 2 - 3 Wochen)
Flupentixol-Decanoat	Fluanxol-Depot®	20 mg (alle 2 - 3 Wochen)
Flupenazin-Decanoat	Lyogen-Depot® Dapotum-D®	10 - 15 mg (alle 2-3 Wochen)
Haldol-Decanoat	Haldol-Decanoat®	50 - 100 mg (alle 4 Wochen)
Fluspirilene	Imap®	3 - 5 mg (alle 1 - 2 Wochen)
Pimozid	Orap®	2 - 8 mg (täglich)

Die individuelle Dosierung hängt vom Ausprägungsgrad des psychopathologischen Syndroms ab, andererseits aber auch vom Auftreten extrapyramidaler Symptome, d.h. von der Disposition des Patienten. Wie bereits erwähnt, sollten beim Auftreten extrapyramidaler Symptome keine Antiparkinsonmittel routinemäßig verordnet werden; beim Vorliegen therapieresistenter Spätdyskinesien erübrigen sie sich von selbst.

Bei der Langzeitbehandlung werden starke Neuroleptika als Basismedikation bevorzugt, da sie einen geringeren sedierenden Effekt und weniger vegetative Nebenwirkungen zeigen. *Dauer der Behandlung beim ersten Schub ein halbes Jahr, beim zweiten Schub über ein Jahr.*

Ist ein Patient zuverlässig und entschließt man sich deshalb zur oralen Langzeittherapie, so erscheint uns besonders geeignet: Haldol-Janssen® (täglich 1 - 6 mg) oder Lyogen® (täglich bis zu 8 mg). Geeignet sind aber auch das stärkere Triperidol® (täglich 1 - 3 mg) oder Glianimon® (täglich 2 - 6 mg). Schwachpotente Neuroleptika sollten über längere Zeit nur dann Anwendung finden, wenn niedrige Dosen mit geringer Tagessedation genügen. Hier haben sich folgende schwachpotente Neuroleptika bewährt: Melleril®, Truxal® oder Dipiperon®.

Erleichtert wurde die Langzeittherapie durch Retardformen von Neuroleptika (z.B. Lyogen retard®).

Bei den bereits erwähnten Depotformen stark und sehr stark potenter Neuroleptika mit intramuskulärer Applikation ist die Wirksubstanz an eine Trägersubstanz gebunden und wird aus letzterer über einen gewissen Zeitraum hinweg in nahezu konstanter Menge freigesetzt.

Welches Neuroleptikum man für die Langzeittherapie wählt, hängt davon ab, ob der Patient regelmäßigen wöchentlichen Kontakt wünscht (dann z.B. Imap®) oder ob ein regelmäßiger Kontakt sich schwierig gestaltet (z.B. weite Anreise, schlechte ärztliche Versorgung, usw.). In letzterem Fall ist dann ein Langzeitneuroleptikum mit längerer Wirkdauer empfehlenswert. Finzen hält größere Abstände als zwei Wochen für ungünstig, da seiner Ansicht nach die Patienten den zeitlichen Überblick verlieren, und die Gefahr des Abbrechens der Behandlung sehr groß wird. Solchen Behandlungsabbrüchen kann durch eine übersichtliche Kalenderkartei vorgebeugt werden, und falls der Patient nicht von selbst in der Sprechstunde erscheint, sollte er angeschrieben oder angerufen werden; bei Problempatienten ist ein Hausbesuch angeraten.

Die erforderliche Behandlungsdauer ist sehr unterschiedlich. So wird man bei psychotischen Erstmanifestationen bei guter Remission nach etwa 4 Monaten die Behandlung beenden können. Einer weitaus längeren Neuroleptikabehandlung bedürfen Patienten mit häufigen psychotischen Rezidiven, ferner Patienten mit schizophrenen Persönlichkeitswandlungen oder mit reinen oder gemischten Residuen. In vielen Fällen ist eine stabile soziale Rehabilitation nur durch eine Dauerbehandlung erreichbar. Rückfälle und Wiederaufnahmen im Sinne der sog. Drehtürpsychiatrie lassen sich doch überwiegend auf eine fehlende Langzeittherapie zurückführen.

Nachteile einer Depot-Medikation

Eventuell auftretende depressive Verstimmungen mit erheblicher Suizidgefahr können bei Depot-Neuroleptika mit langer Wirkdauer nicht rasch genug unterbrochen werden. Auch erweist sich eine Zusatzmedikation mit entsprechenden Antidepressiva oft als nicht ausreichend. Auftretende schwere extrapyramidale Nebenwirkungen bedürfen einer zusätzlichen Antiparkinsonmittelapplikation, und auch diese führt nicht immer zu einer zufriedenstellenden Rückbildung der Nebenwirkungen.

3.5.3 (10.5.3) Psychotherapeutische Maßnahmen

Akute Schizophrenien können mit psychotherapeutischen Maßnahmen allein nicht ausreichend behandelt werden; denn die Schizophrenie mit ihrer multifaktoriellen Genese benötigt eine mehrdimensionale Therapie. Eine „Dimension" ist die Psychotherapie, eine andere die Soziotherapie (siehe 3.5.4). Beide ergeben zusammen mit der Pharmakotherapie die komplette Schizophrenietherapie. Dabei muß die Pharmakotherapie so gestaltet werden, daß der psychotherapeutische Kontakt nicht gestört, sondern wenn möglich erleichtert wird.

Bei der Behandlung eines Schizophrenen ist heute eine psychotherapeutische Einstellung ein Leitprinzip, denn „die Atmosphäre einer psychiatrischen Klinik muß psychotherapeutisch sein, oder sie ist keine" (Mauz).

Durch die richtige psychotherapeutische Führung des Schizophrenen können heute zahlreiche situative Schwierigkeiten und Konflikte mit Erfolg behandelt werden. Andernfalls würden diese zu erneuter Dekompensation führen.

Ein Neuaufbau der Persönlichkeit ist bei psychopathischen Persönlichkeitsvarianten, chronifizierten neurotischen Fehlhaltungen oder Residualzuständen nach Psychosen häufig nicht mehr möglich. Im Vordergrund steht dann mehr die Herstellung und Aufrechterhaltung eines tragendes Kontaktes. Eine solche führende und stützende Psychotherapie auf längere Sicht (kommunikative oder Kontaktpsychotherapie) basiert auf einer tragfähigen Arzt-Patient-Beziehung. Dazu schreibt G. Huber: „Diese Form der führenden, stützenden, beruhigenden, ermutigenden, ratenden und mahnenden Psychotherapie ist sicher in der Praxis eine der wichtigsten Varianten seelischer Behandlung, die auch mit Somatotherapie (z.B. Erhaltungsmedikation bei teilremittierten Psychotikern) kombiniert werden kann" (G. Huber, Psychiatrie, F.K. Schattauer-Verlag).

Eine wertvolle Psychotherapieform ist die Familien- und Gruppentherapie. Störungen zwischenmenschlicher Beziehungen und des sozialen Verhaltens können in der therapeutischen Gruppe bearbeitet und korrigiert werden. Man versucht, in der Gruppe und durch die Gruppe beim einzelnen Patienten fehlerhafte Konditionierungen zu eruieren und neue Verhaltensweisen zu erlernen.

Entgegen früherer anderer Meinung ist der Schizophrene durchaus übertragungsfähig. Eine Psychoanalyse in der klassischen Form, d.h. mit weitgehend stummen Therapeuten, läßt sich beim Schizophrenen nicht durchführen. Hier muß der Psychoanalytiker selbst Initiative ergreifen, um dem Patienten den Kontakt zu erleichtern. Bei Schizophrenen muß der Therapeut sich häufig in die Symbolsprache seines Patienten einleben, da meist nur auf präverbaler Ebene ein Kontakt möglich ist.

In der Psychotherapie Schizophrener tritt die Aufhellung verdrängter Inhalte zurück, da für die Psychodynamik des Schizophrenen die Verdrängung nicht maßgeblich ist. Der Schizophrene verdrängt nämlich nicht zuviel, sondern zuwenig; mit anderen Worten: „Er wird von nicht verdrängungsfähigen Inhalten überflutet" (Tölle).

Allgemein ist zu sagen, daß mit Psychotherapie bei Schizophrenen keine Heilung, sondern eher Besserung oder Hilfe erreicht wird. Etwa in 30 - 50% aller Fälle ist eine Psychotherapie für den Patienten wenigstens für einige Zeit hilfreich und gewinnbringend. Deshalb ist es auch nicht möglich, medikamentöse und psychotherapeutische Behandlungsversuche zu vergleichen, wie dies bei manischen Psychosen mit der Lithiumtherapie der Fall ist.

Es gilt also: Psychotherapie ist bei der Schizophreniebehandlung eine Therapiehilfe, keine Schizophrenietherapie.

Ferner finden neben der Familien- und Gruppentherapie meist supportive Psychotherapie und Verhaltenstherapie Anwendung. Verhaltenstherapie beruht auf operantem Konditionieren, wobei versucht wird, Patienten durch Belohnung (positive Verstärkung) zu aktivieren. Diese Methode ist aber meist nur bei chronisch Schizophrenen mit starkem Autismus erfolgversprechend. Eine Verbesserung oder Normalisierung seiner Verhaltensweisen wird mit Geld, Zigaretten oder Gebrauchsgegenständen belohnt. Der Patient wird beispielsweise belohnt, wenn er seine Suppe mit dem Löffel statt mit der Gabel ißt.

Allgemein ist zu sagen, daß der Psychotherapie der Schizophrenie ein betont kommunikativer Charakter zukommt und diese immer mehr an Boden gewinnt. Dabei sollten aber Erfolgsmeldungen bei schizophrenen Psychosen vorsichtig interpretiert werden. Näheres zur Psychotherapie in Kap. 10.

3.5.4 (10.5.4) Soziotherapie

Es scheint gesichert, daß mit Hilfe der Psychotherapie und der Soziotherapie Rezidive und Komplikationen seltener geworden sind. Pharmakotherapie in Verbindung mit Rehabilitationsmaßnahmen und individueller Psychotherapie führt letztlich zu besseren Ergebnissen als ausschließlich eine der genannten Behandlungsmaßnahmen.

Praktisch alle therapeutischen Bemühungen im Rahmen der Rehabilitation stellen für den Schizophrenen zugleich Präventivmaßnahmen dar, um Wiedererkrankungen und Chronifizierung zu verhindern. Man muß versuchen, den Patienten bei seinen großen und kleinen Problemen, die sich für ihn in allen Lebensbereichen, in Familie und Beruf ergeben, zu unterstützen.

Zur Soziotherapie gehören Milieu- und Beschäftigungstherapie, Arbeitstherapie.

Arbeitstherapie

Man faßt sie mit der Beschäftigungstherapie zur sogenannten Ergotherapie zusammen. Hier ist Arbeit Mittel zur Therapie. Dabei ist aber zu beachten, daß Arbeit auch wirklich Arbeit bleibt und nicht zum Spiel ausartet. Der Patient soll nicht das Gefühl haben, daß mit dem, was er tut, nur die Zeit des Klinikaufenthaltes ausgefüllt sein soll. Durch Arbeit versucht man, im Patienten Selbstverantwortlichkeit und Selbständigkeit zu wecken, so daß der Kranke sein Schicksal und die Verantwortung für sein Wohlergehen selbst bestimmen kann. Er soll lernen, sich „um sich selbst zu kümmern". Untersuchungen ergaben, daß diejenigen Patienten, die nach Erstaufnahme sofort an Arbeits- und Beschäftigungstherapie teilnahmen, nur verhältnismäßig kurz hospitalisiert waren. Als hervorragend sind solche Krankenhäuser anzusehen, in denen Arbeitseinsatz, Arbeitsverteilung, Einnahmen und Ausgaben von den Kranken selbst bestimmt werden.

Beschäftigungstherapie

Diese ist mehr auf sinnvolle Betätigung, weniger auf das Ergebnisprodukt hin orientiert, mit anderen Worten: Beschäftigungstherapie ist aktozentrisch, weniger produktozentrisch. Hier steht der Sinngehalt und die Anregung von schöpferischen Impulsen im Vordergrund, der Nutzeffekt tritt zurück. Beschäftigungstherapie bildet zusammen mit der Arbeitstherapie die sogenannte Ergotherapie (= Werktherapie). Das Ziel der Beschäftigungstherapie ist es, im Patienten eine gemeinschaftsfördernde Aktivität zu entwickeln. Aus diesem Grund sollte auch die Beschäftigungstherapie als Gruppentherapie durchgeführt werden.

Milieugestaltung

Ohne eine entsprechende Milieugestaltung in psychiatrischen Kliniken ist keine wirkungsvolle Therapie möglich. Mit Sicherheit kann sich ein ungünstiges Behandlungsmilieu außerordentlich nachteilig auf Genesung und Resozialisierung auswirken. Nicht selten sind dann protrahierte Verläufe und Artefakte die Folgen. Erst durch richtige Milieugestaltung wird die für eine sinnvolle Therapie notwendige Atmosphäre geschaffen. Es sollte versucht werden, dem Kranken das Leben in der Klinik so angenehm wie nur möglich zu gestalten. Die Räumlichkeiten sollten wohnlich sein, und ihm sollte die Gelegenheit gegeben werden, in Patienten-Gruppen mitmenschliche Kontakte zu knüpfen (soweit ihm dies möglich ist). Das Ziel ist es, die Lebensbedingungen so normal wie nur irgend möglich zu gestalten. Jegliche Inaktivität und soziale Isolierung muß vermieden werden, und die räumliche und zeitliche Milieugestaltung sollte dem Patienten weitmöglichst selbst überlassen werden.

Immer wieder stellt sich die Frage, ob der Patient in eine Klinik eingewiesen werden muß, oder ob eine ambulante Behandlung möglich ist. Stationär sollte grundsätzlich bei Erregungszuständen, sozial-störendem Verhalten und bei Suizidgefahr behandelt werden. Klinikeinweisung ist auch angebracht, wenn sich eine floride Psychose manifestiert hat. Denn nur so können alle diagnostischen und therapeutischen Möglichkeiten ausgeschöpft werden. Die ambulante Behandlung hat natürlich den Vorteil, daß die Patienten die natürlichen Kontakte Familie und Beruf behalten, was sicherlich ein wichtiger Faktor ist. Manchmal genügt auch Teilhospitalisierung (Tagesklinik oder Nachtklinik).

Widersetzt sich ein Patient einer dringend notwendigen stationären Einweisung (fehlende Krankheitseinsicht!), kann dies gegen seinen Willen durch Gerichtsbeschluß erfolgen. Wenn nur irgenwie möglich, sollte dies jedoch vermieden werden, da es zu einer schweren Belastung therapeutischer Kontakte und der Rehabilitationsmaßnahmen führt.

3.5.5 (10.5.5) Arten von Behinderungen und Rehabilitationsmaßnahmen

Man kennt 4 große Gruppen von behinderten Schizophrenen:

1. **Remittierte Schizophrenie**
   Leichter Knick der Persönlichkeit, der sich meist als asthenischer Schwächezustand, als Stiller-, Kälter- oder Steiferwerden äußert. Regsamkeit und seelische Schwingungsfähigkeit nehmen ab.
   Trotzdem aber besteht soziale Anpassungs- und Berufsfähigkeit.

2. **Leichter Wandel**
   Diesen beobachtet man häufig nach Klinikentlassung, besonders unter ungünstigen Milieueinflüssen. Man erkennt leichte Persönlichkeitsveränderungen, Störungen auf emotionalem und antriebsmäßigem Gebiet. Nicht selten werden auftretende asthenische und leibhypochondrische Syndrome bei mangelnder Kenntnis der Vorgeschichte als neurotisch eingestuft.
   Die Patienten sind meist noch in der Lage, ihren oder einen anderen Beruf auszuüben; bei differenzierteren Berufen wird oftmals ein Wechsel zu einer einfacheren Tätigkeit notwendig sein.

3. **Stärkere schizophrene Persönlichkeitsveränderung**
   Hier sind Antrieb und Affektivität sowie Sozialverhalten erheblich gestört. Meist erkennt man Verwahrlosungstendenzen, weshalb diese Patienten seltener in häuslicher Umgebung anzutreffen sind.
   Den Arbeitsbedingungen der Leistungsgesellschaft entsprechend sind diese Patienten erwerbsunfähig, d.h. sie sind zumindest in ihrem erlernten Beruf berufsunfähig.

4. **Schwere schizophrene Persönlichkeitseinbuße**
   Man erkennt schwerste dementiell anmutende Bilder. Solche Patienten können nur einfache mechanische Arbeiten verrichten, gelten als geschäftsunfähig und bedürfen einer dauernden institutionellen Pflege.
   Mit Sicherheit kann gesagt werden, daß ein nicht kleiner Teil der früher in Anstalten so häufig anzutreffenden schweren und bizarren Formen des schizophrenen Persönlichkeitsverfalls Anstaltsartefakte waren (Folgen der Hospitalisierung und extremen Passivisierung).
   Der Arzt sollte bei persönlichkeitsveränderten schizophrenen Kranken nicht unnötig im früheren psychotischen Geschehen wühlen. Völlig falsch ist es zu glauben, daß die Kontaktlosigkeit und seltsame Distanz dieser Patienten dazu berechtigen, ihnen keine volle persönliche Zuwendung zukommen zu lassen oder Bemühungen um deren soziale Reaktivierung unversucht zu lassen.

Unter Rehabilitation versteht man die Wiedereingliederung in die Gesellschaft. Dies ist jedoch nicht gleichbedeutend mit Heilung! Nicht bei allen Patienten läßt sich Symptomfreiheit erreichen. Dennoch ist eine administrative Unterscheidung von Rehabilitation und Therapie sachlich gesehen nicht sinnvoll, da jede Therapie rehabilitative Aspekte hat, eine Rehabilitationsmaßnahme immer therapeutische Bemühungen voraussetzt, ja sogar eine Therapie ist. Wiedereingliederung ist ein therapeutisches Ziel.

Stufenrehabilitation

Diese kann auf verschiedene Weise verwirklicht werden. Bereits während des Aufenthalts in der Station kann der Patient auf das Leben außerhalb der Klinik vorbereitet werden, indem ihm zunehmend die Übernahme von Aufgaben und Verantwortung zugestanden werden. Auch in der Werktherapie erkennt man die stufenweise Rehabilitation: zeitliches Fortschreiten von der Beschäftigungstherapie zur Arbeitstherapie und zunehmende Anforderungen an Zeitdauer, Intensität und Kompliziertheit der Tätigkeit. Bei einer Berufsvermittlung sind grundsätzlich neben der allgemeinen sozialen Leistungsfähigkeit auch die spezifischen Eignungen und die erhaltenen Restfähigkeiten zu berücksichtigen. Häufig wird eine Wiedereingliederung nur möglich sein, wenn dem Patienten einfachere Tätigkeitsformen übertragen werden.

Um eine institutionelle Einstufung zu erreichen, bieten sich verschiedene psychiatrische Übergangseinrichtungen an. Die Einbringung in eine Tag- oder Nachtklinik stellt deutlich erhöhte Anforderungen an die Umweltbewältigung. Mit Sicherheit ist auch die Tätigkeit in einer beschützenden Werkstätte oder die Wiedereinschulung (gegebenenfalls Umschulung) in einem arbeitstherapeutischen Zentrum realitätsnäher als eine noch so gut integrierte Arbeitstherapie. Die Anforderungen, die an den Kranken in einem arbeitstherapeutischen Zentrum gestellt werden sind größer als die in einer integrierten Arbeitstherapie. In letzterer nämlich wird auf den noch stark gestörten Kranken entsprechend Rücksicht genommen. Selbst wenn der Kranke nicht über die Stufe einer Unterbringung in einem Wohnheim oder in einer Wohngemeinschaft hinauskommt, kann man auch in diesem Fall noch begründet von einer Teilresozialisierung sprechen.

Die psychiatrische Stufenrehabilitation hat eine große Anzahl von Durchgangswegen. Sie beginnt zunächst in der Aufnahmeambulanz, von wo aus die Patienten entweder in die klinische Station und von hier in die Rehabilitationsstation gelangen oder aber direkt von der Aufnahmeambulanz einer Tag- oder Nachtklinik zugewiesen werden. Von der Nachtklinik gelangen sie dann direkt oder über eine Wohngemeinschaft zum Übergangsheim, von hier zur Nachsorgeambulanz, von der sie dann wieder in die Gesellschaft entlassen werden. Von der Tagklinik schickt man die Behandelten über eine Tagesstätte oder beschützende Werkstätte direkt in ein arbeitstherapeutisches Zentrum und auch von hier wieder über die Nachsorgeambulanz in die Gesellschaft.

In günstigen Fällen (überwiegend!) gelangen die Patienten direkt von der Tagklinik oder Nachtklinik in die Nachsorgeambulanz.

Durch die Aufnahme in Übergangseinrichtungen oder zumindest durch ein annähernd optimales Versorgungssystem läßt sich fast immer eine Zwangsunterbringung in geschlossenen Abteilungen umgehen. Jedenfalls ist eine umfassende ambulante Nachbetreuung erforderlich, ohne die selbst ein zeitlich begrenzter Rehabilitationserfolg nicht gesichert sein kann.

Nur wenn weiche Zurücknahmen möglich sind und genügend Flexibilität vorhanden ist, kann man von einer gut funktionierenden Rehabilitationseinrichtung sprechen. Dies gilt natürlich auch in bezug auf eventuell nötig werdende Wiederaufnahmen, die häufig rechtzeitig und meist direkt in die halbstationären Einrichtungen erfolgen müssen. Dazu schreibt M. Bauer: „Der Wandel der klassischen ‚Drehtürpsychiatrie' ist nicht durch eine Vermeidung solcher Wiederaufnahmen, sondern durch das gleitende System absichernder Zwischenformen gekennzeichnet, die lebensbegleitend zur Verfügung stehen" (M. Bauer, Psychiatrie, G. Thieme-Verlag).

Bei einer psychiatrischen Rehabilitationsmaßnahme handelt es sich selten um einen einmaligen Akt. Häufig kann selbst ein gut durchorganisiertes sozialpsychiatrisches System Krankheitsschwankungen im Zustand des Patienten und selbst Rückfälle nicht verhindern.

Grundsätzlich darf gesagt werden: Zur Humanisierung der Psychiatrie leisten psychiatrische Rehabilitationsbemühungen einen großen Beitrag. Die psychisch Kranken werden von der menschlichen Isolierung asylierender Daseinsformen verschont, und es läßt sich ihnen wenigstens die bescheidene Möglichkeit eines sinnerfüllten Lebens bieten.

Zu den Übergangseinrichtungen gehören Tag- oder Nachtkliniken, Übergangswohnheime, ambulante therapeutische Clubs, Patientenclubs, beschützende Werkstätten, arbeitstherapeutische Zentren, Wohngemeinschaften. In Tagkliniken werden solche Patienten betreut, die noch keiner dauernden Behandlung bedürfen oder dieser nicht mehr bedürfen, wobei aber eine ambulante Therapie allein auch nicht ausreichen würde. Die Patienten werden in der Tagklinik individuell in der Gruppe behandelt, nehmen an Beschäftigungs- und Arbeitstherapie teil, ja verbringen sogar einen Teil ihrer Freizeit in der Therapiegruppe. Abends fahren sie dann nach Hause und verbringen die Nacht in der eigenen Wohnung, in der Familie. In der BRD sind Tagkliniken heute noch relativ selten (im Vergleich dazu: In Großbritannien existieren einige Hundert solcher Tagkliniken). Werden Patienten in Nachtkliniken untergebracht, so arbeiten sie außerhalb und kommen nur zum Schlafen und zur Therapie in die Klinik. Dies eignet sich vor allem für Patienten ohne Angehörige oder mit ungünstigem Familienmilieu. Zwischen Nachtklinik und Wohnheim stehen die Übergangsheime, wo der Patient teilweise tagsüber, in der Nacht und am Wochenende sein Leben in der Gemeinschaft verbringt.

Durch all die genannten Übergangseinrichtungen werden die psychiatrischen Krankenhäuser wesentlich entlastet, was natürlich auch deren Effektivität zugute kommt.

Schulische Maßnahmen bei schizophrenen Patienten

In vielen Fällen manifestiert sich eine schizophrene Psychose erstmals gegen Ende der Schul- oder in der Studienzeit. Bei gut remittierenden Verläufen empfehlen sich vorübergehende Entpflichtung und Wiederholung von Klassen oder Semestern. Unterstützt wird die Rehabilitation durch Fremdantrieb, durch gut informierte Angehörige, feste Tagesplanung, langfristige ärztliche Führung, ausbildungsbegleitende Gesprächstherapie und durch Information des Lehrkörpers. Allerdings sind die Tempo- und Leistungsanforderungen der differenzierten Oberstufe oder eines wissenschaftlichen Studiums bei bleibend stärkerer Behinderung nicht mehr zu erfüllen. Zeichnet sich dann nach 1 - 2 Jahren eine ungünstige Prognose ab, kann sich ein Wechsel zu mehr praktisch-anschaulich ausgerichteten Schul- oder Studiengängen oder eine einfachere Berufsausbildung empfehlen.

Berufsfördernde Maßnahmen bei schizophrenen Patienten

Auch hier ist das Vorgehen in Stufen indiziert und eine Ersteingliederung oder auch das Vorliegen schwerer Verlaufsformen erfordern zunächst Berufsfindungsmaßnahmen und Arbeitserprobung. Man sollte zunächst versuchen, ein bestehendes Arbeitsverhältnis zu erhalten oder die Umsetzung auf eine weniger anspruchsvolle Tätigkeit oder den Rückgriff auf eine Teilqualifikation in einem vertrauten Bereich durchführen. Nicht mehr angezeigt ist jedoch eine qualifizierte Ausbildung oder Umschulung mit theoretischen Anforderungen bei instabiler Remission oder einem etwa vorhandenen schweren Residualzustand. Empfehlenswert ist die Arbeitserprobung oder Ausbildung am Wohnort unter Einbindung der Familie und der ärztlichen Überwachung, da Berufsbildungs- und Berufsförderungswerke wegen des Internatscharakters für psychisch Kranke wenig geeignet sind.

Bei der Berufswahl müssen berücksichtigt werden: Zeitdruck, Akkord, besondere Ansprüche an Verantwortung, Findigkeit, Wendigkeit, geistige Flexibilität, kontinuierliche Zuverlässigkeit, Wechselschicht, Publikumsverkehr, wissenschaftliche oder eigenbestimmte schöpferische Tätigkeiten. Genannte Anforderungen wirken sich für den Schizophrenen häufig ungünstig aus. Wesentlich geeigneter sind handwerkliche, kaufmännisch-verwaltende Tätigkeiten, ferner einfache Dienstleistungen, Teilzeitarbeit, unkomplizierte und wiederkehrende Arbeiten.

Selten geeignet sind Werkstätten für Behinderte. Langfristig können eventuell auch begleitende sozialpsychiatrische Dienste die erforderliche Hilfestellung und soziale Stabilität vermitteln.

Die Adressen von Übergangswohnheimen oder sozialpsychiatrischen Wohngemeinschaften erfährt man über die einschlägigen Selbsthilfeverbände, über Gesundheitsämter, Sozialämter und psychosoziale Arbeitskreise der Kommunen.

Häufig wird die Anerkennung als Schwerbehinderter bei psychisch Kranken abgelehnt, was auch seine Vorteile hat: Zwar ist eine Anerkennung als Schwerbehinderter als Kündigungsschutz wirksam, kann aber u.U. die Bemühung um einen neuen Arbeitsplatz erheblich behindern.

Nur bei akuter florider Psychose ist die Fahrtauglichkeit aufgehoben; einen Führerscheinentzug sollte man, wenn immer möglich, vermeiden, da dies mitunter einen erheblichen Einschnitt im Leben eines Schizophrenen bedeutet. Lediglich bei schweren „Defektsyndromen" ist die Fahrtauglichkeit aufgehoben.

Einteilung der Remissions- und Defizienz-Typen der Schizophrenie (in Anlehnung an G. Huber)

G. Huber ist der Ansicht, daß angesichts des Formenreichtums und der Uneinheitlichkeit teilremittierter und chronischer Schizophrenien die ausschließlich quantitativen Unterscheidungen in „Defekt" und „Demenz" sowie „leichter" und „schwerer" Defekt nicht genügen können. Seiner Ansicht nach ist der Pauschalbegriff des sog. schizophrenen Defektes in eine Reihe von Prägnanztypen zu differenzieren. Wesentlich ist dabei die Hervorhebung mehr oder minder uncharakteristischer Remissionstypen i.S. des „reinen Defektes", nach Huber ein Begriff, der annähernd synonym mit „dynamischer Insuffizienz" und „Reduktion des psychischen energetischen Potentials" verwendet wird.

Neben der Vollremission unterscheidet man nun zwischen uncharakteristischen Remissionstypen und charakteristischen Defizienz-Typen.

a) **Uncharakteristische Remissionstypen**
 - Minimalresiduum
 - leichtes, reines Residuum
 - erheblicher reiner Defekt
 - Strukturverformung ohne Psychose

b) **Charakteristische Defizienz-Typen**
 - gemischtes Residuum
 - typisch schizophrene Defektpsychose
 - chronische reine Psychose
 - Strukturverformung mit Psychose.

Beim reinen Defekt nehmen die Patienten den „Defekt" selbst wahr und leiden darunter. Nach Ansicht Hubers wird die Bezeichnung „reines Residuum" oder „reiner Defekt" dem Zustand eher gerecht als der Terminus „schizophrene Persönlichkeitswandlung" oder „Wesensänderung". Grundsätzlich ist zu beachten, *daß die charakteristischen Defizienz-Typen alle mehr oder minder ausgeprägte schizophrene Symptome aufweisen, was bei den uncharakteristischen Remissions-Typen nicht der Fall ist*. So ist beispielsweise das gemischte Residuum kombiniert mit den Merkmalen des reinen Defekts und einzelnen schizophrenen Symptomen.

4 (GK: Kap. 11) PSYCHOVEGETATIVE ALLGEMEINSTÖRUNGEN

Siehe hierzu auch die entsprechenden Abschnitte der inneren Medizin (GK-Abschn. 10.2.1)

Man spricht bei psychovegetativen Allgemeinstörungen auch von vegetativer Dystonie. Diesen können unbewältigte Konfliktsituationen, Arzneimittel- und Genußmittelmißbrauch, körperliche und psychische Über- und Unterbelastungen aber auch psychosexuelle Funktionsstörungen zugrunde liegen. Verstärken sich die diversen Störungsbedingungen gegenseitig, so kann es zum Circulus vitiosus kommen.

Meist handelt es sich um atypische, zahlreiche und wechselnde Beschwerden. Man beobachtet

* Allgemeinbeschwerden (Schlafstörungen, Erschöpfung)
* Beschwerden im vegetativ innervierten Bereich (Magen, Darm, Herz, usw.)
* Beschwerden im sensomotorischen Bereich (Tendopathien, Myalgien, Kopfschmerzen)
* emotionelle Störungen
* depressive Verstimmungsbilder

Selbstverständlich ist eine eingehende Differentialdiagnose Voraussetzung, da vegetative Dystonie abzugrenzen ist gegen

* beginnende Organerkrankungen
* Durchgangssyndrome leichterer Ausprägung
* larvierte Depressionen
* Hypochondrie

Nachfolgend nun im einzelnen die bekanntesten psychovegetativen Symptome:

* **Erröten**; dies tritt meist ohne bewußten adäquaten Affekt ein. Ursache ist ein zugrundeliegender Konflikt zwischen Trieb (sexuelle Wünsche, Es) und Überich, welcher Angst bewirkt, die abgewehrt werden muß. In schweren Fällen beobachtet man die Erythrophobie.
* **Pelvopathia dolorosa**; hierbei handelt es sich um mehr oder minder starke Schmerzen im Unterleib, die von zahlreichen psychosomatischen Erkrankungen oder Störungen im Abdomen herrühren. Dazu gehören Diarrhoe, Obstipation, Reizkolon, Colitis ulcerosa, Erkrankungen der Gallenblase und der Gallenwege, Ileitis terminalis und Pseudogravidität.

  Genaugenommen beruht der Ausdruck Pelvopathia dolorosa auf einer allgemeinen diagnostischen Unsicherheit und bedeutet eine Vielzahl von der Regelblutung unabhängiger Unterleibsbeschwerden (Symphysenschmerzen, Adnexalgie, Kreuzschmerzen, funktionelle Unterleibsbeschwerden, usw.).

* **Labiler Hypertonus**: Bei normalem peripheren Widerstand ist der systolische Druck leicht angehoben und die Herzleistung bereits im Ruhezustand gesteigert. Häufig tritt zugleich eine Tachykardie und eine hohe Blutdruckamplitude auf. Die Blutdruckregulation ist gestört und schon bei geringer Belastung kommt es zum Überschießen. Die Patienten mit andauernd erhöhtem Sympathikotonus klagen über Schlaflosigkeit, innere Spannung, Unruhe, trockenen Hals und Kopfschmerzen.

  Nahezu 50% der funktionellen Herz-Kreislaufstörungen sind hypertone Regulationsstörungen. Am häufigsten treten diese zwischen dem zweiten und dritten Lebensjahrzehnt auf, also in der Phase beruflicher und persönlicher Etablierung. Die hypertone Regulationsstörung nimmt nach der sozialen Konsolidierung wieder ab. Vom labilen Hypertonus abgegrenzt werden muß der transitorische juvenile Hochdruck.

  Die Differentialdiagnose von labilem Hypertonus, transitorischer juveniler Hypertonie und essentieller Hypertonie ist nur durch eine Verlaufsbeobachtung möglich.
* **Psychogene Rhinitis**: Durch Ausfall des Sympathikus kommt es zu einer verstopften Nase.
* **Dysmenorrhoe**: Schmerzhafte Beschwerden vor, während und nach der Menstruation gehören mit zu den häufigsten Beschwerden bei gynäkologischen Konsultationen. Ursache solcher körperlicher Beschwerden mit seelischen Veränderungen sind meist negative Lernerfahrungen (Beispiel: „Während der Periode hat man gewöhnlich Migräne"). Die physiologischerweise vor der Menstruation und während der Menstruation auftretenden Spannungen in den Brüsten, drückenden und ziehenden Schmerzen in Leiste und Genitale und Kreuzschmerzen können zum Ausgangspunkt psychogener, neurotisch-somatisierender Verarbeitungen werden. Die Menstruation der Frau ist für die somatische Ausgestaltung sehr geeignet und gleichsam ein Sammelbecken neurotischer Konflikte, ein Projektionsfeld, vor allem für sexuelle Probleme. Behandelt wird hier psychotherapeutisch, bzw. psychoanalytisch, was allen anderen Verfahren hier weit überlegen ist. Im allgemeinen aber wird vom Gynäkologen nur symptomatisch therapiert.
* **Psychogene Potenzstörung**: Bei der Frau findet sich meist eine Störung der Orgasmusfähigkeit, beim Mann tritt überwiegend die Impotentia erigendi auf. Näheres hierzu im Kap. 8 (GK-Kap. 15)
* **Infektionskrankheiten**: Das Verhältnis „Erregervirulenz – Organismusresistenz" bestimmt, ob eine Infektionskrankheit ausbricht oder nicht. Nur zum Teil ist die stark schwankende Resistenz verschiedener Menschen stofflich erklärbar; die psychosomatische Resistenzminderung bei banalen Infektionskrankheiten und bei Angina tonsillaris ist jedoch unbestritten.
* **Aerophagie (Luftschlucken)**: Vorkommen häufig bei unbefriedigten Menschen mit Insuffizienzgefühlen, vor allem in Situationen, denen sie nicht gewachsen sind und die sie durch innere Anspannung zu bewältigen versuchen. Der Aerophagie kommt Krankheitswert zu. Zahlreiche Patienten, die unter diesem Symptom leiden, erklären oft, „sie müssen viel schlucken" oder „viel in sich hineinfressen". Daher auch

der allgemein bekannte Ausdruck „armer Schlucker". Näheres hierzu im Kap. 6 (GK-Kap. 13).

Psychosomatische und psychovegetative Störungen sind nicht ein und dasselbe; vielmehr sind psychovegetative Allgemeinstörungen ein Teilbereich der psychosomatischen Erkrankungen (Näheres hierzu in den Lehrbüchern der Inneren Medizin). Psychovegetative Störungen können sowohl als eigenständige Syndrome als auch als Begleitsymptome bei körperlichen Erkrankungen und Neurosen vorkommen.

Weitere bekannte Synonyma für „psychovegetative Allgemeinstörungen" sind: funktionelle Dystonie, vegetative Dystonie, psychogenes Vegetativum.

An erster Stelle psychovegetativer Beschwerden stehen Schlafstörungen (ca. 35%), gefolgt von Kopfschmerzen (ca. 34%), Herzbeschwerden (ca. 29%), allgemeine Schwäche und Mattigkeit (ca. 23%), Magen-Darm-Beschwerden (23%), Angstzustände (ca. 21%), Schwindel und Ohnmacht (ca. 21%), Sexualstörungen (ca. 15%), depressive Verstimmung (ca. 12%), Atembeschwerden (ca. 12%), Kreuz- und Rückenbeschwerden (ca. 10%). Neben diesen genannten Beschwerden finden sich noch eine ganze Anzahl weiterer Symptome wie z.B. Durchblutungsstörungen („kalte Füße"), Erröten und Erblassen, Schwitzen, Reizbarkeit, usw. Erröten und Erblassen, ferner auch Schwitzen sind selbstverständlich noch wesentlich häufiger, werden aber nur selten als psychovegetative Störungen aufgefaßt. Für den Menschen ist Erröten und Erblassen, Schwitzen und Müdigkeit „normal", so daß er deshalb nicht den Arzt aufsucht.

Ursachen für psychovegetative Symptome

* **Frühkindliche Sozialisation:** Der soziale Status der Eltern hat mit Sicherheit Einfluß darauf, ob eine Erkrankung mehr somatische oder mehr psychische Symptome enthält, je nachdem, was von der Umwelt akzeptiert wird. So sind in der unteren sozialen Schicht die körperlichen Symptome weitaus häufiger. Zudem ist die technisierte Medizin auf Körpersymptome ausgerichtet.
* **Familiäre Lebenssituation,** vor allem in der Kindheit
* **Persönlichkeitsfaktor:** Dieser läßt sich testpsychologisch erfassen und wird im allgemeinen als „Neurotizismus" (Eysenck) bezeichnet. Er wird auf eine angeborene vegetative Nervensystemlabilität zurückgeführt, die im allgemeinen für sich allein keine Krankheit darstellt, sondern lediglich Resonanzboden für eine Erkrankung bei aktueller seelischer Störung ist. Der Persönlichkeitsfaktor tritt zutage als Erregbarkeit, Hemmung, Selbstunsicherheit, emotionale Labilität, usw.
* **Gegenwärtige Belastungen:** Konflikte in der Ehe, Familie und Beruf stellen eine wichtige Komponente bei der Auslösung von psychovegetativen Allgemeinstörungen dar.

Immer noch findet sich heute unter Laien und Ärzten der häufige Ausdruck „Nervenzusammenbruch", der allerdings keine Diagnose darstellt. Hier liegt vermutlich die Vorstellung des Zusammenbruchs des zentralnervösen Apparates zugrunde, ähnlich wie der

Zusammenbruch des Stromnetzes. Befaßt man sich mit einem Patienten, der mit der Diagnose „Nervenzusammenbruch" in ein Krankenhaus eingeliefert wird eingehender, dann finden sich häufig außer psychovegetativen Allgemeinstörungen auch endogendepressive Phasen mit agitierten und/oder hypochondrischen Symptomen, Erschöpfungsdepressionen, akute oder perakute schizophrene Schübe, abnorme Erlebnisreaktionen, neurotische Dekompensationen.

Näheres zu den vegetativen Allgemeinstörungen und auch zu den psychosomatischen Krankheitsbildern ist den entsprechenden Lehrbüchern der Inneren Medizin und dem GK Innere Medizin, Kap. 10 zu entnehmen.

Folgende Persönlichkeitsformen neigen vorrangig zu psychovegetativen Allgemeinstörungen:

* asthenische Persönlichkeiten
* sensitive (selbstunsichere) Persönlichkeiten
* haltschwache Persönlichkeiten
* depressive Persönlichkeiten
* erregbare Persönlichkeiten
* hysterische Persönlichkeiten

In den letzten Jahren wurde viel über Streß diskutiert. Unter Streß versteht man eine psychische und/oder physische Dauerbelastung, die zu psychovegetativen Allgemeinstörungen und auch zu schwereren organischen Erkrankungen führen kann. In der empirischen Streßforschung haben sich deutliche Hinweise gefunden, daß die Wahrscheinlichkeit, eine psychophysische Störung auszubilden, zunimmt, wenn bestimmte Störreize intensiv und dauerhaft einwirken. Dabei spielt aber auch eine Rolle, ob die Belastungssituationen durch die betroffenen Individuen kontrollierbar sind. Auch unregelmäßiges und unerwartetes Einwirken von Stressoren fördert die Ausbildung von psychophysischen Störungen, jedoch in Abhängigkeit von individuell verfügbaren Adaptions- und Bewältigungsmechanismen. Beachtenswert ist, daß Arbeiter und Arbeiterinnen mit Wechselschicht wesentlich häufiger über allgemeine Müdigkeit, Abgeschlagenheit, Appetitlosigkeit, Verstopfung oder Durchfall klagen als solche, die nur in Tagschicht oder nur in Nachtschicht arbeiten. Wechselschicht stellt einen erheblichen Streßfaktor dar, und es kommt zu o.g. unspezifischen Belastungsreaktionen besonders häufig.

5 (GK: Kap. 12) ALKOHOLMISSBRAUCH UND DROGENABHÄNGIGKEIT

5.1 (12.1) ALLGEMEINES ÜBER ABHÄNGIGKEIT UND SUCHT

5.1.1 (12.1.1) Definition

Bis zum Jahre 1964 unterschied die Weltgesundheitsorganisation (WHO) in ihrer Definition zwischen Sucht (addiction) und Gewöhnung (habituation). Zwischen Sucht und Gewöhnung bestand nach dieser Definition kein grundsätzlicher, sondern vielmehr nur ein gradueller Unterschied. Da es jedoch zweifelhaft erschien, ob eine scharfe Trennung von physischer und psychischer Abhängigkeit möglich ist, gab die WHO 1964 die Unterscheidung von Gewöhnung und Sucht auf und führte den Begriff Abhängigkeit (dependence) ein. Demnach werden Sucht (addiction) und Gewöhnung (habituation) nicht mehr unterschieden.

Die Abhängigkeit (dependence) kann psychisch (psychische Abhängigkeit) und physisch (physische Abhängigkeit, körperliche Abhängigkeit) sein.

Die WHO beschrieb dazu neun verschiedene Typen der Drogenabhängigkeit:
1. **Morphin-Typ:** Morphin (Morphium), Heroin, Tilidin (Valoron N®)
2. **Cocain-Typ:** Cocain
3. **Cannabis-Typ:** Haschisch, Marihuana
4. **Amphetamin-Typ:** „Aufputschmittel" wie Pervitin®, Ritalin®, Captagon®, AN 1®, Antiadipositum®, Antiadipositum X 112®, Ephedrin®
5. **Barbiturat-Typ:** Barbiturate, Barbiturat-ähnliche Schlafmittel
6. **Alkohol-Typ:** Alkohol in all seinen Formen
7. **Halluzinogen-Typ:** LSD, Psilocybin
8. **Khat-Typ**
9. **Opiat-Antagonist-Typ**

Noch nicht klassifizierbar ist Phencylidin (sog. „Angles dust" = Engelsstaub), ein in den USA verbreitetes Suchtmittel, das bei uns noch relativ unbekannt ist. Fernerhin müßte man unter den Substanzen mit Suchtpotential auch das Nikotin nennen.

Die Suchtmittelgruppenunterscheidung bietet den Vorteil, daß innerhalb einer Gruppe die Vergiftungserscheinungen und die Entzugserscheinungen vorhersehbar und damit leichter behandelbar sind.

Neuerdings werden auch häufig Alkoholabhängigkeit und Barbituratabhängigkeit zum Alkohol-Barbiturat-Typ zusammengefaßt, da angeblich innerhalb dieser Gruppen die Substanzen austauschbar sind, d.h. wer alkoholabhängig ist, ist damit auch zugleich barbituratabhängig und tranquilizerabhängig (oder wird es zumindestens sehr rasch).

Allgemein versteht die WHO unter Drogenabhängigkeit den Zustand chronischer bzw. periodischer und durch wiederholten Gebrauch einer synthetischen bzw. natürlichen Droge hervorgerufener Intoxikation wobei die Folgen dieser dem Betroffenen und der Gemeinschaft schaden.

Am Anfang der Abhängigkeit steht der Mißbrauch (Drogenmißbrauch, Medikamentenmißbrauch etc.), der zur Gewöhnung (Habituation) führt. Bei konstanter und regelmäßiger Zufuhr scheint der Organismus immer größere Mengen des Giftes anscheinend reaktionslos zu vertragen. Um eine gleichbleibende subjektive (!) Wirkung zu erzeugen, muß die Dosis gesteigert werden. Die Gewöhnung ist aber nur scheinbar! Mit der Gewöhnung kommt es dann zur Abhängigkeit. Bei rapidem Absetzen des Giftes entstehen quälende Abstinenzerscheinungen (siehe später). Mißbrauch eines Medikamentes oder einer Droge muß nicht immer gezielt oder mit Wissen des Patienten erfolgen. Auch ungezielte und/oder falsche Einnahme können zur Gewöhnung führen.

Für den Alkohol-Typ der Drogenabhängigkeit formulierte die WHO eine eigene Definition: „Alkoholiker sind exzessive Trinker, deren Abhängigkeit vom Alkohol einen solchen Grad erreicht hat, daß sie deutliche geistige Störungen oder Konflikte in ihrer körperlichen und geistigen Gesundheit, ihren mitmenschlichen Beziehungen, ihren sozialen und wirtschaftlichen Funktionen aufweisen; oder sie zeigen Prodrome einer solchen Entwicklung; daher brauchen sie Behandlung."

Eine andere Definition (von Jellinek) lautet: „Unter Alkoholismus versteht man jeglichen Gebrauch von alkoholischen Getränken, der einem Individuum oder der Gesellschaft oder beiden Schaden zufügt."

Zum „Symptom Drogenabhängigkeit" gehören folgende Merkmale:
1. Psychische und/oder physische Abhängigkeit, dadurch
2. Dosissteigerung bzw. Tendenz dazu,
3. Entzugssymptomatik
4. schädliche Wirkung für Süchtigen und Gesellschaft
5. Versuch, die Droge mit allen Mitteln zu beschaffen.

5.1.2 (12.1.2)   Faktoren für Entstehung von Abhängigkeit

Wie bereits erwähnt, kann der Mißbrauch eines Medikamentes auch völlig unbewußt und nicht beabsichtigt sein. Ein solcher entsteht häufig durch ungezielte oder falsche Einnahme der Substanz durch den Patienten, häufig ohne Wissen des Arztes. Anzuschuldigen dafür ist vor allem eine zu geringe Aufklärung hinsichtlich Wirkung und Gefahren der betreffenden Stoffe, aber auch die freie Käuflichkeit (Alkohol, Schmerzmittel). Ein beachtlicher Teil der erwachsenen Bevölkerung nimmt gewohnheitsmäßig oder zumindest häufiger als vom ärztlichen Standpunkt vertretbar Analgetika, Tagessedativa und rezeptfreie Hypnotika und neigt dazu, beim Nachlassen der Wirkung die

Dosis zu erhöhen. Man spricht hier vom „Gewohnheitstyp". Ein zahlenmäßig vergleichsweise relativ geringer Anteil kann dem „Mißbrauchstyp" zugerechnet werden, der stärker wirkende Analgetika und psychotrop wirkende Substanzen zunächst gewohnheitsmäßig bis zum Auftreten einer Abhängigkeit gebraucht. Grundsätzlich gilt: Je länger ein Abusus (= Mißbrauch = Verwendung von Medikamenten und Genußmitteln ohne medizinische Indikation und/oder in übermäßiger Dosierung) besteht, um so größer ist die Gefahr der Entwicklung einer Sucht.

Mit Sicherheit gibt es keine einheitliche charakteristische Persönlichkeitsstruktur, die die Voraussetzung für die Entwicklung von Mißbrauch und Sucht bietet. Allerdings finden sich bei der überwiegenden Zahl Drogenabhängiger vor Beginn der Abhängigkeit abnorme, psychopathische Persönlichkeitszüge oder aber erlebnisreaktive oder neurotische Entwicklungen. Besonders anfällig scheinen asthenisch-empfindsame und sensitiv-verschlossene Persönlichkeiten zu sein; ferner finden sich gehäuft willenlose, stimmungslabile, passiv-bequeme Individuen unter den Süchtigen.

Grundsätzlich kann gesagt werden, daß bei Drogenabhängigen eine psychosoziale Reifungsstörung und eine Fehlentwicklung vorliegt, die sich an folgenden Auffälligkeiten erkennen läßt:

* Neigung zu impulsivem und kurzschlüssigem Handeln
* rücksichtslose Ichbezogenheit
* hohe Verletzbarkeit, sich selbst jedoch nichts übel nehmend
* geringe Fähigkeit, unangenehmen Gegebenheiten Stand zu halten
* Überbewertung und Ausgestaltung körperlicher Beschwerden mit hypochondrischen Tendenzen
* Redegewandtheit und Neigung, Bestreben und Sachverhalte zu beschönigen und zweckmäßig zu entstellen, entweder durch Auslassungen oder Verkürzungen
* oftmals nahezu unfähig zu echter Freundschaft und stabilen zwischenmenschlichen Beziehungen
* rascher Standpunktwechsel und kaum Durchhaltevermögen
* Überschätzung der eigenen Möglichkeiten und Fähigkeiten im Rahmen von Zukunftsplanungen
* Geringe Leistungsbereitschaft und geringer Selbstanspruch bei trotzdem hoher Erwartungshaltung und Versorgungsansprüchen der Umwelt gegenüber
* Affektlabilität (Dysphorie oder Euphorie) und Neigung zu Unzufriedenheit
* geringgradige Frustrationstoleranz
* mangelnde Begeisterungsfähigkeit und Spannkraft
* geringe Bereitschaft, sich mit Unabänderlichkeiten abzufinden
* nur für eigene Belange entsprechendes Engagement
* mangelndes Pflicht- und Verantwortungsgefühl
* ausgeprägte Gefühlsarmut, vor allem bei Heroinsüchtigen
* ausgebliebene Entwicklung der Empfindungstiefe; Mangel an Empfindung von Freude, Zufriedenheit, Trauer, Leid, Dankbarkeit, Schmerz;

* fehlende zielgerichtete Lebensplanung, vor allem bei jüngeren Abhängigen
* häufig Abbruch des schulischen und/oder beruflichen Werdegangs
* Ausbleiben sozialer Eingliederung; einziges Lebensziel ist die Beschaffung von Drogen und der dazu notwendigen finanziellen Mittel

Werden die Grenzen der Legalität vom Süchtigen ständig überschritten, so kommt es zur zunehmenden Abstumpfung des Gewissens. Die sittlichen Wertvorstellungen werden zunehmend mißachtet und es kommt zu einem steten Absinken des ethischen Niveaus. Meist werden Verhaltensnormen bestimmter Randgruppen übernommen.

Eine eigentliche „Suchtpersönlichkeit" gibt es jedoch nicht. Aber gerade in Versagungssituationen und in ungelösten Konflikten finden labile Individuen durch den Griff zur Droge (bevorzugt Alkohol) eine Ersatzbefriedigung. Im Rausch sollen Mißbehagen beseitigt oder vermieden, eine Herabsetzung oder Steigerung der Bewußtseinslage erreicht, störende Mißempfindungen, Stimmungen und Hemmungen beseitigt werden; eine Steigerung der Leistungs- und Erlebnisfähigkeit ist vielfach erwünscht (Euphorisierung!). Typischerweise werden Medikamente ohne euphorisierenden Effekt nicht als Suchtmittel verwendet (Thymoleptika, Neuroleptika).

Das soziale Milieu ist mit Sicherheit von Bedeutung: Ganz überwiegend stammen Süchtige aus Familien, in denen in der Aszendenz gehäuft Drogen- und Alkoholsucht, Suizid und Suizidversuche sowie psychopathische Persönlichkeiten auftreten. Ferner verkehren Süchtige überwiegend untereinander und sind fast immer sozial isoliert. Sicherlich gibt es auch Süchtige, die keinen gestörten Familienverhältnissen entstammen. Unter bestimmten Umweltbedingungen und Lebenssituationen ist ein jeder potentiell suchtgefährdet. Legale und illegale, gleich ob natürliche oder künstliche Drogen, sind heute weit verbreitet und überall leicht und rasch beschaffbar. Da Normen wegfielen, sind sie heute zum Konsumartikel geworden. Gefährdet sind hier insbesondere Kinder und Jugendliche.

Gefährdung besteht vor allem auch für bestimmte Berufsgruppen: Baugewerbe (Maurer), Gastwirte, Brauereiarbeiter, Medizinalberufe (Drogen). Den genannten ist das Rauschmittel leicht verfügbar, was die Entstehung einer Sucht begünstigen und fördern kann. Hinzu kommt die Tradition: Vor allem im Baugewerbe ist es üblich, größere Mengen Bier zu konsumieren. Dies bedeutet jedoch keinesfalls, daß Maurer grundsätzlich Alkoholiker sind. In diesem Falle handelt es sich um einen soziokulturellen Faktor, der sicherlich Entwicklung und Typus einer Sucht mitbestimmt.

Unter soziokulturellen Faktoren versteht man die Einstellung zum Drogenkonsum in der Gesellschaft, in bestimmten Berufsgruppen, Gesetzgebung, Religion, Sozialstatus, Werbung und Mode. Dementsprechend kann man je nach Einstellung gegenüber dem Rauschmittelgenuß drei verschiedene Kulturformen unterscheiden:
1. Abstinenzkulturen (Islam und Hinduismus)
2. Ambivalenzkulturen (USA, Skandinavien)

3. Permissivkulturen
   a) solche, die den Rauschmittelgenuß tolerieren, aber Exzesse ablehnen (Italien) und
   b) solche, die Genuß und Exzesse tolerieren (Frankreich), eventuell sogar gutheißen und fördern

In Ländern, die Exzesse und Rauschzustände ablehnen, sind überwiegend Individuen mit erheblichen seelischen Schäden (Psychopathen, Neurotiker) suchtgefährdet, da nur sie sich unter dem Druck ihrer psychischen Anomalien über die sozialen Normen und Traditionen hinwegsetzen. In Ländern mit maximaler Toleranz hingegen besteht eine hohe Gefährdung schon bei geringer psychischer Alteration. Beispielsweise findet man in Frankreich besonders häufig den Gewohnheitstrinker vom Delta-Typ (z.B. französische Weinbauern).

Jedoch nicht nur zwischen den einzelnen Kulturen, sondern auch innerhalb des jeweiligen Landes finden sich noch erhebliche Unterschiede im Drogengebrauch. Wie erwähnt, spielen auch innerhalb einer Gesellschaft Traditionen eine Rolle: Alkohol im Baugewerbe.

Vereinzelt führen auch psychische Erkrankungen zur Drogensucht (überwiegend Alkohol), vor allem dann, wenn sie mit Verfall der sittlichen und moralischen Verhaltensnormen der früheren Persönlichkeit einhergehen (z.B. Morbus Pick).

Tiefenpsychologische Theorie

Nach Freud ist Sucht ein Ersatz für mangelhafte Sexualbetätigung. Heute wird jedoch die Drogenabhängigkeit psychoanalytisch als Regression auf die orale Entwicklungsstufe, die nicht normal durchlaufen wurde, gedeutet. In der Biographie des Süchtigen findet man meist eine übermäßige Mutterbindung und eine Verwöhnung in der Kindheit. Dem Kind war es nicht möglich, die notwendige Enthaltsamkeit zu lernen, weshalb seine Toleranz gegenüber Frustrationen gering geblieben ist.

Orale Fixierung und Regression sind beides psychodynamische Merkmale süchtiger und depressiv-neurotischer Menschen (siehe auch Kap. 6).

Zum Thema „Ursachen des Alkoholmißbrauchs" schreibt Lungershausen:
„Sucht man nach biographischen Einflüssen, so finden sich häufig familiäre Belastungen in der Aszendenz, zumeist ebenfalls in Form süchtigen Verhaltens, daneben aber auch abnorme Persönlichkeiten, Suizidhandlungen, gestörte Familienbeziehungen im Sinne eines „broken home". Wichtiger noch ist eine oft feststellbare überstarke Mutterbindung, wobei die Mutter gewöhnlich als dominierend und inkonsequent verwöhnend, der Vater als schwach, passiv oder ohne Verantwortungsgefühl geschildert wird. Psychodynamisch gesehen dient der Alkohol u.U. einerseits der momentanen Milderung einer neurotischen Störung, auf der anderen Seite aber kann sich im Alkoholismus auch die neurotische Fehlentwicklung erst manifestieren. In psychoanalytischer

Hinsicht wird der Süchtige allgemein als eine unbeherrschte Persönlichkeit gesehen, die infantil geblieben oder zu infantilen Verhaltensmustern regrediert ist. Der Alkoholismus wird dementsprechend als Regression auf die orale Stufe der libidinösen Entwicklung angesehen. Der orale Charakter, der durch Unersättlichkeit und anspruchsvolle Haltung, Empfindlichkeit für Frustrationen und allzu leicht auftretende Resignation gekennzeichnet ist, greift in Belastungssituationen auf die frühen Formen infantilen Lustgewinns zurück. Wir finden in der Tat in der Beschäftigung mit Alkoholkranken sehr häufig eine Neigung solcher Personen zu übertriebenen Ansprüchen bei gleichzeitiger äußerst geringer Frustrationstoleranz und einer Neigung zum passiven Sich-Treibenlassen. Als Ursache für dieses Zurückweichen vor entscheidenden Lebenskonflikten auf frühkindliche Positionen hin werden schädliche Verwöhnung in der Kindheit, zumeist durch die Mutter, angenommen. Die Situation des Unterlegenseins begünstigt allgemein die Entstehung des Alkoholismus; darüber hinaus deutet das Verhalten mancher Alkoholkranker auch auf latente sadomasochistische Züge hin, insofern, als sie durch ihr Verhalten oftmals die Strafe förmlich herauszufordern scheinen..."
(E. Lungershausen, Therapiewoche 33, 3203-3208 (1983), Verlag G. Braun).

5.1.3 (12.1.3) Präventive Maßnahmen

Präventionsmaßnahmen müssen konsequenter und umfassender durchgeführt werden, um Mißbrauch und Drogenabhängigkeit noch wirksamer als bisher einzudämmen. Die utopische Vorstellung von einer Erziehung zu einem „sinnvollen und überlegten Umgang mit Rauschdrogen" ist als nicht realisierbar zurückzuweisen. Ein solcher Vorschlag ist zwar gut gemeint, die Durchführung kann jedoch Böses anrichten, da sie die menschliche Natur, die Riskierung und Haltschwäche vor allem der jugendlichen Individuen unberücksichtigt läßt. Von besonderer Bedeutung ist die Verbesserung der Gesundheitserziehung des Erwachsenen: Er soll lernen, Unannehmlichkeiten und Schwierigkeiten im Leben ohne „chemische Krücke" zu überwinden.

Präventive Maßnahmen sind notwendig

* zur Eindämmung von Mißbrauch und Abhängigkeit
* zum Erlernen, Unannehmlichkeiten und Schwierigkeiten ohne Droge zu meistern
* um die immensen Kosten einzudämmen
* um körperlichen und psychischen Schäden vorzubeugen
* um Kinder und Jugendliche zu schützen
* um einer Kriminalisierung vorzubeugen

In einigen wenigen Staaten geht man seit einiger Zeit dazu über, Rauschgiftsüchtigen, die sich registrieren lassen, die Droge in begrenzter Menge kostenlos zu verabreichen. Damit wird der Versuch unternommen, die Rauschgiftsüchtigen zu registrieren, um mit ihnen ins Gespräch zu kommen und sie zu einer Behandlung zu überreden. Außerdem läßt sich auf diese Weise den Händlern wirkungsvoll das Handwerk legen.

Wichtige präventive Maßnahmen sind:
- Aufklärung (Einbeziehung des Drogen-, Alkohol- und Nikotinproblems in den Schulunterricht)
- Schaffung von Spezialeinrichtungen (Spezialkliniken, Behandlungszentren für Drogenabhängige)
- Vorbild von Eltern und Erziehern
- Erziehung (nicht verwöhnende Erziehung)
- Eindämmung der Reklame
- Steuerliche Maßnahmen (Beispiel: Skandinaviens hohe Alkoholsteuern)
- Gesetzgebung (Erschwerung des Bezugs von Drogen)
- Zurückhaltung der Ärzte bei der Verordnung von potentiell sucterzeugenden Substanzen

Sowohl niedergelassenen Ärzten als auch Krankenhausärzten kommt im Rahmen der präventiven Maßnahmen eine wichtige Aufgabe zu. So kann der Arzt sachgerechte Informationen und Erfahrungen an Bekannte, Freunde und näheren Umkreis des Süchtigen weitergeben oder sich im Rahmen der Lehrer- und Familienbildung als Referent zur Verfügung stellen. Damit leistet er einen wichtigen Beitrag zum Abbau von gesellschaftlichen Vorurteilen gegenüber Alkoholkranken. Der Arzt, aber auch Eltern und Erzieher sollten Vorbilder für Medikamenten- und Alkoholabhängige sein und gerade die genannten Personengruppen sollten die eigenen Trinkgewohnheiten und Medikamenteneinnahme selbstkritisch beobachten; sie sollten sich bewußt werden, daß ihr eigenes Trinkverhalten ein gutes oder ein schlechtes Vorbild und damit eine Alibifunktion für das Verhalten des Patienten sein kann.

Der Aufklärung der Patienten dient das kostenlose Informationsmaterial staatlicher Stellen, freier Verbände sowie Krankenkassen und Rentenversicherungsträger. Die wichtigste Einflußnahme besteht jedoch in dem gezielten Gespräch des Arztes mit dem Patienten. Dabei geht es um persönliche Aufklärung, Beratung und evtl. Vermittlung spezifischer Therapie.

Heute sollte eine jede ärztliche Untersuchung mit dem Blick auf eine Früherkennung von Alkoholmißbrauch und Alkoholismus durchgeführt werden. Hierzu gehört die Erhebung einer Sozialanamnese oder die kritische Auswertung einer bereits bekannten Biographie.

Anm.: Steuerliche Maßnahmen dürften kaum eine besondere Wirkung zeigen: Trotz hoher Besteuerung des Alkohols in Skandinavien steigt gerade hier der Alkoholkonsum zusehens.

5.1.4 (12.1.4) Entwicklung psychischer und körperlicher Abhängigkeit

Entwicklung psychischer und körperlicher Abhängigkeit bezüglich Progredienz und Intensität ist unterschiedlich nach

* Abhängigkeitsgrad
* Persönlichkeitstyp
* Lebensalter
* Droge

Grundsätzlich machen nicht alle Medikamente abhängig, sondern nur einige. Dies sind vor allem Schlaf-, Beruhigungs- und Schmerzmittel, aber auch Appetitzügler, einige Migränemittel und einige Medikamente, die zur Narkosevorbereitung dienen. Zu denken ist aber auch an den weitverbreiteten Alkoholismus.

Besitzt ein Medikament die Fähigkeit, seine Benutzer abhängig zu machen, so spricht man von einem Medikament mit Suchtpotential oder von einem Suchtmittel.

Unter Suchtpotential versteht man die Fähigkeit einer chemischen Substanz, beim Menschen Abhängigkeit zu erzeugen. Wenn ein hoher Prozentsatz der Benutzer abhängig gemacht wird, besteht ein hohes Suchtpotential. So hat Morphium ein sehr hohes Suchtpotential, d.h., bei mehrwöchiger Verabreichung von Morphin-Spritzen werden praktisch alle so Behandelten abhängig. Ein niedriges Suchtpotential hat hingegen der Alkohol, d.h., nur ein Teil aller Menschen (ca. 5 – 10%), die regelmäßig Alkohol trinken, werden abhängig. Erfahrungsgemäß führen Substanzen mit hohem Suchtpotential sehr rasch zur Abhängigkeit; so kann bereits eine einzige Morphiumspritze Abhängigkeit bewirken. Die Entwicklung einer Alkoholabhängigkeit dauert erfahrungsgemäß einige Jahre.

Zur Abhängigkeitsbildung bei Schlafmitteln, Beruhigungsmitteln oder Tranquilizern ist eine gewisse regelmäßige Einnahme notwendig. Die Zeit beträgt bei den Barbituraten und bei den Barbiturat-ähnlichen Substanzen mindestens zwei Wochen, bei den Tranquilizern weit über zehn Wochen. Dabei ist aber auch gerade bei letzteren die Dosis ausschlaggebend.

Auch nach Jahren nicht-süchtiger Einnahme kann sich noch eine Abhängigkeit entwickeln. Die Zeiten gelten aber nur für Personen, die vorher noch nicht abhängig waren. Personen, die bereits einmal abhängig waren (z.B. Alkoholiker), können innerhalb weniger Tage von Schlafmitteln und Tranquilizern abhängig werden (sog. „Umsteigen").

Beachtet werden muß die Unterscheidung von Sucht und Abhängigkeit. Bekanntlich kennt man psychische und physische (körperliche) Abhängigkeit und per definitionem bedeutet Sucht psychische und physische Abhängigkeit zugleich. Besteht nur einer der beiden Abhängigkeiten, so spricht man einfach von „Abhängigkeit". Heutzutage werden aber vielfach „Abhängigkeit" und „Sucht" nicht genauer unterschieden, was eigentlich nicht ganz korrekt ist.

Ob ein Mensch abhängig wird oder nicht, hängt auch von dessen Persönlichkeit ab. Zwar wird bei Medikamenten mit hohem Suchtpotential ein jeder abhängig, der diese längere Zeit einnimmt oder gar spritzt. Bei den praktisch wichtigeren Medikamenten mit mittlerem bis geringem Suchtpotential wird nur ein Teil der regelmäßigen Benutzer abhängig, ähnlich wie beim Alkohol. Die Zeit, die für die Entwicklung einer Abhängigkeit benötigt wird, ist von Medikament zu Medikament und auch von Mensch zu Mensch sehr verschieden. Psychisch stabile Menschen werden weniger schnell abhängig, im Gegensatz zu psychisch labilen.

Für die Entwicklung einer psychischen und/oder körperlichen Abhängigkeit spielt aber auch das Sozialfeld eine nicht unerhebliche Rolle. Das Zusammenwirken von Droge, Persönlichkeit und Umwelt wird aus der nachfolgenden Abbildung deutlich.

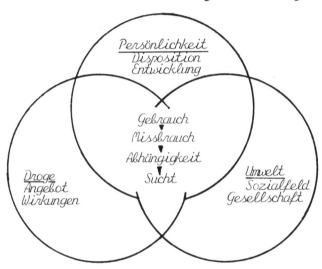

Abb 16: Entwicklung von Abhängigkeit und Sucht; Zusammenwirken von Droge, Persönlichkeit und Umwelt.

5.1.5 (12.1.5) Psychische Auswirkungen der Abhängigkeit

Sowohl physische (körperliche) als auch psychische Gewöhnung gewährleisten die Persistenz einer Sucht. Die Beseitigung nur einer der beiden Komponenten beseitigt nicht zugleich die Sucht.

Bei der Entstehung der Sucht handelt es sich um einen nur schwer zu durchbrechenden prozeßhaften Vorgang. Im Vordergrund unter den diversen allgemeinen psychischen Symptomen stehen

* Interessenverlust und Gleichgültigkeit gegenüber der Umwelt
* Selbstunsicherheit und Neigung zu Selbstentschuldigungen
* Störung des Kritikvermögens
* Deprivation; dies bedeutet eine Veränderung individueller Persönlichkeitsmerkmale, einen Verfall der Verhaltensweisen einer Persönlichkeit
* Abnahme des Kontaktes zu anderen Menschen und Neigung zur Isolierung
* Zunehmende Regression, d.h. die Patienten verhalten sich oft „kindlich"; hier ist ein häufiges Wiederholen von Sätzen auffällig.
* Die Patienten werden träge, schlafen viel, halten sich tagsüber am liebsten im Bett, in verdunkelten und überheizten Räumen auf. Obwohl sie viele Stunden am Tag schlafen, klagen sie trotzdem ständig über Schlaflosigkeit.
* Während Alkoholabhängige und Drogenabhängige ihr Äußeres eher vernachlässigen, fallen Medikamentenabhängige keinesfalls durch unsaubere Kleidung und Unordnung auf, sondern sind im allgemeinen überordentlich, fast „pingelig", in ihrem Verhalten eher angepaßt und überkorrekt. Dies gilt jedoch nicht für die Endstadien, wenn psychische und organische Schädigung bereits fortgeschritten sind.
* In späteren Phasen wirkt der Abhängige apathisch, ausdruckslos und abwesend. Ein Gesprächskontakt ist nur mühsam aufrechtzuerhalten. Belanglose Probleme rücken für ihn oft in den Vordergrund.
* Auffällig bei Medikamentenabhängigen ist, daß diese schwieriger für ein therapeutisches Vorgehen zu bewegen sind, als Alkoholkranke, die ihrem Wiedergutmachungsdrang folgend, schnell zu therapeutischen Bündnissen bereit sind.
* An psychosozialen Folgen sieht man fast immer ein Absinken des sozialen Niveaus, häufig Arbeitsplatzverlust, Vergiftung und Zerrüttung des Familienlebens. Die aus der Sucht resultierenden sozialen Folgen führen dann zu einer weiteren Verstärkung und Zunahme der Sucht.
* Mitunter kommt es zu chronisch verlaufenden Psychosen, wobei dem Drogenkonsum eine provozierende Funktion zuzschreiben sein dürfte.
* Sehr häufig sind depressive Zustandsbilder mit zunehmender Suizidalität.

5.1.6 (12.1.6) Körperliche Auswirkungen der Abhängigkeit

An körperlichen Folgen stehen im Vordergrund

* toxische und entzündliche Leberschäden
* Zahnschäden und Verlust größerer Gebißanteile
* Venenentzündungen und Venenverödungen
* Hautkrankheiten (z.B. Parasitosen, Hautausschläge)
* Venerische Erkrankungen
* Erhöhte Infektanfälligkeit mit häufigem Vorkommen von Erkältungen, Mund- und Genitalmykosen (Candida-Mykosen)

* Gynäkologische Erkrankungen und Störungen; Amenorrhoe, Libidoverlust usw.
* Vermehrte Irritabilität des Bewegungsapparates; bereits bei Bagatelltraumen kommt es überzufällig zu Gelenksergüssen, Bänderzerrungen und Luxationen.
* Vegetative Störungen, wie Gastritis und Magenblutungen (vor allem bei Alkoholismus), Schlafstörungen, Gewichtsverlust, usw.
* Neurologische Ausfälle (z.b. Polyneuropathien)
* Gehirnschädigungen, die irreversible organische Psychosyndrome zur Folge haben
* Zunehmende körperliche Abhängigkeit mit Dosissteigerung

Alkohol und die unterschiedlichen anderen Drogenformen haben auch verschiedene körperliche und seelische Folgen.

5.1.7 (12.1.7) Soziale Folgen der Abhängigkeit

Bei Drogenmißbrauch findet sich eine mehr oder minder große Anzahl sozialer Folgen. Diese haben dann auf den Drogenmißbrauch zusätzlich eine verstärkende Wirkung. Wichtige soziale Folgen der Abhängigkeit sind:

* Absinken des sozialen Niveaus (Verlust von Freunden und Bekannten, Umgang mit Asozialen)
* Beruflicher Abstieg (Entzug der Approbation bei Drogenabhängigkeit, Führerscheinentzug, Verlust des Arbeitsplatzes)
* Unfallgefährdung (gerichtliche Bestrafung, Invalidität, usw.)
* Familiäre Konflikte (Scheidung, Vernachlässigung der Familie, finanzielle Schwierigkeiten, usw.)
* Suizid und Suizidversuche (wegen der vermeintlichen Ausweglosigkeit)
* Kriminalität (wegen der Beschaffung der Drogen, Geldmangel, usw.)

5.1.8 (12.1.8) Behandlung – Entgiftung und Entwöhnung

Die Behandlung eines Alkohol-, Medikamenten- und Drogensüchtigen verläuft in vier Stufen:

Erste Stufe: Kontaktphase

Die Kontaktphase spielt sich im ambulanten Bereich ab, kann aber auch bei der stationären Behandlung von Folgeschäden, anderen Erkrankungen oder auch Unfällen (z.B. bei Verkehrsverletzten) beginnen. In dieser Phase muß die Situation des Kranken geklärt werden; aufzunehmen sind ausführliche und umfangreiche Informationen aus der unmittelbaren Umgebung des Kranken und zu eruieren ist die Motivierung zur Einleitung von Therapiemaßnahmen. Hier kommt dem ärztlichen Gespräch vorrangige Bedeutung zu. In der Regel bleibt eine zwiespältige Einstellung zur Behandlung bestehen, auch wenn es gelingt, beim Patienten die Verschleierungs- und Verdrängungstendenzen abzubauen.

Zum einen ist sich der Kranke bewußt, daß es in dieser Weise nicht mehr weitergeht, zum anderen aber möchte er z.b. die Diagnose „Alkoholismus" nur ungern akzeptieren, da er vor den beschwerlichen und mit Vorurteilen gepflasterten Weg eines Alkoholkranken zurückscheut. So verweigert er oft angstbesetzt die aktive Problemlösung, welche an die Stelle der bisherigen passiven, vordergründigen und nur scheinbaren Konfliktbereinigung durch Alkohol treten muß.

In dieser Phase muß auf die aktuellen Probleme des Kranken, die für sein Trinkverhalten mitbestimmend sind, intensiv eingegangen werden; nur allein Fragen nach der Trinkmenge und nach der Trinkhäufigkeit sind wenig hilfreich. Mitunter kann es sogar notwendig sein, konfrontativ und kompromißlos zu argumentieren.

Die Kontaktphase umfaßt eine Dauer von Tagen bis Monaten und bereits in dieser Phase sollte vom Arzt eine Beratungsstelle oder das zuständige Gesundheitsamt eingeschaltet werden, um mit diesen Einrichtungen einen Therapieplan zu entwerfen und organisatorische Fragen (z.B. Kostenübernahme) abzuklären. Am Ende der Kontaktphase steht dann die Entscheidung, ob eine Entgiftung sinnvoll ist oder ob die Entwöhnung ambulant, stationär, kurz-, mittel- oder langfristig durchzuführen ist.

Zweite Stufe: Entgiftung (Entzugsphase)

In dieser Phase erfolgt der Entzug der Suchtstoffe und die Überwindung der Entziehungssymptome. Dies ist ein wichtiger Schritt auf dem Wege zur Entwöhnung. Das Entgiftungsverfahren beginnt mit der Entziehung, die meist abrupt erfolgt, mit Ausnahme der Medikamente vom Barbiturattyp, der barbiturathaltigen und barbituratfreien Hypnotika, zum Teil auch der antipyretischen Analgetika und manchmal auch der Tranquilizer. Auch bei einer Sucht vom Morphintyp ist plötzliche, komplette Entziehung möglich und nur in Ausnahmefällen (bedrohliche Entkräftung) ist ein fraktionierter Entzug in den ersten Tagen gerechtfertigt. Schwerste Abstinenzsyndrome können auch durch einmalige Morphininjektion rasch beseitigt werden. Bei Barbituraten muß stufenweise, fraktioniert entzogen werden, da bei abrupten Entzug ein Delir oder hirnorganische Anfälle vorkommen können. Bei den übrigen Arten der Drogenabhängigkeit können Entzugssymptome mit Neuroleptika, Distraneurin®-Medikation, Herz- und Kreislaufmitteln angegangen werden.

Zwar mildern Tranquilizer und vor allem Distraneurin® die Abstinenzsymptomatik, können jedoch ihrerseits zur Abhängigkeit führen und sollten deshalb nur in den ersten zehn Behandlungstagen appliziert werden (siehe auch 5.4.1). Verstimmungen, innere Unruhe sowie Schlafstörungen behandelt man mit Phenothiazin- und Thioxanthenderivaten (Melleril®, Truxal®, Neurocil®, Haldol®). In letzter Zeit findet auch Aponal® (ein trizyklisches Antidepressivum) Anwendung.

Das Ziel der Entzugsphase ist die komplette Abstinenz. Ist eine solche erreicht, kann die Entwöhnungsphase eingeleitet werden.

Dritte Stufe: Körperliche Erholung

Ist der Entzug der Suchtstoffe und die Überwindung der Entziehungssymptome gelungen, so kommt es recht bald zum Abklingen der vegetativen Fehlregulationen und zur körperlichen Erholung. Nun beginnt auch die eigentliche Entwöhnungsphase. Dazu müssen aber alle Entziehungserscheinungen und vegetativen Fehlregulationen beseitigt und die körperliche Erholungsphase abgeschlossen sein. Die Erholungsphase beinhaltet auch die Therapie vorliegender körperlicher Schäden (z.B. Leberschäden, Infektionen).

Vierte Stufe: Entwöhnungsphase und Aufbau eines drogenfreien Lebens

Die Entwöhnungsphase benötigt wenigstens sechs Monate und sollte, wenn möglich, stationär durchgeführt werden. Aber auch danach ist eine weitere langfristige Hilfe erforderlich.

Stationäre Behandlungen führen Fachkrankenhäuser für Alkoholkranke, psychiatrische Fachkrankenhäuser oder psychiatrische Universitätskliniken und Fachabteilungen an Allgemeinkrankenhäusern durch. Meist bleiben die Patienten auch nach der Entwöhnungsphase noch eine längere Zeit in der Entzugsklinik oder halten zumindest mit dieser noch über einen längeren Zeitraum hinweg eine Verbindung aufrecht. Im Vordergrund stehen nach der Entlassung die

* Wiedereingliederung in das Gesellschaftsleben,
* die Arbeitsplatzbeschaffung und die eigene Wohnung,
* die Schaffung eines neuen Bekanntenkreises ohne Süchtige,
* die Zuführung zu Selbsthilfegruppen (z.B. Anonyme Alkoholiker, Blaues Kreuz).

Ambulant ist die Entwöhnung in einer psycho-sozialen Beratungsstelle, Poliklinik oder Fachambulanz möglich. Schwierig ist allerdings die Durchführung in der ärztlichen Praxis, da hier nicht immer eine intensive Betreuungsmöglichkeit des Patienten – auch an Wochenenden – mit zeitlich kurzen Gesprächsabständen und der Möglichkeit zur schnellen Krisenintervention sichergestellt werden kann. Bei ambulanter Behandlung muß generell auch der Kreis der Bezugspersonen (Familie, Arbeitsplatz) mit einbezogen werden.

Durch eine mehrere Jahre dauernde fünfte Stufe, die sog. **Nachsorgephase**, ist ein dauerhafter Therapieerfolg am ehesten gewährleistet. In dieser Phase müssen Arzt, Beratungsstelle, Arbeitsamt, Sozialamt, Arbeitgeber, Selbsthilfe- und Abstinenzgruppen, aber auch familiäre Bezugspersonen eng und reibungslos zusammenarbeiten. Wenn möglich, sollte kein Alkoholiker aus ärztlicher Behandlung entlassen werden, der nicht einen engen persönlichen Kontakt zu einer Nachsorgeorganisation aufgebaut hat. Erfahrungsgemäß sind die Chancen einer dauerhaften Besserung bei fehlender Nachsorge durch eine Selbsthilfegruppe weitaus geringer als bei einem Anschluß an solche Gruppen.

Wichtigste Selbsthilfe- und Abstinenzgruppen: Anonyme Alkoholiker (AA), Blaues Kreuz, Guttempler, Kreuzbund, Freundeskreise.

Aber nicht nur der enge persönliche Kontakt zu einer der genannten Nachsorgeorganisationen, sondern auch ein gesicherter Arbeitsplatz, ein fester Wohnsitz und enge persönliche Bindung an Familie oder Freundeskreis sollten Voraussetzung für eine Entlassung aus der Nachsorge sein. Darüberhinaus sind Angebote zur sinnvollen Freizeitgestaltung unerläßlich, um einerseits der Gefahr der Isolierung, andererseits dem nicht minder unerwünschten Anschluß an Alkoholfreunde oder an die Drogenszenerie vorzubeugen.

Prognose

Auch nach Durchführung der genannten therapeutischen und rehabilitativen Maßnahmen ist die Prognose doch nicht gerade günstig:

Beim Alkoholismus beträgt die Rezidivquote nach fünf Jahren zwischen 50 und 80%, bei Rauschgiftsüchtigen 80 – 90% (also nur 10% Heilungschancen!). Wesentlich günstiger liegen die Verhältnisse hingegen beim Medikamentenentzug (Heilungschancen bis zu 90%).

Wer die These vertritt, daß Drogenkranke lebenslang gefährdet und deshalb zu einem drogenfreien Leben gezwungen sind, muß anerkennen, daß diese Menschen womöglich zeitlebens einer gewissen Hilfe zur Daseinsbewältigung und Unterstützung bei der Aufrechterhaltung ihrer Abstinenz durch die Gesellschaft bedürfen.

Hinweise zur Behandlung

Im Rahmen der Entwöhnungsphase kommt in erster Linie die Psychotherapie in Form von Einzel- und Gruppengesprächen zur Anwendung. Auch die Kombination ist möglich. Für den Behandlungserfolg ist weniger die angewendete Methode als vielmehr das Können des Therapeuten bzw. des therapeutischen Teams wesentlich. Medikamentös sollte nur ausnahmsweise und dann auch nur vorübergehend behandelt werden. Letzteres ist beispielsweise der Fall bei depressiven Patienten, sei es, daß sie durch den Alkoholismus in eine depressive Sackgasse gerieten, sei es, daß sie durch eine bestehende Depression an den Alkohol oder andere Drogen gelangten.

In der Entgiftungsphase findet heute in der BRD häufig das Clomethiazol (Distraneurin®) Verwendung; hauptsächlich bei schweren Entzugserscheinungen und beim Alkoholdelir hat sich dieses Medikament bewährt. Wegen des eigenen hohen Mißbrauchpotentials sollte es aber bei dieser Indikation nur maximal zehn Tage verabreicht werden. Die Gabe von Distraneurin® in der ambulanten Praxis kommt einem Kunstfehler gleich.

Allgemeines über Abhängigkeit und Sucht 213

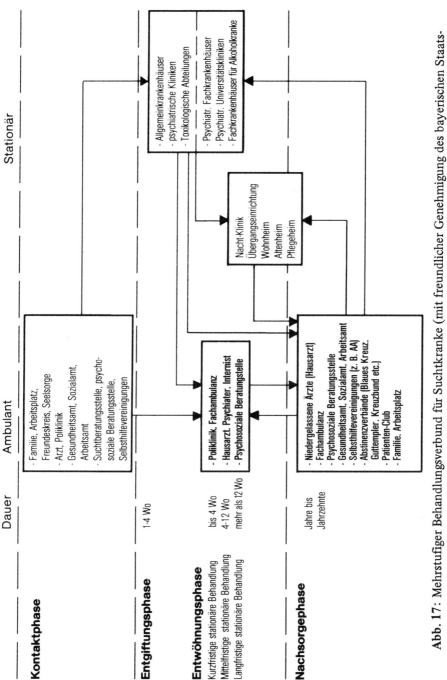

Abb. 17: Mehrstufiger Behandlungsverbund für Suchtkranke (mit freundlicher Genehmigung des bayerischen Staatsministeriums für Arbeit und Sozialordnung)

Aber auch verschiedene weitere Mittel bei der Behandlung des Alkoholentzugssyndroms und beim Medikamentenentzug sind in Gebrauch: Z.B. Haldol-Janssen®, vereinzelt auch Benzodiazepine (Vorsicht: auch letztere können in hoher Dosierung über lange Zeit hinweg zur Abhängigkeit führen!), ferner Nootrop®.

In einigen Kliniken wird der sog. „harte Entzug" durchgeführt ohne jegliche Gabe von Medikamenten aber unter Aufrechterhaltung der vitalen Funktionen. Der „harte Entzug" sollte aber den intensivmedizinischen Abteilungen vorbehalten bleiben. Eine notfallmäßige Aufrechterhaltung der Atmung und des Kreislaufs muß gewährleistet sein.

Die Entscheidung, ob in der Entwöhnungsphase Medikamente gegeben werden sollen, die zur Alkoholunverträglichkeit führen (z.b. Antabus®), sollte dem Facharzt überlassen bleiben.

5.2 (12.2)   ALKOHOLISMUS

5.2.1 (12.2.1)   Verbreitung

Die geschätzte Zahl behandlungsbedürftiger Alkoholiker in der Bundesrepublik Deutschland liegt vermutlich bei 1,8 Millionen Konsumenten. Dabei finden sich Alkoholabhängige in allen Bevölkerungsschichten, Alters- und Berufsgruppen; also nicht nur unter Jugendlichen, Studenten und Soldaten, Beschäftigten im Alkoholgewerbe, Ungelernten oder Arbeitslosen und unter alleinstehenden Frauen. Das Verhältnis Männer zu Frauen beträgt 3 : 1.

Am gefährdetsten sind Männer im Alter zwischen 30 und 50 Jahren, vor allem aus der Gruppe der selbständigen Unternehmer und der an- und ungelernten Arbeiter. Hauptlernort ist jedoch die Familie, und mehr als die Hälfte der Jugendlichen werden von den Eltern mit alkoholhaltigen Getränken vertraut gemacht.

Wenn auch unter den Alkoholsüchtigen weitaus häufiger Männer als Frauen zu finden sind, so ist doch zu berücksichtigen, daß der Anteil der Frauen und auch der Jugendlichen ständig zunimmt. Außerdem ist im Trinkverhalten der Trend erkennbar, häufiger, mehr und allein zu trinken. Das Trinkverhalten der Jugendlichen gleicht immer mehr dem der Erwachsenen und mit einem weiteren Vordringen alkoholbedingter Probleme in das Kindesalter muß ernsthaft gerechnet werden. Eine im Jahr 1980 durchgeführte Repräsentativerhebung bei 12- bis 24jährigen in Bayern ergab, daß Menschen dieser Altersgruppe zu 34% Bier und zu 6% Wein oder Spirituosen regelmäßig, d.h. täglich oder mehrmals wöchentlich konsumieren. In diesem Rahmen steigt der Anteil der 21- bis 24jährigen Biertrinker bis auf 48%, der der Weintrinker auf 12% und der der Spirituosenanhänger auf 11%.

In den Ambivalenzkulturen mit einer hohen Rate an Konflikttrinkern und Trinkern mit Kontrollverlust wird mehr hochprozentiger Alkohol allein oder in kleinen Gruppen getrunken. In den Permissivkulturen trinkt man vorwiegend Wein oder Bier, wobei sich der ritualisierte Alkoholgenuß („Trink, trink, Brüderlein trink!") vorwiegend in der Öffentlichkeit abspielt (bayerische Biergärten und Bierzelte). Beträgt der Durchschnittskonsum an Bier in der gesamten Bundesrepublik Deutschland vom Säugling bis zum Greis etwa 150 l, so liegt dieser in Bayern bei 227 l. Dies läßt sich dadurch erklären, daß in Bayern weit mehr Menschen (und zwar nicht nur Männer, sondern auch relativ mehr Frauen) Bier trinken, als in anderen Bundesländern (76% der Bayern!).

Hinsichtlich ihrer Trinkgewohnheiten unterscheiden sich die Bayern von den Norddeutschen auch dahingehend, daß erstere mehr Bier, letztere aber gerne mehr „harte Getränke" bevorzugen. Während im Westen der Bundesrepublik Deutschland der Staatsbürger als Feierabendtrinker beim Fernsehen, am Stammtisch oder im Verein überwiegt, trinken die Bayern bei allen geselligen Gelegenheiten und bei Mahlzeiten. Diese Trinkgewohnheiten ähneln mehr denen der Bewohner der Mittelmeerländer. In den Mittelmeerländern nämlich trinkt man im allgemeinen zu den Mahlzeiten oder zu bestimmten Gelegenheiten und stößt daher meist von vornherein auf gewisse Grenzen. In Skandinavien, England und in den USA hingegen herrscht mehr der unregelmäßige Konsum hochprozentiger Alkoholika in größeren Mengen vor. Andererseits findet man in diesen Ländern einen relativ hohen Anteil der Bevölkerung, der alkoholische Getränke gänzlich ablehnt.

Mit dem Anstieg der Alkoholikerzahl nimmt auch die Zahl der alkoholischen Leberschäden stetig zu. So fanden sich im Jahre 1970 bei untersuchten Leberpunktaten in 10% der Fälle eine alkoholische Leberschädigung und im Jahr 1976 bereits in über 15% der Fälle. Der Konsum alkoholischer Getränke stieg in den letzten 25 Jahren in der Bundesrepublik Deutschland kontinuierlich an und mit ihm auch die Zahl der Alkoholkranken und der Umfang der Folgeschäden. Auf ca. 55 bis 60 Mrd. DM pro Jahr beliefen sich die volkswirtschaftlichen Schäden. Dabei liegen die Hauptkostenblöcke im Bereich der Produktion und Arbeit sowie der Therapie.

Insgesamt erkennt man folgenden Trend:

1. Zunahme des Alkoholkonsums in der BRD
2. Ständiger Anstieg des Alkoholismus bei Jugendlichen und Frauen
3. Zunahme der alkoholischen Leberschäden und anderer alkoholbedingter Erkrankungen.

Alkoholabusus und Arzneimittelmißbrauch liegen nahe beieinander. So ergaben Untersuchungen von Kryspin-Exner und Demel, daß Alkoholiker in den letzten Jahren in zunehmendem Maße Tranquilizermißbrauch trieben. Während der Analgetikamißbrauch eine stark rückläufige Tendenz aufweist, werden Tranquilizer bei Alkoholabhängigen mehr und mehr konsumiert.

Die jährlichen Ausgaben für Alkoholika beliefen sich in den letzten Jahren auf etwa 50 Mrd. Mark; genauso hoch war in etwa der Verteidigungshaushalt. Die Zuwachsrate ist erheblich: Sie liegt von 1955 – 1976 zwischen 100% und 170%! Zur Zeit ergibt sich ein durchschnittlicher pro Kopf-Verbrauch an reinem Alkohol von über 10 Liter pro Kopf und Jahr. Bereits erwähnt wurde, daß der Bundesdurchschnitt an Bier (vom Säugling bis zum Greis) nahezu 150 Liter beträgt (in Bayern 227 Liter/Einwohner). Die derzeitigen Ausgaben für Alkoholika dürften sich in der Bundesrepublik auf etwa 60 Milliarden Mark belaufen.

5.2.2 (12.2.2) Formen des Alkoholismus und Alkoholismus als Krankheit

Alkoholismus als Krankheit

Der Alkoholismus ist nach der RVO 1968 als Krankheit anerkannt; sein wesentlichstes Merkmal ist die psychische und/oder physische Abhängigkeit von Alkohol. Während einem jeden die Vorzüge alkoholischer Getränke bekannt sind, werden die Gefahren meist totgeschwiegen; denn Alkohol ist nicht nur ein Genußmittel, sondern gleichzeitig auch ein Rauschmittel, welches den Menschen allmählich, aber sicher zugrunde richten kann.

Zahlreiche Menschen sind nicht in der Lage, nach einer mehr oder weniger langen Periode durchschnittlichen Alkoholkonsums diese Trinkmenge beizubehalten. Sie sind gezwungen, den Alkoholkonsum allmählich zu steigern und mehr zu trinken, als ihnen zuträglich ist. So wird der Trinker zum Alkoholkranken, der allgemein als Alkoholiker bezeichnet wird. Alkoholkranke sind Menschen, die der Trunk körperlich, seelisch und in ihrer sozialen Stellung geschädigt hat.

Die Definition der WHO vom Jahre 1952 lautet: „Alkoholiker sind ‚exzessive Trinker', deren Abhängigkeit vom Alkohol einen solchen Grad erreicht hat, daß sie deutliche geistige Störungen oder Konflikte in ihrer körperlichen und geistigen Verfassung, ihren mitmenschlichen Beziehungen, ihren sozialen und wirtschaftlichen Funktionen aufweisen oder Anzeichen einer solchen Entwicklung zeigen." In dieser Definition werden drei Merkmale, nämlich Trinkmenge, Abhängigkeit und Folgeerscheinungen herausgehoben, wobei den beiden letzteren die größte Bedeutung zukommt.

Abhängigkeit

Der Alkoholkranke ist sowohl psychisch als auch physisch abhängig. Unter psychischer Abhängigkeit versteht man das unwiderstehliche Verlangen nach Einnahme von Alkohol, um Lust zu gewinnen oder Mißbehagen zu beseitigen. Die physische Abhängigkeit ist durch Entzugserscheinungen charakterisiert, die sich mit dem Abklingen der Alkoholwirkung einstellen und sich in Händezittern, Schwitzen, innerer Unruhe, Herzjagen und Nervosität äußern. In schweren Fällen kommt es zum sog. Entzugsdelir (Delirium tremens).

Kontrollverlust

Es gibt Menschen, die bereits nach einer geringen Menge Alkohol nicht mehr in der Lage sind, mit dem Trinken aufzuhören. Erst der Rausch erzwingt das Trinkende. Der Begriff „Kontrollverlust" beinhaltet den in das „Nicht-mehr-zum-Trinken-aufhören-können" einmündenden Trinkverlauf.

Mißbrauch

Abhängigkeit und Mißbrauch (Abusus) sind voneinander abzugrenzen. So muß ein Alkoholmißbrauch nicht in jedem Fall unbedingt in die Abhängigkeit führen, ist aber häufig die Vorstufe dazu.

Der schädliche Mißbrauch unterscheidet sich vom unbedenklichen Gebrauch durch

* einen gegenüber soziokulturellen Normen erhöhten Konsum
* das allein auf die Wirkung abzielende Trinken
* den Konsum zu unpassenden Gelegenheiten (Straßenverkehr, Arbeitsplatz, usw.)
* kurzfristig zu deutlich sichtbaren physischen und/oder psychischen Veränderungen führenden Konsum (Rauschzustand).

Früherkennung

Gerade im Vor- und Frühstadium ist eine Identifikation schwierig. Aus diesem Grunde hat man in letzter Zeit eine Testform entwickelt, den sog. MALT (Münchner-Alkoholismus-Test). Dieser Test bietet gerade Ärzten die Möglichkeit, Alkoholgefährdung und Alkoholkrankheit zuverlässig zu erkennen.

Ich-Störung und Erbfaktoren

Wie bereits erwähnt, soll Sucht in erster Linie auf einer Störung der Persönlichkeitsentwicklung in frühester Kindheit beruhen. Aufgrund einer schweren narzistischen Persönlichkeitsstörung ist das „Ich" kaum in der Lage, sich mit den Triebimpulsen des „Es" und den Forderungen des „Über-Ich" auseinanderzusetzen. Die Abwehr affektiver Impulse ist geschwächt und die Fähigkeit des „Ich", Spannungen zu ertragen, liegt extrem niedrig. So versucht der Süchtige, durch Alkoholgenuß im Sinne der Selbstmedikation, ihm unerträgliche innere Spannungen zu vermindern. Es werden auch die kritischen Forderungen des „Über-Ich" abgeschwächt; das „Ich" wird so vorübergehend entlastet.

Seit einiger Zeit kommt man immer mehr zur Ansicht, daß auch Erbfaktoren ein erhebliches Gewicht bei der Alkoholismusentstehung haben. Gegner dieser These führten jedoch an, daß Milieufaktoren von weit größerer Bedeutung sind und doch Kinder das Verhalten ihrer Eltern weitgehend imitieren. Aus diesem Grunde untersuchte man die Entwicklung von Kindern alkoholkranker Eltern, die bei Adoptiveltern aufwuchsen. Die Ergebnisse waren verblüffend: So fanden sich bei Söhnen von Alkoholikern viermal so häufig Alkoholiker als bei Kindern der nicht von Alkoholismus betroffenen Eltern. Auch Vergleichsuntersuchungen von ein- und zweieiigen Zwillingen deuten auf einen genetischen Faktor hin; dabei wird aber nicht die Alkoholkrankheit selbst vererbt, sondern lediglich die konstitutionelle Disposition zu dieser.

Verlauf der Alkoholkrankheit
Jellinek hat nach jahrelangen Beobachtungen in Zusammenarbeit mit den anonymen Alkoholikern Verlauf und Symptomatik der Alkoholkrankheit beschrieben. Von ihm stammt die Einteilung in drei Phasen:

* **Prodromalphase**
  Dauerndes Denken an Alkohol
  Auftreten von Gedächtnislücken
  Heimliches und gieriges Trinken
  Schuldgefühle wegen des Trinkens
  Vermeiden von Anspielungen auf Alkohol
  Unfähigkeit, nach dem ersten Glas mit dem Trinken aufzuhören (Kontrollverlust)
  Ausreden auf Anspielungen wegen des Trinkens
  Soziale Belastungen
  Übergroße Selbstsicherheit nach Außen
  Gereiztes Benehmen

* **Kritische Phase**
  Kurzfristige Abstinenzperioden
  Innere Zerknirschung und dauerndes Schuldgefühl
  Vernachlässigung von Freundschaften und des Familienlebens
  Feindseligkeit gegenüber der Umgebung
  Änderung des Trinksystems
  Häufiges Fernbleiben von der Arbeit
  Vernachlässigung täglicher Pflichten und Aufgaben
  Arbeitsplatzwechsel und manchmal Kündigung
  Einengung des Denkens ausschließlich auf Alkohol
  Interesseverlust, was die Außenwelt angeht
  Selbstmitleid und Flucht vor der Realität
  Entfremdung und Auseinandersetzung im familiären Bereich
  Heimliches Anlegen eines Alkoholvorrates
  Einseitige und verminderte Nahrungszufuhr
  Verminderung des Sexualtriebes und damit verbunden Eifersuchtswahn
  Zunehmende Gedächtnislücken

* **Chronische Phase**
  Bereits Trinken am Morgen
  Abbau ethischer Werte

Zunehmend verlängerte Räusche
Denkbeeinträchtigungen (Merkfähigkeitsstörungen, Gedächtnisstörungen)
Trinken mit Personen unter dem eigenen Niveau
Trinken minderwertigster alkoholischer Erzeugnisse (z.B. Spiritus)
Abnahme der Alkoholtoleranz
Zunehmende unbestimmte Ängste und Händezittern
Psychomotorische Störungen
Zwanghaftes Trinken
Körperlicher und seelischer Zusammenbruch
Versagen des Erklärungssystems
Meist erst in diesem Stadium auftretende Krankheitseinsicht

Es hat sich für Praxis und Theorie als zweckmäßig erwiesen, die Alkoholkrankheit in bestimmte Typen einzuteilen. Hier hat sich international die von Jellinek vorgeschlagene praxisorientierte Typologie durchgesetzt. Nach dieser unterscheidet man grundsätzlich fünf verschiedene Typen von Alkoholismus, die mit den ersten Buchstaben des griechischen Alphabets gekennzeichnet wurden:

1. Alpha-Alkoholismus

Trinkertyp: Konflikt-, Betäubungs-, Erleichterungstrinker

Zeitweilige psychische Abhängigkeit, aber kein Kontrollverlust, keine Unfähigkeit zur Abstinenz und keine Progredienz. Man findet hier ausschließlich psychische Abhängigkeit; Alkoholkonsumfolgen sind familiäre und soziale Komplikationen. Der Alpha-Typ ist in der Lage, abstinent zu bleiben, hat ferner seine Trinkgewohnheit unter Kontrolle; er trinkt nur, um zu vergessen (Konflikt- und Sorgentrinker).

Bei fortschreitendem Verlauf kann er aber in den Gamma-Alkoholismus einmünden.

2. Beta-Alkoholismus

Trinkertyp: Wochenend- und Gelegenheitstrinker

Übermäßiger, aber nicht regelmäßiger Alkoholkonsum. Zwar treten somatische Komplikationen auf (Polyneuritis, Gastritis, Leberzirrhose), eine kontinuierliche Alkoholabhängigkeit besteht allerdings nicht. Es bestehen also weder psychische noch physische Abhängigkeit. Begünstigend für den Beta-Alkoholismus wirken Sozialfeld und bestimmte Tätigkeiten (z.B. Kellner, Bauarbeiter). Auch hier werden Folgeschäden im familiären und im sozialen Bereich erkennbar. Die Abhängigkeit liegt lediglich im sozio-kulturellen Sektor.

Diese Form des Alkoholismus kann jedoch in den Delta-Alkoholismus einmünden.

3. Gamma-Alkoholismus (Kontrollverlust-Alkoholismus)

Trinkertyp: Süchtiger Trinker

Es bestehen hier zunächst psychische, später auch physische Abhängigkeit. Man beobachtet Toleranzerhöhung, Abstinenzsymptome und veränderten Zellmetabolismus. Kontrollverlust ist hier vorhanden.

Später kommt es zu psychopathologischen, sozialen und somatischen Schäden (u.a. organische Wesensänderung). Die Patienten haben das „Trinken" nicht unter Kontrolle. Der Trinker ist zur Abstinenz fähig, zeigt aber Abstinenzsymptome. Es handelt sich hier bereits um Sucht.

4. Delta-Alkoholismus (Gewohnheits-Alkoholismus)

Trinkertyp: Gewohnheitstrinker

Dieser Alkoholismustyp unterscheidet sich vom Gamma-Typ durch die Unfähigkeit zur Abstinenz (Abstinenz hier grundsätzlich nicht möglich, beim Gamma-Typ zumindest zeitweise möglich!). Kontrollverlust liegt hier aber nicht vor (im Gegensatz zum Gamma-Alkoholismus). Der Delta-Alkoholiker kann sein Trinken kontrollieren und ist deshalb nur selten berauscht. Allerdings müssen Delta-Alkoholiker täglich trinken und sind nur selten völlig nüchtern (z.B. viele Weintrinker in Frankreich). Delta-Alkoholiker sind Gewohnheitstrinker und trinken, weil sie das Trinken „gewohnt" sind, nicht weil sie trinken müssen oder die Kontrolle über ihr Trinken verlieren. Sehr anschaulich ist der Ausdruck „rauscharme Dauerimprägnierung mit Alkohol".

5. Epsilon-Alkoholismus (Episodenalkoholismus, Dipsomanie)

Trinkertyp: Episodischer Trinker, „Quartalsäufer"

Diesen Alkoholismustyp fügte Jellinek erst später hinzu. Charakteristisch ist hier das unwiderstehliche Verlangen nach Alkohol, das zeitlich begrenzt (Tage bis Wochen) anhält und genauso plötzlich, wie es aufgetreten ist, wieder abklingt. Es kommt zu episodischen, mehrtägigen Alkoholexzessen, verbunden mit Kontrollverlust. Auftreten meist aufgrund phasischer Verstimmungen! Die Folgeschäden betreffen den sozialen Bereich.

Zum reinen Alkoholismus (Alkoholkrankheit) gehören lediglich Gamma- und Delta-Alkoholismus, während Alpha-, Beta- und Epsilon-Typ Vorstufen der beiden erstgenannten darstellen (Prodromalphasen). Der Prodromalphase (siehe oben) voraus geht die präalkoholische Phase, in der zunächst mäßige Alkoholmengen bei bestimmten Gelegenheiten getrunken werden, vor allem aber um Spannungen zu beseitigen. Meist erhöht sich dann innerhalb von ein bis zwei Jahren die Alkoholtoleranz, und der Alkoholgenuß entwickelt sich dann zu einer fast täglichen Gewohnheit.

6. Mischtypen

Von den erwähnten Übergangsformen gibt es auch Mischtypen, die sich jedoch kaum genau abgrenzen lassen. Von klinischer Bedeutung sind eigentlich nur die unter den Gamma- und Delta-Alkoholismus fallenden schweren Formen, von welchen in Süddeutschland (z.B. Bayern) der Delta-Alkoholismus überwiegt.

Art des Alkoholismus	Versuch einer Typisierung	Abhängigkeit	Suchtkennzeichen
Alpha	Konflikttrinker	nur psychisch	kein Kontrollverlust, aber undiszipliniertes Trinken
Beta	Gelegenheitstrinker	keine, außer soziokulturelle	kein Kontrollverlust
Gamma	süchtige Trinker	zuerst psychische Abhängigkeit, später physische Abhängigkeit	Kontrollverlust, jedoch Fähigkeit zur Abstinenz
Delta	Gewohnheitstrinker	physische Abhängigkeit	Unfähigkeit zur Abstinenz, aber kein Kontrollverlust
Epsilon	episodischer Trinker	psychische Abhängigkeit	Kontrollverlust, jedoch Fähigkeit zur Abstinenz

Abb. 18: Übersicht über Alkoholikertypen (nach Jellinek und Feuerlein)

Begleiterscheinungen der Alkoholkrankheit

A Körperliche Störungen
* Lebererkrankungen (Fettleber, Leberentzündung und Leberzirrhose)
* Entzündungen der Bauchspeicheldrüse
* Gastritis, Magen-Darm-Ulzera
* Veränderungen des Blutes (Anämie, Erhöhung der Blutfette, usw.)
* Herzmuskelerkrankungen
* Muskelschwund und körperliche Schwäche
* Schädigungen des Nervensystems (Polyneuropathien, Tremor, ZNS-Schäden)
* Alkoholembryopathien

B Psychische Störungen
* Wesensänderung (z.B. Korsakow-Syndrom)
* depressive Verstimmungszustände

* zunehmende Suizidalität
* Eifersuchtswahn
* Schlafstörungen
* Delir
* zerebrale Krampfanfälle

C Soziale Folgen
* erhebliche Belastungen für die Famile
* Leistungsdefizit mit Verlust des Arbeitsplatzes
* Delinquenz (z.b. Sachbeschädigung, Diebstahl, Unterschlagung, Betrug, Widerstand gegen die Staatsgewalt, Beleidigung, Körperverletzung, Sexualdelinquenz, Totschlag usw.)
* Verkehrsdelikte

Bei Alkoholikern ist die Leberzirrhose Todesursache ersten Ranges, gefolgt vom Suizid (etwa 10 – 20%).

Näheres zu den körperlichen, psychischen und sozialen Folgen des Alkoholismus im Abschnitt 5.4.

5.2.3 (12.2.3) Alkoholtoleranz

Die Alkoholtoleranz ist individuell recht unterschiedlich: Der eine benötigt größere, der andere geringere Mengen, um in einen Rauschzustand zu geraten. Alkoholtoleranz hängt zum einen von der körperlichen Konstitution (Alter, Blutvolumen etc.) ab, zum anderen von momentanen körperlichen Gegebenheiten (Krankheit, Leberschaden, Medikamenteneinnahme).

Die Alkoholtoleranz kann vorübergehend oder dauernd herabgesetzt sein. Zu einer vorübergehenden Herabsetzung kommt es durch Einnahme von Psychopharmaka, bei vorübergehender Schwächung des Organismus (Überanstrengung, Ärger, Depressionen, Neuroleptikatherapie, Kälte, Hitze, Infektionskrankheiten). Eine dauernde Herabsetzung der Alkoholtoleranz findet sich bei Lebererkrankungen, Epilepsien und hirnorganischen Schädigungen.

Besonders in der chronischen Phase des Alkoholismus kommt es zur Minderung der zuvor in der kritischen Phase erhöhten Alkoholtoleranz bis hin zur Alkoholintoleranz (Insuffizienz der Leberfunktionen).

5.2.4 (12.2.4) Einfacher Alkoholrausch

Zusammenfassend die wichtigsten Symptome des einfachen Alkoholrausches, die den meisten Lesern doch bekannt sein dürften:

1. Neurologische Erscheinungen (zerebellare Ataxie, Dysarthrie)
2. Euphorie und Enthemmung
3. Bewußtseinstrübung mit Denk- und Konzentrationsstörungen
4. Durchgangssyndrom
5. Manchmal depressive Verstimmung mit Suizidgefährdung
6. Vegetative Symptome (gerötetes Gesicht, Tränen der Augen, Tachykardie, Schwitzen, Übelkeit usw.)
7. „Alkoholkater" am darauffolgenden Tag nach vorangegangenem narkoseähnlichen Schlaf.

In ihrem Ausprägungsgrad korrelieren die Symtome intraindividuell, jedoch nicht interindividuell mit dem Blutalkoholgehalt.

Der einfache Rausch stellt eine reversible organische (somatogene) Psychose dar.

5.2.5 (12.2.5) Pathologischer Rausch und komplizierter Rausch

Diese Rauschform beobachtet man vor allem beim Alkoholismus in der chronischen Phase, vereinzelt aber auch bei Alkoholintoleranz aufgrund organischer Hirnschäden und hochgradiger psychischer Erregung bei Psychopathen. Die Abgrenzung gegenüber dem einfachen Rausch erfolgt aufgrund der charakteristischen psychotischen Symptome („SHD"-Symptomatik):

– Situationsverkennung
– Halluzinationen
– Desorientiertheit

Ferner kommt es beim pathologischen Rausch im Gegensatz zum einfachen Rausch zur kompletten Amnesie (1 – 15 Minuten). Pathologischer Rauschzustand kann auch nach nur geringen Alkoholmengen auftreten.

Zusammenfassend die Abgrenzung des pathologischen gegenüber dem einfachen Rausch:

1. Psychotische Symptome
2. Komplette Amnesie
3. Auftreten auch nach nur geringen Alkoholmengen
4. Kurze Dauer

Ferner beobachtet man schwere motorische Erregung, Wut oder Angst, persönlichkeitsfremde Handlungen.

Der pathologische Rausch hat also besondere Dispositionen oder zerebrale Schädigungen zur Voraussetzung, und man begegnet ihm verhältnismäßig selten.

Vom pathologischen Rausch abzutrennen ist der komplizierte Rausch, der sich vom einfachen Rausch nur quantitativ unterscheidet. Allerdings sind Erregung und Bewußtseinsstörungen intensiver ausgeprägt. Komplizierte Rauschzustände finden sich vor allem bei Schwachsinnigen, hirnorganisch Kranken und abnormen Persönlichkeiten, wie es auch beim pathologischen Rausch der Fall ist. Der komplizierte Rausch spielt forensisch eine wesentlich größere Rolle als der pathologische Rausch. Häufig werden komplizierter Rausch (abnormer Rausch) und pathologischer Rausch (atypischer Rausch) zusammengefaßt, was jedoch genaugenommen nicht ganz korrekt ist, da der pathologische Rausch wesentlich seltener zu beobachten ist.

Forensisch bedeutsam ist der pathologische bzw. komplizierte Rausch deshalb, weil häufig niedrigere Alkoholblutwerte gefunden werden als beim einfachen Rausch, trotzdem aber die Symptomatik des pathologischen Rausches wesentlich akuter und stärker ist.

Dauert der pathologische Rausch längere Zeit an, so appliziert man bei Erregung 10 mg Valium® oder 100 mg Protactyl®.

5.2.6 Alkoholismus in der forensischen Psychiatrie

Keine andere Droge hat bei Straftaten auch nur annähernd eine ähnliche Bedeutung wie der Alkohol. Die Spanne zieht sich von banalen Verkehrsdelikten mit kleinem Blechschaden über Unfallflucht und Totschlag bis hin zum geplanten Mord, zu dessen Ausführung die alkoholische Enthemmung notwendig war.

Bei welchem Alkoholisierungsgrad die erste Beeinträchtigung der Einsichts- und Steuerungsfähigkeit beginnt, ist nicht leicht und keinesfalls generell zu beantworten. Juristisch wurde festgesetzt, daß bei einem Blutalkoholgehalt ab 0,8 Promille die Fahrtüchtigkeit nicht mehr gewährleistet ist. Im Bereich des Seelenlebens gilt aber eine derartige numerische Einordnung nicht so ohne weiteres. Keinesfalls kann man sich so einfach auf einigermaßen verläßliche und beweiskräftige Korrelationen zwischen der Höhe des Blutalkoholgehaltes und der psychischen Beeinträchtigung durch Alkohol verlassen. Bereits sehr geringe Alkoholmengen können zu einer Modifizierung der Stimmung, zu einer euphorischen Gleichgültigkeit oder aber einer Antriebssteigerung führen.

Allerdings müssen selbst bei einem Blutalkoholgehalt von 3 Promille die Voraussetzungen des entsprechenden Paragraphen im StGB keineswegs erfüllt sein. Die Alkoholwirkung bleibt immer individuell, durchaus persönlichkeitsgebunden, aber sie kann sich sogar bei ein und derselben Persönlichkeit verschieden gestalten. Man denke hierbei lediglich an die herabgesetzte Verträglichkeit bei einer banalen Grippeerkrankung, vielleicht sogar noch unterstützt durch Medikamenteneinwirkung.

Häufig beobachtet man viel zu wenig, welche Rolle der Ausgangssituation zukommt, der inneren wie der äußeren, in der der Alkohol zugeführt wird. So ist es ein Unterschied, ob die Alkoholzufuhr im Rahmen eines entspannten Dämmerschoppens, der in diesem Fall wirklich genossen wird, oder ob seine Einverleibung in einem Affekt der Verärgerung oder Wut, evtl. auch der Verzweiflung und Resignation erfolgt. Durch Alkohol können die Ausgangswerte der betreffenden Affekte eine Steigerung erfahren, die manchmal mit der geringen Menge des zugeführten Alkohols in keinem nachvollziehbaren Verhältnis zu stehen scheinen.

Auch und gerade bei einem chronischen Alkoholiker schwankt die Alkoholverträglichkeit und nach der Periode der scheinbar immer größer werdenden Alkoholverträglichkeit folgt dann die im Rahmen der Hirnschädigung eintretende Periode der verminderten Alkoholverträglichkeit. So bedarf auch die sog. Alkoholgewöhnung eines chronischen Trinkers der Untersuchung, in welcher Phase seines Alkoholleidens sich der betreffende befindet.

Schwer zu fassen ist der sog. Vollrausch, der im § 330a StGB gefordert wird; hier soll es sich um einen Rausch handeln, der schuldunfähig macht oder eine Schuldunfähigkeit nicht ausschließen läßt. Dabei gehen Juristen zu sehr von den äußeren Erscheinungen eines Rausches aus und fragen Zeugen immer wieder, ob der Betreffende noch habe gehen und stehen können, ob er gelallt habe und ob sein Blick glasig gewesen sei. Dabei wird ein Betrunkener eher immer ungefährlicher, je stärker die motorischen Symptome seiner Betrunkenheit ausgeprägt sind. Weit wichtiger ist die Begutachtung von Rauschzuständen, bei denen man einem Mißverhältnis zwischen äußeren Trunkenheitssymptomen und einer Berauschung begegnet, die sich gleichsam nur im Psychischen abspielt. Es handelt sich um Alkoholtäter, von denen die Zeugen versichern, daß sie ihnen den alkoholisierten Zustand nicht anmerkten, obwohl die Laboruntersuchungen Blutalkoholwerte von bis zu 3 Promille ergaben. In solchen Zuständen soll es zu den gefährlichsten Delikten der Körperverletzung oder des Totschlags kommen. In solchen Fällen erfolgen Aggressionen meist ganz abrupt und stehen auch in keinem richtigen Verhältnis zu einer vorausgegangenen Auseinandersetzung. Die Aggressionen erscheinen zügellos und direktionslos und Opfer werden oft mit einer Unzahl von ungezielten Messerstichen bedacht. In solchen Fällen muß von einer pathologischen Alkoholreaktion gesprochen werden, wenn man damit das Mißverhältnis zwischen dem Anlaß und dem normalpsychologisch nicht nachvollziehbaren Motiv und der schweren Aggression bezeichnen will.

Die psychopathologische Existenz des pathologischen Rausches gibt neuerdings immer wieder zu zweifelnden Diskussionen Anlaß. Es kann aber kein Zweifel an pathologischen Rauschzuständen sein, wenn alle Kriterien echter Dämmerzustände erfüllt sind, bei gleichzeitig relativ geringem Blutalkoholspiegel, aber glaubhafter Amnesie, terminalem Schlaf und evtl. typischem EEG-Befund.

Alkoholbedingte Wesensänderungen, manchmal bereits einhergehend mit beginnender Demenz, können sich strafrechtlich in mannigfacher Hinsicht auswirken. Dies ist beispielsweise der Fall bei Tätlichkeitsdelikten und Straftaten sexueller Natur, besonders häufig gegenüber Kindern, die angesichts der nahezu üblichen Potenzschwäche als sexuelle Ersatzpartner vorrangig gesucht werden.

Mitunter kann auch im Rahmen einer Alkoholpsychose eine Straftat begangen werden, bei der wohl die Voraussetzung des § 20 StGB gegeben ist. Dies ist beispielsweise der Fall bei einem schweren Eifersuchtswahn bei chronischem Alkoholismus.

Eine schwere geistige Störung liegt bei Kranken mit Alkoholhalluzinose vor; auch hier sind die Voraussetzungen des § 20 StGB gegeben neben einer Unterbringung nach § 64 StGB. So kann ein Alkoholkranker mit Alkoholhalluzinose der dauernden Beschimpfungen durch halluzinierte Personen überdrüssig, sich tätlich gegen seinen wahnhaft erlebten Verfolger wenden.

Näheres zu den forensischen Fragen bei Alkoholmißbrauch ist den entsprechenden Büchern der Rechtsmedizin zu entnehmen. Siehe auch Kap. 11.

Beachtenswert ist, daß jeder achte Verkehrsunfall mit Personenschaden im Jahre 1982 unter Alkoholeinfluß geschah und daß eine Entziehung der Fahrerlaubnis durch bayerische Gerichte in 93% der Fälle, d.h. in mehr als neun von zehn Fällen wegen Trunkenheit am Steuer erfolgte.

5.3 (12.3) MISSBRAUCH VON DROGEN UND DROGENABHÄNGIGKEIT

(s.a. GK Spezielle Pharmakologie, Kap. 17 und 18)

5.3.1 (12.3.1) Verbreitung

Seit etwa 1967 steigen Rauschgiftkriminalität und stationäre psychiatrische Behandlungen wegen Drogenabhängigkeit stark an. Die sogenannte Teenage-Drogenepidemie griff Ende der 60iger Jahre von den USA ausgehend auch auf Europa über. Dabei sind die meisten Rauschgiftkonsumenten heute unter 20 Jahre alt, und für Großstädte nimmt man bei Jugendlichen in 25 – 30% „Drogenerfahrung" an. Zunächst blieb die Rauschgiftsucht auf die oberen sozialen Schichten und überwiegend auf die Großstädte beschränkt; im Verlauf der Drogenepidemie kam es dann aber zu einem Trend von den oberen zu den unteren sozialen Schichten und von Städten auf die ländlichen Bezirke.

Zur Genese der Drogenabhängigkeit bei Jugendlichen schreibt G. Huber: „Bei der Genese der Drogenabhängigkeit Jugendlicher wirken zahlreiche Momente, Primärpersönlichkeit und Biographie, familiäre Situation, phasenspezifische und epochaltypische Faktoren zusammen" (G. Huber, Psychiatrie, F. K. Schattauer-Verlag, S. 265).

Nur selten beobachtet man den sofortigen Einstieg in die „Drogenkarriere" mit sogenannten harten Drogen. Über 95% der Süchtigen begannen zunächst, „leichte Drogen" zu konsumieren, wobei Haschisch hier an erster Stelle stand. Eine allgemein verbindliche Drogensequenz läßt sich kaum angeben. Immer wieder kann jedoch beobachtet werden, daß die Abhängigen nacheinander verschiedene Drogen verwenden, um dann endlich bei Opiaten zu enden. Häufigste Drogensequenzen sind: Haschisch → Morphin, Haschisch → LSD → Morphin, Haschisch → LSD, Haschisch → LSD → Weckamine → Morphin, Haschisch → LSD → Morphin → Kokain, Tranquilizer → Opiate, Barbiturate → Opiate.

Kaum 5% beginnen die „Drogenkarriere" sofort mit Opiaten, die überwiegende Anzahl begann zunächst mit Haschisch, vereinzelt mit LSD, aber auch mit Amphetaminen (z.B. Captagon®, Pervitin®).

Annähernd 70% der Suchtkranken beginnen zwischen dem 13. und 18. Lebensjahr Drogen zu konsumieren. 90% davon befinden sich noch in Berufsausbildung, sind Schüler und wohnen bei den Eltern.

Bei Gebrauch von Heroin ist man nach etwa 2 – 6 Wochen körperlich abhängig und muß meist täglich das Rauschgift zuführen. Nur wenige führen dann eine angefangene Ausbildung zu Ende, und die überwiegende Zahl der Süchtigen wird kriminell. Etwa 45% der Opiatkonsumenten finanzieren ihren Bedarf durch Rauschgifthandel, 15% durch Diebstähle, 30% durch Geld von Familienangehörigen und nur 10% mit Arbeitslohn.

Von den Haschischkonsumenten gehen etwa 15% zum Dauerkonsum harter Drogen über. Ob ein „Rauschgiftprobierer" zum kontinuierlichen Rauschgiftsüchtigen wird, hängt vor allem von der Primärpersönlichkeit (Risikopersönlichkeit) und vom sozialen Milieu ab. Gefährdet sind Jugendliche mit unrealistischer Problemorientierung, herabgesetzter Frustrationstoleranz, Neigung zu depressiv-dysthymen Verstimmungen, erhöhter psychischer Labilität und Unsicherheit, Willenlosigkeit, Widerstandslosigkeit gegenüber äußeren Einflüssen. Fast 50% der drogenabhängigen Jugendlichen entstammen gestörten Familienverhältnissen. Für die ersten „Rauschgiftversuche" sind die genannten Faktoren jedoch nicht verantwortlich. Die Anfänge des Drogenkonsums entspringen subjektiven Motivationen: Nachahmung, Wunsch nach Anerkennung bei Gleichaltrigen, „In-Sein", Verleitung oder Verführung, Prestigebedürfnis, Geltungssucht. Innere Spannungen oder Verstimmungen, nicht zuletzt aber die enttäuschende Wirkung des Haschischs führt dann zum „Umsteigen" auf härtere Drogen.

Harte Drogen werden überwiegend injiziert (meist i.v., selten i.m. oder s.c.). Da es sich bei den verwendeten Drogen nur selten um „reine" Stoffe handelt, ist die Komplikationsquote verhältnismäßig hoch. Heroin z.B. wird überwiegend mit Talkum, Zucker, Mehl usw. gestreckt, was bei Injektion natürlich massive Gefäß- und Gewebsreaktionen hervorrufen kann. Injektionsspritzen und Kanülen werden fast immer mehrmals verwendet, auf Sterilität wird kaum geachtet (Hautstelle wird vor der Injektion nur von wenigen desinfiziert). Immer wieder beobachtet man deshalb Spritzenabszesse (i.m.), Bakteriämie und Septikämie, Übertragung des Hepatitis B-Virus sowie des HIV-Virus (AIDS-Virus).

5.3.2 (12.3.2) Typen der Drogenabhängigkeit

Prägnanztypen der Drogenabhängigkeit nach Definition der WHO (1965) sind:
1. Morphin-Typ
2. Cocain-Typ
3. Cannabis-Typ
4. Amphetamin-Typ
5. Barbiturat-Typ
6. Alkohol-Typ
7. Halluzinogen-Typ
8. Khat-Typ
9. Opiat-Antagonist-Typ

Näheres siehe 5.1.1

Am 1. September 1984 trat die Änderung des Betäubungsmittelgesetzes und die Änderung der Betäubungsmittelverschreibungsordnung in Kraft. Dadurch wurden einige Pharmaka zu Betäubungsmitteln erklärt.

Die UN-Suchtstoffkommission beschloß auf ihrer achten Sondersitzung Anfang 1984 die Empfehlung, folgende Stoffe der internationalen Suchtstoffkontrolle zu unterstellen:

1. Alfentanil (Rapifen®)
2. Pentazocin (Fortral®)
3. 27 verschiedene Benzodiazepine (u.a. Bromazepam, Oxazepam, Nitrazepam, Diazepam)

In der Bundesrepublik Deutschland wurden Alfentanil (Rapifen®) und Pentazocin (Fortral®) unter das Betäubungsmittelrecht gestellt. Benzodiazepine gehören in der Bundesrepublik noch nicht zu den Betäubungsmitteln.

Zu den Betäubungsmitteln gehören in der Bundesrepublik Deutschland:

Acedicon® (Codein)	Depidolor®
Cafilon®	Diodorm®
Cliradon®	DL-Amphetaminsulfat
Kokainhydrochlorid	Dolantin®
Codein-Kristallsusp.	Ethylmorphinhydrochlorid
Codeinhydrochlorid	Eubine®
Codeinphosphat	Eukodal®
DHU Opium	Phentanyl®
Dicodit®	Hypnorm®
Dilaudit®	Jetrium®
Dilavert®	L-Polamidon®

Mescalinsulfat
Morphinhydrochlorid
Natr.-Phen.-Aeth.Marb.OA 88
Natrium-Phenylallylbarbit.
Opium DAB 7
Opiumextrakt und Opiumtinktur
Palvium®
Pantopon®
Pervitin®

Psyquil comp.
Rebuso®
Ritalin®
Scophedal®
Somnibel®
Thalamonal®
Ticarda®
Tilidin®

Seit 1984 gehörten zu den Betäubungsmitteln auch:

Fortral®
MSt 30®
Panagesic®
Somvit®
Temgesic®
Vesparax®

Valoron® wurde aus dem Handel genommen und durch Valoron N® ersetzt.

5.3.3 (12.3.3) Analgetika und Schlafmittel

Die Liste der im pharmazeutischen Handel häufig rezeptfrei erhältlichen Analgetika und Schlafmittel ist schier unendlich. Selbstverständlich können auch schmerzstillende Mittel, die nicht zur Gruppe der Opiate gehören oder keine Opiate enthalten, bei langer Anwendung zur Sucht führen. Hier sind vor allem zu nennen: Phenacetin, weniger Pyrazolon-Verbindungen (Pyramidon®) und Salicylate. Eine Anzahl von Hustensäften enthält Codein und ist deshalb bei längerem Gebrauch sehr bedenklich. Zahlreiche codeinhaltige Präparate wurden in letzter Zeit aus dem Handel genommen.

Nicht selten ist mit der analgetischen Wirkung rezeptfrei erhältlicher Mittel ein gewisser euphorisierender Effekt verbunden, dieser wird vor allem durch den häufigen Zusatz von Barbituraten in analgetischen Kombinationspräparaten verstärkt. Durch den Zusatz von Coffein kommt es zu psychischer Stimulierung (z.B. Optalidon®).

Vor Mißbrauch schützt auch nicht die Tatsache, daß die Medikamentenverpackung mit folgendem Vermerk versehen sein muß: „Die enthaltenen Wirkstoffe sollen nicht ohne ärztlichen Rat über längere Zeit oder in höheren Dosen angewendet werden" (BGBl. IS 1708, 14.11.73). Die Liste der Analgetika-Kombinationspräparate wird jährlich länger, dabei bringen Kombinationspräparate jedoch nicht immer eine Wirkungsverbesserung, sondern häufig nur eine Verstärkung der Nebenwirkungen.

Kombinationspräparate, die Barbiturate und/oder Codein enthalten, sind rezeptpflichtig; seit 1978 sind auch die Bromharnstoffe (Monoureide) unter Verschreibungspflicht gestellt, da Suizide mit Bromharnstoffen zunahmen, und die Suizidversuche wegen der langsamen Elimination dieser Stoffe eine besonders schlechte Prognose haben.

Nachfolgend einige Beispiele bekannter Analgetika-Kombinationspräparate:
Thomapyrin-N® (Acetylsalicylsäure, Paracetamol, Coffein),
Quadronal® (Phenacetin, Pyrazolon, Coffein),
Spalt-Tabletten® (Salicylamid, Phenazonsalicylat, Coffein, Mandelsäurebenzylester),
Togal-Tabletten® (Chinindehydrochl., Lithium citr., Acetylsalicylsäure),
Melabon® (Propyphenazon, Coffeincitrat, Mandelsäurebenzylester, o-Äthoxybenzamid),
Neuralgin® (Azetylsalicylsäure, Parazetamol, Coffein),
Vivimed® (Propyphenazon, Phenacetin, Buzedin, Coffein, Vitamin-B_1-Nitrat),
Optalidon® (Dihydroergotaminmesilat, Coffein, Butalbital, Propyphenazon).

Die kombinatorische Vielfalt der Analgetika ist verblüffend. Jedoch allein 3 verschiedene Grundsubstanzen lassen sich beliebig oft unterschiedlich zueinander kombinieren. Ein neues Präparat zu „komponieren" dürfte den Firmen oft leichter fallen, als einen Namen für das „neue" Präparat zu finden. Ein ansprechender Name und ein guter Werbeslogan machen dann ein uraltes Präparat zum Verkaufsschlager. Man garantiert dem schmerzgeplagten Bundesbürger Schmerzfreiheit, denn „werden Schmerzen dir zur Qual, rasche Hilfe bringt Togal®".

Erhebungen ergaben, daß die meisten Bundesbürger ein festes „Hausanalgetikum" einnehmen und das Tablettenröhrchen bei den Deutschen (vor allem Frauen) „recht locker" im Medikamentenschrank steht. Beim leisesten Anflug von Kopfschmerz wird dann der Körper meist umgehend mit einer Tablette „bestraft". Auch langdauernder Mißbrauch von Acetylsalicylsäure führt zu psychischer Abhängigkeit, ruft außerdem Gastritis, allergische und hämorrhagische Diathesen hervor. Längerer Gebrauch phenacetinhaltiger Kombinationspräparate führt gar zu einem Circulus vitiosus, da Phenacetin selbst über längere Zeit angewandt Kopfschmerzen hervorrufen kann, ganz abgesehen von Nierenschäden, die meist tödlich verlaufen (Phenacetinniere). In größeren Dosen wirkt Phenacetin euphorisch und bei sehr hohen Dosen kommt es womöglich zu Lebernekrosen (Suizide!). Phenacetin steht aber auch im Verdacht, Krebs hervorzurufen. Die genannten Gefahren führten letztlich dazu, daß Phenacetin 1986 vom Markt genommen wurde.

Beispiele für rezeptpflichtige Analgetika: Contraneural® (mit Codein), Gelonida® (mit Codein), Ergo-Kranit® (mit Phenobarbital), Optipyrin® (mit Codein und Secobarbital-Natrium), Optalidon® (mit Butalbital), Ircodenyl® (mit Codein), Fortalidon® (mit Codein), Migrexa® (mit Pentobarbital).

Pyramidon® (Aminophenazon) wurde aus dem Handel gezogen. Für Aminophenazon steht heute Propyphenazon. Nicht mehr erhältlich sind auch Valoron® (jetzt Valoron-N® mit geringerem Suchtpotential) und Dolomo®.

Schlafmittel

In den letzten Jahren wächst das Interesse an dem Problem Schlaf sowohl im Bereich der Wissenschaft, als auch bei Ärzten und Patienten. Bisher ist eine genaue syndromgenetische Abklärung auch auf höchstem wissenschaftlichen Niveau nicht gelungen. In den letzten Jahren kam die einfache medikamentöse Verschreibung, die auch einen schnellen Erfolg zeitigt, in zunehmendem Maße in Mißkredit. Durch oft recht übertrieben formulierte Presseäußerungen ist der Patient beunruhigt und aus diesem Dilemma einer anscheinend gefährlichen, aber sehr wirksamen Therapie bisher ungeklärter Schlafstörungen finden weder Arzt noch Patient einen Ausweg. Gelingt dem Arzt und dem Patienten eine Beseitigung der Schlafstörung nicht, und muß trotz aller Bedenken auf ein Schlafmittel zurückgegriffen werden, so ist wenigstens zu überlegen, welches Mittel aus der großen Palette der Schlafmittel gewählt werden soll. Nach einer ausführlichen Abklärung der ätiologischen Komponenten einer Schlafstörung sind nach neuerer Ansicht Schlafmittel aus der Gruppe der Benzodiazepine am ehesten angebracht. Diese können zu einer erheblichen Erleichterung der Symptomatik führen. Unkontrollierte Verschreibungen oder Selbstmedikation ist jedoch strikt abzulehnen und bedeutet eine Gesundheitsgefährdung auch bei den angeblich harmloseren Benzodiazepinen. Näheres zu den Tranquilizern im Abschnitt 5.3.4.

Folgende Substanzgruppen gehören zu den Schlafmitteln:

Bromureide = Monoureide (Adalin®, Abasin®, Bromural®, Plantival®; wie oben bereits erwähnt, sind die Monoureide seit einigen Jahren verschreibungspflichtig.
Barbiturate (Luminal®, Veronal®, Phanodorm®, Medomin®, Medinox®, Somnifen®); Barbiturate sind grundsätzlich verschreibungspflichtig.
Chinazolinon-Derivate (Revonal®)
Tranquilizer (Valium®, Librium®, Mogadan®, Dalmadorm®); Näheres dazu siehe in 5.3.4.
Piperidine (Persedon®, Noludar®)
Neuroleptika (Atosil®, Neurocil®, Teralene® etc)

Näheres dazu im GK Pharmakologie.

Grundsätzlich sollte man bei Schlafmittelverordnung folgendes nicht außer acht lassen: Schlafmittel sollten nur mit strenger Indikation, in geringen Mengen und nur kurze Zeit verschrieben werden. Besteht Verdacht auf Selbstgefährdung, sollten keine Hypnotika, vor allem keine Bromharnstoffe verordnet werden und in allen Fällen nur in kleinster Packungsgröße (1 Op). Statt dessen verordnet man in solchen Fällen Tranquilizer, deren Toxizität wesentlich unter der von Barbituraten und Bromharnstoffen liegt. Die verordnete Gesamtmenge muß in jedem Fall niedriger sein als die Letaldosis.

Grundsätzlich beobachtet man die Entwicklung einer süchtigen Abhängigkeit nicht nur bei Barbituraten, sondern auch bei barbituratfreien Hypnotika. Auch die barbituratfreien Stoffe führen u.U. zur Drogenabhängigkeit vom Barbiturattyp. Häufig mißbrauchte Drogen, die zur Drogenabhängigkeit vom Barbiturrattyp führen, sind reine Barbiturate (Somniphen®, Luminal®, Phanodorm®, Plexonal®, Medinal®, Veronal®, Medomin®, Dormopan®, Romigal®) ferner barbiturathaltige Mischpräparate (Alional®, Cibalgin®), darunter meist Schmerzmittel. Die Drogenabhängigkeit vom Barbiturattyp steht heute im Vordergrund. Von den barbiturathaltigen Hypnotika werden heute überwiegend die kurzwirkenden gebraucht. Meist kommt es erst nach monate- oder jahrelangem Stadium mit nur zeitweiliger Einnahme von Barbituraten zu psychischer und körperlicher Abhängigkeit mit Toleranzerhöhung. Grund für die Toleranzerhöhung ist der schnellere Leberabbau und die herabgesetzte Empfindlichkeit der Neuronen. Daneben beobachtet man Dosissteigerung bis zum 40fachen der therapeutischen Dosis. Wird ein Patient mit zerebellarer Ataxie in einer Klinik aufgenommen und kommt es zu einer Serie epileptischer Anfälle mit nachfolgender deliranter Psychose, so ist immer ein chronischer Schlafmittelabusus am wahrscheinlichsten. Epileptische Anfälle sind bei Absetzen von Barbituraten nach längerem Abusus sehr häufig.

Beachte: Bei Barbituratabusus kommt es sowohl zur psychischen als auch zur physischen Abhängigkeit und zwar bei längerer Einnahme von nur geringen Dosen.

Bereits nach wenigen Tagen führt die Einnahme hoher Dosen Phenobarbital und anderer Barbiturate zur Synthese kataboler Enzyme in der Leber. Dadurch kommt es zum beschleunigten Abbau von Phenobarbital, jedoch auch zum schnelleren Abbau von Alkohol oder Benzodiazepinen durch diese unspezifisch wirkenden Enzyme. Man spricht von Kreuztoleranz. Ebenfalls Kreuztoleranz besteht zu Bromureiden und Chloralhydrat, nicht aber zu Phenothiazinen und Opiaten. Die Empfehlung, Schlafmittel häufig zu wechseln, ist aus diesem Grunde sinnlos.

Die biologische Halbwertszeit von Barbituraten (z.B. Phenobarbital) ist grundsätzlich länger als 24 Stunden.

In den letzten Jahren gerieten die Barbiturate in Verruf, aber die Etikette „barbituratfrei", die man auf vielen neueren Schlafmitteln findet, ist kein Beweis dafür, daß dieses dann weniger gefährlich wäre als ein Barbiturat. Dies gilt vor allem für die Chinazolinon-Derivate (Revonal®), die ein sehr hohes Suchtpotential besitzen und mitunter zu epileptiformen Anfällen und Haschischrausch-ähnlichen Zuständen führen können. Eine ähnliche Suchtgefahr wie den Barbituraten kommt auch den Piperidinen zu, die nur kurzzeitig angewendet werden sollten, dann aber relativ gut wirken (z.B. Doriden® = Glutethimid, Noludar® = Methyprylon).

5.3.4 (12.3.4) Tranquillantien

Mit der Einführung der Benzodiazepin-Derivate, die vorläufig die zu bevorzugenden, sog. „modernen" Schlafmittel sind, wurde doch ein deutlicher Fortschritt erreicht: Tranquilizer aus der Gruppe der Benzodiazepine wirken vorzugsweise auf das limbische

System und weniger auf das Großhirn, wie es bei den früher gebrauchten Schlafmitteln der Fall war. Außerdem entsteht kaum eine Narkose, auch wenn die üblichen Dosen um das Doppelte oder Dreifache erhöht werden. Auch zum Selbstmord sind Benzodiazepine kaum zu gebrauchen, da sie erst in sehr hohen Dosen eine Lebensgefahr hervorrufen.

Hinsichtlich des Wirkungsmechanismus sind sämtliche psychotropen Substanzen auch den anderen Rauschmitteln verwandt, so daß die Gefahr besteht, allen ein gleich großes Risiko zuzuschreiben. O.K. Linde beklagt, daß durch eine solche, meist von Emotionen geleitete Einschätzung der therapeutische Spielraum eingeschränkt und der Verunsicherung von Verordner und Patient Vorschub geleistet wird. Er meint weiter, daß bei einem kritischen gezielten Einsatz die Benzodiazepintranquilizer nur ein äußerst geringes Suchtpotential haben. Er meint, daß der therapeutische Nutzen für Patienten in einer psychischen Krise und auch bei einer evtl. erforderlichen Langzeitmedikation bei weitem überwiegt.

Linde schreibt weiterhin: „Die Bindung des Patienten an ein Medikament, insbesondere dann, wenn eine erfolgreiche Psychotherapie nicht durchführbar ist oder erfolglos bleibt, kann in Einzelfällen auch auf Dauer nicht ausgeschlossen werden. Jedenfalls darf in solchen Fällen der Begriff „Abhängigkeit" nicht in abwertendem Sinne gebraucht werden. Die Medikation ist hier als Teil einer vital indizierten Dauertherapie zu sehen, die je nach Entwicklung der Krankheit von Zeit zu Zeit durch lege artis durchgeführte Absetzversuche unterbrochen werden sollte." (O.K. Linde, Ärztliche Praxis, Sonderdruck, Werk-Verlag Dr. Edmund Banaschevski GmbH, München-Gräfelfing, 1984).

Auch der Hochdruckkranke ist „abhängig" von seinen Hochdruckmitteln, der Diabetiker „abhängig" von Insulin oder Antidiabetika. Schwere und schwerste Schlafstörungen lassen sich mit psychotherapeutischen Maßnahmen nicht beseitigen, führen immer wieder zu suizidalen Tendenzen, zu Arbeitsunlust, Depressionen usw. Hier kann bei Anwendung von Tranquilizern nicht von einer Abhängigkeit gesprochen werden, selbst wenn der Patient diese über einen längeren Zeitraum hinweg einnehmen muß.

Zu den Tranquilizern gehören:
* Benzodiazepine
* Meprobamate
* Karbinole
* Diphenylmethanderivate

Wirkungsmechanismus der Benzodiazepine

Man erklärt sich die Wirkung der Benzodiazepine in einer stimulierenden Interaktion dieser mit dem körpereigenen Neurotransmitter Gamma-Aminobuttersäure (GABA). Benzodiazepine reagieren mit hochaffinen Bindungsstellen (Rezeptoren an Nervenzellmembranen), die in funktioneller Beziehung zu GABA-Synapsen stehen, und verstärken dadurch ihrerseits die physiologische und psychologische GABA-Wirkung. GABA wirkt „nervalnervösinhibitorisch" auf die Transmission neuronaler Impulse. Hieraus ergibt sich das alle Benzodiazepine charakterisierende Wirkprofil (nahezu identisch mit dem der GABA):

* anxiolytisch und affektiv entspannend
* sedierend und schlafbahnend
* antikonvulsiv
* muskelrelaxierend

Benzodiazepine der ersten beiden Wirkungen werden zweifellos am häufigsten verordnet (nach O.K. Linde).

Das Expertenkomitee der Weltgesundheitsorganisation definierte 1965 „Drug-Abuse" als den „Gebrauch eines Medikaments ohne medizinische Notwendigkeit oder in unnötigen Mengen". Ergänzend dazu definiert v. Wartburg Kriterien, die die Einnahme von Arzneimitteln als mißbräuchlich erkennen helfen:

1. Fehlender medizinischer Wert einer psychotropen Substanz
2. Nicht sanktionierte, nicht überwachte oder nicht indizierte Substanzeinnahme
3. Das unübliche Maß der Substanzeinnahme hinsichtlich Dosis und Dauer

Ist hingegen die Einnahme ärztlich indiziert und überwacht, und wird innerhalb der therapeutischen Breite über einen begrenzten Zeitraum hinweg therapiert, entstehen über das bekannte therapeutische Risiko hinaus keine negativen Einflüsse auf den Patienten und sein soziales Umfeld, so liegt kein Mißbrauch vor. Laut Linde ist bei ausreichender Therapietreue des Patienten das Risiko eines Benzodiazepinmißbrauchs bei Vorliegen dieser Prämissen extrem gering. Zudem ist zu beachten, daß der Definition nach Sucht sich aus psychischer und physischer Abhängigkeit zugleich zusammensetzt und aus diesem Grunde bei Benzodiazepinen, die hauptsächlich zur psychischen, nur selten zur physischen Abhängigkeit führen, von Mißbrauch oder psychischer Abhängigkeit, und nur in entsprechend gelagerten Fällen von Sucht zu sprechen ist.

Bei den Benzodiazepinen entwickelt sich eine Sucht keinesfalls schon nach kurzer Zeit, sondern erst nach sehr langem und sehr hochdosiertem Gebrauch. Laut „Pharmakotherapie und klinische Pharmakologie" von G. Fülgraff und D. Palm (Gustav-Fischer-Verlag, Stuttgart) ist erst bei Benzodiazepinmißbrauch in einer Tagesdosis von 100 mg mit physischer Abhängigkeit („Physical dependence") und mit einem Entzugssyndrom zu rechnen (dies entspricht 10 Tabletten a 10 mg Valium/die). Von weit größerer Bedeutung ist bei den Benzodiazepinen die psychische Abhängigkeit, wobei jedoch zu bedenken ist, daß z.B. ein Patient das Präparat dann nicht mehr benötigt, wenn das zuvor mit diesem Präparat behandelte Krankheitssymptom anderweitig beseitigt werden konnte (z.B. Psychotherapie oder die Beseitigung der Konfliktsituation). Keine Abhängigkeit soll beim neuen Tranquilizer Bespar® (Buspironhydrochlorid) entstehen; ob dies zutrifft wird die Zukunft zeigen.

Unter den Tranquilizern führen die Meprobamate weitaus schneller zu einer Abhängigkeit (auch hier hauptsächlich psychische Abhängigkeit, seltener physische) als die Benzodiazepine. Gleiches gilt für Karbinole und Diphenylmethanderivate, die etwas rascher eine körperliche Abhängigkeit und damit auch Entziehungssymptome hervorrufen können.

Wie lange ein Tranquilizer und in welcher Dosierung er eingenommen werden muß, damit eine psychische oder gar physische Abhängigkeit entsteht, ist nicht genau festzulegen und hängt vom Individuum ab. Jedenfalls aber ist zu sagen, daß eine psychische Abhängigkeit sich wesentlich früher bildet als eine physische. Letztere bewirkt auch bei Entzug des Medikaments Entzugssymptome, die jedoch meist erst acht Tage nach Absetzen auftreten (u.a. auch Krämpfe, Deliren, körperliche Allgemeinsymptome wie Schweißausbrüche, Tremor, Schwindel, Kreislaufstörungen). Bei Patienten mit ausschließlich psychischer Abhängigkeit kommt es ebenfalls zu Entzugssymptomen, jedoch in der Regel zu keinen körperlichen. Hier handelt es sich vorwiegend um Dauereinnehmer von Benzodiazepinen in relativ niedriger Dosis (sog. low dose dependency), die nicht in der Lage sind, diese Dosis abzusetzen oder komplikationslos zu reduzieren, wenn nicht das Ursächliche, das zur Psychopharmakaeinnahme führte, beseitigt wurde. Wird bei Patienten mit rein psychischer Abhängigkeit das Medikament entzogen, so beobachtet man Ängstlichkeit, reizbare Dysphorie, Schlaflosigkeit, Lethargie und Konzentrationsstörungen, die dann zur Kompensation mit der eingespielten Dosis zwingen. Laut Böning und Schrappe entwickeln unter regelmäßiger Niederdosiseinnahme z.B. von Tavor® und Valium® mindestens ein Viertel aller Patienten bereits nach vier Monaten bei abruptem Absetzen eine psychische Entzugssymptomatik mit Ängstlichkeit, Spannung und Schlafstörungen. Nach einem Jahr sind dies angeblich bereits 80% der Patienten.

Elektroenzephalographisch beurteilt verhelfen auch Benzodiazepine nur wenig zu einem gesunden Schlaf, ebenso wie alle anderen Schlafmittel, reduzieren aber, eingesetzt als „Schlafmittel ohne Alternative", den REM-Schlaf und das Tiefschlafstadium 4 nur geringfügig. Zu beachten ist, daß Präparate mit kurzer Halbwertszeit (ohne morgendlichen Überhang) bereits nach mehr als zwei-wöchiger Anwendung einem gewissen Wirkungsverlust unterliegen. So kann bei plötzlichem Absetzen nach 4 – 6wöchiger, abendlicher Einmaldosis ein Rebound insomnia auftreten, so daß sich nach der notwendigen Behandlung von Schlafstörungen vorsorgehalber ein langsames Herunterdosieren empfiehlt.

Die Gefahr der Tranquilizer-Anwendungen ist außer einer möglichen psychischen und später auch physischen Abhängigkeit darin zu sehen, daß Personen in Konfliktsituationen bereits bei leichter Aufregung oder Ärger zum „Beruhigungsmittel" greifen. Dies entspricht dann einem Mißbrauch. Statt sich mit Konflikten auseinanderzusetzen, greifen sie zu Tranquilizern, und daß sich solch ein Gebaren auf alle Lebensbereiche schlecht auswirken muß, liegt auf der Hand. Außerdem ist zu berücksichtigen, daß Tranquilizer das Reaktionsvermögen und damit die Verkehrstüchtigkeit einschränken.

In wieweit die Behauptung einzelner Firmen richtig ist, daß ihre angebotenen sog. Tagestranquilizer (z.B. Lexotanil®, Adumbran®, Praxiten®, Tranxilium®, Frisium®) weder Reaktionsvermögen beeinträchtigen noch Müdigkeit hervorrufen, ist nicht eindeutig geklärt. Sicher ist auch die Wirkung individuell verschieden.

Bei Suchtpersönlichkeiten sollten Tranquilizer nur sehr kurz oder überhaupt nicht gegeben werden; dann sollte man doch besser auf niederpotente Neuroleptika ausweichen, die auch bei Langzeitmedikation keine Sucht erzeugen. Langfristige Gabe von Thymoleptika ohne ausreichende Indikation hingegen führt vereinzelt zu psychischer Abhängigkeit.

Linde stellte die wichtigen Regeln eines bestimmungsgemäßen und kunstgerechten Einsatzes von Benzodiazepin-Tranquilizern wie folgt zusammen:

* Benzodiazepine sollten in möglichst niedriger, aber ausreichender Dosierung und in jedem Falle individuell angepaßt verwendet werden.
* Die vom Hersteller empfohlene mittlere Dosis sollte nur in Ausnahmefällen und dann auch nur während weniger Tage überschritten werden.
* Benzodiazepine sollten nicht auf unbegrenzte Zeit verordnet werden und man sollte gleich zu Beginn mit dem Patienten einen Zeitpunkt vereinbaren, an dem er wieder medikationsfrei auf eigenen Füßen steht.
* Man beschränke die Langzeittherapie mit Benzodiazepinen ausschließlich auf solche Fälle, bei denen trotz kombinierter psychotherapeutischer und psychopharmakologischer Intervention aus inneren oder äußeren Gründen eine Stabilisierung nicht erzielbar ist.
* Man sollte den Patienten frühestmöglich aufklären und ihn eindringlich davor warnen, die Tranquilizer regelmäßig einzunehmen.
* Der Patient sollte angehalten werden, allmählich auf eine Einnahme im Intervall, also bei Bedarf überzugehen.
* Die Möglichkeit der Dosisreduktion in der ersten Woche ist konsequent zu nutzen, und sehr günstig wäre eine Dosisreduktion bereits nach 2 – 3 Tagen. Man sollte die eigenmächtige Überschreitung der vom Hersteller für die Ambulanz empfohlene Dosis als zwingende Indikation zu intensiver Intervention, mit dem Ziel, die Medikation zu beenden, betrachten.
* Bei erkennbarer Tendenz zur kontinuierlichen Dosissteigerung ist sofort durchgreifend zu intervenieren (Einnahmedisziplin wieder herstellen oder Medikation beenden).
* Die Therapie sollte ausschleichend beendet werden, vor allem nach längerer Verabreichung von mittleren, ambulanzüblichen Dosen oder generell nach Einnahme hoher, ambulanzunüblicher Dosen über kurze Zeit. In der Regel wird die Wochendosis über einen Zeitraum von 6 – 8 Wochen schrittweise abgebaut.
* Man verordne Benzodiazepintranquilizer nur an Patienten, die eine ausreichende Compliance zeigen und schließe alle Patienten mit Abhängigkeitsanamnese von der

Behandlung aus. Es ist ein schwerer Kunstfehler, Patienten mit Abhängigkeitsanamnese Benzodiazepin-Tranquilizer ambulant zu verabreichen.
Vorsicht ist bei intravenöser Applikation von Benzodiazepinen (z.B. Diazepam) geboten, da neben einer anterograden Amnesie, dem Zurücksinken der Zunge (Muskelrelaxation!) auch eine Atemdepression (evtl. Atemstillstand) auftritt.

Die bekanntesten handelsüblichen Tranquilizer

Kurze Wirkdauer

Halcion® (Triazolam)
Planum® und Remestan® (Temazepam)
Trecalmo® (Clotiazepam)
Remestan® (Temazepam)
Lendormin® (Brotizolam)

Mittellange Wirkdauer

Adumbran®, Praxiten® und Oxazepam-ratiopharm® (Oxazepam)
Albego® (Camazepam)
Contamex® (Ketazolam)
Eatan N®, Mogadan® und Somnibel-N® (Nitrazepam)
Frisium® (Clobazam)
Lexotanil®, Normoc® (Bromazepam)
Noctamid-L® (Lormetazepam)
Rohypnol® (Flunitrazepam)
Tavor® (Lorazepam)
Tafil® (Alprazolam)

Lange Wirkdauer

Dalmadorm® und Staurodorm N® (Flurazepam)
Demetrin® und Mono-Demetrin® (Prazepam)
Librium® (Chlordiazepoxid)
Nobrium® (Medazepam)
Tranquit® (Oxazolam)
Tranxilium® (Dikaliumchlorazepat)
Valium® (Diazepam)

Nicht-Benzodiazepine

Atarax® (Hydroxyzin)
Cyrpon® (Meprobamat)
Fluanxol® (Flupentixol = Neuroleptikum)
Imap 1,5® (Fluspirilen = Neuroleptikum)
Masmoran® (Hydroxyzin)
Tacitin® (Benzoctamin)

Nachfolgend die klinisch empirischen Äquivalenzdosen der gebräuchlichsten Benzodiazepine zur anxiolytischen Wirkkomponente von 10 mg Diazepam (nach Poser und Mitarb. 1983).

Generic name und Handelsnamen	Äquivalenzdosis zu 10 mg Diazepam
Oxazepam (z.B. Adumbran®, Praxiten®)	50 mg
Chlordiazepoxid (Librium®)	30 mg
Nitrazepam (z.B. Mogadan®)	5 mg
Flurazepam (z.B. Dalmadorm®)	30 mg
Flunitrazepam (z.B. Rohypnol)	1 – 2 mg
Lormetazepam (Noctamid®)	1 – 2 mg
Triazolam (Halcion®)	0,5 mg
Diakaliumclorazepat (Tranxilium®)	20 mg
Clobazam (Frisium®)	20 mg
Clonazepam (Rivotril®)	2 mg
Clothiazepam (Trecalmo®)	10 mg
Medazepam (Nobrium®)	20 mg
Prazepam (Demetrin®)	20 mg
Temazepam (Remestan®, Planum®)	20 mg
Ketazolam (Ketamex®)	30 mg
Bromazepam (Lexotanil®, Normoc®)	4,5 mg
Lorazepam (Tavor®)	1 – 2 mg
Camazepam (Albego®)	20 mg
Alprazolam (Tafil®)	5 mg
Temazepam (Remestan®)	20 mg

Wie bereits oben erwähnt, kommt es nach mehrwöchiger Anwendung zu einem gewissen Wirkungsverlust, vor allem was die Schlafinduktion betrifft. Besonders Benzodiazepine mit ultrakurz bis mittleren Halbwertszeiten wie Triazolam, Flunitrazepam und Nitrazepam scheinen hier besonders „anfällig" zu sein.

Entzug der Tranquilizer-Abhängigkeit (physische und psychische A.)

Nach einer im Jahre 1981 veröffentlichten Totalbefragung der schweizerischen Ärzteschaft (Ladewig) geht man davon aus, daß vom 1.4.1980 bis zum 31.3.1981 1,75 Millionen Benzodiazepinverschreibungen getätigt wurden. Daraus läßt sich ein Gefahrenindex von 0,00002 berechnen, d.h. auf 100.000 Verschreibungen ist mit zwei Abusus-Patienten zu rechnen. Wie aus obiger Schilderung hervorgeht, muß natürlich Abusus nicht gleich Abhängigkeit oder gar Sucht bedeuten. Besteht aber ein Abusus, so ist doch eine psychische Abhängigkeit oder gar eine physische Abhängigkeit im weiteren Verlauf anzunehmen.

Im Tranquilizerentzug begegnet man larvierten oder sogar floriden pseudoangstneurotischen Bildern, die i.d.R. nichts anderes als sekundäre und meist iatrogen verursachte Krankheitsmetamorphosen darstellen. Es kann dann allein aufgrund verhaltensbiologischer und neuroadaptiver Lern- und Gewöhnungsvorgänge zu einer Tranquilizer-induzierten „iatrogenen Angstneurose" kommen.

Besteht neben der psychischen auch eine physische Abhängigkeit, liegt also eine Sucht vor, so muß die Entgiftung in toxikologischen Abteilungen oder in psychiatrischen Kliniken durchgeführt werden, da immer wieder epileptiforme Krämpfe und Entzugspsychosen auftreten. I.d.R. treten diese Symptome zwischen dem 7. und 12. Abstinenztag auf.

Je angstlösender ein Tranquilizer wirkt, um so mehr kommt es im Rahmen des Entzugs zu diffuser psychotischer Angstsymptomatik mit motorischer Unruhe, paranoischer Eigenbeziehung und aufgelockerten Ich- und Wahrnehmungsgrenzen. Ausdruck einer äußerst quälend empfundenen Entzugssituation sind auch appellative bis imperative Suizidimpulse, die sehr ernst genommen werden sollten. In seltenen Fällen eskaliert auch die Entzugssymptomatik in einer ängstlich-agitierten Entzugsdepression endomorphen Gepräges.

Den ersten akuten und dramatischen Entzugssymptomen bei Tranquilizersucht in der ersten Woche folgt in der zweiten bis vierten Woche in einigen Fällen das sog. Postwithdrawl-Syndrome, welches charakterisiert ist durch Verstimmung, Schlafstörungen mit Alpträumen, Antriebsminderung, Inappetenz. Gefährlich ist dieses Stadium insofern, da es hier häufig zu einem Rückfall in den Tranquilizerabusus kommt.

Bei Polytoxikomanen (besonders mit Alkohol oder Hypnotika, bzw. Analgetika) ist an die Möglichkeit eines „zweigipfeligen" Delirs zu denken: So tritt das frühe Alkoholentzugsdelier etwa um den zweiten bis fünften Tag herum, das späte Tranquilizerdelir meist erst in der ersten bis zweiten Woche auf.

Bei der pseudoneurotisch anmutenden Entzugssymptomatik handelt es sich letztlich um eine neurobiologisch verursachte „Körpererkrankung", weshalb man auch von einer befristeten symptomatischen Pharmakotherapie nicht zurückschrecken darf. Eine akute Krisenintervention mit üblichen psychopharmakologischen Mitteln (z.B. Distraneurin®, Haldol®, Aponal®) versteht sich von selbst.

Während bei Barbituratsucht der Entzug i.d.R. streng fraktioniert durchgeführt wird, also mit allmählich reduzierter Barbituratdosis, kann bei Tranquilizerabusus auch abrupt abgesetzt werden. Heute ist jedoch im allgemeinen ein fraktionierter Entzug noch üblich. Abrupte Entzüge sollten ausschließlich der Intensivabteilung entsprechender Kliniken vorbehalten bleiben. In einigen Universitätskliniken wird zusätzlich mit kombinierten Neuroleptika entzogen (z.B. Atosil®-, Neurocil®- und Truxal®-Tropfen bis zu vier Wochen in ausschleichender Dosierung).

Anmerkung des Verfassers:

Noch bewegt die Tranquilizer-Frage die Gemüter und das Suchtpotential der Tranquilizer, vor allem der Benzodiazepin-Typ wird von „nichtvorhanden" bis „extrem hoch" eingestuft. Aber eine Mißbrauch- und Abhängigkeitsgefahr (weniger eine Suchtgefahr) kann den Tranquilizern nicht mehr abgesprochen werden. Jedenfalls aber hängt die Gefährlichkeit, wie auch bei allen anderen Medikamenten davon ab, ob sie einen bestimmungsgemäßen und kunstgerechten Einsatz finden.

5.3.5 (12.3.5) Clomethiazol

Weit bekannter ist dieses Medikament unter dem Namen Distraneurin®. Es ist das Mittel der Wahl bei Alkoholdeliren, findet aber auch bei Medikamentendeliren Anwendung, früher wurde es sogar als Schlafmittel verordnet.

Es besteht die akute Gefahr, daß Alkoholiker und Medikamentenabhängige dieses Sedativum als Ersatz für den Alkohol verwenden, weshalb man Clomethiazol außerhalb von Deliren nicht verordnen sollte. Im allgemeinen kommt es äußerst rasch zur Entwicklung einer Abhängigkeit (schon nach etwa zwei Wochen), weshalb die Anwendung des Mittels nur der stationären Entzugsbehandlung vorbehalten bleiben sollte. Eine Weiterverordnung nach der Entlassung oder die Verordnung zur ambulanten Entzugsbehandlung entspricht einem Kunstfehler.

In hoher Dosierung und auch bei noch alkoholisierten Patienten, ferner bei Kombination mit anderen Psychopharmaka besteht die Gefahr der Atemdepression und sogar des Atemstillstands. Für das Delir gibt es keine Kontraindikation („vitale Indikation"); ein Antidot bei Vergiftungen ist nicht bekannt.

Clomethiazol (Distraneurin®) ist ein Thiazolanteil des Vitamin B_1.

Der körperliche Entzug distraneurinabhängiger Patienten ist schwierig und relativ komplikationsreich. Grundsätzlich ist auch hier, wie beim Barbituratabusus und evtl. auch beim Tranquilizerabusus eine allmähliche Dosisreduktion notwendig. Auch hier können Krampfanfälle auftreten, die prophylaktisch mit Tegretal® angegangen werden. Treten körperliche Entziehungserscheinungen auf, so wird vielfach Haldol® gegeben; wird die Symptomatik jedoch noch stärker oder gar bedrohlich, so muß wieder auf die Gabe von Distraneurin® zurückgegriffen werden. Im wesentlichen verläuft die Entgiftungsbehandlung wie beim Alkoholentzug.

5.3.6 (12.3.6) Psychostimulantien

Zu dieser Gruppe gehören die

* zentral anregenden Sympathomimetika (Amphetamin, Metamphetamin, Methylphenidat, Phenmetrazin, Phenethylin)

* Purinderivate (Coffein, Theobromin)
* Amphetaminil (AN 1®)

Perivitin, Preludin und Ritalin aus der Gruppe der Amphetamine unterliegen dem Betäubungsmittelgesetz, während Captagon®, AN 1® und Rosimon-N® lediglich verschreibungspflichtig sind. Die ephedrinhaltigen Mittel wie Percoffetrinol und die sog. Appetitzügler sind z.T. rezeptfrei zu erhalten (z.B. Efentin®), z.T. verschreibungspflichtig (z.B. Antiadipositum X 112®).

Motive für die Einnahme dieser auch Weckamine genannten Substanzen sind u.a.

* chronische Überforderungssymptomatik
* Leistungsstörungen und Asthenie
* Adipositas (bei Appetitzüglern)
* Schlafdefizit und Examensängste

Insgesamt ist der Psychostimulantienabusus doch relativ selten und diese Mittel werden überwiegend im Rahmen einer Polytoxikomanie mißbraucht. Sog. Weckaminpsychosen werden aus diesem Grunde heutzutage kaum beobachtet.

Amphetamin (Benzetrin®, Elastonon®) und Metamphetamin (Pervitin®) waren bereits in den 30iger Jahren auf dem Markt, und zwar mit damals unbestrittener Bestimmung: Beseitigung von Müdigkeit, Beseitigung des Erschöpfungsgefühls nach körperlicher Leistung oder auch zur Prophylaxe körperlicher Erschöpfungszustände (Flugzeugbesatzungen während des Weltkrieges); also: psychisch aktivierende Wirkung ohne Stimmungsverbesserung. Wie oben erwähnt haben diese Pharmaka auch appetitzügelnde Wirkung, weshalb sie als Appetitzügler verkauft werden. Die Bemühungen der Industrie waren darauf gerichtet, solche Pharmaka zu entwickeln, die nur den Appetit zügeln, aber nicht euphorisierend wirken sollten. Allerdings stellte sich bald heraus, daß dies problematisch war. Bei psychisch ungebrochener Eßlust wurden die „Appetitzügler" als Stimulantien zusätzlich genossen. Eine vollständige Trennung von appetitzügelnden und anderen zentralen Wirkungen gelang der Industrie bis heute nicht. Gegenwärtig scheint Fenfluramon (Ponderax®) die beste Sicherheit gegen mißbräuchliche Benutzung als Stimulans zu bieten — es wirkt nämlich beruhigend. Grundsätzlich jedoch sollten Appetitzügler und erst recht zentrale Stimulantien nicht länger als höchstens 3 Wochen verordnet werden.

Captagon® und Tradon® sind beliebte „Aufputschmittel" bei Medizinern (Chirurgen, Studenten vor dem Examen). Alle Psychoanaleptika wirken zentral erregend und führen zu einer vorübergehenden Unterdrückung der Müdigkeit und Schlappheit. Auch die Konzentration und Leistungsfähigkeit wird vorübergehend gesteigert. Dabei muß aber betont werden, daß meist das subjektive Leistungssteigerungsgefühl größer ist als das objektive. Nach Abfallen der Wirkung kommt es dann zum Zusammenbruch und fast immer zur erneuten Einnahme einer neuen Dosis, die dann manchmal erheblich über der vorangegangenen liegt.

Die Suchtgefahr für Stimulantien ist außerordentlich hoch und entsteht sehr rasch, weshalb die Indikation streng gestellt werden muß. Bei Depressionen und körperlichen Erschöpfungszuständen sollte eine Applikation solcher Substanzen unterbleiben; Gabe von Coffein ist vertretbar. Auch bei Coffein werden Merkfähigkeit und Kombinationsvermögen gesteigert; bei manchen Personen wirkt es aber umgekehrt: Es löst Müdigkeit aus. Chronische Coffeinvergiftungen (z.b. durch übermäßigen Kaffeegenuß) führen zu paranoid-psychotischem Verhalten, wobei die Wahnideen sich auf irgendetwas in der Umwelt beziehen (Nachbarn, Kinder, Hunde usw.).

Die einzige Indikation für Amphetamine besteht bei hyperkinetischen Syndromen im Kindesalter und bei Narkolepsie. Hyperaktive Kinder unter 10 Jahren werden durch Behandlung mit Pervitin® oder Benzetrin® ausgeglichener. Grundsätzlich sollte jedoch, wie oben angeführt, die Therapie nie länger als 2 – 3 Wochen andauern, und eine Verordnung von zentral erregenden Sympathomimetika bei Müdigkeit, Verstimmung, körperlicher Schwäche und Konzentrationsschwäche ist strikt abzulehnen.

Das Absetzen der Medikamente erfolgt bei bestehender Sucht abrupt, und eventuell sich zeigende Entzugserscheinungen können mit Haloperidol therapiert werden. Meist zieht sich die Behandlung über mehrere Monate hin. Wie das Cocain bewirken Weckamine zwar psychische, aber kaum körperliche Abhängigkeit: Man beobachtet als Entziehungserscheinungen lediglich Abgeschlagenheit, Müdigkeit und Verstimmungen, bei Psychostimulantienintoxikation Hypertonie, Mydriasis, hektisch-rastlose, fahrige und geschäftige Gehetztheit und Ideenflucht.

Werden Weckamine vom Amphetamintyp über längere Zeit hinweg eingenommen, so sieht man manchmal Psychosen, auch solche mit schizophrenem Aussehen (ängstliche Verstimmungen, Wahn, Halluzinationen). Vereinzelt beobachtet man bei Captagon®-Sucht den sog. Dermatozoenwahn (selten!).

Werden Weckamine in höherer Dosierung i.v. appliziert, so kommt es zu starkem Blutdruckanstieg, evtl. verbunden mit Hirnblutung, Kollaps oder Herzversagen.

5.3.7. (12.3.7) Cannabis und Halluzinogene

Cannabis (Haschisch)

Cannabis ist eine der ältesten vom Menschen benutzten psychotropen Drogen. Bereits aus dem alten Indien (etwa 2000 v. Chr.) wird von der Verwendung des „Vijaya", dem „Siegreichen" zu religiösen-meditativen Zwecken berichtet. Bis in unsere Zeit hatte Cannabis einen festen Platz im hinduistischen und islamischen Medizinsystem und wurde eingesetzt als Analgetikum, Spasmolytikum und zur Wiederherstellung von Laune und Appetit bei Rekonvaleszenten. Die Droge gelangte von Indien aus nach Ostasien und auch in arabische Länder, und die Ärzte Napoleons brachten sie vom Ägyptenfeldzug mit nach Europa und eine zeitlang genossen Schauspieler und Literaten im Pariser „Club de Haschischiens" die Droge.

Sowohl Haschisch als auch Marihuana werden aus Cannabis indica (indischer Hanf) gewonnen, einer Pflanze, die zur Familie der Cannabinaceae gehört und mit unserem einheimischen Hopfen verwandt ist.
Beim Haschisch handelt es sich um das Harz der weiblichen Blütenstauden, beim Marihuana um ein tabakartiges Gemisch aus getrockneten Blüten und Blättern der Pflanze. In beiden Fällen ist Tetrahydrocannabinol der Wirkstoff.
In den USA und in Europa wird Cannabis im allgemeinen mit dem Tabak vermischt und entweder in Zigaretten oder in Pfeifen geraucht. Im Orient, wo Cannabis „Haschisch" genannt wird, wird dieses entweder geraucht oder in verschiedenen Zubereitungen gegessen.

Wichtigste Produktionsländer sind Marokko, Türkei und Afghanistan.

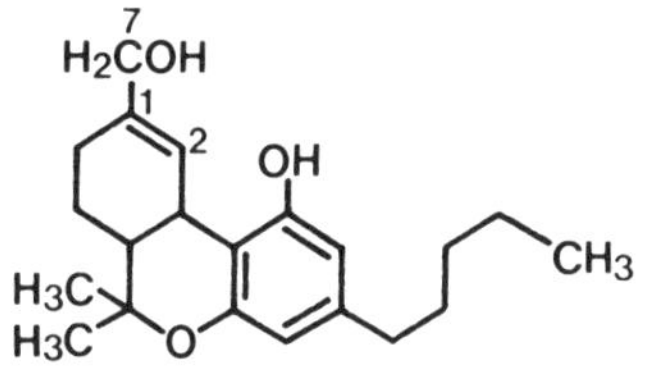

7-Hydroxy-Δ^1-THC

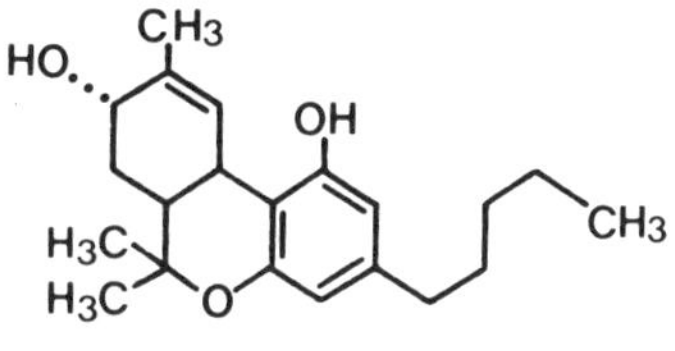

6α-Hydroxy-Δ^1-THC

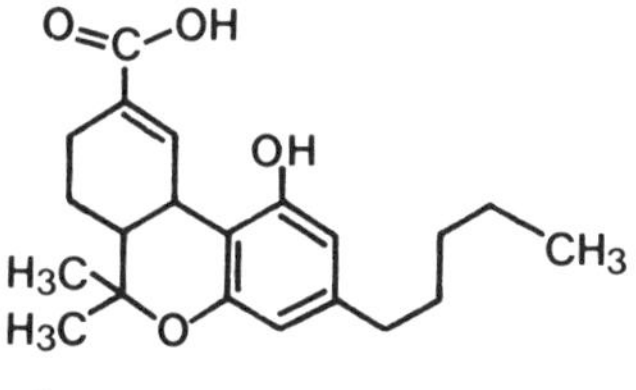

Δ^1-THC-7-säure

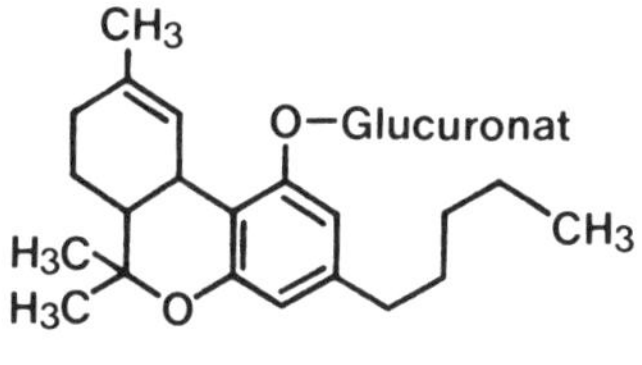

Δ^1-THC-Glucuronat

Abb. 19: Strukturen der wichtigsten Cannabinoide – Hauptträger der psychotropen Wirkung ist das (3R, 4R)-Δ^1-Tetrahydrocannabinol (Δ^1THC).
Bei Lagerung von Haschisch entsteht als Artefakt das $\Delta^{1(6)}$-Tetrahydrocannabinol (Δ^6THC), welches ebenfalls psychotrop ist. Cannabidiol (CBD) ist als Vorstufe von Δ^1-THC anzusehen und Cannabinol (CBN) ist das endgültige Oxidationsprodukt aus Δ^1- und Δ^6-THC. Außer den vier Hauptkomponenten enthält Haschisch etwa 30 weitere, chemisch ähnlich gebaute Cannabinoide. Diese kommen jedoch nur in geringen Mengen vor und sind für die psychotrope Wirkung der Droge bedeutungslos. CBD (Cannabidiol) und CBN (Cannabinol) sind psychisch inaktiv.

Zumeist kommt die Droge in gepreßten Platten auf den Markt; nur selten ist das Rauschmittel rein, da es von den Händlern zumeist mit Mehl, Tabak oder Sägespänen „gestreckt" wird. Je nach Herkunftsland zeigt die Ware eine recht unterschiedliche Qualität.

Erst 1964 gelang den beiden jüdischen Forschern Mechoulam und Gaoni die Isolierung und Strukturaufklärung des psychotropen Prinzips der Droge (3R, 4R) – Δ^1–Tetrahydrocannabinol (Δ^1–THC) – (siehe Abb. 19). Auch die erste stereospezifische Totalsynthese von Δ^1–THC stammt von Mechoulam. Diese wurde 1969 von Petrizilka so verbessert, daß den Pharmakologen und Biochemikern erstmals eine reine Substanz zur Verfügung stand, die in bekannter Dosierung experimentell eingesetzt werden konnte und die anstelle des früher gebräuchlichen „roten Öls" trat.

Nachfolgend die wichtigsten Bezeichnungen und Begriffe aus dem Szenenjargon und deren Bedeutung.

Jargon	Erklärung
Dealer	Drogenhändler
Fixen	Injizieren
Fixer	jener, der Drogen injiziert
Bale	Gewichtsbezeichnung; etwa 500 g Haschisch
Beng	Iran
Bang, Ganja	Indien; Ganja hat einen hohen Haschischgehalt
Brown	Haschisch mittlerer Qualität
Dagger-Djamba	Haschischname in Südafrika
Hamp	Haschischname in England
Khiff, oder Khif	Haschischname im Vorderen Orient und in Marokko
Maconha	Haschischname in Südamerika
Maslac, Malach	Haschischname in Ägypten
Dope peace, Pot, Shit, Tea	Amerikanische Bezeichnung
Haschisch-Öl	Stark angereichertes Extrakt (Alkohol, Benzin) von Haschisch, der bis zu 50% psychotroper Cannabinoide enthält
high	Rauschzustand
Joint	Marihuanazigarette oder Zigarette aus Tabak mit Haschisch versetzt
kiffen	Haschisch rauchen
Kiffer	der Haschischraucher
Dope, Grass	Marihuanabezeichnung in USA

„Rotes Öl"	Destillat von Haschisch von inkonstanter Zusammensetzung; nicht zu verwechseln mit Haschischöl
stoned	berauscht
turnen (törnen)	berauschen

Die Wirkungsintensität von Haschisch und Marihuana hängt weniger von der Menge der darin enthaltenen Hauptwirkstoffe ab, sondern vielmehr – wie es bei anderen Drogen der Fall ist – von der individuellen Erwartungseinstellung, von Persönlichkeit und Milieu. So ist auch die Symptomatologie eines Haschischrausches individuell verschieden und zeigt eine sehr weitgehende Variabilität.

Symptome des einfachen Rausches
* heitere Euphorie und wohlige Indifferenz
* Intensitätssteigerung akustischer und optischer Wahrnehmungen (Musik!)
* Veränderung von Zeit- und Raumerleben

Symptome des protrahierten und des akuten Rausches
* dysphorisch-mißtrauische Verstimmung
* Verstärkung aller Symptome des einfachen Rausches

Bei chronischem Mißbrauch sieht man immer wieder schizophrenieartige Psychosen paranoid-halluzinatorischer Art, hauptsächlich aber bei langfristiger Zuführung:
* Passivierung und Interesselosigkeit
* Stumpfheit und Nachlässigkeit
* soziale Schwierigkeiten und Verwahrlosungstendenz

Die Behauptung, Haschisch sei toxikologisch völlig harmlos, ist nicht zu halten. So beobachtet man an körperlichen Symptomen meist
* Pulsbeschleunigung und Abfall des systolischen und diastolischen Blutdrucks
* Rötung der Konjunktiven und Mundtrockenheit
* Senkung der Körpertemperatur im Rahmen einer leichten Vasodilatation
* in seltenen Fällen Parästhesien, Ataxie und Tremor, Mydriasis

Meist sind diese Symptome jedoch wenig ausgeprägt und nicht obligat.

Nach dem Rauchen von 1 g Marihuana (entspricht 4 – 8 mg resorbierte Menge Δ^1– THC) entsteht ein etwa drei Stunden dauernder Rauschzustand, der durch folgende physische Wirkungen gekennzeichnet ist:
* Gefühl von Losgelöstheit
* meditative Versenkung und Hingabe an sensorische Stimuli (Musik, Nahrung, sexuelle Stimuli)

Bei oben genannter Zufuhrmenge finden sich im allgemeinen keine optischen oder akustischen Halluzinationen, wie sie bei 4—5facher Dosis relativ häufig beobachtet werden. Im übrigen ist der Rausch zweiphasig und geht nach der Anregungsphase in eine milde Sedierung über. Bei genannter Dosierung dominiert eine passive euphorische Bewußtseinslage, lediglich bei höherer Dosierung kann es, wie oben bereits erwähnt, zu paranoiden Vorstellungen und Dysphorie kommen. Auch von gelegentlichen heftigen aggressiven Ausbrüchen wird berichtet.

Weitere Wirkungen von Δ^1–THC:

* Senkung des Augeninnendruckes bei Glaukompatienten
* antiemetische Wirkung bei Antitumor-Chemotherapie
* antiepileptische Wirkung von Cannabidiol (z.Zt. in Erprobung)
* ausgeprägte analgetische und sedierende Wirkung (zahlreiche synthetische Cannabinoide)

Aus medizinischer Sicht dürfte der Genuß von 1 — 2 Joints Marihuana (1 — 2 g Marihuana resorbierte THC-Menge) pro Tag unschädlich, zumindest aber weniger schädlich sein als der tägliche Konsum von Alkohol oder von 20 Zigaretten. Für alle drei Drogen gilt das Prinzip „Sola dosis facit venenum", und somit wäre gegen den gelegentlichen Konsum von Marihuana im Grunde genauso wenig einzuwenden wie gegen das gelegentliche Glas Wein oder die gelegentliche Zigarette. Jede Droge in größerer Menge genossen ist schädlich und Marihuana während der Schwangerschaft genauso wie Alkohol, Nikotin und eine Reihe von Medikamenten. Man beobachtet bei Haschischgenuß auch nach gewohnheitsmäßigem Gebrauch nicht die allgemeinen Suchtzeichen wie Dosissteigerung, Abstinenzsymptome und körperliche Abhängigkeit. Trotzdem aber kommt es zu einer psychischen Abhängigkeit, d.h. der Haschisch-Gebrauch wird weiterhin fortgesetzt, da die Tendenz zunimmt, weiterhin im Zustand der Apathie zu verharren. Außerdem ist für die Gefährlichkeit einer Droge ihre Zubereitungsform und der soziale Rahmen entscheidend, in dem die Droge genommen wird. Je potenter die Präparation, desto größer die Gefahren, wie der Vergleich Marihuana/Haschisch-Öl, Wein/Destillate, Coca-Blätter (Kokain) und Opium/Heroin verdeutlicht. Potente, chemisch reine und hochdosierte Formen verändern das Konsum-Muster und verleiten zu Überdosierung.

Die Gefährlichkeit des Haschischs liegt weniger in seiner Eigenwirkung als vielmehr in seiner „Schrittmacherfunktion" für ein anderes Suchtmittel. Haschisch und Marihuana sind die Einstiegsdrogen zum Konsum harter Drogen (LSD, Heroin, Kokain, usw.).

Zusammenfassung über die gefährlichen Eigenschaften des Haschischs

* Haschisch wirkt halluzinogen und bewirkt Euphorie, Glücksgefühl, Fröhlichkeit und innere Gelassenheit; letztlich kommt es zu Antriebsminderung, die im weiteren Verlauf zur Passivität, aber auch zur Apathie und depressiver Verstimmung führt. Typisch ist auch das Auftreten von illusionären Verkennungen und Halluzinationen;

dabei scheint aber eine teilweise Distanzierung von den halluzinativen Erlebnisproduktionen möglich zu sein, so daß man genaugenommen von Pseudohalluzinationen sprechen müßte.
* Regelmäßiger Konsum führt zur psychischen Abhängigkeit.
* Die Droge hat eine lange Halbwertszeit und wird im Organismus gespeichert; bei Einnahme anderer Rauschdrogen oder auch psychotrop wirkender Medikamente kann es zu unerwarteten Additionseffekten kommen.
* Haschisch gehört zu den psychosefördernden Substanzen und sein Konsum führt zur Verfestigung von Haltungen, die den Drogenkonsum allgemein begünstigen. Cannabis ist somit ein psychologischer Schrittmacher für Drogenkarrieren.
* Haschischkonsum führt zu sozialer Beeinträchtigung, zur Ausrichtung des Handelns am Lust/Unlustprinzip und damit zu vielfältigen sozialen Verwicklungen.

Cannabis fällt bekanntlich unter das Betäubungsmittelgesetz, und in langen Legalisierungsdiskussionen wird immer wieder die Herausnahme aus diesem Gesetz gefordert. Dazu ist es aber erforderlich, den Nachweis der Unschädlichkeit zu führen, wobei die Beweislast hier ganz bei der Droge selbst liegt. Zudem besteht eine große Zahl von Verdachtsmomenten, die noch entkräftet werden müssen (z.B. Wirkung auf Immunsystem, auf Serumtestosteronspiegel, auf Lunge und Spermatogenese, fragliche teratogene Wirkung usw.). Die Freigabe von Cannabis würde aber in jedem Fall die Verbreitung auch unter neuen Konsumentengruppen fördern, die bis dato nicht erfaßt sind. Durch Legalisierung von Cannabis würde auch der Boden für die Legalisierung weiterer Rauschdrogen bereitet. Wenn man der Freigabe einer Rauschdroge großzügig das Wort redet, sollten alle genannten Aspekte berücksichtigt werden.

Klinisch behandlungsbedürftig ist lediglich die Haschischpsychose. Zu beachten ist, daß bei Cannabis-Konsum es zu einem Nachrausch (flash back) ähnlich wie bei den Halluzinogenen kommen kann. Behandlungsbedürftig sind die sehr selten auftretenden aggressiven Phasen im Rauschzustand.

Halluzinogene

Pharmaka, die symptomatische Psychosen bewirken, welche mit Halluzinationen einhergehen, werden Halluzinogene genannt (Psychotomimetica, psychedelische Drogen).

Zu den typischen Halluzinogen-Drogen gehören:
* LSD (d-Lysergsäure-diäthylamid-tartrat); halbsynthetische Substanzen
* Mescalin (Trimethoxyphenyläthylamin) vom Peyote-Kaktus lophophora williamsi
* Psilozibin (Tryptaminderivat)

Alle drei genannten Stoffe sind Halluzinogene, die als Rauschmittel Verwendung finden. Ebenfalls Halluzinogene sind einige Amphetaminderivate (STP und MDA), aber auch einige Parasympatholytika.

Halluzinogene bewirken psychische, jedoch keine körperliche Abhängigkeit. Werden sie abgesetzt, entwickelt sich kein Entziehungssyndrom.

Wichtige Symptome des Halluzinogenrausches: Form- und Farbhalluzinationen, illusionäre Verkennung, Intensivierung der Wahrnehmungsinhalte, Zoenästhesien, Veränderung des Raum- und Zeiterlebens.

Ein normaler Halluzinogenrausch („Trip") dauert in etwa 6 – 8 Stunden. In der Endphase des „Trips" werden quälende Depressionen erlebt, weshalb meist ein weiterer „Trip" zusätzlich zugeführt wird.

Unter „Horrortrip" versteht man einen durch panische Angst und paranoide Verstimmung gekennzeichneten „Trip" (Reise). Grund für diese Symptomatik sind eine überstark erlebte Depersonalisation oder extrem verzerrte Wahrnehmungen. Zu „Horrortrips" kommt es meist bei Unerfahrenen oder auf dem Höhepunkt der Drogenwirkung. Es wird auch eine ambivalente Gefühlseinstellung zum Drogenkonsum dafür angeschuldigt.

Durch heftige Emotionen oder körperliche Anstrengungen kommt es manchmal noch nach Tagen oder Wochen nach dem letzten Drogenmißbrauch zu plötzlichem Wiederauftreten von verzerrten Wahrnehmungen. Man spricht vom sogenannten Echophänomen oder vom flash back.

5.3.8 (12.3.8) Opiate und deren Abkömmlinge, Opioide, Kokain

Opium war als Psychopharmakon bereits den Ägyptern und Minoern, vor allem aber auch den Griechen bekannt. Von Paracelsus wurde die Opiumtinktur „Laudanum" als Wunderheilmittel gepriesen und im 17. und 18. Jahrhundert war das Opiumrauchen in China ein weitverbreitetes Problem.

Bei Opium handelt es sich um den eingetrockneten Milchsaft der unreifen Schlafmohnkapsel (Papaver somniferum), und 1805 wurde aus dem Opium das Morphin als wichtigstes Alkaloid isoliert. Nach dem Erfinden der Injektionsspritze wurden bereits damals auf den Kriegsfeldern qualvolle Schmerzen gelindert. Nicht selten wurden viele Verwundete zu Morphinisten, nachdem man damals oft sehr freizügig mit der Morphinspritze umgegangen war. Nach dem 1. Weltkrieg wurde der Kriegs-Morphinismus sogar als Dienstbeschädigung anerkannt. Schon immer waren in Friedenszeiten aber vor allem Ärzte und Krankenpflegepersonal vorrangig gefährdet, Morphinisten zu werden.

Schon bald versuchte man ein Analgetikum herzustellen, das ebenso stark wie Morphium, jedoch nicht so suchtbildend ist. Zunächst glaubte man diese Mittel im Heroin gefunden zu haben, mußte dann aber enttäuscht feststellen, daß dessen Suchtpotential weitaus höher ist. Ähnlich war es mit Dolantin®, Polamidon® und schließlich Valoron®. Verzögerte Dosiserhöhung bei Kombination mit Butyrophenonen.

Alle natürlichen und halbsyntetischen Opiate und die Opioide (synthetische hochpotente Analgetika) unterliegen dem Betäubungsmittelgesetz und der Betäubungsmittelverschreibungsverordnung. Bereits im Abschnitt 5.3.3 wurden die unter das Betäubungsmittelgesetz fallenden Präparate aufgeführt.

Heutzutage sind in der Bundesrepublik die „klassischen" Opiatsüchtigen selten. In den letzten Jahren war dann Fortral® weitverbreitet, vor allem unter Ärzten (Anästhesisten), Krankenschwestern und -pflegern oder Menschen mit chronischen und rezidivierenden Schmerzsyndromen. Aus diesem Grunde wurden auch Fortral® neben Codein und Temgesic® (Buprenorphinhydrochlorid) dem Betäubungsmittelgesetz unterstellt.

Bei den jüngeren Drogenabhängigen steht das Heroin als wohl gefährlichste Droge überhaupt an erster Stelle.

Genaue Zahlenangaben über die Häufigkeit der Abhängigkeit sind aufgrund der Dunkelziffer kaum möglich und beruhen deshalb überwiegend auf Schätzungen. Der weitaus größte Konsumentenanteil an Opiatsüchtigen beschränkt sich auf die Großstädte. Die Drogenberatungsstelle in München rechnet derzeit mit etwa 2.500 Konsumenten harter Drogen. Wie oben bereits erwähnt, sind gerade Angehörige der Heilberufe aufgrund des erleichterten Zugriffs zu solchen Stoffen sehr gefährdet.

Wichtigste Opiate und Opioide

Die wichtigsten Vertreter sind Opium, Heroin, Morphium und Codein. Daneben finden sich noch eine ganze Reihe weiterer synthetisch hergestellter Opiate, die gleiche, stärkere oder zumindest ähnliche suchterzeugende Wirkung haben. Zum Teil handelt es sich dabei um Pharmaka, von denen einige bis vor kurzer Zeit noch relativ leicht erhältlich waren. Bekannteste Stoffe sind: Paracodein, Codein in Hustenmitteln, Dihydromorphin (Dilaudid®), Pethidin (Dolantin®), Methadon (Polamidon®), Tilidin (Valoron®), Levorphanol (Dromoran®), Dextromoramid (Palfium®), Tetobemidon (Gliradon®), Buprenorphinhydrochlorid (Temgesic®), Pentazocin (Fortral®). Die Gesamtalkaloide des Opiums sind im Präparat Tantopon® im Handel.

Auf Grund seiner euphorisierenden Wirkung sind Morphium und seine verwandten Stoffe die Suchtmittel schlechthin. Die größte Gefahr einer Suchterzeugung besteht beim Heroin (Diazetylmorphin), bei dem eine 2 – 3malige Injektion genügt, um körperliche Abhängigkeit zu erzeugen. In der Medizin hat deshalb Heroin keine Bedeutung.

Die Schmerzbehandlung im Endstadium einer Karzinomerkrankung wird heute häufig mit außerordentlich hohen Dosen Morphin oder Morphinderivaten durchgeführt. Mit Sicherheit tritt dann eine Abhängigkeit und recht schnell eine Gewöhnung mit konsekutiver Dosissteigerung ein. Meist fällt diese doch im Endstadium eines Karzinoms nicht mehr sonderlich ins Gewicht. Ansonsten ist die Indikation einer Morphinverabreichung sehr streng zu stellen, und man sollte, wenn auch nur immer möglich, auf andere Analgetika bzw. zumindest auf die schwächeren Morphinderivate ausweichen (z.B. Valoron®, Fortral®, Temgesic® u.ä.). Aber auch diese Morphinderivate sollten niemals ambulant verschrieben werden, zumindest dann aber in ganz geringen Dosen.

Von **Codein**, einem Wirkstoff, der in vielen Hustenmitteln enthalten ist, werden nach Feststellung von H. Roth immer mehr Jugendliche abhängig. Codein wird auch Methylmorphin oder Morphinmethyläther genannt und sein Name ist hergeleitet aus dem griechischen Kodeia (die Mohnkapsel). Bereits 1833 wurde Codein aus Opium isoliert, wird heute aber auf chemischem Wege aus Morphin gewonnen.

Codein wirkt narkotisierend und entkrampfend auf das Hustenzentrum. Da es aber im Organismus durch Biotransformation in Morphium umgewandelt wird, kann sich rasch eine Sucht entwickeln.

Kokain nimmt eine Sonderstellung ein und wird nicht aus der Mohnpflanze, sondern aus den Blättern des Kokastrauches gewonnen. Kokain ist aber auch synthetisch herstellbar und fand früher medizinische Verwendung als Schleimhautanästhetikum. Heute ist es durch moderne synthetische Stoffe verdrängt. Auch Kokain ist ein gefährliches Rauschgift, das zum Kokainismus führt (Abmagerung und Blässe bei allgemeiner körperlicher und seelischer Zerrüttung). Kokain wird i.d.R. geschnupft und bewirkt dadurch auch Nasenschleimhautschädigungen oder seltener gespritzt (eine Dosis = 100 mg). Der Rausch dauert etwa 1/2 — 1 Stunde. Kokain stimuliert, euphorisiert und berauscht, es entsteht Glücksgefühl, Rede- und Bewegungsdrang, Enthemmung. Nach dem Kokainrausch besteht eine depressive Stimmungslage, die Hauptursache der raschen Abhängigkeitsentwicklung ist, da erneuter Konsum sie wieder beseitigt. Kokainpsychosen sind heute selten.

Das Interesse des Süchtigen engt sich dann weitgehend auf die Drogenbeschaffung ein (Kriminalität!). Die betreffende Person vernachlässigt Beruf und Familie, und allmählich kommt es zu einer gewissen Aushöhlung der Persönlichkeit bei anfänglich noch intakter Fassade. Bei zunehmender Dosissteigerung leiden Allgemein- und Ernährungszustand, die Haut wird fahl, schlaff und trocken, und nicht selten kann ein rapider Gewichtsabfall festgestellt werden. Typisch für einen Opiatsüchtigen sind die miotischen Pupillen, der niedrige Blutdruck und der langsame Puls. Das Vegetativum wird zunehmend vagoton, Durchfälle wechseln mit Verstopfung und es kommt zu einem Absinken von Potenz und Libido, bei Frauen zur Amenorrhoe.

Im Zustand des „high", den der Abhängige anstrebt, besteht Euphorie bei mäßiger Bewußtseinstrübung; er fühlt sich ausgesprochen wohl, friedlich-gelassen, frei von Spannungen und negativen Empfindungen, stark und stimmungsgehoben. Die Dosissteigerung zeigt sich darin, daß zur Erreichung dieses Zustandes rasch immer höhere Dosen benötigt werden. Nach Abklingen dieses Zustandes besteht 6 — 8 Stunden ein ausgeglichener, im wesentlichen unauffälliger Zustand, bis dann zunehmend die quälenden Abstinenzerscheinungen auftreten.

Zusammenfassend die Symptome des Stadiums der chronischen Opiat-Intoxikation:
* Extremer Parasympathikotonus mit Blutdruckabfall und Bradykardie
* Schlafstörungen bei gleichzeitiger andauernder Müdigkeit
* Miosis (!)
* Gewichtsverlust bis zur Kachexie
* Obstipation oder Diarrhoe
* Impotenz, Libidoverlust und Amenorrhoe
* Frösteln und Zittern
* Ataxie, undeutliche Sprache und Leistungsabfall
* trockene, fahl-graue Haut und Haarausfall
* Affektlabilität und Stimmungsschwankungen
* Antriebserlahmung und Unzuverlässigkeit, Unehrlichkeit
* verlangsamte Reaktionsabläufe und Abkapselung gegenüber der Umwelt
* Gefühl der Geborgenheit
* Euphorie und optische Halluzinationen

Die richtige Diagnose zu stellen ist selten schwierig: Zu all den oben genannten typischen Symptomen findet man meist frische Injektionsstellen überwiegend auf der Außenseite der Arme und am Oberschenkel.

Im Opiatrausch empfinden die Suchtkranken zu Beginn und nur kurze Zeit eine extreme Euphorie, wie sie bei keiner anderen Droge beobachtet wird, Realität und Traum können nicht mehr auseinandergehalten werden, und alsbald geht die Euphorie über in Visionen, die zunehmend unheimliche Formen annehmen. Nach Abklingen des Rauschzustandes kommt es nach etwa 8 Stunden zu allmählich zunehmenden Abstinenzerscheinungen, die ihr Maximum etwa 24 – 48 Stunden nach Absetzen des Mittels erreichen. Diese Entziehungserscheinungen bei Opiat-Abhängigkeit aber auch bei Abhängigkeit von synthetischen Stoffen sind außerordentlich stark und überaus quälend und können bis zu zwei Wochen anhalten.

Abstinenzerscheinungen bei Opiatabhängigkeit steigern sich von Stunde zu Stunde und bestehen anfänglich im wesentlichen in ängstlicher Unruhe, starkem Verlangen nach dem Opiat („craving"), Gähnen, Niesen, Schwitzen, Nasen- und Tränenfluß. In den darauffolgenden Tagen kommt es zu starker Übelkeit, Erbrechen, Bauchschmerzen, Durchfällen, Mydriasis (bei Gebrauch der Droge Miosis!), Muskelkrämpfen, Muskelschmerzen, Blutdruck- und Temperaturanstieg, Gereiztheit und psychomotorischer Unruhe, Tachypnoe. Die etwa 24 – 48 Stunden nach dem Absetzen ihr Maximum erreichenden Abstinenzerscheinungen können, wie erwähnt, bis zu zwei Wochen anhalten. Gefahr besteht bei erheblichem Elektrolyt- und Wasserverlust, was letztlich zu Kreislaufkollaps und Koma führen kann. Heutzutage sind die Opiaterscheinungen allerdings nur selten wirklich lebensbedrohlich. Relativ milde Entzugssyndrome bei plötzlichem Entzug im Krankenhaus zeigen, wie hoch doch der psychische Anteil ist.

Vereinzelt findet man auch über Monate hinweg nach Absetzen der Droge anhaltende Schwankungen von Atmung, Temperatur, Kreislauf und Stoffwechselfunktionen. Man spricht dann von „protrahierter Abstinenz".

Überdosierung von Opiaten

Bei Überdosierungen beobachtet man Schläfrigkeit, Atmungsverlangsamung und letztlich die klassische Trias: Koma, stecknadelkopfgroße Pupillen, Atemdepression, u. U. Lungenödem.

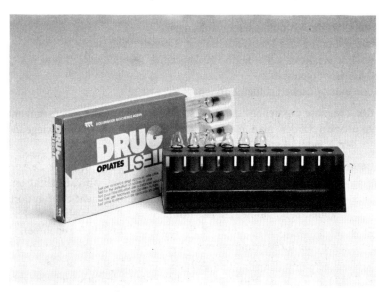

Abb. 20: Drug Test Opiates®; schneller und zuverlässiger Nachweis von Morphin und Derivaten im Urin (mit freundlicher Genehmigung der Firma Boehringer Mannheim GmbH).

Sicherung und Erhaltung der Vitalfunktionen stehen bei schwerer Opiatintoxikation im Vordergrund. Zur Bekämpfung einer Atemdepression können vorsichtig die Morphin-Antagonisten Narcanti®, Lorfan® oder Lethidrone® gegeben werden. Diese Mittel wirken aber nicht gegen eine Atemdepression, die durch Barbiturate oder andere dem Morphin pharmakologisch nicht verwandte Stoffe hervorgerufen wird. Außerdem können sie in höheren Dosierungen selbst (außer Narcanti®) Atemdepression bewirken.

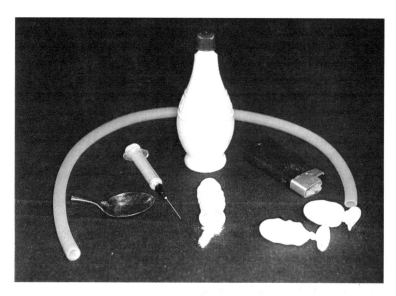

Abb. 21: „Fixerbesteck"; Zitronensäure (käuflich als Zitronensaftextrakt) zum Auflösen des Heroins, Einmalspritze (die jedoch meist nicht nur „einmal" verwendet wird, sondern mehrfach und oft auch ausgeliehen wird), Teelöffel ohne Griff (zum Erhitzen des aufzulösenden Heroins), einfacher Gummischlauch als Stauschlauch, Feuerzeug, mit Heroin gefüllte Fingerlinge. Heroin wird häufig in Fingerlinge, wie sie zur Prostatauntersuchung verwendet werden oder aber in abgeschnittene Finger von Operationshandschuhen gefüllt, anschließend geschluckt und so über die Grenzen geschmuggelt. Nach entsprechender Zeit werden diese „Transportbehälter" dann dem Stuhl wieder entnommen.

Grundsätzlich werden Morphin-Antagonisten nicht beim Morphinentzug angewendet und bei Opiatabhängigkeit können Morphin-Antagonisten zu einem akut ausgelösten Entzugssyndrom führen.

Die Beseitigung einer Atemdepression läßt sich mit Morphin-Antagonisten bei schwerer Opiatintoxikation aber durchaus erreichen (bei zu hoher Dosierung der Morphin-Antagonisten zusätzlich Atemdepression!); keine Beseitigung einer Atemdepression mit Morphin-Antagonisten erreicht man bei einer Vergiftung mit Pentazocin (Fortral®). Bei diesem Medikament muß Naloxon® eingesetzt werden. Während die Morphin-Antagonisten Nalorphin und Levallorphan in hohen Dosierungen selbst morphinartige Wirkungen haben (daher auch die mögliche Atemdepression), ist Naloxon® ein reiner Antagonist ohne atemdepressive Wirkung, der bei parenteraler Verabreichung die Wirkung von Morphium, Heroin usw. in kürzester Zeit aufheben kann. Eine dann erneut auftretende Gefahr besteht, wie erwähnt, im akut auftretenden Entzugssyndrom.

Im Verlauf einer Opiatabhängigkeit kommt es zu einer allmählichen Wesensänderung, die gerade bei günstigen Beschaffungsmöglichkeiten (z.B. Ärzte!) über längere Zeit hinweg diskret sein kann. Auffällig ist ein plötzlicher Wechsel von unruhig-dysphorischer Stimmung zu heiterer Ausgelassenheit (nach der heimlichen Opiatinjektion). Sog. „Schießleisten" entlang der Armvenen untermauern den Verdacht und die Untersuchung des Urins mit dem schnellen und zuverlässigen „Drug Test opiates®" bestätigt diesen dann (siehe Abb. 20).

Eine intensive Langzeittherapie läßt sich bei erwiesener Opiatabhängigkeit nicht umgehen; hierfür haben sich therapeutische Wohngemeinschaften besonders bewährt.

Anhang: Schnüffelsucht

Zwar ist das Schnüffeln von organischen Lösungsmitteln als neuere Form der Abhängigkeit noch nicht sehr verbreitet, jedoch handelt es sich hierbei um eine Mißbrauchform, die hauptsächlich von Kindern (Häufigkeitsmaximum bei 12- bis 14jährigen) praktiziert wird. In einigen Großstadtregionen findet sich das Schnüffeln endemisch und zugleich auch epidemisch insofern, als es sich hierbei um eine regelrechte „Ansteckung", vergleichbar mit einer Infektion, handelt. In einer Schulklasse oder in einem Heim genügt meist nur ein einziges schnüffelndes Kind und man kann sicher damit rechnen, daß in Kürze ein zweites oder ein drittes mitbeteiligt ist.

Das Schnüffeln von organischen Lösungsmitteln betäubt, euphorisiert und vermittelt wie auch andere Drogen farbige Erlebnisse. Bereits bei 13jährigen ist das Vergessen unangenehmer Dinge erwünscht, zumal dies leicht zu erreichen ist, da die Suchtmittel überall im Handel erhältlich sind. Die Anwendung ist einfach: Man benötigt dazu lediglich eine Plastiktüte.

Folgen und Spätfolgen der Schnüffelsucht sind meist gravierend und es finden sich folgende akute Komplikationen: Verletzungen und Selbstverstümmelung im Stadium der akuten Intoxikation bei Stürzen und Unfällen, Verbrennungen bei Explosionen durch die geschnüffelten Gase, akute Atemstörungen durch Laryngospasmus oder bei Aspiration von Erbrochenem, kardiale Rhythmusstörungen und Herzstillstand mit der Folge einer cerebralen Anoxie, cerebrale Krampfanfälle und sogar Status epilepticus bei cerebraler Anoxie. An chronischen Komplikationen finden sich Schädigungen des Nervensystems, Schäden im ZNS (kortikale Atrophie, Ventrikelerweiterung und Verplumpung, Hirnstammatrophie), toxisches Neuromyelopathiesyndrom, Enzephalopathie, Syndrome mit hirnorganischer Wesensveränderung, Pyramidenbahnzeichen, zerebelläre Symptome, usw.

Früher schnüffelten lediglich Kinder ärmster sozialer Schichten, in letzter Zeit auch Kinder der Mittelschicht und auch Kinder, die sog. „völlig intakten" Familienverhältnissen entstammen.

Häufige Schnüffelstoffe: Klebstoffverdünner, Nitroverdünner, Farb- und Lackverdünner, Fahrradschlauchkleber, sonstige Klebstoffe (z.B. Modellbau-Plastikkleber), Nagellackentferner, Fleckenentferner, Wachslöser, Kühlerdichtungsmittel, Filzschreiber, Feuerzeuggas, Lösemittel für Kopiergeräte, Schnellreinigungsmittel, Propangas für Campingkocher, Haarspray, Lackspray, Deodorantien, Chloraethyl-Wundspray, Kraftfahrzeugbenzin.

Bei tieferen Intoxikationsstadien treten während des Rausches illusionäre Verkennungen, Farbwahrnehmungsveränderungen, sowie akustische Sinnestäuschungen auf.

Prognose: Bei bereits vorhandener Lösungsmittelenzephalopathie und hirnorganischen Wesensveränderungen mit neurologischen Störungen irreversibler Art ist die Prognose nahezu infaust. Schnüffeln bei Kindern und Jugendlichen ist ein Alarmsignal einer schweren Entwicklungsstörung, und Ärzte, Familie, Familienhelfer, Pädagogen und Behörden müssen gemeinsam eine Strategie ausarbeiten; Drogenberatungsstellen werden sich in Zukunft zunehmend mit dieser Mißbrauchsform auseinandersetzen müssen. Leider ist bis heute noch keine Institution geschaffen, die bei Kindern das Schnüffeln „wegbehandeln" könnte.

5.4 (12.4) FOLGEN DES ALKOHOLISMUS UND DES MISSBRAUCHS VON DROGEN UND ARZNEIMITTELN

5.4.1 (12.4.1) Prädelir und Delir

Nach langjährigem Alkoholmißbrauch kommt es manchmal zum Delirium tremens, der häufigsten und wichtigsten metalkoholischen Psychose. Es tritt hauptsächlich im mittleren oder späteren Lebensalter, manchmal auch bereits im dritten Lebensjahrzehnt auf. Auch bei Gewohnheitstrinkern kann es zum Delirium tremens kommen, vor allem dann, wenn aus hirnorganischen oder konstitutionellen Gründen die Toleranz des Organismus gegenüber Alkohol herabgesetzt ist.

In d. R. lösen Gelegenheitsursachen den Anfall aus: meist sind dies irgendwelche schwächenden Momente, so z.B. akute und fieberhafte Krankheiten, aber auch Traumen. Letztere können sowohl Ursache als auch Folgen der beginnenden Unaufmerksamkeit und Unvorsichtigkeit sein. Oft bricht das Delirium tremens während Perioden von Alkohol-Exzessen aus, manchmal auch während des habituellen Alkoholkonsums, zum anderen auch einige Tage nach Sistieren des Alkoholkonsums.

Meist beginnt das Alkoholdelir schlagartig nachts, mitunter gehen ihm wochen-, ja monatelang Vorboten voraus (verkürzter Schlaf, Mißstimmung, Reizbarkeit, Beklommenheit). Es fällt ein unruhiges Benehmen auf, und der feinschlägige Tremor wird rasch gröber; dazu gesellen sich dann einzelne Halluzinationen.

Wochen- oder monatelange Vorboten sind jedoch eher die Ausnahme. Tritt das Alkoholdelir nicht schlagartig auf, so bemerken die Kranken bereits Tage oder Wochen zuvor Prodromalerscheinungen wie Schlaflosigkeit, Schreckhaftigkeit, Unruhe, zunehmenden Tremor, Angst, allgemeine Schwäche, gesteigerte Empfindlichkeit für optische und akustische Reize, seltener Halluzinationen. In diesem Fall spricht man dann vom Prädelir.

Wichtigstes Ziel der Delirbehandlung ist, den Übergang in ein voll ausgeprägtes Delirium tremens zu verhindern. Dazu gehört auch einerseits die Krampfanfallsprophylaxe und die Abmilderung der belastenden vegetativen Symptomatik. Treten bei prädeliranter Symptomatik Tachykardie, starker Tremor, Schwitzen und Unruhe auf, so gibt man zunächst 2 – 3 Kapseln Distraneurin®; bei nicht ausreichender Sedierung wird die Medikation nach 1 – 2 Stunden wiederholt, solange, bis der Patient sich beruhigt hat. Schneller und sicherer läßt sich die prädelirante Unruhe beseitigen, wenn zwischen den Distraneuringaben zeitlich versetzt 10 mg Haldol® i.v. injiziert werden (insgesamt ca. 60 mg/die). Wichtig ist, daß die Distraneurinmedikation über maximal 14 Tage geführt wird und dies in abnehmender Dosierung (ausschleichend). Bei schweren Prädeliren können bis zu 16 Kapseln Distraneurin®/die verabreicht werden; bei Intensivüberwachung bis zu 24 Kapseln.

Ist das Prädelir nicht in Griff zu bekommen, wird es nicht behandelt oder tritt das Delirium tremens schlagartig auf, so zeigt sich voll dessen Symptomatik:

* Halluzinationen, vorwiegend optischer Art (optische Halluzinose), manchmal auch akustische Formen
* manchmal auch Illusionen
* Orientierungsstörungen, vor allem örtlicher, aber auch zeitlicher Art; autopsychisch sind die Deliranten allerdings orientiert (sie wissen ihren Namen, wissen wer sie sind, welche Stellung ihnen im Leben zukommt und welche Familie sie haben)
* Aufmerksamkeitsstörungen in erheblichem Maße, da die Patienten mit ihren Halluzinationen beschäftigt sind und sich nicht mehr um die Umwelt kümmern. Ablenken lassen sie sich nur bei energischer Anrede.
* Der Gedankengang des Patienten ist in organischer Weise urteilsschwach, verarmt und unzusammenhängend. Überraschend ist aber, daß die Patienten auf Vorhaltungen ungemein rasch reagieren, namentlich mit Ausreden, die oft mit verblüffender Geschwindigkeit zur Verfügung stehen.
* In komplizierten Fällen epileptiforme Anfälle
* Starke Gedächtnisstörungen, selten aber dauernde Wahnideen
* Affektivitätsstörungen; meist findet sich eine charakteristische Mischung von Angst mit Euphorie (sog. Galgenhumor). Die Euphorie kann dann aber auch Symptom des Alkoholismus und die Angst Folge der akuten Vergiftung sein.

* Kritiklosigkeit und große Suggestibilität
* Erhebliche Unruhe; den Patienten bringt man 100mal am Tag ins Bett und immer wieder erscheint er draußen. In unsicherer Weise ist er ständig am Werk, drückt an nichtvorhandenen, halluzinierten und wirklichen Schlössern herum, stützt den Schrank, hebt nicht vorhandenes Geld auf, fängt weiße Mäuse und Spinnen und zieht sich halluzinierte Schleimfäden oder Haare aus dem Mund. Andere wiederum steigen umständlich über halluzinierte gespannte Schnüre oder vermeintliche, die Luft durchziehende Drähte.
* Häufig sind Beschäftigungsdelirien, die sich häufig auf die Arbeit des Patienten beziehen (ein Schreiner hobelt und hantiert mit Brettern, ein Kutscher fährt auf dem Wagen oder putzt die Pferde). Bleuler berichtet von einem Patienten, der seine Zehe für einen Flaschenkorken hielt, den Korkenzieher von oben in seine Zehe hineinschraubte und anfing, daran zu zerren.
* Zahlreiche körperliche Symptome: unregelmäßiger und grobschlägiger Tremor, der vor allem am Schriftbild erkennbar wird, hochfrequenter und unregelmäßiger Puls, schlecht reagierende Pupillen, lebhafte Reflexe, erhöhte Temperatur, epileptische oder epileptiforme Anfälle, manchmal vollständige Analgesie, Urin enthält Eiweiß und Urobilinogen, sehr schlechter Schlaf, Herzkomplikationen, Schweißausbruch.

Im allgemeinen dauert das Delir 2 – 5 Tage und klingt dann häufig spontan ab. Danach bleibt natürlich der chronische Alkoholismus. Man nimmt an, daß bei einem jeden Alkoholdelir einzelne Gehirnbestandteile zugrunde gehen. In schweren Fällen ist das Delir vom alkoholischen Korsakow-Syndrom gefolgt.

In 1 – 2% der komplizierten Fälle sterben Patienten an Herzkomplikationen, aber auch Atemstörungen können lebensbedrohlich werden. Grundsätzlich ist ein florides, akutes Delir immer ein Fall für die Intensivstation. Dort gibt man durchgehend alle 2 – 3 Stunden jeweils 2 – 3 Kapseln Distraneurin® sowie zeitlich versetzt ca. 60 mg Haldol® i.v./die. Wichtig dabei ist eine kontinuierliche Verabreichung der Medikation; denn eine Medikationsunterbrechung während der Nacht oder eine zu frühe Dosisreduktion führt häufig zu erneuter Exazerbation der Symptomatik. Kommt man mit der oralen Medikation nicht weiter, so wird man zur Infusionsbehandlung übergehen, ebenfalls mit Haldol® kombiniert.

Besonders wichtig ist die intensive Überwachung der Vitalfunktionen, ferner die ausreichende Flüssigkeitszufuhr und Elektrolytsubstitution. Dies ist vor allem im Delirium acutum notwendig, da dann Lebensgefahr besteht. In solch schweren Fällen ist auch Cortisol oder Prednison indiziert.

Auch die auslösenden und komplizierenden Körperkrankheiten (z.B. Pneumonien, Frakturen) müssen mitbehandelt werden. In vielen Kliniken wird bei deliranten Syndromen gleichzeitig nach dem Ausgleich des Kaliumspiegels auch routinemäßig eine Digitalisierung durchgeführt. Unter einer raschen und konsequenten Delirbehandlung normalisieren sich Blutdruckwerte und Tachykardie.

Grundsätzlich ist zu beachten: Distraneuringaben ausschleichend!
Eigenartig ist die Tatsache, daß die Prognose bei Alkoholikern mit Delir besser zu sein scheint, als die bei Trunksüchtigen ohne Delir. Bei weiterer Alkoholzufuhr kommt es jedoch zu Delir-Rezidiven, wobei mit einem jeden erneuten Delir das Persönlichkeitsniveau absinkt.

Allmählich besteht die Möglichkeit, daß das Delir, wie bereits erwähnt, in ein Korsakow-Syndrom (Amnesie, Desorientiertheit, Konfabulation), in eine alkoholische Demenz oder aber in die Wernicke'sche Enzephalopathie übergeht.

Grundsätzlich unterscheidet man drei Delirformen:
a) **Kontinuitäts-Delir** (bei fortgesetztem Trinken)
b) **Gelegenheits-Delir** (hervorgerufen durch Gelegenheitsursachen wie Infekte, seelische und körperliche Belastungen)
c) **Abstinenz-Delir** (nach abruptem Entzug, auch Entzugsdelir genannt)

Zusammenfassung der psychiatrischen Folgen bei Alkoholabusus

A) Alkohol-Entzugs-Syndrom

Man unterscheidet verschiedene Schweregrade, wobei die leichteren Ausprägungen als Delir-Prodrome imponieren; das mittelschwere Alkoholabstinenzsyndrom entspricht dem Prädelir, während das Delirium tremens die schwerste Manifestation darstellt. Die Übergänge sind fließend.

Leitsymptome:
* innere Unruhe
* ängstlich-dysphorische, depressive Verstimmung (hyperästhetisch-emotionelles Syndrom)
* Appetitlosigkeit, Übelkeit
* Schlafstörungen
* vegetative Dysregulationen (feuchte, kühle Akren, vermehrtes Schwitzen und Pulslabilität)
* feinschlägiger Tremor

B) Delirium tremens

Diese typische exogene Psychose kann durch verschiedene Ereignisse provoziert werden oder spontan auftreten. Das spontane Delir gilt als Exzeß-Delir, aber auch ihm geht eine relative Alkoholabstinenz immer voraus. Hingegen ist das provozierte Delir ein Ausdruck eines besonders schweren Alkoholentzugssyndroms.

Leitsymptome:
* Tachykardie und Hyperhidrosis
* Fieber

* grober Finger- und Händetremor
* Agitiertheit, psychomotorische Unruhe
* Angst (evtl. Galgenhumor)
* wahnhaftes Erleben (sog. Belagerungssyndrom)
* überwiegend optische (szenische) Halluzinationen
* Suggestibilität
* Bewußtseinsveränderungen und Desorientiertheit
* amnestisches Syndrom

C) Amnestisches Syndrom

Dieses entwickelt sich häufiger allmählich als akut.

Leitsymptome:
* Merkfähigkeitsstörungen und Beeinträchtigung des Neugedächtnisses
* Störung der Orientierung hinsichtlich Zeit und Ort
* Konfabulationen
* Euphorie

Das amnestische Syndrom wird als Korsakow-Syndrom bezeichnet, wenn Konfabulationen als produktive „Konfabulose" das psychopathologische Bild bestimmen. Man merke sich die Trias des Korsakow-Syndroms: Amnesie, Desorientiertheit, Konfabulation.

D) Andere Alkohol-Psychosen

Die beiden wichtigsten sind die Alkoholhalluzinose und der alkoholtoxische Eifersuchtswahn. Erstere tritt meist isoliert als Verbalhalluzinose auf, der Eifersuchtswahn meist bei impotent gewordenen Alkoholkranken.

E) Alkoholtoxische Großhirnatrophie

Dieser Hirnschrumpfungsprozeß verläuft schleichend progredient und läßt sich mittels Computertomographie leicht nachweisen.

Leitsymptome:
* Wesensveränderung
* Demenz

F) Alkoholtoxische Wesensveränderung

Bei dieser treten einzelne vorgegebene Persönlichkeitseigenheiten stärker in den Vordergrund. Der Alkoholkranke erscheint wesensmäßig unharmonisch-entdifferenziert aufgrund der Stimmungsschwankungen und Antriebsstörungen, des verminderten Durchhaltevermögens, der mangelhaften Konzentration und der Beeinträchtigung des zielgerichteten Handelns, der Interessenverarmung und Einbußen an verläßlicher Kontinuität eigenen Handelns. Die Wesensveränderung nimmt gewöhnlich zu und wird damit Teil der Deprivation des Suchtkranken. Diese äußert sich in Kritik- und Urteilsschwäche, Unehrlichkeit, Verwahrlosung, Dissozialität und Kriminalität. Zur Wesensveränderung gehören auch Dissimulations-, Bagatellisierungs- und Verleugnungstendenzen hinsichtlich der eigenen Trinkgewohnheiten, welche man mit mangelnder Krankheitseinsicht nur unvollkommen zu umschreiben versucht. Die folgenreichste Auswirkung der alkoholtoxischen Wesensveränderung liegt im Bereich der zwischenmenschlichen und sozialen Bezüge, weshalb es sich hierbei um die schwerwiegendste Alkoholismus-Folge überhaupt handelt.

5.4.2 (12.4.2) Halluzinosen

Symptomatik

Halluzinosen beobachtet man unter anderem bei Alkoholabusus, bei Verwendung von Halluzinogenen und bei Amphetaminabusus. Die Alkoholhalluzinose wird ganz überwiegend von optischen aber auch akustischen Sinnestäuschungen beherrscht; die Bewußtseinslage ist grundsätzlich nicht getrübt. Die Patienten hören in der Regel Stimmen von nichtanwesenden Personen, die über sie reden, selten mit ihnen reden. Die Stimmen drohen und beschimpfen sie und begleiten ihr Tun und Handeln. Die Patienten sind von Angst gequält und versuchen häufig, den Stimmen zu entfliehen indem sie sich im Zimmer einsperren und verbarrikadieren.

Recht häufig sind aber auch die optischen (szenischen) Halluzinationen, bei denen die Patienten kleine bewegliche und multiple Dinge sehen (Insekten, Mäuse, kleine weiße Männchen usw.); auch Tiervisionen verschiedenster Art sind nicht selten (Schweine, Pferde, Löwen, usw.). Manchmal vorliegende Tast- und Gesichtshalluzinationen haben oft den Charakter von Drähten, Fäden, Wasserstrahlen und anderen langgezogenen Dingen. Dauer: Stunden bis Tage!

Bei den Halluzinogenen (z.B. LSD) finden sich überwiegend optische Halluzinosen. Die Patienten sehen Farben, Funken, Flirren, Glitzern, Flackern, Sprühen, grüne und rote Nebel, Schlieren, Farbstreifen, bunte Kreise, Ellipsen, rasende Strudel, Spiralen u.v.a.m.

Bei Amphetamin-Abusus kommt es selten zu taktilen Halluzinosen: Die Patienten fühlen sich dann berührt und haben das Gefühl, Ungeziefer krabbele auf ihnen herum.

Verlauf

Halluzinosen bei Verwendung von Halluzinogenen oder bei Amphetaminabusus findet man in allen Lebensaltern, während die Alkoholhalluzinose häufig nach einer starken Trinkperiode im mittleren Lebensalter auftritt. Bei Alkoholabstinenz verschwindet die Halluzinose innerhalb weniger Tage. Bei erneutem Trinken entsteht häufig ein Rezidiv. In 20% der Fälle kommt es zur Chronifizierung der Alkoholhalluzinose. Bei einem mehr als sechsmonatigen Anhalten der Halluzinose kann diese sich allenfalls leicht abschwächen, mit einer Heilung ist jedoch dann meist nicht mehr zu rechnen.

5.4.3 (12.4.3) Wahnbildungen

Recht häufig ist bei Alkoholikern der Eifersuchtswahn. In leichteren Fällen kommt es lediglich zu Eifersuchtsvorstellungen. Näheres zur Symptomatik des Eifersuchtswahns siehe in Abschnitt 1.2.3.

Die Wahnentwicklung des Alkoholikers erfährt eine Förderung durch die organische Wesensänderung. Faktoren, die zur Wahnentwicklung führen, sind folgende:

– Mißtrauische und enttäuschte Abwehrhaltung des Ehepartners
– Alkoholbedingte eheliche Zerwürfnisse
– Demütigungen und unerträgliche Schuldgefühle
– Beschämende relative sexuelle Insuffizienz
– Gestörtes Verhältnis zur mitmenschlichen Umwelt
– Impotenz bei manchmal trotzdem vorübergehend gesteigerten sexuellen Wünschen

Der Alkoholkranke wehrt im Eifersuchtswahn seine Schuld am eigenen Versagen ab und projiziert diese auf die Ehefrau. Schon die grotesken Formen der Verdächtigungen lassen ein hohes Maß an Kritikschwäche erkennen.

5.4.4 (12.4.4) Wernicke'sche Enzephalopathie (Polioenzephalopathie Wernicke)

Hierbei handelt es sich um die schwerste metalkoholische Psychose. Das klinische Krankheitsbild tritt teilweise im Anschluß an ein Delirium tremens entweder akut oder subakut auf. Man findet die Symptomentrias: Somnolenz, Ataxie und Augenmuskellähmungen. Nicht selten finden sich auch Pupillenstörungen; manchmal werden auch generalisierte Krampfanfälle beobachtet.

Die Übergänge der Wernicke'schen Krankheit zum Korsakow-Syndrom sind fließend. Im allgemeinen ist die Heilungschance gering, und sollte der Patient überleben, so findet sich als Residualzustand überwiegend ein Korsakow-Syndrom.

Besonders auffällig ist die hochgradige Kachexie und der Vitamin B_1-Mangel (Ursache!). Bei alkoholisch verursachter Enzephalopathie versucht man deshalb eine intensive Substitutionstherapie mit Vitamin B_1 (Thiamin) hochdosiert.

Bei der Wernicke'schen Enzephalopathie findet man histologisch einen spongiösen Zerfall des Gewebes mit Proliferation und Dilatation der Kapillaren und häufig petechiale

Blutungen. Die Schäden sind überwiegend im Höhlengrau des III. und IV. Ventrikels und um den Aquädukt lokalisiert. Regelmäßig sind die Corpora mamillaria betroffen, welche verkleinert und rostbraun verfärbt sind.

Früher erkannte man beim alkoholischen Korsakow-Syndrom und bei der Wernicke'schen Enzephalopathie lediglich eine Degeneration der Hirnrinde und der Corpora mamillaria. Seit den Untersuchungen von Conrad und Uhle und den Forschungsergebnissen von Brion und Viktor wird aber zunehmend eine Schädigung des gesamten Limbischen Systems angenommen.

5.4.5 (12.4.5) Irreversible psychiatrische Folgezustände des chronischen Alkoholismus und der Drogenabhängigkeit

Körperliche Folgen des Alkoholismus (siehe auch 5.1.6)

Während akute Alkoholvergiftungen in der Regel folgenlos verlaufen, führen chronische Alkoholvergiftungen früher oder später zu schweren Krankheitsbildern an verschiedenen Organen und Organsystemen. Nachfolgend die wichtigsten körperlichen Folgen:

* **Alkoholische Myokardiopathie** mit Rhythmusstörungen, Hypertrophiezeichen und Herzinsuffizienz; es handelt sich vorrangig um die Folgen einer direkten toxischen Alkoholwirkung. Bevorzugt sind Patienten zwischen dem 30. und 50. Lebensjahr betroffen.

* **Alkoholische Myopathien** mit Muskelschmerzen und Muskelkrämpfen bei der akuten Form und Muskelschwäche bei der chronischen Form; Auftreten relativ selten.

* **Akute Gastritis**: Ursache ist hier die toxische und direkte Wirkung großer Alkoholdosen, u.U. zusammen mit bestimmten anderen Medikamenten (z.B. Antirheumatika). Es kann zur Magenblutung kommen und im schlimmsten Fall zum Mallory-Weiss-Syndrom. Die Patienten klagen über Druckschmerzen im Oberbauchbereich, Erbrechen häufig blutig. Eine akute Gastritis kann auch Beginn einer Ulkuskrankheit sein.

* **Fettleber, chronische Alkohol-Hepatitis, Leberzirrhose.** Bei der Fettleber I - II klagen die Patienten über Druck und Völlegefühl im Oberbauch, über Meteorismus und Appetitmangel. Mitunter besteht ein Sub-Ikterus. Geht die Lebervorschädigung über in eine Leberzirrhose, so klagen die Patienten über Müdigkeit und allgemeine Hinfälligkeit. Leitsymptome sind Gewichtsabnahme, sekundäre Leberhautzeichen, Gynäkomastie, Ikterus und Milzvergrößerung. Bei weiterem Fortschreiten kommt es zur hepatischen Dekompensation mit Aszites, Ödemen, Ösophagus-Varizenblutung und hepatischer Enzephalopathie, „Flapping-Tremor".

* **Akute lebensbedrohliche Akoholhepatitis.** Hier ist ein Alkoholexzeß bei chronischem Alkoholabusus auslösend. Leitsymptome sind Ikterus, Inappetenz, Erbrechen, Somnolenz; häufig gleichzeitig Prädelir bzw. Delir.
* **Ziefe-Syndrom** (selten). Auch hier klagen die Kranken über allgemeine Hinfälligkeit, Anorexie, Erbrechen, Durchfälle und Bauchschmerzen; die Ursache ist nicht bekannt. Leitsymptome sind Ikterus, hämolytische Anämie, Hepatomegalie, Hyperlipoproteinämie.
* **Exogene Hypertriglyzeridämie vom Typ V.** Es liegt eine Alkohol-induzierte Überproduktion von VLDL vor. Auch hier wiederum der typische Abdominalschmerz und andere wie bei allgemeiner Leberschädigung geklagte Beschwerden. Komplikation: Pankreatitis! Leitsymptome sind eruptive Xanthome, Arteriosklerose-Manifestation.
* **Alkohol-induzierte hepatische Porphyrie** (Porphyria cutanea tarda). Es handelt sich hier um die Folgen toxischer Alkoholwirkungen bei angeborenem latenten Enzymdefekt, und am häufigsten sind Personen zwischen dem 40. und 60. Lebensjahr betroffen. Auch hier wieder die Beschwerden wie bei anderen allgemeinen Leberschädigungen. Zusätzlich treten auf: erosive und bullöse Läsionen an lichtexponierten Hautpartien.
* **Akute Pankreatitis und rezidivierende akute Pankreatitis.** Von vier Pankreatitisfällen sind drei alkoholtoxischer Natur! Hinzu kommen Fehlernährung und konstitutionelle Faktoren als Mitursache. Einer akuten Pankreatitis geht häufig ein Alkoholexzeß in Verbindung mit voluminösen Mahlzeiten voraus. Die Patienten klagen über gürtelförmige Abdominalschmerzen, über Meteorismus und allgemeine gastrointestinale Beschwerden. Leitsymptome sind: Facies abdominalis, Gitterzyanose, gastrointestinale Syndrome und entsprechende Komplikationen (Kreislaufinsuffizienz, Ileus, Pseudozysten, Pankreasabszeß, kryptische Niereninsuffizienz).
* **Chronische Pankreatitis und Pankreasinsuffizienz.** Bei 3/4 der Erkrankten handelt es sich um die Folge toxischer Alkoholwirkung. Die Patienten klagen über chronischen, in den Rücken ausstrahlenden Abdominalschmerz, über Gewichtsabnahme und voluminöse Fettstühle. Leitsymptome sind also allgemeine Hinfälligkeit, in den Rücken ausstrahlender Abdominalschmerz, Fettstühle und Gewichtsabnahme.
* **Ungünstige Beeinflussung des Krankheitsverlaufs zahlreicher anderer Erkrankungen durch Alkoholabusus:** Diabetes mellitus, Pankreatitis, Leber- und Gallenwegserkrankungen, Infektionskrankheiten, Blutkrankungen, Fettstoffwechselstörungen, Ulkuskrankheit.
* **Alkoholpolyneuropathie.** Bei dieser distal betonten Polyneuropathie handelt es sich um Schädigungen der Achsenzylinder oder der Markscheiden, bzw. um Schädigung beider Strukturen an peripheren Nerven. Die Patienten leiden unter spon-

tanen Schmerzen in den Wadenmuskeln (häufige Fehldiagnose: Durchblutungsstörung), unter Muskelkrämpfen in den Unterschenkeln und an symmetrischen distal betonten Parästhesien und Gefühlsstörungen. Häufig ist auch Gehunsicherheit als Folge der gestörten Tiefensensibilität. Leitsymptome sind Abschwächung der Muskeleigenreflexe, distal herabgesetztes Vibrationsempfinden, verminderte Berührungsempfindlichkeit, Wadendruckschmerz, Tiefensensibilitätsstörung, Herabsetzung der Kraft an distalen Muskelgruppen.

* **Hirnorganische (epileptische) Krampfanfälle.** Grundsätzlich sollte jeder erstmalige epileptische Anfall beim Erwachsenen als alkoholtoxisch verdächtig sein. Eine Abklärung erfolgt dann differentialdiagnostisch: intrakranielle Raumforderung (Tumor cerebri), Blutung, Ischämie.

* **Alkoholtoxische Kleinhirnrindenatrophie und Degeneration der Corpora mamillaria.** Dieses Krankheitsbild entwickelt sich im allgemeinen schleichend und ist charakterisiert durch Gangataxie, Dysarthrie und Tremor, der sich auch trotz Alkoholzufuhr nicht oder kaum bessert.

* **Polioenzephalitis haemorrhagica superior acuta** (Wernicke Enzephalopathie); siehe Abschnitt 5.4.4.

Irreversible psychische Folgen des chronischen Alkoholismus

Näheres zu den reversiblen und irreversiblen psychischen Folgen im Abschnitt 5.4.1. In späteren Stadien kommt es, wie bereits im genannten Abschnitt beschrieben, zu fortschreitender alkoholtoxischer Wesensveränderung mit zunehmender hirnorganischer Leistungsminderung (organisches Psychosyndrom). Demenz stellt dann die schwerste irreversible psychiatrische Folge dar.

Soziale Folgen des chronischen Alkoholismus und der Drogenabhängigkeit
(siehe auch 5.1.7)

Psychosoziale Folgen bei chronischem Alkoholismus sind das Ergebnis der alkoholtoxischen Persönlichkeitsänderung und der vorgegebenen, meist neurotisch verdichteten Wesensstruktur. Diese verhängnisvolle Kombination verstärkt und verschärft bestehende Konflikte in den verschiedenen Lebensbereichen und bedingt neue schwerwiegende Lebensschwierigkeiten.

Charakteristisch für die ausgeprägte Drogenabhängigkeit ist die bereits mehrfach erwähnte Deprivation, der Verfall sittlicher und moralischer Verhaltensnormen der früheren Persönlichkeit.

Ähnlich wie beim Alkoholismus führt auch die chronische Zufuhr von Halluzinogenen und anderen „psychedelischen" Drogen nicht selten zu einer irreversiblen Wesensveränderung, so daß auch bei Mißbrauch dieser Substanzen psychosoziale Folgen negativer Art zu erwarten sind.

Die psychosozialen Folgen im einzelnen:
* Gefährdung der partnerschaftlichen Beziehungen (Abwendung des Ehepartners, evtl. Ehescheidung); zusätzlich wirkt sich auch der Eifersuchtswahn des Alkoholikers aus.
* Zunehmende Bindungslosigkeit
* Vernachlässigung der Familie
* Gefährdung des Arbeitsplatzes, Kündigung und damit Gefahr des sozialen Abstiegs
* Erhöhte Unfallgefährdung
* Vermögenseinbußen
* Führerscheinverlust
* Belastung der Allgemeinheit, die sich gegen solche Inanspruchnahme wehrt
* Delinquenz mit strafrechtlichen und zivilrechtlichen Konsequenzen

Das schlechte Gewissen wird durch jeden Konflikt vermehrt und damit zur Energiequelle für den Circulus vitiosus des sich selbst verstärkenden Krankheitsprozesses. Unumstritten entwickelt sich jeder Alkoholkranke über kurz oder lang zum bedeutenden neurotisierenden Faktor für Partner und vor allem für Kinder. Leider werden diese Sekundärfolgen viel zu wenig beachtet und auch von der Öffentlichkeit nahezu völlig ausgeblendet.

Leider wird auch der Alkohol als teratogene Noxe zu wenig beachtet. Schädigungen der Kinder werden mit dem Terminus **Alkoholembryopathie** umschrieben. Auch hier ergeben sich erneut erhebliche psychosoziale Folgen und Belastungen für die Allgemeinheit. Eine Indikation zur Interruptio aus eugenischer Indikation ergibt sich aber nur zwingend bei Schwangeren in der chronischen Phase der Alkoholkrankheit. Zwar erfolgt die Schädigung des Embryo überwiegend im ersten Trimenon, dennoch wird aber die toxische Wirkung des Alkohols entsprechende Schäden im ZNS des Foetus hinterlassen.

Infektionsgefahren bei Drogensucht

Drogen, die von dem Süchtigen injiziert werden, führen häufig zu übertragbaren Infektionskrankheiten, da beim Gebrauch der Drogen kaum auf Sterilität geachtet wird und die Nadeln mehrmals Verwendung finden. Mitunter werden die Injektionsnadeln sogar mit einer Nagelfeile nachgeschärft. Früher war die Hepatitis B die typische Infektion der Drogenabhängigen. Heute ist das Schreckgespenst unter den Infektionskrankheiten des Drogensüchtigen die Immunschwäche AIDS, hervorgerufen durch das HIV-Virus. Neuesten Erhebungen entsprechend sind derzeit nahezu 30% der Drogensüchtigen mit dem genannten Virus infiziert, d.h. sind HIV-positiv. Der Anteil der manifest Erkrankten liegt jedoch wesentlich darunter.

6 (GK: Kap. 13) ABNORME ERLEBNISREAKTIONEN, NEUROSEN, PERSÖNLICHKEITSSTÖRUNGEN

6.1 (13.1)   ABNORME ERLEBNISREAKTIONEN

6.1.1 (13.1.1)   Entstehungsbedingungen

Nach Tölle versteht man unter einer abnormen Erlebnisreaktion „eine akute und meist kurz dauernde inadäquate Reaktion auf einen bestimmten umschriebenen Konflikt mit der Folge gesundheitlicher Störungen".

Der Begriff der „abnormen Erlebnisreaktion" wurde von der deutschen Psychiatrie geschaffen. Heute spricht man jedoch mehr von Neurosen. Synonyma für abnorme Erlebnisreaktionen sind: Konfliktreaktion, psychogene Reaktion, neurotische Reaktion, Neurose, psychoreaktive Störung (nach Bleuler), abnorme seelische Reaktion, neurotic disorder.

Neurosen lassen sich keinesfalls auf einzelne aktuelle Konflikte zurückführen; sie sind komplizierte Entwicklungen gesundheitlicher Störungen, die vielmehr inadäquate Verarbeitungen länger anhaltender Konflikt- und Frustrationssituationen sind. Solche pathogenen Situationen lassen sich meist bis in die frühe Kindheit zurückverfolgen. Die Reaktion auf die Konfliktsituation nennt man einfach Konfliktreaktion. Diese ist genaugenommen die einfachste Form einer Neurose.

Abnorme Erlebnisreaktionen sind immer an äußere Belastungen gebunden. Dabei spielen für die Entstehung abnormer Erlebnisreaktionen der Einfluß ambivalenter Einstellungen, intrapsychische Konflikte und charakterliche Dispositionen eine Rolle. In der überwiegenden Zahl der Fälle liegen die psychischen Alterationen in den Phasen der Kindheit: Orale Phase (z.B. Verlust der ersten Beziehungsperson − psychischer Hospitalismus), anale Phase (übertriebene Sauberkeitserziehung − Frustrationsgefühle und Aggressivität), phallische Phase (= ödipale Phase, der Ödipus-Komplex ist der Prototyp eines Ambivalenzkonfliktes in den zwischenmenschlichen Beziehungen).

Wie oben angeführt lassen sich Neurosen nicht auf einzelne Erlebnisse, Frustrationen oder „Traumen" zurückführen. Bei der Entstehung abnormer Erlebnisreaktionen und bei der Entstehung von Neurosen handelt es sich um komplexe Vorgänge. Dabei greift eine größere Anzahl dispositioneller und peristatischer Umweltfaktoren ineinander. Genaugenommen gibt es so viele Entstehungsweisen wie Lebensschicksale.

Zur Frage nach der Entstehung psychoreaktiver Störungen und auf die Frage, warum einfache emotionelle Reaktionen manchmal ohne deutlichen äußeren Grund so verstärkt, verlängert oder übertragen werden, daß sie die Bedeutung einer Krankheit bekommen, schreibt Bleuler: „Bei der Bildung psychoreaktiver Störungen spielen einmal bestimmte Dispositionen eine wichtige Rolle .... Vor allem aber werden natürliche emotionelle Vorgänge auch deshalb zu Störungen und Krankheiten, weil ihre Weiterentwicklung ins Krankhafte einem ungestillten inneren Bedürfnis entgegenkommt. Zum Teil verschafft sich der Kranke mit der Krankheit eine Teilerfüllung oder Scheinerfüllung seiner Wünsche; er erlebt ihre Erfüllung in der eigenen Phantasie und dramatisiert das Erleben in Krankheitssymptome. Darüber hinaus kann das Krankheitsgeschehen dem Bedürfnis dienen, vor sich und anderen das eigene innere Wesen in seiner Widersprüchlichkeit dramatisch und symbolisch darzustellen, ihm irgendwie Gestalt zu verleihen und es damit zu entwickeln. Bei allen diesen Vorgängen spielen Ambivalenz und Verdrängung ins Unbewußte bedeutsame Rollen .... Bei vielen psychoreaktiven Krankheiten (Bleuler setzt diesen Ausdruck für „Neurosen") ist leicht festzustellen, daß sie einen bestimmten Zweck verfolgen und einen aktuellen Krankheitsgewinn eintragen." Zu dem letzt genannten Sachverhalt liefert Bleuler auch das passende Beispiel: So heiratet eine Patientin im hysterischen Dämmerzustand halluzinatorisch den verlorenen Geliebten, oder sie erlebt sexuelle Erfüllung, die ihr in Wirklichkeit schon das eigene Gewissen nicht gestattet.

Dem Abschnitt 6.2, Allgemeine Neurosenlehre, soll hier jedoch noch nicht vorgegriffen werden; näheres hierzu deshalb unter dem angegebenen Abschnitt. In diesem Zusammenhang soll aber nicht unerwähnt bleiben, daß die Abgrenzung zwischen einer reinen abnormen Erlebnisreaktion und einer Neurose sehr schwierig, mitunter sogar nicht möglich ist.

Schwere Belastungen (massive körperliche und seelische Einwirkungen mit existentieller Bedrohung) sind nicht Entstehungsbedingungen abnormer Erlebnisreaktionen. Solche schweren Einwirkungen führen allenfalls zu kurzfristigen Primitivreaktionen, was die auffallend gute Toleranz des Organismus widerspiegelt. In den Kriegs- und Nachkriegsjahren ließ sich keine Zunahme an neurotischen Erkrankungen beobachten. Zwar finden sich heute noch als Spätfolgen nach jahrelanger Konzentrationslagerhaft (sog. KZ-Syndrom/Überlebenden-Syndrom) Mangel an Initiative, Durchschlafstörungen, Angstträume mit Wiederkehr der Angstsituationen, Angstgefühle am Tage. Man ist sich heute jedoch darüber weitgehend einig, daß neurotische Fehlhaltungen, so z.B. Konversionssymptome praktisch keine Spätfolgen solcher Erlebnisse darstellen.

Entlastungen spielen da schon eine bedeutendere Rolle für die Entstehung abnormer Reaktionen. Dies gilt nicht nur für neurotische Erkrankungen, sondern auch für die Manifestation organischer Krankheiten, eines apoplektischen Insultes, eines Herzinfarktes, einer Enzephalomyelitis und einer endogenen Depression. Das pathogenetische Agens ist dabei der plötzliche rapide Wegfall einer zielgerichteten Anspannung (Rückkehr aus Gefangenschaft, Zeit nach bestandenem Examen, Beginn des Urlaubs nach schwerer Arbeit, usw.). Tölle schildert dies recht anschaulich: „Der Mensch, der es gelernt hat, alle Belastungen und Anstrengungen auf sich zu nehmen und sich gegen alle Schwierigkeiten zu wehren, glaubt nun, gleichsam seine Rüstung ablegen zu können und ist deshalb in erhöhtem Maße verwundbar. Es kann ferner hinzukommen, daß in der veränderten Lebenssituation mit einer solchen Entlastung Neubelastungen verbunden sind" (Tölle, Psychiatrie, Springer-Verlag).

Konstitution bzw. genetische Faktoren spielen ebenfalls eine nicht unerhebliche Rolle bei der Entstehung von abnormen Erlebnisreaktionen. Dabei soll aber gesagt sein, daß die Bedeutung der Konstitution bei Neurosen weit weniger untersucht wurde als bei Psychosen. Recht anschaulich haben jedoch Zwillingsuntersuchungen gezeigt, daß monozygote Zwillinge etwa doppelt so oft gleichzeitig eine Neurose hatten wie heterozygote Zwillinge. Besonders bei Zwangsneurosen liegen die Konkordanzzahlen außerordentlich hoch. Keinesfalls darf aber eine Neurose ausschließlich mit genetischen Faktoren erklärt werden. Umweltbedingungen sind sicher wesentlich bedeutsamer als die genetische Vererbung, und gerade die Familie spielt hier eine besondere Rolle. Man spricht von sozialer Vererbung.

Hirnorganische Faktoren können durchaus zu einer Veränderung der Reaktionsbereitschaft führen und somit die Entwicklung von neurotischen Störungen begünstigen. Mit anderen Worten: Ein zerebral vorgeschädigtes Kind ist weniger in der Lage, Lebenskonflikte zu bewältigen als ein hirngesundes. Selbstverständlich gilt dies auch für später erworbene Hirnschädigungen traumatischer, entzündlicher (Meningitis) und dystrophischer Art. Dadurch wird die Konfliktbereitschaft erhöht und die Fähigkeit, Konflikte zu verarbeiten, eingeschränkt.

Soziale Faktoren sind für die Entstehung von abnormen Reaktionen ebenfalls bedeutsam. Dabei muß in Rechnung gestellt werden, daß Menschen mit höherem Lebensstandard eher einen Arzt aufsuchen und so eventuell eine neurotische Entwicklung verhindert werden kann. Zwar sind in der heutigen Wohlstandsgesellschaft die äußeren Lebensbedingungen wesentlich erleichtert, das Konfliktrisiko jedoch steigt mit den Möglichkeiten der Lebensgestaltung und bei einem größeren Maß an Freizügigkeit. Die Neurosesymptomatik hängt von der jeweiligen Lebensform einer Gesellschaft ab, was sowohl bei transkulturellen Untersuchungen, aber auch bei Vergleichen zwischen Zeitabschnitten in einem Kulturbereich nachgewiesen werden konnte.

Fehlkonditionierung bezeichnet ein fehlerhaft ausgeprägtes erlerntes Verhalten. Entsprechend den psychologischen Lerntheorien wird die neurotische Symptomatik als ein fehlerhaft geprägtes erlerntes Verhalten angesehen.

6.1.2 (13.1.2) Ausgewählte Beispiele

A) Abnorme Verlustreaktion

In der Psychoanalyse spricht man auch von primärem Objektverlust. Seine Hauptrolle spielt die abnorme Verlustreaktion in der oralen Phase. Bei Verlust der ersten

Beziehungsperson (Mutter) im frühesten Kindesalter entsteht u.U. der psychische Hospitalismus. Verlusterlebnisse im Erwachsenenalter führen zu trauriger Verstimmung. Ursachen sind meist Schicksalsschläge (Verlust von Verwandten, Ehemann, Kindern usw.) oder unüberwindliche Lebensschwierigkeiten (z.B. Rente, Invalidität usw.). Meist ist die traurige Verstimmung im Verhältnis zum Anlaß überaus schwer ausgeprägt oder hält ungewöhnlich lange an.

Symptomatik: Gedrückte Simmung, „Versteinerung", Selbstanklage, psychovegetative Symptome, psychogene körperliche Störungen.

Nur selten besteht eine vollständige Hemmung, allerdings kann es unter besonderen Umständen zur „Versteinerung" kommen. Meist denken dann die Betreffenden immer wieder und oft andauernd an das bedrückende Erlebnis, fühlen sich selbst schuld an den Geschehnissen, leiden unter Selbstvorwürfen und klagen sich selbst an. Die gedrückte Stimmung kann sich auch körperlich auswirken: Die Betroffenen haben Magenschmerzen, Herzarrhythmien usw. In der Beziehung zum verlorenen Objekt bestehen beim Patienten narzisstisch-infantile Anteile.

Die traurig-gedrückte Stimmung der abnormen Verlustreaktion muß von der normalen Trauer und der neurotischen Depression abgegrenzt werden. Bei der normalen Trauerreaktion handelt es sich um ein erlebnisadäquates Verstimmtsein bei betrüblichen Anlässen. Man spricht von Traurigkeit. Durch „Trauerarbeit" kann diese Traurigkeit überwunden werden, mit dem Erfolg, daß das Ich wieder frei und ungehemmt ist. Bei abnormer Erlebnisreaktion ist die Trauer stärker und hält länger an. Die Ursache muß auf einen vorbestehenden Konflikt zurückgeführt werden. Mit Sicherheit ist die abnorme Reaktion auf den Verlust des geliebten Objektes deshalb so extrem, weil in die Beziehung unbewußte narzisstisch-infantile Wünsche oder Erwartungen eingehen. Diese sind jedoch nicht so stark, daß sie zu einer neurotischen Konfliktentstehung, also zu einer neurotischen Depression führen. Bei dieser reichen nämlich die seelischen Konflikte weit zurück bis in die Kindheit. Die Konflikte bestanden schon vor dem Verlust und bereits vor diesem war der Betroffene depressiv verstimmt. Der Verlust ist dann lediglich der Auslöser. Genaugenommen handelt es sich bei der abnormen Verlustreaktion mit entsprechend depressiver Verstimmung um eine reaktive Depression. Eigentlich ist bei einer reaktiven Depression (bzw. depressiven Reaktion) immer ein bestimmter Verlust die Ursache; so wird auch von einigen Autoren die abnorme Verlustreaktion mit der depressiven Reaktion gleichgesetzt.

Eine depressive Reaktion als abnorme Verlustreaktion kann auftreten bei schwerer unheilbarer Erkrankung (Verlust der Gesundheit), bei Tod einer Bezugsperson (Verlust der entsprechenden Person), bei Kündigung (Verlust des Arbeitsplatzes), bei finanziellen Schwierigkeiten (Geldverlust) usw.

Die depressive Reaktion (reaktive Depression) muß abgegrenzt werden gegen die depressive Psychopathie, gegen die depressive Neurose, gegen die endogene Depression und andere depressive Syndrome.

B) Erschöpfungsreaktion

Synonyma sind: neurasthenisches Syndrom, vegetative Dystonie, Neurasthenie, vegetative Neurose, psychasthenisches Versagen, Neuropathie, Nervosität, psychoreaktives Elementarsyndrom, allgemeines psychosomatisches Syndrom, neurozirkulatorische Dystonie.

Man beobachtet körperlich und seelisch eng miteinander verflochtene Erscheinungen wie Abgespanntsein, Leistungsinsuffizienz, erhöhte Ermüdbarkeit, Konzentrationsschwäche, reizbare Erschöpfung, Schreckhaftigkeit, Stimmungsschwankungen, Bedrücktsein, Lustlosigkeit. Ferner erkennt man eine Vielfalt psychovegetativer Symptome: Kopfschmerzen, Schwindel, Augenflimmern, Schlafstörungen, Fingerzittern, lebhafte Reflexe, beschleunigter Puls, unangenehm empfundene Extrasystolen, Herzbeschwerden, Magenbeschwerden, Inappetenz, Verstopfung, evtl. Durchfall, Potenzstörungen.

Zusammengefaßt also: körperlich und seelisch eng miteinander verflochtene Erscheinungen.

Man sieht häufig jahrelange Verläufe; manchmal über Stadien gehend: neurasthenisches Prodromalstadium mit „reizbarer Schwäche" → psychosomatisches Stadium mit funktionellen Organbeschwerden → depressives Stadium ängstlich-unruhiger, stark vitalisierter Ausformung. Die Übergänge von diesen Bildern zu den lang hingezogenen neurotisch-depressiven Entwicklungen sind fließend.

Körperliche und seelische Überforderung, der ein solcher Organismus aus bestimmten Gründen (Konstitution, Lebensgeschichte) nicht gewachsen ist, sind die Ursache der Erschöpfung. Versagens- und Erschöpfungszustände treten umso eher auf, je asthenischer ein Mensch ist. Andererseits jedoch können, wie oben angeführt, schwerste physische und psychische Belastungen und Schicksalsschläge ohne Erschöpfungsreaktionen ertragen werden. In Zeiten zielgerichteter Anspannung werden Belastungen meist hintangehalten, diesen meist wenig Beachtung geschenkt. Vermutlich wirkt eine andauernde Anspannung, sozusagen eine Fluchtbereitschaft, autoprotektiv (selbstschützend).

Mit Sicherheit ist allein vom Ausmaß äußerer Belastung die Toleranzschwäche nicht abhängig; denn schwere Belastungen werden im allgemeinen umso leichter als Überforderung empfunden und mit einem entsprechenden Erschöpfungssyndrom beantwortet, je weniger sinnvoll die Motivation ist. Hier gilt das, was wir auch an uns beobachten: Für unsinnig erachtete und wenig reizvolle Tätigkeiten werden mit entsprechender Unlust ausgeübt. Bei entsprechender Konstitution und Lebensgeschichte kommt es dann zu körperlicher und seelischer Überforderung und zu Erschöpfungserscheinungen. Das größte Gewicht als Entstehungsbedingung kommt jedoch einem nicht bewältigten Konflikt zu. Einer sogenannten „Flucht in die Arbeit" folgt umso eher eine Erschöpfung, als derartiges Arbeiten auf die Dauer nicht als sinnvoll erlebt werden kann.

Eine ganz typische Konfliktquelle ist die Zweifach- oder Dreifachbelastung: Häufig beobachtet man dies bei Bäuerinnen, die zum einen im Haushalt, zum anderen in der eigenen Landwirtschaft arbeiten und außerdem auch noch die Kinder versorgen müssen. Anfänglich scheinen für das Erschöpfungssyndrom ständige Überarbeitung und Schlafentzug verantwortlich zu sein; der Konflikt wird jedoch deutlich, wenn jede dieser Tätigkeiten nicht des Geldes wegen erstrebenswert erscheint, sondern aufgrund einer krankhaft anmutenden Zwiespältigkeit weder die eine noch die andere Arbeit aufgegeben werden kann. Zudem werden Versäumnisse in der Familie (Kindererziehung) als schuldhaft empfunden: Überforderung → Konflikt → Erschöpfung → Verstimmungen können sich auf diese Weise in einem circulus vitiosus gegenseitig ungünstig beeinflussen.

Zur Behandlung des Erschöpfungssyndroms können indiziert sein:
* Freizeitplanung
* Arbeitshygiene
* körperliches Ausdauertraining
* befristete Gabe von Tranquilizern
* in schweren Fällen psychotherapeutische Intervention

C) Persönlichkeitsveränderungen unter Extrembelastungen

Die Tatsache, daß noch so extreme äußere Belastungen im allgemeinen gesundheitlich gut toleriert werden, erfährt insofern eine Einschränkung, als bekanntlich aus rassistischen Gründen verfolgte Menschen oft nachhaltige psychische Störungen erleiden. Beispielsweise führte, wie bereits oben erwähnt, die Belastungssituation des Konzentrationslagers bei einigen der Häftlinge zu nachhaltigen psychischen Störungen (KZ-Syndrom, Überlebenden-Syndrom). Bei derartigen Belastungen sprechen wir von Extrembelastungen. Extrembelastungen des KZ-Aufenthaltes sind nicht nur die lange Dauer, die ungünstigen hygienischen Verhältnisse, die Krankheiten und Mißhandlungen, die mangelhafte Ernährung und Schwerstarbeit. Die ständige Todesfurcht und das Miterleben der Ermordung von Angehörigen, die haßerfüllten Schikanen und die permanente Konfrontierung mit Vernichtungsmaßnahmen führten zu weit tiefgreifenderen seelischen Schädigungen. Die schlimmste Auswirkung jedoch hatte die absolute Entwürdigung der persönlichen Existenz. Die Extrembelastung ergibt sich also aus der totalen Sinn- und Wertberaubung der persönlichen und sozialen Existenz und der Unaufhörlichkeit des Unerträglichen. Wie aber ebenfalls bereits erwähnt, führte der KZ-Aufenthalt nicht zu neurotischen Fehlhaltungen im herkömmlichen Sinn, sondern zu einer ganz speziellen seelischen Schädigung, die als KZ-Syndrom bezeichnet wird.

Aus all dem Gesagten resultiert die psychopathologische Symptomatik: depressive Grundstimmung, asthenische Leistungsinsuffizienz, Mangel an Initiative, Durchschlafstörungen, Angstträume mit Wiederkehr der Angstsituationen, Angstgefühle am Tage und diverse vegetative Störungen, Gefühl der Überlebensschuld, Kontaktstörung, Neigung zum Weinen, jedoch keine Zwangserscheinungen.

Statt von einer Neurose spricht man hier besser von einem erlebnisbedingten Persönlichkeitswandel oder einer Umstrukturierung der Persönlichkeit. Bei solchen Menschen sind in allen Lebensbereichen Verhalten und Erleben von Angst, Verbitterung, Verunsicherung und Resignation gekennzeichnet. Es ist ihnen unmöglich, die schrecklichen Erlebnisse zu vergessen oder zu verdrängen.

Unter den genannten Symptomen steht die Angst im Vordergrund und wird deshalb als Kernsymptom bezeichnet. Vor allem bei Verfolgten im mittleren Lebensalter tritt besonders die Angst in den Vordergrund, während bei älteren Patienten eher chronisch depressive Verstimmungszustände auftreten. Vor allem in ausweglosen Situationen geben nicht selten entgegengesetzte Überzeugungen der Persönlichkeit Halt und bewahren diese vor dem Aufgeben und Verzweifeln (z.B. Glaubensüberzeugungen, ideologische Überzeugungen).

6.1.3 (13.1.3) Therapie

Bei den abnormen Erlebnisreaktionen stehen die Soziotherapie, die psychotherapeutische Krisenintervention und die supportive Psychotherapie im Vordergrund. Von besonderer Wichtigkeit ist die Veränderung der Situation als soziotherapeutische Maßnahme mit dem Ziel der Eingliederung und der beruflichen Rehabilitation. Im allgemeinen lassen sich Depression und Angst, durch Extrembelastungen hervorgerufen, nur schwer beeinflussen. Aber selbst wenn abnorme Erlebnisreaktionen im allgemeinen nicht mehr reversibel sind, sind doch psychotherapeutische und evtl. auch medikamentöse Maßnahmen indiziert.

Patienten mit neurasthenischem Syndrom kann das autogene Training zu psychophysischer Entspannung verhelfen. Schwere vegetative Syndrome erfordern jedoch zunächst Schonung, Urlaub und evtl. eine Kur. Ganz wesentlich ist vor allem die Korrektur der krankheitsfördernden Lebensweise. Den Psychopharmaka kommt hier eine untergeordnete Bedeutung zu; in Frage kommen höchstens Tranquilizer, Neuroleptika sind eher kontraindiziert.

Zur Psychotherapie sei noch erwähnt, daß diese erst dann einsetzen soll, wenn die Trauerreaktion eine gewisse Zeit angedauert hat. Dabei ist ein vertrauter Gesprächspartner (Pfarrer, Angehöriger, Ehefrau) oftmals von großer Bedeutung. Näheres zu den Psychotherapie-Verfahren im Kap. 10.

6.2 (13.2) ALLGEMEINE NEUROSENLEHRE
siehe auch GK Med. Psych./Med. Soz. 4.3, 4.4, Kap. 5 und 8.

6.2.1 (13.2.1) Pathogenese aus psychodynamischer Sicht

Der Arzt begegnet heute neurotischen Störungen überaus häufig und schon allein deshalb, aber auch aufgrund der teilweise erheblichen sozialen Auswirkungen stehen sie im Vordergrund unter den psychischen Krankheitsbildern. Auch spielen sie in der allgemeinen Medizin eine größere Rolle als Psychosen und organische Hirnkrankheiten. Bereits im Abschnitt 6.1 wurde die Pathogenese der Neurose angeschnitten. Nachfolgend nun Näheres zur Entstehung der Neurosen aus psychodynamischer Sicht.

Bei den einfacheren psychoreaktiven Störungen kennt der Kranke manchmal die wesentlichen Ursachen (Überanstrengung, Verlust eines Partners, usw.), und auch seinen Mitmenschen sind diese offensichtlich. In vielen Fällen aber sind dem Kranken die Zusammenhänge seiner Störungen mit seinen Erlebnissen und seiner inneren Lage keineswegs klar und oft völlig unbewußt. Vielfach kennt er nicht einmal mehr die affektbetonten Vorgänge, die bei der Auslösung seiner Störung von Bedeutung waren. Der Kranke erlebt die Störungen in seinem Bewußtsein heutzutage meist in gleicher Form wie eine körperliche Krankheit. Früher hielt man solche Störungen für eine Verzauberung, für Besessenheit durch böse Geister oder durch den Teufel. Nach dem heutigen fachärztlichen Sprachgebrauch bezeichnet man solche lang dauernden psychoreaktiven Erkrankungen als Neurosen, bei denen dem Kranken die Zusammenhänge zwischen Symptomatik und Lebenserfahrung und Persönlichkeit unbewußt bleiben. Neurosen entwickeln sich im Zusammenhang mit dem Erleben von Vorgängen in der Umwelt oder im Erleben von inneren Trieben und Bedürfnissen, die dem Selbstbewußtsein unerträglich sind; denn alles was dem Selbstbewußtsein nicht erträglich ist, wird aktiv vergessen, d.h. verdrängt. Keinesfalls sind aber die Schwierigkeiten durch die Verdrängung überwunden, und aus dem Unbewußten heraus können verdrängte Inhalte weiter wirken, können störend und quälend werden; es liegt dann eine neurotische Erkrankung vor.

Die Ursache einer Neurose ist immer ein Konflikt. Ein solcher kommt dann zustande, wenn in einem Menschen zwei Bestrebungen von vitaler Bedeutung widersprüchlich und unvereinbar auftreten und somit ein Entscheidungsdruck entsteht, was aber — wie erwähnt — dem Betreffenden unbewußt bleibt. Neurotische Verhaltensweisen sind also Zeichen eines unbewußten intrapsychischen Konflikts, bei dem die Ambivalenz eine ganz erhebliche Rolle spielt. Bleuler schreibt dazu: „Fühlt man sich gedrängt, gewaltsam und kämpferisch Höchstleistungen zu erringen, und will einen eine jämmerliche, feige Angst daran hindern, so muß man entweder das Geltungsstreben oder die Angst ignorieren und verdrängen. Damit werden Voraussetzungen einer neurotischen Entwicklung geschaffen." (Bleuler, Lehrbuch der Psychiatrie, Springer-Verlag, Berlin–Heidelberg–New York).

Die Ambivalenz, die innere Zwiespältigkeit also, spielt bei der Entwicklung von Neurosen die wichtigste Rolle. Beim neurotischen Konflikt liegt eine innere Zerrissenheit vor, und durch äußere Einflüsse und Erlebnisse wird der Konflikt verschlimmert, weil diese nach einer klaren Entscheidung verlangen. Aufgrund der inneren Zerrissenheit ist jedoch eine klare Entscheidung nicht herbeizuführen.

Bis zum heutigen Tag kann noch nicht eindeutig erklärt werden, wie die krankmachende Ambivalenz zur Grundlage neurotischer Entwicklung wird. Man nimmt an, daß sowohl angeborene (z.b. konstitutionelle Disharmonien, psychische Disharmonien) als auch erworbene Ursachen eine Rolle spielen. Im Vordergrund stehen hierbei aber letztere; denn Zerrissenheit in den persönlichen Bestrebungen hat häufig Zusammenhänge mit Zerrissenheit des Erlebens, vor allem auch des Erlebens schon in frühester Kindheit. So reichen neurotische Fehlentwicklungen häufig bis in die frühe Kindheit zurück. Besonders ungelöste Konflikte aus dem Kleinkindesalter können auch im reiferen Alter für die Entstehung von Neurosen von Bedeutung sein. Nach Freud sind vor allem Störungen der Eltern-Kind-Beziehung infantile Wurzeln der Neurose. Huber schreibt dazu: „Es können Verwöhnung, ein zuwenig an Anforderungen, Fixierung und Fesselung an die Eltern durch überfürsorgliche Betreuung und Behütung („over-protection") und ein Mangel an Versagungsreizen ebenso pathogen wirken wie Überforderung, zu große Strenge und Härte (unbefriedigtes Liebes- und Anlehnungsbedürfnis des Kindes), allgemein zerbrochene Familienstrukturen („broken home"-Situationen) und frühkindliche Deprivation (Heimkinder) mit emotionalen Mangelsituationen. Die „Ich-Entwicklung" des Säuglings kann sich nur in engster Symbiose mit der Mutter, die die Rolle eines „Stützichs" übernimmt, positiv gestalten." (G. Huber, Psychiatrie, Schattauer-Verlag, S. 232)

Beispiel einer gefährlichen und neurotisierend wirkenden Disharmonie der Lebenserfahrung: Ein Kind wird einige Jahre von der leiblichen Mutter, dann von einer Stiefmutter aufgezogen, wobei beide verschiedene Erziehungsmethoden und Lebensauffassungen haben; zudem ist das Wesen beider Frauen gegensätzlich.

Auch unüberbrückbare Gegensätzlichkeiten zwischen beiden Elternteilen wirken ebenso neurosebegünstigend wie große Spannungen bei den Eltern hinsichtlich der gelehrten Moral und der tatsächlichen Lebensführung (Eltern geben sich nach außen als fromme und korrekte Bürger und drängen dies auch dem Kind auf; andererseits ist die Mutter heimlich eine Prostituierte und der Vater heimlich ein Trinker).

Das bewußte Ich-Empfinden wird von der Integration vieler Einzelstrebungen zu einem Ganzen gebildet. Die Einzelstrebungen können sich aber auch einzeln geltend machen und dies ist gerade beim neurotischen Menschen im Übermaß und in krankhafter Form der Fall. Eine übertwertige Vorstellung als Einzelstrebung setzt sich bei ihm in störendem Ausmaß durch. Seine Persönlichkeit wird nicht zu einem harmonischen Gefüge, vielmehr setzt sich irgendeine Einzelstrebung, die im Widerspruch zur Gesamthaltung steht, als neurotische Störung durch.

Zwar hat der größere Teil der neurotischen Menschen durch seine Krankheit Vorteile (Krankheitsgewinn); insgesamt gesehen ist dies jedoch eine schwere Aufgabe, um den Gewinn zu erreichen.

Aufgrund der umfangreichen Arbeiten von S. Freud glaubte man über längere Zeit hinweg die Wurzeln der Neurosen vorwiegend in der kindlichen Sexualität verankert. Nach neuerer Auffassung spielt die kindliche Sexualität zwar eine bedeutsame Rolle, jedoch müssen zahlreiche andere Trieb- und Interessenssphären genauso berücksichtigt werden. Nahezu alle Triebe, Strebungen und Interessen können bei neurotischen Entwicklungen beteiligt sein. Allerdings sind erst wenige davon genauer untersucht worden.

Mit Sicherheit wirken sich bei der Entwicklung von Neurosen nicht nur aktuelle Konflikte des Erwachsenenalters, sondern weit mehr die ungelösten Konflikte aus der Kinderzeit aus. Freud hat die infantilen Wurzeln der Neurosen wissenschaftlich geklärt, und seiner Ansicht nach handelt es sich dabei, wie oben erwähnt, überwiegend um psychische Traumen bei gestörter Eltern-Kind-Beziehung.

In verschiedenen kindlichen Phasen können unterschiedliche frühkindliche Konflikte entstehen und Schwierigkeiten im Leben des Erwachsenen können dadurch neuroseerzeugende Bedeutung erhalten, wenn sie an eben jene frühkindlichen Konflikte erinnern.

Dazu folgendes **Beispiel**: Eine Frau mit großem Schutz- und Anlehnungsbedürfnis kann dieses an einem selbstunsicheren und hilflosen Ehemann nicht zufriedenstellen; dieser Konflikt gewinnt insofern an Bedeutung, als sie sich unterbewußt erinnert, daß auch ihr Vater sie als Kind Mitmenschen gegenüber nicht in Schutz nahm.

In einer symbolhaften Form wird das neurotische Symptom den unbewußten aber weiter wirkenden kindlichen Wünschen und Ängsten gerecht: Entspricht der Ehemann einer Frau nicht dem männlichen Idealbild, das sie am Erleben ihres Vaters erwarb, so kann dies zu einer Störung des Sexualempfindens dieser Frau führen. Ähnliches kann sich aber auch dann entwickeln, wenn die Frau ihren Mann unbewußt mit ihrem Vater gleichsetzt und dadurch erhebliche Hemmungen (Angst vor Inzest) in das eheliche Sexualleben hineinträgt.

Nach psychoanalytischer Theorie sind also neurotische Symptome
* unteroptimale Lösungen für intrapsychische Konflikte
* Kompromißbildungen von Impuls mit Abwehr
* Symptome, die in Versuchungs- und Versagenssituationen ausgelöst werden
* Symptome, die auch in Form nahezu normal aussehender Handlungen auftreten können (agieren)

Störungen in der psychischen Entwicklung des Kindes werden besonders anschaulich, wenn man sich dabei an die von der Psychoanalyse beschriebenen Phasen der kindlichen Triebentwicklung hält. Bereits Freud hielt diese Phasen der psychosexuellen Entwicklung schon deshalb für außerordentlich wichtig, weil er dem Entwicklungsstand, in dem sich ein Kind zur Zeit einer Belastung durch Konflikte oder Traumen befindet, eine Bedeutung für Thematik und Art der späteren Neurose beimaß. Den biologisch-psychosozialen Entwicklungsschritten in den Infantilphasen, in der Latenz-, Pubertäts- und Adoleszenzphase kommt eine besondere Bedeutung in der Charakterbildung zu.

Nachfolgend nun die Phasen im einzelnen:

A) Orale Phase

Dauer: 1. - 3. Lebensjahr.

Die Mundzone ist das zentrale Organ, im Mittelpunkt steht die Nahrungsaufnahme, mit anderen Worten: Triebbefriedigung und Lustgewinn durch Saugen. Neben der Ernährung ist vor allem die Pflege, Fürsorge und Zuwendung der Mutter wichtig, und ein Verlust dieser Bezugsperson in der oralen Phase kann sich durchaus verhängnisvoll auswirken. Man spricht von „primärem Objektverlust". So kann es bei mangelhafter oder inkonsequenter Erfüllung emotionaler Bedürfnisse des Säuglings zu schwerwiegenden Störungen der Entwicklung kongnitiver und emotionaler Fähigkeiten sowie des Identitätsgefühls kommen. Nur durch die Mutter-Kind-Beziehung ist die Entstehung eines naiven Grundvertrauens („Urvertrauen") möglich, was für die Entwicklung des Selbstgefühles entscheidend ist. In der oralen Phase finden außerordentlich wichtige und wesentliche Entwicklungsschritte statt und zwar:

* Motorik und Wahrnehmung
* Differenzierung von Gesichtern
* Selbst- und Nichtselbst-Unterscheidung
* Urvertrauen und Urmißtrauen
* Trennungstoleranz (bzw. Trennungsempfindlichkeit)

In der oralen Phase findet die Bildung der Grundhaltung des Charakters statt. Daraus lassen sich auch die Identitätsstörungen und Charakterstörungen erklären, die durch Versagungen im 1. Lebensjahr entstehen können. Daneben kann auch die Ursache psychosomatischer Krankheiten durch Alterationen in der oralen Phase begründet sein (z.B. Magersucht, Fettsucht, Magen-Darmgeschwüre usw.).

Typische psychische Folgen von Störungen in der oralen Phase:

* mißtrauische Grundhaltung
* Sexualitätsstörungen
* Störungen der Mütterlichkeit
* Antriebsstörungen und Autismus

* Syndrom des psychischen Hospitalismus
* anaklitische Depressionen
* exzessive autoerotische Betätigungen

B) Anale Phase

Dauer: 2. bis 3. Lebensjahr

Das Kind erlebt zunehmend die Ausscheidung. Lustempfindungen sind an die Ausscheidungsorgane und -prozesse gebunden. Aufgrund der Beachtung der Ausscheidungsfunktionen durch die Erwachsenen gewinnt auch das Kind selbst Interesse an seinen „Produkten". In dieser Phase entwickelt sich neben der Problematik der Reinlichkeit und Ordnung auch die Problematik des Habens und Nichthabens, ferner die Problematik des Gebens und Nehmens, der Selbstbeherrschung und Selbstbestimmung, Selbstbestimmung gegen Fremdbestimmung, Selbstbeherrschung gegen Sichgehenlassen, Ordnung/Sauberkeit gegen Unordnung/Unsauberkeit. Zusammenfassend gesagt: Es finden die wesentlichen Schritte der Körperbeherrschung statt. Typisch für diese Zeit ist die „Trotzphase", Hier wird die Grundlage für Beherrschung von Trieben und Gefühlen gelegt (Es-Kontrolle).

Eine übertriebene Sauberkeitserziehung und unnötig strenges Erziehen stören die Entwicklung des Kindes, indem Aggressivität und Frustrationsgefühle hervorgerufen werden. Dies wiederum führt unter Umständen zu neurotischen Entwicklungen. Häufig beobachtet werden folgende Verhaltensstörungen: Nachtangst, phobische Verhaltensweisen, Enuresis (Bettnässen), Stottern. Passives und initiativloses Verhalten tritt auf, wenn die Trotzphase mit Gewalt gebrochen wurde und übergefügige Kinder geschaffen wurden. Wie erwähnt, kann auch eine Reinlichkeitsdressur die kindliche Identitätsfindung tiefgreifend stören.

Die anale Phase ist die Quelle der Zwangscharaktere, pedantische und zwanghafte Charakterzüge wurzeln in diesem Lebensabschnitt.

C) Ödipale Phase (Phallische Phase, infantil-sexuelle Phase)

Dauer: 4. bis 7. Lebensjahr.

Hier finden sich Rivalität gegen den gleichgeschlechtlichen Elternteil und Ambivalenz gegen die Eltern, Entdeckung der Genitalien, Kastrationskomplex, Ödipuskomplex.

Ab dieser Zeit will das Kind nun nicht mehr gepflegt, sondern auch anerkannt werden. Der Junge sucht seine Mutter, haßt und fürchtet den Vater als Rivalen. Da beide Gefühle, Liebe und Haß, jedoch ambivalent sind, fühlt sich der Junge gleichzeitig von der Mutter enttäuscht und bewundert den Vater.

Unter **positiv-ödipaler Situation** versteht man eine triadische Beziehung, in der das Kind um den gegengeschlechtlichen Elternteil wirbt und mit dem gleichgeschlechtlichen rivalisiert. Die positive Ödipuskrise enthält beim Jungen eine erotisch-sexuell gefärbte Haltung gegenüber der Mutter. Diese Haltung hat Enttäuschung zur Folge, aber auch Bewunderung gegenüber dem Vater und zugleich Eifersucht. Bei passivfemininer Einstellung dem Vater gegenüber spricht man von negativer Ödipuskrise, wobei dann die Mutter Konkurrentin ist.

Beispiel: Seit einigen Tagen erweist ein 5jähriger Junge seinem Vater eine Reihe von Diensten: Er bringt ihm unaufgefordert seine Pfeife, holt ihm seinen Mantel, wenn er aus dem Hause geht etc. Schließlich erklärt er: „Wenn Mutti wieder zu Oma reist, braucht sie nicht wiederzukommen, ich koche dann für dich."

Entsprechend der psychoanalytischen Theorie handelt es sich in diesem Fall um eine **negativ-ödipale Konstellation (negative Ödipuskrise)**, und man bringt diesen Sachverhalt mit passiver Homosexualität in Zusammenhang.

Nach der Entdeckung, daß ihnen der Penis fehlt, können Mädchen mit einem Penisneid reagieren, während Jungen in Zusammenhang mit ödipalen Wunschphantasien und Bestrafungsbefürchtungen unter Umständen einen Kastrationskomplex aufbauen können. Dabei gibt oft eine erziehende Person den ersten Anstoß für diese Angstentwicklung, indem sie dem Knaben direkt androht, er werde als Strafe (z.B. für die Onanie) seinen Penis verlieren. Zu einer lebhaften Steigerung der Kastrationsangst kommt es aber vor allem dann, wenn der Knabe irgendwann die Entdeckung macht, daß ein Mädchen tatsächlich keinen Penis hat (vermutlich, weil sie die Kastration bereits erlitten hat). Die Angst steigert sich nun dahingehend, daß auch er das gleiche Schicksal bald erleiden muß. Wird die Angst des Jungen nicht überwunden, stellen sich später häufig Potenzstörungen ein, und der Anblick der penislosen Frau mobilisiert ständig erneut die alte Angst. Eine verstärkte passiv-feminine Einstellung hat häufig zur Folge, daß sich der Knabe endgültig mit der Kastration abfindet und um sich der Angst, vom Vaterrivalen aus Rache kastriert zu werden, zu entledigen, gibt er seine männlich-sexuellen Wünsche auf und setzt den Wunsch an ihre Stelle, ein weibliches Genitale zu besitzen und wie die Mutter vom Vater geliebt zu werden.

Mitunter ergibt sich dabei das Gefühl, daß der Penis real verlorengegangen ist. Diese Einstellung gipfelt im Kastrationswunsch, und man spricht vom „femininen Masochismus". Dieser geht mit lebhaften Minderwertigkeitsgefühlen einher und lähmt die männliche Tatkraft.

Andererseits kann die Überwindung der Kastrationsangst zu einer stolzen Verachtung der Frau führen; sie wird dann als minderwertig eingestuft. Dies kann später dazu führen, daß der Mann, der dieser Einstellung verhaftet ist, seine Geringschätzung in sexueller Bedenkenlosigkeit gegen die Frau demonstriert. Jedoch verrät ein übersteigerter phallischer Stolz, daß sich der Knabe und Mann nur mühsam und deshalb überschießend einer unbewußt noch vorliegenden Kastrationsangst zu erwehren sucht.

Beim Mädchen, das zunächst den Penismangel zur Kenntnis nimmt, kann sich der Kastrationskomplex des Mädchens, der sog. Penisneid, entwickeln. Das Mädchen nimmt an, es habe den Penis als Strafe für die Onanie verloren und fühlt sich im übrigen von der Mutter benachteiligt, da diese es ohne männliches Glied geboren hat. Eine Zeit lang nimmt das Mädchen an, der Penis werde noch nachwachsen, sieht sich dann aber in dieser Erwartung getäuscht. Wird der Peniswunsch nicht aufgegeben, so bleibt ein Minderwertigkeitsgefühl zurück, was dann schwere Folgen hat, wenn das Kind bereits früher entsprechenden Enttäuschungen ausgesetzt war, „zu kurz gekommen" zu sein. Lehnt sich das Mädchen dagegen auf, dann bildet sich ein Männlichkeitskomplex aus, wobei das Mädchen die verschiedensten männlichen Wesenszüge annimmt und später als erwachsene Frau keine volle sexuelle Befriedigung erlangen kann. Wenn das Mädchen hingegen den Penisneid aufgeben kann und sich bei ihr die Überzeugung bildet, den Penis durch ein Kind ersetzen zu können, dann ist die Voraussetzung für eine befriedigende weibliche Identitätsfindung gegeben.

Im übrigen ist der Ödipus-Konflikt durchaus „physiologisch", und lediglich sein Persistieren infolge einer gestörten weiteren Entwicklung (konflikthafte Elternbeziehungen mit Frustration, Angst, Aggression) ist als abnorm oder pathogen anzusehen. Beim Ödipus-Komplex handelt es sich um den Prototyp eines Ambivalenzkonfliktes in den zwischenmenschlichen Beziehungen.

Es sei noch erwähnt, daß auch ohne Tabus das Bewußtwerden des Geschlechtsunterschiedes für das Kind angstbesetzt ist.

In der Entwicklung folgt dann der ödipalen Phase die Latenzzeit.

D) Latenzzeit

Dauer: 7. bis 12. Lebensjahr.

In diesen Zeitraum fällt der erste Gestaltwandel in Form der körperlichen Streckung. Die infantil-sexuellen Strebungen treten in dieser Zeit zurück. Das Kind ist allmählich in der Lage, Kausalzusammenhänge zu erkennen und wenigstens teilweise Realität und Irrealität voneinander zu unterscheiden. Das Gefühl für Ausdehnung, Maß, Material, Raum und Zeit wird in der Zeit zwischen dem 7. und 12. Lebensjahr gebildet. Im allgemeinen ist dieser Zeitraum weniger anfällig für psychische Alterationen, allerdings können (aufgrund schulischer Probleme) depressive Verstimmungen auftreten.

E) Pubertät

Dauer: 14. - 18. Lebensjahr.

Dieser biologische Einschnitt im Leben des Menschen bedingt eine große Anzahl von Problemen. Dies trifft vor allem für hochzivilisierte Gesellschaften zu, da sich dort die psychosoziale Situation des Heranwachsenden nicht gleichzeitig und in entsprechender Weise ändert. In diesen Lebensabschnitt fällt auch der 2. Gestaltswandel.

Jetzt erst beginnt sich allmählich das abstrakte Denken zu entwickeln, und der Jugendliche wird in seinem Denken immer unabhängiger von der direkten unmittelbaren sinnlichen Anschauung. Jedoch nicht nur bezüglich der Sexualbetätigung, sondern auch ganz allgemein bleibt dem Jugendlichen der Zutritt zum Erwachsensein noch längere Zeit verschlossen. Endgültig vollzieht sich der Zutritt zur Erwachsenenwelt im 3. Lebensjahrzehnt.

Charakteristisch für die Pubertät ist die stark zunehmende, hormonell ausgelöste Triebspannung und außerdem die phasenspezifische Labilität des Gefühlslebens. Sehr leicht können sich in dieser Zeit neurotische und psychotische Verhaltensstörungen herausbilden. Allerdings hat der Mensch in dieser Zeit noch einmal die Chance, alte Kindheitskonflikte zu lösen und sich somit dieser zu entledigen. Gelingt ihm dies nicht, kommt es zu einer Manifestierung der Fehlhaltung.

Typische Erkrankungen dieses Entwicklungsabschnittes sind die psychogene Magersucht (Anorexia nervosa) und die psychogene Fettsucht (siehe Kap. 4). Vereinzelt beobachtet man psychische Erkrankungen ähnlich denen von Erwachsenen aufgrund psychosexueller Reifungsprozesse, aber auch phasische Depressionen (juvenile Depressionen), die den depressiven Zuständen Erwachsener sehr gleichen. Emotionale Labilität und verschärfte Auseinandersetzung mit der Umwelt führen zum typischen sogenannten Weltschmerz (reversible depressive Reaktion; „Leiden des jungen Werthers" von Goethe).

Ihren Beitrag zur psychischen Veränderung dieses Lebensabschnitts leisten auch das Längenwachstum, Labilität von Kreislauf und Nervensystem und die Ausbildung der sekundären Geschlechtsmerkmale.

F) Adoleszenz

Dauer: 20. - 30. Lebensjahr.
Beginn der Zielsetzung, Selbstbestimmung und Übernahme von Verantwortung. Der Grundstein dafür wird bereits in der Pubertät gelegt, Entwicklung und Ausbau dieser Fähigkeiten ist typisch für diesen Abschnitt des Lebens. In der Adoleszenz kommt es jedoch nicht selten zu Überforderungssituationen, und auch hier wird ein ähnliches „Weltschmerzsyndrom" beobachtet wie in der Pubertät. Immer häufiger begegnet man heute der sog. Adoleszentenkrise, die gekennzeichnet ist von Depressivität, Arbeitsunlust, Hoffnungslosigkeit, Zukunftsangst („no future"), mitunter Aggressivität und Ablehnung der Gesellschaft, u.U. Suizidalität.

Folgen der Asynchronie körperlicher und psychischer Reifung

Im allgemeinen erfolgt die körperlich-biologische Reife früher als die Sozialisation. Die körperliche Reife ist sozusagen vorgelegt. Dies gilt zumindest für das heutige Industriezeitalter; denn in den vergangenen Jahrhunderten galten junge Menschen früher als erwachsen. So konnten Mädchen im 13. Jahrhundert bereits mit zwölf

Jahren eine rechtsgültige Ehe schließen. Etwa im gleichen Alter begann man damals Medizin zu studieren. Keine Seltenheit waren zu damaliger Zeit Professoren unter 20 Jahren. So konnte man noch zur Goethezeit bereits mit 14 Jahren Volksschullehrer werden.

Heutzutage besteht Disharmonie von Sozialisation und biologischer Reife, was natürlich psychopathologische Störungen begünstigt. In den meisten Fällen ist die körperliche Reife mit 12 Jahren abgeschlossen, Heirats- und Berufsfähigkeit jedoch besteht erst einige Jahre später. Die Folge sind Fehlanpassungen, die man typischerweise bei den Naturvölkern kaum beobachtet. Dort nämlich liegen Rechte und Pflichten in der Gemeinschaft eng beieinander mit der Geschlechtsreife. Asynchronie von körperlicher und psychischer Reifung ist also in ihrem Ausmaß abhängig von der jeweiligen kulturellen Gesellschaft. In Kulturen mit geringer Asynchronie sind Fehlanpassungen selten.

Prognose von Pubertätskrisen

Der Entwicklungsrückstand (Retardierung, Reifungshemmung) ist typisch für den neurotischen Menschen. Dieser hat den altersentsprechenden Grad an psychischer Entwicklung (manchmal auch somatischer Entwicklung) nicht erlangt. Diese Diskrepanz führt nicht selten zu Konflikten. Von der Umwelt gestellte Anforderungen können nicht erfüllt werden, da die Persönlichkeit über entsprechende Möglichkeiten noch nicht verfügt.

Zu Reifungskrisen kommt es überwiegend in den Entwicklungsphasen des Kindes, meist in der Pubertät, aber auch in der Adoleszenz. Hatte das Kind zunächst den altersentsprechenden Entwicklungsgrad erreicht, erfolgte dann aber ein Rückzug auf frühere Entwicklungsstufen, so spricht man von Regression. Der Psychoanalytiker spricht von einer Rückverlagerung der Libido in Stadien infantiler Fixierung. Die Regressionstendenz ist ein typisches Merkmal neurotischer Fehlentwicklungen und hat die Aufgabe, das Individuum in Konfliktsituationen zu entlasten. Dies heißt jedoch keineswegs, daß Regressionen für Neurosen spezifisch sind; man findet sie auch relativ häufig und in besonders ausgeprägter Form bei Schizophrenen.

Zusammenfassend sei gesagt, daß die Prognose umso ungünstiger ist, je früher Störungen auftraten. Kam es bereits während der frühen Kindheit zu psychischen Schäden, so ist die Prognose besonders ungünstig. Unbedingt muß auch zwischen Pubertätskrisen mit vorangegangenen Kindheitssymptomen und Pubertätskrisen ohne solche unterschieden werden.

Psychosoziale Abwehr und Neurosenübertragung

Folgen der Externalisierung intrapsychischer Konflikte sind die psychosoziale Abwehr und Familien- und Gruppenneurosen. Relativ häufig beobachtet man, daß Neurotiker ihre unbewältigten Konflikte durch raffiniert entwickelte psychosoziale

Abwehrsysteme auf Lebenspartner abwälzen. Dies ist vor allem bei langdauerndem Zusammenleben der Fall (Freunde, Kinder, Ehepartner, Arbeitskollegen). Der Lebenspartner wird dann gezwungen, die eigene vermiedene Symptomatik auszutragen. Individuen, die ihre Konflikte in der Gesellschaft nicht direkt ausleben können, greifen unbewußt zum Mittel der „psychosozialen Abwehr". So verführt beispielsweise ein im Zugreifen Gehemmter seine Kinder unbewußt zum Stehlen und bestraft sie anschließend.

Weiteres **Beispiel**: Ein aggressionsgehemmter, überkorrekter, in seinem Verhalten steifer Mann, heiratet eine impulsive, emotional spontane, wenig kontrollierte Frau. Die Analyse ergibt, daß eine seiner wichtigsten Motivationen für diese Partnerwahl war, daß er in der Identifikation mit seiner Frau einiges ihm „Unerlaubte" oder „Unmögliche" miterleben kann, während er gleichzeitig auch dieses Verhalten (bei seiner Frau) kritisieren darf.

Interessant ist, daß der Symptomträger in einer derartigen neurotischen Gruppe meist nicht der Gestörteste ist, und die als Konfliktquelle fungierende Person, also der eigentliche Neurotiker, infolge ihrer Symptomlosigkeit im Hintergrund und meist unerkannt bleibt.

Bei psychosozialer Abwehr werden Partner in die neurotischen Konflikte eines Patienten einbezogen, und auch größere Gruppen können über die psychosoziale Abwehr quasineurotische Struktur gewinnen. Auf einer solchen Basis können sich in Familien starre neurotische Gruppenmechanismen aufgrund psychosozialer Abwehrformen ausbilden, die in der gruppendynamischen Struktur in etwa so geformt sind wie die intrapsychische Dynamik einer Neurose. Typisches Beispiel einer Familienneurose ist die Anorexia nervosa. Fast regelmäßig finden sich bei diesen Kranken gestörte familiäre Interaktionen. Deshalb ist auch vor allem bei jüngeren Patientinnen eine Familientherapie indiziert, schon deshalb, weil der Abbruch der Behandlung häufig durch die Eltern erfolgt, die bei einer Veränderung des Kindes das neurotische Familiengleichgewicht „in Gefahr" sehen.

Als Begleitsymptom kommen bei der Anorexia nervosa Obstipation, Bradykardie, Perioden von Überaktivität, Perioden von Freßphasen und nächtliche Kühlschrankplünderungen vor. Knaben erkranken wesentlich seltener an einer Anorexia nervosa als Mädchen, und grundsätzlich müssen bei der Differentialdiagnostik kachektische Zustände somatischer Ursache ausgeschlossen werden.

Der Psychodynamik entsprechend werden die neurotischen Züge einer an Anorexia nervosa erkrankten jungen Frau psychogenetisch wesentlich mitbestimmt durch eine versagende und sexuell feindlich eingestellte Mutterfigur. Grundsätzlich ist immer die Beziehung zur Mutter gestört, häufig gleichzeitig auch zum Vater in Form eines ödipalen Konflikts. In vielen Fällen verbinden sich persönliche Konflikte beider Elternteile mit der kindlichen Anorexie (was die Essensgewohnheiten der Familie,

aber auch Sexual-, Abhängigkeits- und Autoritätsproblematik betrifft). Die Tochter in der Familie ist lediglich die Trägerin der Familienneurose und der Therapeut bekommt den Widerstand der Familienangehörigen in z.T. extremer Form zu spüren (Näheres dazu auch im Kap. 7).
Mit Vorbehalt kann man also feststellen: Neurosen sind „ansteckend".

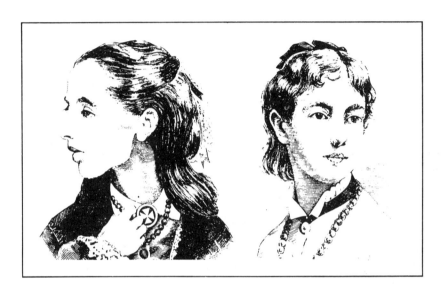

Abb. 22: Wahrscheinlich die ältesten Abbildungen von Anorexia nervosa aus dem Jahr 1874; Patientin vor und nach der Heilung.

Abwehrformen und Abwehrmechanismen

Mit Abwehrmaßnahmen kann eine Entlastung erreicht werden, wenn Konfliktspannungen so groß sind, daß sie die Tragfähigkeit des Betroffenen übersteigen. Abwehrmechanismen sind Abwehrformen, die immer wieder und sehr oft in ähnlicher Weise auftreten und zwar überwiegend automatisch ohne bewußte Steuerung. Nachfolgend nun die wichtigsten Mechanismen der Abwehr:

Verdrängung

Das Individuum verdrängt Impulse, die mit dem Gesamterleben nicht zu vereinbaren sind in den Bereich des Unbewußten. Dabei wird der Triebanspruch verdrängt. Durch das Verdrängen ist zwar die Strebung unbewußt, jedoch nicht unwirksam geworden. Dies wird deutlich in Träumen, Durchbrüchen der verdrängten Wünsche und Fehlhandlungen, ferner in körperlichen und seelischen Gesundheitsstörungen bzw. Störungen des Verhaltens. Neurotische Bedeutung kommt der Verdrängung dann zu, wenn ein zu einer anderen Strebung im Widerspruch stehendes vitales Bedürfnis unintegrierbar ist und durch Verdrängung unbewußt gemacht wird. Dieses Bedürfnis findet dann in einem Krankheitssymptom seinen Ausdruck. Abwehrmechanismus des Phobikers!

Nietzsche schrieb einst sinngemäß: „Das habe ich getan, sagt mein Gedächtnis; das kann ich nicht getan haben, sagt mein Stolz. Endlich gibt mein Gedächtnis nach". Der hier beschriebene Ablauf läßt aus psychoanalytischer Sicht auf eine Verdrängung schließen.

Verleugnen

Davon spricht man, wenn etwas schwer Akzeptierbares (körperliches Gebrechen) nicht wahrgehabt werden will und evtl. mit inkonsequenten, unlogischen Argumenten wegdiskutiert wird. Häufig findet man diesen Vorgang bei Herzinfarktpatienten („Flucht nach vorne"). Möglicherweise handelt es sich bei der Verleugnung um eine Vorstufe der Abwehr.

Isolierung

Hierbei handelt es sich um das isolierte Verdrängen von Affekten und Gefühlen aus dem seelischen Gesamtgeschehen. Dieser Vorgang ist wichtig für die Zwangsneurose. Freud schreibt dazu: „Das Erlebnis ist nicht vergessen, aber es ist von seinem Affekt entblößt, und seine assoziativen Beziehungen sind unterdrückt oder unterbrochen, so daß es wie isoliert dasteht und auch nicht im Verlauf der Denktätigkeit reproduziert wird". Die Person ist durchaus in der Lage, über ihren Angst hervorrufenden Konflikt zu sprechen, denn der zugehörige Affekt ist abgetrennt. Dies ist auch der Grund, warum Zwangsneurotiker sachlich über ihren Zwang sprechen können (der affektive Zugang ist verbaut).

Verkehrung

Man versteht hierunter eine Abwehrmaßnahme, bei der ein Sachverhalt ins Gegenteil „gekehrt" wird. Dies ist beispielsweise der Fall, wenn Aggressionsgefühle gegen einen Menschen in ein Verhalten der Überfürsorglichkeit umschlagen, da die aggressiven Gefühle als unerlaubt erlebt und deshalb verdrängt werden.

Beispiel: Extrem behütendes und verwöhnendes Verhalten einer Mutter gegenüber ihrem Kind, wenn das Kind unerwünscht war.

Projektion

Eigene Vorstellungen und Impulse werden unbewußt auf einen anderen Mitmenschen verlagert. An diesem werden dann die tatsächlich vorhandenen oder vermeintlich angenommenen Regungen wahrgenommen und unter Umständen auch kritisiert. So beruht das Phänomen des „Sündenbocks" (d.h. eine bestimmte Person wird durch andere Personen für deren Fehler, Versäumnisse, usw. verantwortlich gemacht oder überhaupt als die alleinige „Schlechte", „Böse" dargestellt) auf dem Abmehrmechanismus der Projektion.

Aus dem eigenen Erleben sind dann die für das Individuum untragbaren Regungen verschwunden. Um das eigene Ich reinzuhalten und die gefährlichen Impulse abzuwehren, werden sie als von außen kommend erlebt und auf Mitmenschen projiziert. Eigene „Fehler" werden anderen in die Schuhe geschoben. Werden aggressive Impulse projiziert, kommt es zu Verfolgungsideen, Projektion sexueller Impulse kann einen Liebeswahn bewirken. Gerade solche Individuen, die selbst starke sexuelle Impulse aufweisen, empfinden andere als sexuell aufdringlich.

Beispiel: Ein Patient kommt verspätet zur Therapiesitzung. Bei Beginn des Gesprächs äußert er die Befürchtung, der Therapeut habe wohl heute wenig Lust ihn zu sehen.

Ungeschehenmachen

Das Individuum setzt Gedanken, Wünsche oder Triebimpulse mit Handlungen und Tätigkeiten gleich. Durch diese versucht es dann, vermeintlich „abnorme" Phantasien wieder rückgängig zu machen. Dies äußert sich dann in rituellen Handlungen.

Regression

Zurückverlagerung der Libido auf frühere psychische, meist kindliche Entwicklungsstufen (orale Phase, anale Phase). Typisch dafür ist die sogenannte Hyperphagie, die der Beseitigung von Konfliktängsten dient.

Beispiel: Ein höherer Beamter, der vor etwa sechs Monaten pensioniert wurde, wird zunehmend unselbständig, seine Interessen sind nurmehr auf Nahrungsaufnahme und vor allem auf die Ausscheidung beschränkt. So kontrolliert er ständig seine Verdauung, beklagt einmal seinen Durchfall (nachdem er Unmengen Abführmittel nahm), und klagt dann wieder über Obstipation (nachdem er seine Diarrhoe wieder mit entsprechenden Mitteln bekämpfte). Ein Intelligenztest ergab eine überdurchschnittliche Intelligenz und kein Zeichen für einen geistigen Abbau; es fand sich auch kein Hinweis auf eine organische Erkrankung.

Verschiebung

Austausch von Triebobjekt und Ersatzobjekt. Blockierte Triebe können an dem Ersatzobjekt frei entladen werden, ohne daß Angst entsteht. Typisches Beispiel ist das Zerstören von Gegenständen in Wut. Der von seiner Arbeit unbefriedigt nach Hause kommende Ehemann verprügelt seine Frau, die in diesem Falle das „Ersatzobjekt" darstellt. Um einen Verschiebungsmechanismus handelt es sich auch bei der Traumarbeit und beim Krankheitsbild der Phobie.
Ein sehr starker unbewußter Konflikt zeigt sich häufig dadurch an, daß starke Affekte sich an Geringfügigkeiten entzünden.

Reaktionsbildung

Hierbei handelt es sich um die Fortführung und den weiteren Ausbau der Verkehrung. Der gegenteilige Antrieb wird sogar noch ausgebaut (statt Haß Zärtlichkeit, statt Hingabe Neid). Charakterlich verfestigte Verhaltensweisen lassen häufig ein abgewehrtes Bedürfnis vermuten. So z.B. weisen übertriebene Ordnungsliebe und Sauberkeit evtl. hin auf abgewehrte Impulse des Beschmutzens, oder betonte Freundlichkeit und ausgeprägtes Mitleid können auf abgewehrte Grausamkeitsimpulse hinweisen.

Beispiel einer Reaktionsbildung: Ein Patient erzählt bei der stationären Aufnahme: „Ich habe immer Angst; wenn ich mich nicht an Ordnung und Disziplin klammern würde, dann würde ich recht bald verschlampen, verlottern und verludern".

Häufig ergeben sich aufgrund tiefenpsychologisch orientierter Interviews Hinweise, daß eine Mutter ihr Kind unbewußt ablehnt, während sie im offenen Verhalten dem Kind gegenüber überprotektiv und sehr verwöhnend ist.

Sublimierung

Umlagerung der Triebenergie auf Ziele, die in der jeweiligen Gesellschaft als edler angesehen werden (sexuelle Triebe — künstlerische Tätigkeit). Das typische Beispiel ist der unkreative Ästhet.

Identifikation

Scheinbare Konfliktlösung: Wünsche, Meinungen oder Motive des anderen werden übernommen. Dieser Vorgang spielt auch bei der Persönlichkeitsentwicklung des Kindes eine wesentliche Rolle und ist zugleich ein neurotischer Abwehrmechanismus.

Beispiel einer Identifikation mit dem verlorenen Objekt: Ein 60jähriger Patient entwickelt nach dem Tod seiner Ehefrau, die an einem Dickdarmkarzinom starb, eine hochgradige Obstipation mit schwerem Meteorismus und starken Unterbauchkrämpfen, so daß er das Haus nicht mehr verlassen kann. Eine organische Erkrankung konnte ausgeschlossen werden.

Rationalisierung

Intellektuelle Scheinbegründung. Dieses Verhalten finden wir auch an uns selbst recht häufig: „Aus der Not eine Tugend machen". Meinungen und Handlungen werden oft mit „fadenscheinigen" Argumenten zu erklären versucht, in der unbewußten Absicht, unbewußte Triebinteressen zu vertuschen. Rationalisierung ist die Quelle der Vorurteilsbildung (z.B. „alle Neger stinken").

Konversion

Der Konversionsmechanismus ist die Ursache von Organneurosen oder Psychosomatosen. Seelische Konflikte führen zu körperlicher Erkrankung, wobei der Krankheit Symbolcharakter zukommt (psychogenes Asthma: „Schrei nach der Mutter", d.h. Bedürfnis nach Zärtlichkeit).

Wendung gegen die eigene Person

Auch durch eine Wendung gegen die eigene Person kann bei zunehmender Konfliktspannung eine Entlastung erreicht werden. Die Person „wirft das Handtuch", „wirft die Flinte ins Korn" und befreit sich dadurch von der inneren Spannung. Auch dies ist eine Möglichkeit, sich nicht näher mit einem Konflikt auseinandersetzen zu müssen.

Beispiel: Ein Patient berichtet in der Psychotherapiesitzung über seine Schwierigkeiten mit dem Ehepartner: „Daß wir nicht miteinander klarkommen ist doch ganz allein meine Schuld. Ich könnte mich jedesmal selbst ohrfeigen, wenn ich wieder so ungeduldig und lieblos war". Der Patient nimmt seine Ungeduld und Lieblosigkeit in Kauf, ist sich seines Fehlverhaltens auch völlig bewußt, zieht es aber vor, sich als Sünder zu geben, statt sein Verhalten zu ändern. Ersteres erscheint ihm leichter und konfliktärmer. Keine Abwehrform ist die Verdichtung (Leistung der Traumarbeit).

Versuchungs-/Versagungssituation

Frustrationen sind, wie oben erwähnt, in der Lage, Aggressionstriebe zu wecken. Dies ist jedoch nicht die einzige Folge durchgemachter Frustrationssituationen: Auch die Versuchungssituationen lassen sich auf Frustrationen zurückführen. Bereits Freud maß den Versuchungssituationen eine wichtige Bedeutung bei der Neuroseentstehung bei. In der Versuchungssituation versucht das Individuum, ein Bedürfnis entgegen innerer Strebungen bzw. äußerer Verbote zu befriedigen. War der Versuchung eine Versagung vorausgegangen, so wird erstere wesentlich verstärkt. Wurde in der Kindheit die sexuelle Betätigung von der Familie unterdrückt, so wird diese später eine besonders starke Versuchung darstellen. In Versuchungs-/Versagungssituationen des Erwachsenenlebens können frühe Konflikte der kindlichen Entwicklungsphase obengenannter Art wieder aktiviert werden.

Charakterneurosen und Symptomneurosen

Menschen, die auffällige bis abnorme Charakterzüge aufweisen sind für die Umwelt häufig eine große Belastung. Man spricht in diesem Falle von Charakterneurosen, die eine Erkrankung des Ich's darstellen. Diese Neuroseform geht meist ohne lärmende oder sonst irgendwie sichtbare Symptome einher; ichfremde Symptome werden nicht beobachtet. Das Ich des Individuums ist verzerrt und deformiert. Von ähnlichen nicht neurotischen Charakteren unterscheiden sich Individuen mit Charakterneurosen durch die individuell unteroptimale Konfliktlösung (unkreativer Ästhet – ästhetisch empfindender Künstler). Die „klassischen" Arten der Charakterneurosen sind: hysterische Neurosen, anankastische Neurosen, depressive Neurosen, schizoide Neurosen. Neben der Unterteilung in Psychoneurosen und Organneurosen (je nach klinischer Symptomatik) ist die Unterscheidung von Symptomneurosen und Charakterneurosen geläufig. Der Übergang von Charakterneurose zur Symptomneurose ist fließend, dabei beobachtet man recht häufig Übergangsformen zwischen beiden Neurosearten. Die bei den Symptomneurosen zu beobachtenden Symptome sind unspezifisch und finden sich bei den meisten anderen Neurosetypen ebenfalls (Kontaktstörung, Unsicherheit, Gehemmtheit, Verstimmungen usw.). Symptomneurosen gehen in der Regel mit primärem Krankheitsgewinn einher und neigen bei ausschließlich medikamentöser Behandlung zur Chronifizierung.

Etwa gleichbedeutend mit dem Begriff „Charakterneurose" werden folgende Begriffe gebraucht: neurotische Struktur, neurotische Persönlichkeitsstruktur, Neurosestruktur, Kernneurose.

Bei Charakterneurosen bilden die Abwehrformen eine mehr oder weniger aufeinander abgestimmte Ganzheit und die Charaktersymptome sind in der Regel nicht Ich-fremd.

Primärer und sekundärer Krankheitsgewinn

M. Bauer schreibt dazu: „Die durch die Symptombildung erreichte Scheinlösung stellt den primären (neurotischen) Krankheitsgewinn dar. Hinzu kommt oft noch ein sekundärer Krankheitsgewinn in Form vermehrter Rücksichtnahme der Umgebung, vermehrter Zuwendung und Entlastung" (M. Bauer, Psychosomatik – Psychotherapie).

Verhaltensstudien und individuelle Krankheitsgeschichten zeigen immer wieder starke Tendenzen zur Wiederholung von bestimmten Konfliktkonstellationen und von Störungen. So kann durchaus die persönliche Erfahrung einer uns unlustvoll erscheinenden Situation zu einer gewissen Fixierung führen, wobei die Situation „freiwillig" hergestellt wird. Es kommt zur Wiederholung des unlustvollen Erlebnisses. Auch durch vernünftige Argumente läßt sich das Verhalten zunächst nicht verändern. Freud postuliert für solche persönlich sich gleichmäßig wiederholende, unangenehme Erfahrungen einen sekundären Lustgewinn, der unter anderem darin besteht, daß subjektiv erfahrene Ängste und Befürchtungen sich erneut bestätigen. Er nannte Phänomene mit pathologischem Wiederholungsbedürfnis „Wiederholungszwang". Auch die Konditionierungstheorie meint damit einen ähnlichen Sachverhalt, wenn sie das Einschleifen von Erfahrungen bei einem Individuum im Sinne des bedingten Reflexes erklärt.

Der sekundäre Krankheitsgewinn ist nicht mit dem primären Krankheitsgewinn zu verwechseln, welchen das bewußte Ich aus der Abwehr der neurotischen Konflikte durch Verdrängung, Symptombildung und Charakterveränderung zieht: den mehr oder weniger vollkommenen Schutz gegen neurotische Angst und Unlust. Das Ich ist bestrebt, sich möglichst bald auf Beeinträchtigungen einzustellen, die sich aus krankhaften Symptomen und Charakterveränderungen ergeben. Das Ich bezieht die Störungen in seine Planungen und Zielsetzungen mit ein und sucht sie schließlich sogar seinen Zwecken dienstbar zu machen.

Genießt ein Konversionshysteriker wegen einer Lähmung weitgehende Rücksichtsmaßnahmen seitens seiner Mitmenschen, so wird er letztendlich, wenn er sich einmal daran gewöhnt hat, dieses Entgegenkommen bei seinen Alltagsplanungen mit in Rechnung stellen. Die Macht der Krankheitsgewinne ist erheblich, was sich sehr eindrucksvoll in manchen „Rentenneurosen" zeigt, bei denen die Gesundung gleichbedeutend mit dem Verlust der Rente ist. Der Behandlungserfolg kann deshalb bei hohem sekundären Krankheitsgewinn von vornherein in Frage gestellt sein.

Eine primär organische Erkrankung bekommt sowohl für den Träger als auch für dessen Umwelt sekundär einen Ausdrucksgehalt, und während Freud vom sekundären Krankheitsgewinn spricht, bezeichnet dies die alte Klinik mit „psychogener Überlagerung".

Beispiele für einen sekundären Krankheitsgewinn bei einer psychoneurotischen oder psychosomatischen Erkrankung: Der Kranke erhält wegen seiner Erkrankung eine Rente; er erlebt, wie sich die Bezugsperson der Primärfamilie wieder mehr um ihn kümmert; er wird wegen der Symptomatik krankgeschrieben, von den üblichen Berufspflichten entlastet und vom belastenden Schicht-Dienst zum Tagdienst eingeteilt usw.

Während man also bei einer vermehrten Zuwendung, Entlastung, usw. die einem Patienten auf sein Symptom hin als Reaktion aus der Umgebung zuteil wird vom „sekundären Krankheitsgewinn" spricht, ist von einem „primären Krankheitsgewinn" dann die Rede, wenn ein Patient unbewußt in der Symptomatik einen Teil von verdrängten Bedürfnissen durchsetzt.

Bereits oben wurde erwähnt, daß „Rentenneurosen" in den Bereich des sekundären Krankheitsgewinnes fallen. Im Sinne von „Rentenneurose" werden folgende weiteren Begriffe verwendet: tendenziöse Unfallreaktion, traumatische Neurose, Entschädigungsneurose, Rentenbegehren, Rententendenz, Unfallneurose.

Die Entschädigungsneurose äußert sich in bewußtseinsnahen und zweckgerichteten Entschädigungstendenzen, wobei der Unfall Anlaß, jedoch nicht Ursache dieser Reaktion ist. Nicht das objektive Unfallereignis, sondern vielmehr die subjektive Verarbeitung des Unfalls ist bestimmend; die tatsächlichen Unfallfolgen werden meist weit überbewertet und fixiert. Die Aggravation (Verstärkung) ergibt sich aus dem Krankheitsgewinn als Ziel. Es muß aber unbedingt betont werden, daß die Tendenz zur Aggravation nicht immer voll bewußt, z.T. sogar völlig unbewußt ist. Aus diesem Grund darf eine tendenziöse Unfallreaktion nicht mit Simulation gleichgesetzt werden, da es sich bei letzterer um die absichtliche Darstellung und das Vorspielen von nicht vorhandenen Sachverhalten handelt.

In einfachen Fällen handelt es sich nur um eine sog. Verdeutlichungstendenz, wobei der Betroffene mit wortreichen Beschwerdeschilderungen, Klagen, theatralischer Darstellung von Behinderungen und Ausfallserscheinungen dem Arzt und der Umwelt die Schwere des Unfalls zu verdeutlichen versucht. Zu einer Verdeutlichungstendenz kommt es vor allem dann, wenn ein Patient sich von Untersucher und Umwelt hinsichtlich der Unfallfolgen nicht ernst genug genommen fühlt. Die Steigerung der Verdeutlichungstendenz wäre dann die eigentliche Rentenneurose, bzw. die Unfallneurose mit dem Ziel, eine hohe finanzielle Entschädigung oder gar eine Rente zu erzielen; denn durch eine Rente besteht die Möglichkeit, die Arbeitszeit zu begrenzen und eine leichtere Arbeit anzunehmen.

Eine tendenziöse Unfallreaktion kann am besten durch eine eingehende Anamneseerhebung und Untersuchung geklärt werden, ferner auch durch eine sorgfältige aber nicht übertriebene Behandlung der Unfallfolgen. Wichtigste Präventivmaßnahme ist eine geduldige, neutrale und zugleich feste therapeutische Führung des Unfallpatienten durch den Arzt.

Unfallneurosen sind meist recht hartnäckig, und ein therapeutisches Vorgehen hat in der Regel nur dann Sinn, wenn die rechtliche Regelung der Ansprüche des Patienten erfolgt ist; denn solange ein finanzieller Gewinn durch Akzentuierung und Aufrechterhaltung der Beschwerden in Aussicht steht, sind auch die therapeutischen Erfolgschancen gering. Behandelt wird psychotherapeutisch und soziotherapeutisch mit dem Ziel einer sozialen und beruflichen Rehabilitation.

Primär-Prozesse und Sekundär-Prozesse

Der Psychoanalyse ist ein konsistentes, dynamisch-funktionales und empirisch immer mehr überprüfbares, psychologisches Sach- und Erklärungssystem zu eigen. Die Psychoanalyse stellt das Unbewußte nicht in den organischen, den neurophysiologischen Bereich (also das Nicht-Wahrnehmbare und das Nicht-Wahrgenommene). S. Freud schreibt dazu: „Die wahrgenommenen Phänomene treten in unserer Betrachtung gegenüber den nur angenommenen zurück". Psychodynamisch entscheidend sind die latenten, also die Primär-Prozesse, gegenüber denen in der Selbstwahrnehmung und im Verhalten (Sekundär-Prozesse). Man kann die Primär-Prozesse dem affektiv-emotionalen und die Sekundär-Prozesse dem kognitiven Persönlichkeitsbereich zuordnen. Die Funktionsgesetze des psychischen Primär-Prozesses fand Freud durch Traumanalyse, also durch seelische Phänomene, die nicht oder nur gering vom reflektierenden Denken geleitet werden.

Die seelischen Prozesse laufen im vorbewußten und bewußten Seelenleben entsprechend dem Sekundär-Prozess ab, bei welchem an Stelle der „Wahrnehmungsidentität" eine „Denkidentität" hergestellt wird.

Näheres hierzu ist den entsprechenden Lehrbüchern der Psychologie und der Psychoanalyse zu entnehmen (siehe auch GK Med. Psychologie).

6.2.2 (13.2.2) Pathogenese aus lerntheoretischer Sicht

Menschliches Lernen ist ein im wesentlichen bewußtes und soziales Lernen, da der größte Teil menschlichen Lernens unter Einbeziehung von Bewußtseinsvorgängen und durch die Vermittlung von Menschen stattfindet. Lerntheoretische Feststellungen wurden vor allem für das kindliche und frühkindliche Lernen bestätigt, aber auch für

das Lernen von Menschen, die in ihrer geistigen Leistungsfähigkeit beeinträchtigt sind (hirngeschädigte Kinder, Schwachsinnige, Neurotiker und unter psychotischen Störungen leidende Menschen).
Seit etwa 1960 beginnen die Ergebnisse der Lernpsychologie auch in der Medizin Berücksichtigung zu finden. Behandlungsmethoden der Verhaltenstherapie, die vorwiegend auf den Lernmodellen des klassischen und instrumentellen Konditionierens basieren, können vor allem zur Beseitigung erworbener und gelernter Fluchtreaktionen (Phobien) und anderer neurotischer Verhaltensstörungen angewendet werden. Es können Verhaltensleistungen eingelernt (Sprechen, Essen, Anziehen) und Verhaltensänderungen herbeigeführt werden (z.b. bei selbstgefährdendem Verhalten, Bettnässen usw.).
Die Verhaltenstherapie interpretiert also Verhaltensstörungen als Fehlanpassung und versucht auch, diese mittels anderer wiederum erlernter Verhaltensweisen zu beseitigen.
Näheres dazu im Kap. 10.

6.2.3 (13.2.3) Symptomatik

Bei Neurosen beobachtet man charakteristische und unspezifische Symptome.

Charakteristische Neurosesymptome

* Phobien
* Zwänge
* Konversionen
* Entfremdung
* Hypochondrie
* Erschöpfung (Erschöpfungssyndrom)

Unspezifische Neurosesymptome

* Arbeits- und Kontaktstörungen
* Funktionelle Organbeschwerden
* Ambivalenzen
* Angst
* Kontaktstörungen

Näheres hierzu im Abschnitt 6.3 – Spezielle Neurosenlehre.

6.2.4 (13.2.4) Differentialdiagnose

Eine Neurose-Diagnose läßt sich nur aufgrund neurotischer Merkmale und der speziellen Psychodynamik erstellen.

Tölle schreibt dazu: „Eine Neurose wird mit den Kriterien der Symptomatik und der Genese erfaßt. Man spricht von einer klinischen oder deskriptiven und von einer dynamischen oder genetischen Diagnostik (Tölle, Psychiatrie, Springer-Verlag). Wichtig für die Erstellung einer Diagnose ist der Nachweis charakteristischer Symptome (siehe 6.2.3 – Symptomatik).

Erhebungen hinsichtlich der zugrunde liegenden Entstehungsbedingungen führen zur Genese. Keinesfalls genügt es, Umwelteinflüsse und Konflikte allein zu benennen und diese für die Neuroseentstehung verantwortlich zu machen; denn alltägliche Konflikte und Umwelteinflüsse können auch adäquat verarbeitet werden, ohne daß eine neurotische Fehlhaltung entsteht. Aber auch nur die neurotische Symptomatik festzustellen reicht nicht aus für eine eindeutige Diagnostik; denn hinter dem Deckmantel neurotischer Symptomatik können sich durchaus auch andere Krankheiten verbergen.

Hinsichtlich der Diagnosestellung fordert Tölle, daß die Diagnose anschaulich und prägnant formuliert werden muß (z.B. „Angstsymptomatik bei einem Partnerkonflikt einer sensitiven Persönlichkeit" oder „psychovegetatives Syndrom bei Vorhandensein mehrerer Konflikte bei gleichzeitig asthenischer Persönlichkeitsstruktur").

Nicht selten kommt es zu Fehldiagnosen: Häufig werden Organleiden verkannt, die sich hinter einem neurotischen Symptom verbergen; andererseits kann aber auch eine organische Erkrankung eine neurotische verschleiern. Dabei sei gesagt, daß eine neurotische Grundstörung bei vermeintlichem Organbefund eher übersehen wird als umgekehrt. Man sollte sich auch davor hüten, eine organische Erkrankung streng von einer neurotischen abzugrenzen, d.h. die Diagnose „organisch krank **oder** neurotisch krank" zu stellen; denn organisch Kranke können auch Konflikte haben, die ihrerseits mit dem organischen Befund nichts gemein haben müssen. Selbstverständlich kann ja auch ein Neurotiker organisch erkranken (z.B. Angina pectoris), wobei dann nicht die organische Erkrankung immer oder unmittelbar Folge des neurotischen Zustandes sein muß. Herzbeschwerden bei einem mit Sicherheit neurotischen Menschen dürfen keinesfalls gleich als Herzphobie „abgetan" werden. Herzbeschwerden müssen dann sofort behandelt werden, wenn sie auch wirklich als solche erkannt wurden. Es ist jedoch hier unbedingt mit Vorsicht vorzugehen, da durchaus auch einmal eine Herzneurose vorliegen kann, und eine Behandlung dieser mit herkömmlichen Herzmitteln unter Umständen zu iatrogener Fixierung führt.

Wie man erkennt, ist die Therapie einer Neurose von einer sicheren Diagnose abhängig, da es andernfalls womöglich zu deletären Folgen kommt.

Mit Sicherheit bleibt kein Mensch im Laufe seines Lebens vor Frustrationen, Konflikten und Ambivalenzen verschont. Diese werden jedoch meist mehr oder weniger schnell und leicht bewältigt. Hervorgehoben sei das „mehr oder weniger"; denn eine scharfe Grenze zwischen neurotischer Fehlverarbeitung und adäquater Verarbeitung läßt sich kaum ziehen. Zwischen optimaler und unteroptimaler Verarbeitung stehen Sublimierung, Verschiebungen, Phantasiebefriedigungen usw.

Neurotische Konfliktverarbeitung ist, wie schon der Name sagt, eine „Verarbeitung" und nicht nur ein Ausweichen oder Abschieben des Konfliktes. Trotzdem ist die neurotische Konfliktverarbeitung eine Scheinlösung und Fehlreaktion, vor der kein Individuum verschont bleibt. Vermutlich leiden etwa 10% der Bevölkerung westlicher Industrienationen unter neurotischen und psychosomatischen Störungen. Man darf jedoch nicht dem Fehler verfallen, immer gleich jede alltägliche Konfliktsituation, deren umgehende Lösung nicht möglich ist, als Neurose zu bezeichnen. Nicht sofort lösbare Konfliktsituationen können unter Umständen einige Zeit beim jeweiligen Individuum Verstimmungen, vegetative Störungen und andere Erscheinungen hervorrufen.

Solange sich jedoch keine neurotischen Symptome feststellen lassen (siehe 6.2.3 Symptomatik), ist es ratsam, statt von einer präneurotischen Situation von „Krisensituation" zu sprechen.

Eine Abgrenzung der Neurosen und Konfliktreaktionen gegenüber Persönlichkeitsstörungen (Psychopathie) ist ebenfalls schwierig, da sich auch hier keine scharfe Grenze ziehen läßt. Hinsichtlich der Abgrenzung der Neurosen gegen die endogenen Psychosen ist zu sagen, daß eine Unterscheidung in der praktischen Diagnostik häufig Schwierigkeiten bereitet. Nicht selten werden beginnende schizophrene Psychosen durch neurotische Symptomatik maskiert. Neurosen lassen sich von organischen Psychosyndromen und von symptomatischen Psychosen jedenfalls abgrenzen, auch wenn es differentialdiagnostisch häufig zu Schwierigkeiten kommt.

Die Abgrenzung der neurotischen Fehlhaltung muß also vorgenommen werden gegenüber

* normalen Verhaltensweisen (z.B. normale Trauerreaktion, Furcht)
* abnormen Erlebnisreaktionen
* psychovegetativen Allgemeinstörungen
* leichten Durchgangssyndromen
* endogenen Psychosen (Schizophrenie, Zyklothymie)
* Psychopathie

6.2.5 (13.2.5) Verlauf und Prognose

Eine allgemein gültige Verlaufsregel für Neurosen gibt es nicht. K. Ernst hat jedoch aufgrund eigener Untersuchungen folgende prognostische Regeln aufgestellt: „Je begabter und lebenstüchtiger die prämorbide Persönlichkeit, je akuter der Krankheitsbeginn und je verstimmter und emotionell beteiligter das Zustandsbild ist, desto günstiger ist sowohl die Syndrom- als auch die Persönlichkeitsprognose. Und zwar erscheint dies auf lange Sicht eher besser zu gelten als auf kurze. Deutliche Wendungen zum Guten oder Schlechten erfolgen nicht zu beliebigen Lebenszeiten, sondern wenn überhaupt, dann eher innerhalb weniger Jahre nach der neurotischen Ersterkrankung". Jede Neuroseform hat prinzipiell ihre eigene Prognose, so ist diese bei depressiven Neurosen günstiger als bei Organneurosen. Auch die Prognose hypochondrischer Entwicklungen und die von Zwangs- und Angstneurosen ist schlechter als die der depressiven Neurosen (Näheres in Absch. 6.3).

Im Verlauf neurotischer Erkrankungen findet sich häufig ein Symptomwechsel. Darunter versteht man den Übergang von einer neurotischen Symptomatik zu einer anderen (z.B. Konversionsreaktion → neurotische Depression). Ein Symptomwechsel zu Psychosen kommt nur selten vor. Mit großer Wahrscheinlichkeit hängt der Neuroseverlauf überwiegend von Umweltverhältnissen ab. Ungünstige Umweltverhältnisse können eine therapeutische Konfliktverarbeitung wesentlich behindern oder verhindern und den Verlauf der Neurose ganz erheblich verlängern. Unter Umständen können natürlich günstige Veränderungen in der Umwelt des Neurotikers die Konfliktlösung beschleunigen. Bereits oben wurde mehrfach darauf hingewiesen, daß existentielle Gefahren (Krieg) die Neuroseentwicklung nicht begünstigen, ja daß sogar in diesen Zeiten Neurosen zurücktreten. In Zeiten der Freiheit und Verwöhnung werden Neurosen hingegen häufiger beobachtet, ebenso bei sozialen Mißständen, finanziellen und beruflichen Problemen.

Mehrfach beobachtet man im mittleren Lebensalter eine Rückbildung neurotischer Fehlhaltungen. Tölle ist der Ansicht, daß die Neurotiker „sich mit ihren Konflikten, neurotischen Symptomen und Umweltproblemen arrangieren". Tölle versteht darunter die Ausbildung eines gewissen Gleichgewichtes auf dem Wege über Anpassung, Reifung und vitaler Reduktion.

Im Verlauf der Behandlung bzw. bei falscher Behandlung besteht immer die Gefahr der iatrogenen Fixierung, vor allem bei neurotischen Fehlhaltungen, die sich organisch" äußern (Herzneurose, psychovegetatives Erschöpfungssyndrom u.ä.). Dies trifft vor allem für die medikamentöse Behandlung der Neurosen zu; eine ausschließlich medikamentöse Behandlung ist ein schwerer Fehler. Zwar kann die medikamentöse Behandlung ergänzend eingesetzt werden, Psychotherapie hat jedoch unbestritten den Vorrang. Medikamente können dann eingesetzt werden, wenn Neurotiker z.B. durch Angst- oder Zwangszustände derart gequält sind, daß eine Aufnahme des thera-

peutischen Kontaktes behindert oder unmöglich wird. Durch Pharmakotherapie wird eine Psychotherapie dann erst ermöglicht. Andererseits können Medikamente aber eine Psychotherapie auch beeinträchtigen, indem sie den Leidensdruck aufheben. Prinzipiell kann eine Neurose vier verschiedene Verläufe nehmen:
* Spontanremission
* verzögerte Remission bis zum mittleren Lebensalter
* Chronifizierung
* iatrogene Fixierung

6.3 (13.3) SPEZIELLE NEUROSENLEHRE

6.3.1 (13.3.1) Angstneurosen

Angst beobachten wir bei fast allen neurotischen Störungen. Beherrscht nun aber Angst ganz überwiegend das Krankheitsbild, so spricht man von Angstneurose. Auch die Phobien werden zur Gruppe der Angstneurosen gerechnet; bei ihnen besteht eine situations- oder objektbezogene unüberwindbare Angst. Bei den Angstneurosen mit frei flottierender Angst ist die Angst jedoch nicht oder kaum auf bestimmte Objekte oder Situationen bezogen (Näheres zu den Phobien siehe 6.3.4). Tölle bezeichnet die neurotische Angst als ein „qualvolles, unbestimmtes Gefühl der Beengung, indem man sich ohnmächtig unbekanntem Anrückenden, Unangreifbarem ohne Möglichkeiten der Abhilfe oder des Auswegs ausgeliefert sieht". Freud hingegen bezeichnet Angst als einen Zustand hochgespannter Erregung, der als Unlust verspürt wird und dessen man auch nicht durch Entladung Herr zu werden vermag.

Eine Angstneurose können wir als Reaktion auf ungelöste Konflikte ansehen, speziell auf Trennungskonflikte. Dabei liegt vermutlich ein Anlagefaktor zugrunde. Ganz überwiegend findet man unter den Angstneurosen sensitive und übergewissenhafte Persönlichkeiten.

Charakteristisch für den Angstneurotiker ist die Aggressionshemmung und die Verkehrung ins Gegenteil: Nie wird ein Angstneurotiker gegenüber seinen Mitmenschen Ärger und Wut äußern, er ist vielmehr immer freundlich, liebenswürdig und hilfsbereit. Ursache für dieses Verhalten sind unbewußte Motivationen wie Ängste, Furcht vor Alleingelassenwerden, Angst, die Zuwendung anderer zu verlieren. Man kann hier durchaus von einer „Anklammerungsneigung" sprechen, die auf Verunsicherungen in der frühen Kindheit zurückzuführen ist. Psychodynamisch gesehen handelt es sich bei Angstneurosen ganz überwiegend um Trennungsängste bei Persönlichkeiten, die übermäßig stark von „Schlüsselfiguren" (Schutzfiguren) abhängig sind. Die Erstellung einer Biographie wird meist eine starke Trennungsempfindlichkeit offensichtlich werden lassen. Auf dem Boden einer solchen Trennungsempfindlichkeit führen dann Trennungs- und Enttäuschungserlebnisse, aber auch unausgetragene unbewußte seelische Konflikte, körperliche und seelische Überforderungen, ebenso auch Unterbelastungen der körperlichen Funktionen zu Angstneurosen. Fast immer ist eine depressive Persönlichkeitsstruktur der prädisponierende Faktor, ebenso eine angstneurotische Familienkonstellation.

Zusammenfassend die Entstehungsbedingungen: Abhängigkeit von Schutzfiguren, Trennungsangst, angstneurotische Familienkonstellation, unausgetragene unbewußte seelische Konflikte, Enttäuschungserlebnisse, körperliche und seelische Unter- oder Überforderung, depressive Persönlichkeitsstruktur.

Symptomatik und Differentialdiagnose

Angst besteht immer aus einer körperlichen und einer seelischen Komponente. Unmittelbares somatisches Korrelat (körperliche Komponente) sind kalter Schweiß, Herzklopfen, zugeschnürte oder trockene Kehle (Kloß im Hals), motorische Unruhe, Durchfall, Harndrang.

Grundsätzlich ist Angst ein psychosomatischer Vorgang, der sich in vielerlei Formen äußern kann: äußere, betonte Sicherheit (maskierte Angst), Insuffizienzerscheinungen, Lampenfieber, mangelnde Lebensbewältigung, Hilflosigkeit, Panik, Affektstupor.

Der Unterschied zwischen der neurotischen Angst und der realen Angst (Furcht) besteht darin, daß neurotische Angst nicht bewußten Ursprungs und nicht auf Bestimmtes bezogen ist. Die Patienten selbst können zwar feststellen, daß sie Angst haben, eine genaue Ursache anzugeben sind sie jedoch nicht in der Lage.

Anders jedoch bei den Phobien: Sie sind auf bestimmte Situationen oder Objekte der Umwelt gerichtet (Näheres in Abschnitt 6.3.4).

Generell kann gesagt werden, daß Angst sowohl bei Neurosen als auch bei Psychosen zu den Grundvorgängen des seelischen Krankseins gehört. Bei den Angstneurosen und den Phobien jedoch ist die Angst das charakteristische und ganz besondere Kennzeichen. Angst findet sich auch bei der Melancholie und der Schizophrenie. Die neurotische Angst hat ihren Unterschied zu diesen Angstformen in ihrer Entstehungsweise, in Wesen und Änderungsform. Ähnlich wie bei der Angstneurose steht auch bei der Angstpsychose das Angsterleben im Mittelpunkt, aber auch hier ist die Entstehungsweise eine andere.

Zu den Angstneurosen gehören auch die intermittierenden, unmotivierten Angstanfälle, die letztlich zu einer permanenten Angst und damit zum Vollbild einer Angstneurose führen können.

Beispiel: Ein Patient erleidet erstmals einen schweren Angstanfall am 17. Juni. Auf Befragen erklärt er, er könne sich an kein besonderes Vorkommnis erinnern, an keine angstauslösende Situation, und es habe sich sogar um einen Feiertag gehandelt. Der Patient wird aufgefordert, den Tagesablauf genauer zu schildern und dabei fällt ihm ein, daß er wegen des Anfalls ein Schachspiel gegen seinen Schwiegervater abbrechen mußte, was schade sei, weil er damals zum ersten Mal gegen seinen Schwiegervater hätte gewinnen können; allerdings sei er ein sehr schlechter Verlierer. Daß sich der Patient an keinen besonderen Vorfall erinnern kann, weist auf Verdrängung einer Erinnerung oder Verleugnung einer Wahrnehmung hin. Es handelt sich hauptsächlich um einen intrapsychischen Konflikt zwischen erwachsenem Sich-Durchsetzen und infantilem Bravsein; die Chance, im Schachspiel zu gewinnen, stellte für den Patienten eine Versuchungssituation dar.

Therapie

Schutzfiguren können schon allein durch ihre Anwesenheit bei Angstneurosen Angstanfälle lindern oder beheben. Dies ist vor allem der Fall bei Patienten mit Trennungsempfindlichkeit. Andererseits gibt es auch Fälle, bei denen Schutzpersonen Angstneurosen auslösen können.

Die Therapie hängt davon ab, ob man nun Angst als Symptom behandelt oder die psychodynamischen Ursprünge eruieren will. Behandlung der „Angst als Symptom": Autogenes Training, Verhaltenstherapie. Falls medikamentöse Behandlung notwendig ist, wird man auf Tranquilizer der Benzodiazepingruppe zurückgreifen. Phenothiazine vom Typ des Laevomepromazin (Neurocil®) eignen sich ebenfalls. Die medikamentöse Behandlung ist jedoch immer nur eine Hilfs- und Notmaßnahme.

Behandlung der psychodynamischen Ursprünge: psychoanalytisch gerichtete Psychotherapie und Unterstützung durch Anxiolytika.

Die langdauernde, evtl. niederfrequente Psychotherapie und die gleichzeitige Unterstützung durch Anxiolytika ist die zu bevorzugende Therapie (PT über einen langen Zeitraum hinweg mit größeren Abständen). Auch eine stationäre Psychotherapie ist in schweren Fällen möglich, ja sogar indiziert, da zugleich Suizidalität bestehen kann.

Paniksyndrom (Panik-Anfall)

Hierbei handelt es sich um ein plötzliches Einsetzen von intensiven Befürchtungen, Angst oder Schrecken, oft begleitet von Gefühlen drohenden Unheils.
Häufigste Symptome: Dyspnoe, Palpitationen, Schmerzen in der Brust oder Unwohlsein, Erstickungs- oder Beklemmungsgefühle, Benommenheit, Schwindel, Gefühle der Unsicherheit, Parästhesien, Hitze- und Kältewellen, Schwitzen, Schwäche, Zittern oder Beben. Angst zu sterben, verrückt zu werden, oder etwas Unkontrolliertes während der Attacke zu tun. Die Attacken dauern meist Minuten, seltener Stunden.
Therapie: Trizyklisches Antidepressivum, Doxepin oder Amitryptilin.
Es besteht eine stark erhöhte Gefahr des Suizids bei Patienten, die an Panik-Anfällen und der sogenannten Panik-Krankheit leiden.

6.3.2 (13.3.2) Neurotische Depressionen

Depressive Symptomatik beobachten wir bei normaler Traurigkeit, reaktiver Depression (depressive Reaktion oder depressive Konfliktreaktion), endogener oder zyklothymer Depression (Melancholie), depressiver Neurose (neurotische Depression), organischer Depression (depressive Verstimmung bei Hirnkrankheiten) und ferner bei depressiven Persönlichkeiten (Psychopathen). Mit dem Ausdruck „depressiv" ist also ein Zustand der Verstimmung und keine eigene Krankheit gemeint. Wie aus der obigen Aufzählung ersichtlich wird, kann Depression bei verschiedenen Krankheiten und in verschiedener Ausprägung vorkommen. Dabei muß stets erwähnt werden, wie die Depression entstanden ist (z.B. „endogene", „neurotische" Depression).

Einer depressiven Neurose liegt meist kein aktueller Konflikt zugrunde, sondern eine oft in die Kindheit zurückreichende und länger anhaltende Konfliktkonstellation. Von der neurotischen Depression unterscheidet sich die endogene Depression (Melancholie) nicht nur durch die Entstehung und den eigengesetzlichen Verlauf, sondern vor allem auch durch ihren charakteristischen psychopathologischen Befund.

Dem psychodynamischen Erklärungsmodell nach liegt der depressiven Neurose meist eine Störung in der oral-kaptativen oder der analen Phase zugrunde (hauptsächlich aber Fixierung oder Regression auf die orale Phase). Von Bedeutung ist auch der Objektverlust in ambivalenten oder infantil-narzißtischen Beziehungen. Nachforschungen in der Lebensgeschichte solcher Patienten ergeben immer Hinweise auf orale Charakterzüge (orale Fixierung). Zumeist fehlte in der Kindheit echte Geborgenheit (mangelnde fürsorgliche Zuwendung oder Überfürsorglichkeit). Schon auf geringste Änderungen reagieren Menschen mit solchen Kindheitserfahrungen depressiv, da sie auch später abhängig und anklammerungsbedürftig bleiben. Lerntheoretische Erklärungsmodelle halten eine erlernte Hilflosigkeit für die Ursache der neurotischen Depression.

Symptomatik und Differentialdiagnose

Der Verlust eines nahestehenden Menschen ruft in jedem von uns eine Trauerreaktion hervor, einen schmerzhaften seelischen Prozeß, während dem dann der Verlust allmählich akzeptiert wird, und man sich emotional von dem verstorbenen Menschen ablöst. Freud bezeichnete diesen Vorgang als „Trauerarbeit". Ist der Ablauf dieser „Trauerarbeit" gestört, so spricht man von abnormer oder krankhafter Trauerreaktion. Dies wird begünstigt durch unerträgliche Einsamkeit, Selbstvorwürfe, ambivalente Einstellungen und verdrängte Aggressionen. Statt normaler Traurigkeit beobachtet man in diesen Fällen Versteinerung, Abkapselung und Verbitterung, ferner auch aggressives Verhalten gegenüber der Umwelt und recht häufig funktionelle, vegetative Störungen (manchmal auch psychosomatische Krankheiten: Colitis ulcerosa). Diese Vorgänge haben jedoch nichts mit der depressiven Neurose zu tun.

Wie oben erwähnt, beruht eine depressive Neurose nicht auf einem aktuellen Konflikt, sondern auf einer in der Vergangenheit gewesenen permanenten Konfliktsituation. Außerdem ist die depressive Neurose von wesentlich längerer Dauer und stärkerer Intensität als die normale Trauerreaktion. Dem depressiven Neurotiker gelang es nicht, seine narzißtisch-infantilen Wünsche zu bewältigen, weshalb er auf die orale Phase regredierte. Jeden Objektverlust empfindet solch ein Individuum als besonders intensiv. Ist eine normale Trauerreaktion lediglich durch längere Dauer und stärkere Intensität gekennzeichnet, so würde man besser von einer reaktiven Depression sprechen. Bei der depressiven Neurose ist der Anlaß nur Auslöser des neurotischen Konfliktes. Wie bereits oben erwähnt, handelt es sich nicht um einen aktuellen Konflikt, sondern vielmehr um die Aktualisierung eines vorbestehenden neurotischen Konfliktes (zumeist aus der frühen Kindheit) durch äußere Lebensumstände.

Zwar kann bei reaktiven Depressionen, also bei Trauerreaktionen mit verlängerter Dauer und stärkerer Intensität, ebenfalls ein unbewältigter Konflikt zugrunde liegen (tiefgreifende Kränkungen, Selbstwertkrisen!); Konflikte reaktiver Depressionen reichen jedoch nicht soweit zurück wie die der depressiven Neurosen. Im Gegensatz zur reaktiven Depression handelt es sich bei der depressiven Neurose um eine Charakterneurose.

Beispiel einer neurotischen Depression: Ein 45jähriger Mann hatte vor mehreren Jahren eine außereheliche Beziehung, die ihm seine Frau verziehen hat. Seit einigen Wochen nun glaubt er aber, daß er dadurch seine Ehe vernichtete, und er deswegen auch in seinem Beruf nicht mehr tragbar ist.

Tölle meint, daß „der Neurotiker, der aggressive Gefühle einem anderen, besonders einem an sich geliebten Menschen gegenüber nicht zu ertragen vermag, die Aggression auf sich lenken kann". In der Psychoanalyse interpretiert man Selbstvorwürfe und Selbstmordimpulse mit dieser Art von Introjektion und Autoaggression: Selbstmordimpulse und Selbstvorwürfe sind aus psychoanalytischer Sicht Mordimpulse und Anklagen gegen den anderen.

Tritt eine Depression im höheren Lebensalter auf, so wird man weniger an eine neurotische Depression, als vielmehr an eine spät auftretende endogene Depression (Spätdepression, Altersdepression), an eine depressiv gefärbte symptomatische Psychose, an eine reaktive Depression infolge von Altersproblemen oder an die Folgen eines chronischen Arzneimittelmißbrauchs denken.

Zusammenfassend die Symptomatik der neurotischen Depression:
* Traurige Verstimmung, aber keine Unfähigkeit zur Trauer (im Gegensatz zur Melancholie)
* Emotionale Resonanzfähigkeit gestört
* Verminderung des Antriebs, Hemmung der Aggression, Minderwertigkeitsgefühle

* Häufig funktionelle Organstörungen und vegetative Symptome
* Seltener als bei der endogenen Depression sind Tagesschwankungen

Zu beachten ist, daß auch bei der endogenen Depression ähnliche körperliche Beschwerden anzutreffen sind und deshalb eine Abgrenzung nicht immer einfach ist. Grundsätzlich aber treten bei neurotischen Depressionen niemals regelhafte phasische Schwankungen auf, wie dies bei den Zyklothymien der Fall ist.

Therapie

Besonders wichtig für den Patienten ist ein Gesprächspartner (Arzt, Seelsorger, Verwandter, Freund). Neurotisch-depressive Menschen sind immer entsprechend ihren oralen Wünschen bemüht, sich an den Arzt zu binden. Auf Abweisung und Trennung reagieren sie mit schwerer Verlustangst, manchmal sogar mit Selbstmord. Suizidversuche können durch einen tragfähigen therapeutischen Kontakt verhindert werden. Überhaupt sind Selbstmord und Selbstmordversuch bei depressiven Reaktionen sehr häufig (Näheres im Kapl. 9, Suizidalität).

In erster Linie gehört die Behandlung depressiver Reaktionen in die Hand eines erfahrenen Psychiaters und/oder Psychotherapeuten. Medikamente sollten bei depressiven Reaktionen vorsichtig gehandhabt werden (Suchtgefahr!).

Kommt es bei depressiv-neurotischen Patienten zu schweren Trennungsängsten, sollte man diesen Thymoleptika nicht vorenthalten, da diese eine Psychotherapie kaum beeinträchtigen und bei entsprechender Auswahl des Mittels dämpfend wirken und eine akute Suizidalität abschwächen. Gerade bei Auftreten von Vitalstörungen im Verlauf neurotischer Depressionen sind Thymoleptika indiziert.

Gleiches gilt für den therapeutischen Schlafentzug. Der antidepressive Effekt letzterer Methode zeigt jedoch selten ähnliche Wirkung wie bei der Melancholie. Tranquilizer sind dann zu verabreichen, wenn während der Behandlung vorübergehend eine pharmakologische Entspannung erwünscht ist oder wenn zugleich stärkere Ängste bestehen.

Zusammenfassend die therapeutischen Maßnahmen:

* Bei depressiven Reaktionen psychotherapeutisches Vorgehen, evtl. psychoanalytische Therapie.
* Bei depressiven Neurosen Psychotherapie (z.B. klientzentrierte Therapie), antidepressive Medikamente vorübergehend; auf längere Sicht und bei jüngeren Patienten psychoanalytisches Vorgehen.

Abschließend sei erwähnt, daß depressive Neurosen im allgemeinen eine bessere Prognose haben als die meisten anderen Neuroseformen.

6.3.3 (13.3.3) Zwangsneurosen

Näheres dazu auch im Abschnitt 1.6 – Zwangssymptome.

Drängen sich Denkinhalte oder Handlungsimpulse immer wieder erneut auf und können diese nicht verdrängt oder zumindest unterdrückt werden, obwohl erkennbar ist, daß diese unsinnig sind, so liegt ein Zwang vor. Ein Zwangsneurotiker ist jedoch nicht oder kaum in der Lage, diesen Impulsen zu widerstehen, da sich sonst unerträgliche Angst einstellt. Dabei ist weniger der Zwangsinhalt das Krankhafte, sondern vielmehr dessen dominierender Charakter und dazu die bestehende Unfähigkeit, diese Inhalte zu verdrängen.

Man spricht bei der Zwangsneurose auch vom anankastischen Syndrom, kurz von Anankasmus.

Ursächlich liegt zumeist eine anankastische Wesensart zugrunde, auf deren Boden dann die Zwangssymptomatik entstehen kann. Auffällig sind familiäre Häufung und hohe Konkordanzraten bei Zwillingen. Mit großer Wahrscheinlichkeit wirkt bei Zwangsneurosen ein Anlagefaktor mit.

Typisches Merkmal des Zwangsneurotikers ist die ausgeprägte Ambivalenz, die sich aus dem ausgeprägten Kontrast zwischen Es und Über-Ich ergibt. Krankheitsfördernd wirken dazu strenge Erziehung, ständiges Anhalten zu Ordnung und Sauberkeit, Verpönung sexueller Regungen, übertriebene Reinlichkeitserziehung, kurz gesagt: allgemeine Frustrierung kindlicher Triebbedürfnisse (überwiegende ödipale Regungen). Neben dieser starken Polarität zwischen Es und Über-Ich ist ferner die Fixierung auf die anale Phase von großer Bedeutung. Diese wird zusätzlich durch eine übertriebene Reinlichkeitserziehung des Kindes gefördert. In der auf die anale Phase folgenden ödipalen Phase werden frustriert-aggressive und frustriert-sexuelle Triebansprüche verdrängt und bleiben auf die anale Phase fixiert. Zur Auslösung der Zwangsneurose kommt es dann in spezifischen Versuchungs- und Versagungssituationen. Die psychoanalytische Lehre deutet somit den Waschzwang als „symbolisches Reinwaschen von schuldhaft erlebten Sexual- und Aggressionswünschen". Bekanntlich sind nach psychoanalytischer Theorie die psychoneurotischen Symptome Kompromißbildungen zwischen abzuwehrenden Impulsen und Abwehrtendenzen. Beim Waschzwang sind die Abwehrtendenzen im manifesten Bild relativ stärker ausgeprägt als die abzuwehrenden Impulse.

Anale Fixierung wird auch erkennbar im magischen Denken des Zwangsneurotikers (Aberglaube, Glaube an Geister usw.).

Hingabe erleben solche Individuen als Bedrohung und wehren deshalb die Angst durch übertriebene Rationalisierung ab. Zwangsneurotiker haben einen großen Leidensdruck, der sich nicht selten in depressiven Verstimmungen oder psychosomatischen Äquivalenten wie Migräne äußert. Die Tragik eines solchen Zustandes läßt sich sehr anschaulich vor Augen führen, wenn man sich vorstellt, unter dem Zwang zu stehen, ein Zimmer völlig staubfrei zu halten.

Im Gegensatz zu anderen Neuroseformen wird der Angstaffekt nicht verdrängt, sondern bleibt dem Kranken im Bewußtsein. Der Konflikt allerdings, der zu dieser Symptomatik führt, bleibt unbewußt. Diese Unfähigkeit, den Angstaffekt zu verdrängen, führt beim Zwangsneurotiker subjektiv zu starkem Leidensdruck und zur Depressivität.

Zusammenfassend sind folgende Abwehrmechanismen für die Zwangsneurose charakteristisch:

* Isolierung
* Reaktionsbildung
* Ungeschehenmachen
* Rationalisierung

Symptomatik und Differentialdiagnose

Zwangsphänomene können unterschiedlich stark ausgeprägt sein, es gibt leichtere und schwerere. Die leichteren Zwangsphänomene können noch dem normalpsychologischen Bereich zugeordnet werden: Mitzählen der Glockenschläge, Zählen von Treppenstufen, ständiges Nachpfeifen von Melodien oder Nachsprechen von Wortfolgen usw. Solch ein „normalpsychologischer Zwang" unterscheidet sich vom pathologischen Zwang dem Inhalt nach nur graduell, der Intensität nach hingegen grundlegend. Man unterscheidet nun:

* Zwangsvorstellungen
* Zwangsimpulse
* Zwangshandlungen

Beispiel: Obwohl ein Patient im vierten Stock und in einer bescheidenen Gegend wohnt, wo bisher keine Einbrüche bekannt wurden, fürchtet er sich derartig, daß er Fenster und Türen verriegelt, Stühle unter die Türklinken klemmt und diese Sicherheitsvorkehrungen wiederholt kontrolliert, weil er nach einer Kontrolle jedesmal noch unsicher ist, ob er „wirklich richtig kontrolliert hat". Ferner berichtet er über Ängste vor Ansteckungen, derentwegen er sich häufig gründlich die Hände wäscht. Seine Hände sind außerdem leicht gerötet und schrundig.

Auch außerhalb psychischer Krankheitszustände kommen leichte Zwangsphänomene vor und dies überwiegend bei anankastischen Persönlichkeiten (Näheres in 6.4). Anankastische Züge können bei anankastischer Disposition an Intensität zunehmen: Gravidität, Wochenbett, Klimakterium, postinfektiöse Erschöpfungszustände, allgemeine Erschöpfungszustände. Kontrollzwänge, die für einige Tage oder Wochen auftauchen und sich wieder zurückbilden, evtl. aber nach Monaten oder Jahren wieder auftreten können, sind relativ unspezifisch (z.B. Zyklothymien, Überforderungsreaktionen, bei zwanghaften Persönlichkeiten).

Die Zwangserscheinungen der Zwangsneurose, die sich während oder bald nach der Pubertät entwickelt, sind jedoch wesentlich stärker ausgeprägt. Dabei finden sich alle Arten der Abstufung zwischen stärksten und noch in den Normalbereich fallenden anankastischen Phänomenen.

Zwangsneurosen können von vornherein als solche auftreten und während des gesamten Verlaufes die gleiche Symptomatik beibehalten. Vereinzelt finden sich jedoch auch Verläufe, die mit depressiven, ängstlichen oder hypochondrischen Symptomformen beginnen und erst allmählich zu Zwangsphänomenen übergehen. Zwangsphänomene lassen sich auch bei endogenen Psychosen, vor allem während melancholischer Phasen beobachten. Dabei kann bei Melancholikern die Zwangssymptomatik derart ausgeprägt sein, daß getrost von einer anankastischen Depression gesprochen werden darf. Weit seltener lassen sich Zwangssymptome bei Schizophrenen beobachten; lediglich zu Beginn der Erkrankung finden sich Zwänge mit leichter Ausprägung.

Ohne erkennbaren Anlaß beginnende und prozeßhaft fortschreitende zwanghafte Krankheitsbilder faßt man unter dem Begriff „Zwangskrankheit" zusammen (auch malignes Zwangssyndrom genannt). Bei ununterbrochener Progredienz führt die Zwangskrankheit meist zur Lebensuntüchtigkeit.

Zwangsphänomene lassen sich meist nicht auf eine einzige Entstehungsbedingung zurückführen, vielmehr sind sie multifaktoriell bedingt.

Differentialdiagnostisch sind Wahn und Zwang zu unterscheiden. Während dem Wahnkranken die Einsicht in den krankhaften Charakter fehlt, erkennt der Zwangspatient die Unsinnigkeit seiner Handlungen, ist jedoch machtlos, aus eigener Kraft sich gegen diese zu wehren. Die begriffliche Abgrenzung von Wahn und Zwang ist eindeutig, die praktische Diagnostik jedoch zuweilen schwierig: Man begegnet immer wieder Wahnkranken mit teilweiser Einsicht und dem Empfinden der Unsinnigkeit der Wahninhalte.

Zwang und Sucht sind ebenfalls auseinanderzuhalten: Sucht erscheint zwar zwangsähnlich, wird vom Süchtigen jedoch gern motiviert und zumindest subjektiv sinnvoll empfunden. Sucht ist beim Patienten ein „zweckgerichtetes und auf Steigerung des Selbstwertgefühls abzielendes Verhalten" (Tölle). Im Gegensatz dazu erlebt der Zwangsneurotiker seinen Zwang als Ich-fremd und unsinnig.

Abzugrenzen ist die echte Zwangsneurose ferner von zwangähnlichen Symptomen bei hirnorganischen Störungen.

Außerdem schließen Zwangserscheinungen eine endogene (zyklothyme) Depression keinesfalls aus; denn Zwangserscheinungen können zu anderen psychischen Erkrankungen parallel verlaufen. So kommen anankastische Phänomene nicht nur bei selbstunsicher-anankastischen Persönlichkeiten, bei neurotischen Entwicklungen und auch nicht nur im Rahmen der sog. progressiven endogenen Zwangskrankheit vor.

Mitmenschen und dem Arzt gegenüber verhalten sich Zwangsneurotiker meist sehr höflich und korrekt, lösen jedoch bei den Mitmenschen aufgrund ihrer Steifigkeit, Hartnäckigkeit und Unspontaneität häufig Ärger und Wutausbrüche aus. Ihr Wesen und Verhalten wirkt auf die Dauer aufreizend. Außer unangemessenen Reaktionen löst ihr Verhalten häufig auch eine unbewußte, rigide Abwehrhaltung beim Gesprächspartner aus.

Häufig begegnet man beim Zwangsneurotiker auch einem ausgeprägten Interesse an Geld und Besitz, Sparsamkeit bis zum Geiz. Aggressionen erweckt das starre Festhalten an Meinungen und Urteilen (Rigidität), aber auch die übertriebene Ordentlichkeit bis hin zu extremer Pedanterie.

Grundsätzlich besteht aber niemals Realitätsverlust infolge zwanghafter Einengung der Wahrnehmungs- und Erlebnisbereiche.

Therapie

Wie oben erwähnt, nehmen unbehandelte Zwangsneurosen häufig einen chronischen und progredienten Verlauf. Dazu neigen Zwangsphänomene zur Ausbreitung. Wenig Erfolge konnten bei psychotherapeutischen Maßnahmen verzeichnet werden.

Psychotherapie über längere Zeit hinweg bringt nur in etwa 50% der Fälle eine Heilung oder wesentliche Besserung. Leider kommt es aber mit der Symptomabschwächung gleichzeitig zu einem Verlust an Dynamik der Persönlichkeit (neurotischer Residualzustand). Zwangsrituale erweisen sich als besonders resistent gegenüber psychotherapeutischen Maßnahmen.

Außer psychotherapeutischen Verfahren finden ferner folgende Therapiemaßnahmen Anwendung: Verhaltenstherapie, autosuggestive Entspannungs- und Trainingsverfahren, autogenes Training, gestufte Aktivhypnose, paradoxe Intentionen und Dereflexionen im Rahmen der Logotherapie.

Die Erfolge der Psychotherapie sind also hier nicht besonders umwerfend, wenngleich nicht außer acht gelassen werden darf, daß zumindest durch psychotherapeutische Maßnahmen eine vorübergehende Besserung erzielt und die Progredienz aufgehalten werden kann. Somit läßt sich zumindest die Arbeitsfähigkeit und soziale Anpassung erhalten oder wiederherstellen.

Gestaltet sich die Kontaktaufnahme zum Patienten für eine Psychotherapie sehr schwierig, so muß zu medikamentösen Maßnahmen gegriffen werden: Tranquilizer und Neuroleptika. Die beiden genannten Medikamentengruppen beeinflussen jedoch nur Angst und affektive Spannung, keinesfalls aber den Zwang.

Zum Abschluß sei noch erwähnt, daß vereinzelte Erfolge mit stereotaktischen Operationen vor allem bei schwersten Zwangssyndromen bekannt wurden (sog. psychochirurgische Eingriffe).

6.3.4 (13.3.4) Phobien

Näheres dazu auch im Abschnitt 1.8.8 – Phobien.

Phobien sind im Gegensatz zur Angstneurose immer auf bestimmte Situationen und Objekte gerichtet. Sie sind durch unbegründete, für Gesunde nicht nachvollziehbare und objektiv nicht gerechtfertigte Ängste gekennzeichnet. Die psychoanalytische Theorie beschreibt die Phobie als Resultat von Abwehrmechanismen (Verdrängung, Vermeidung, Verschiebung, Projektion). Recht anschaulich hat Freud die Phobieentstehung in seinem Beispiel „vom kleinen Hans" geschildert: Der kleine Junge verschob seine Kastrationsangst vom Vater auf Pferde und projizierte zugleich seine ödipalen Aggressionen auf diese Tiere. Das Resultat war dann eine starke Angst, von Pferden gebissen zu werden. Diesem Vorgang liegt ein Abwehrmechanismus zugrunde, der den Vorteil besitzt, daß der kleine Junge Pferden leichter aus dem Weg gehen konnte als dem Vater. Der Abwehrmechanismus war aber nicht optimal, sondern „unteroptimal", da die Bewegungsfreiheit des Jungen nunmehr eingeschränkt war. Interessierten sei das Buch von S. Freud „Analyse der Phobie eines 5jährigen Knaben" empfohlen (erschienen im S. Fischer-Verlag, Frankfurt, 1970, Bd. 8).

Eines haben Angstneurose und Phobie gemeinsam: Beide sind Reaktionen auf ungelöste Konflikte. Zusammenfassend für die Entstehung der Phobie sei also gesagt: Schuldgefühle oder Triebspannungen werden abgewehrt und die Ängste auf eine Umweltgegebenheit verlagert. Dadurch wird ein gewisser Schutz vor unkompatiblen Triebansprüchen erreicht.

Die Lerntheorie betrachtet die Phobie als fehlerhaft angepaßtes, konditioniertes Verhalten. Die Verhaltenstherapie beschäftigt sich aber nicht mit der seelischen Ursache des fehlerhaften Lernens.

Symptomatik und Differentialdiagnose

Eine ausführliche Darstellung der verschiedenen Phobieformen erfolgte bereits im Abschnitt 1.8.8. Deshalb sei dorthin verwiesen.

Beispiel einer Phobie: Ein 35jähriger Heizungstechniker ist seit einem halben Jahr nicht mehr in der Lage, seiner Arbeit wie zuvor nachzugehen. Wenn er Baustellen zu besichtigen hat, ist es ihm unmöglich, Treppen hinaufzusteigen und er bricht jedesmal in Angstschweiß aus. Ihm wird schwindelig und übel. Erklären kann er sich sein Verhalten nicht, versuchte aber bisher mehrmals, „dagegen anzugehen" – jedoch ohne Erfolg. Die Arbeit mache ihm Spaß, und er habe keine Schwierigkeiten mit Kollegen. In der Zwischenzeit ist er nun aber auch nicht mehr in der Lage, einen Fahrstuhl zu betreten und es hilft ihm auch dann nicht, wenn andere ihn begleiten. Aus seiner Kindheit berichtet er, der Vater habe ihn einmal aus „Spaß" geschubst, als sie auf einem Turm waren. Er habe befürchtet, in den Abgrund zu fallen.

Angst!
30 Jahre im Zimmer

30 Jahre lang schloß sich eine Engländerin (77) in ihrem Haus in Widnes ein, weil sie eine krankhafte Angst vor dem Freien (Agoraphobie) hat. Als die Polizei die Tür aufbrach, saß die Frau stumpfsinnig im Zimmer. Die Fingernägel waren etwa 20 Zentimeter lang!

aus dem Münchner Merkur, 20. Januar 1980

Das charakteristischste Kennzeichen der Angstneurosen und Phobien ist die Angst selbst. Dabei bestehen auch enge Beziehungen zu neurotisch-hypochrondrischen Syndromen, bei denen die Angst auf Körperfunktionen bezogen ist. Den Übergang zu diesen bildet die Herzphobie, bei der es sich um anfallsweise auftretende elementare Angstzustände handelt, in denen der Patient trotz ungestörter kardialer Funktionen das sofortige Aussetzen seiner Herztätigkeit und den Tod fürchtet (nach Tölle). Eine andere Bezeichnung für Herzphobie lautet auch „Herzhypochondrie". Diese Herzphobien machen in der nervenärztlichen Sprechstunde in etwa 5% der Diagnosen aus. Beim Internisten finden sie sich noch häufiger. Das Verhältnis der Männer zu den Frauen beträgt 3:2. Man beobachtet anfallsweise auftretende Symptome, denen gelegentlich Schwindel, Übelkeit und innere Unruhe vorausgehen. Rasch kommt es dann zum schweren Anfall mit extremem Herzklopfen, leichter Blutdruckerhöhung, schwerem Druck- und Beklemmungsgefühl in der Herzgegend, Atemnot, Schwindel und Ohnmachtsgefühl, jedoch niemals zu Bewußtlosigkeit. Die Patienten zittern am ganzen Körper und haben panische Angst zu sterben (Vernichtungs- u. Todesangst). Kardiale Funktionsstörungen sind nicht die Ursache der Angst, ebensowenig wie die Herzstörungen Folgeerscheinungen der Angst sind. Kommt Hilfe oder steht Hilfe in Aussicht, klingen die Erscheinungen und die Angst rasch ab, so daß meist beim Eintreffen des Arztes schon wesentliche Besserung eingetreten ist. Die Anwesenheit eines Arztes und die medikamentöse Sedierung (Placebo genügt oft auch) ist von besonderer Wichtigkeit. Die Dauer des Herzphobie-Anfalls beträgt mindestens 15 Minuten, längstens 2 Stunden.

Ist der erste Anfall abgeklungen, kommt es zu phobischer Entwicklung, d.h. die Kranken leben in ständiger Angst vor dem nächsten Anfall (Angst vor der Angst, Phobophobie). Dabei hilft es dem Kranken wenig, ihm seine Gesundheit zu beteuern; er beobachtet im Intervall nun fernerhin in ständiger Angst seine Herzfunktionen, kontrolliert Puls und registriert geringste Frequenzschwankungen. Diese Neurotiker schonen sich, meiden alle Anstrengungen, Unruhe und Aufregungen in der Hoffnung, dadurch einen weiteren Herzanfall vermeiden zu können. Dies kann soweit führen, daß die Patienten es ablehnen, weiterhin allein zu sein; sie haben Angst, im Schlaf von einem Anfall überrascht zu werden, leiden deshalb nicht selten unter hartnäckigen Einschlafstörungen.

Im allgemeinen neigt die Herzphobie zu chronischem Verlauf: Selbst nach 20 Jahren hatten mehr als 50% der Patienten noch die gleiche, wenn auch etwas schwächere Symptomatik. Häufig wird Frühinvalidisierung nötig sein, obwohl keine organischen Defekte nachweisbar sind. Akute Konflikte, Überforderungen, Trennungen und Enttäuschungen sind fast immer die Anlässe für den ersten Anfall. Auch Situationen des Verlassenwerdens und des Alleinseins, das Miterleben eines Herztodesfalles können als Auslöser wirken. Die Hauptursache ist jedoch eine längere neurotische Entwicklung; obengenannte Vorgänge sind lediglich letzter Anstoß.

Außerordentlich wichtig ist die Differentialdiagnose gegenüber Angina pectoris, Herzinfarkt und paroxysmaler Tachykardie. In ähnlicher Form beobachtet man herzphobische Zustände auch bei Kranken mit endogener Depression. Interessant ist im übrigen: Beim Herzinfarktkranken ist die Angst weniger elementar und seltener, die Anfälle bei Angina pectoris sind kürzer.

Differentialdiagnostisch muß ferner Angstneurose und Phobie unterschieden werden: Bei Phobien ist die unüberwindbare Angst im Gegensatz zu den Angstneurosen an bestimmte Objekte oder Situationen gebunden.

Therapie

Im akuten Anfall der Herzphobie ist eine Sedierung kaum vermeidbar. Man bedient sich dazu der Benzodiazepin-Tranquilizer. Phenothiazine und Thymoleptika sollten nicht verabreicht werden, da sie durch eine eventuelle Herzfrequenzsteigerung die Angst verstärken könnten. Die Haupttherapie ist jedoch dann die Psychotherapie. Auch Verhaltenstherapie (Densensitivierung) und Trainingsbehandlung zeigen Erfolge.

Eng umschriebene Phobien bei gleichzeitig nur gering neurotisch eingeschränkter Persönlichkeit bieten eine günstige Voraussetzung für eine Verhaltenstherapie. Liegt nachweislich ein Konflikt zugrunde, wird man die psychoanalytische Therapie vorziehen. Dem Fachtherapeuten kommt die Aufgabe zu, die Indikation für die jeweilige Therapieform zu stellen.

Menschen mit leicht ausgeprägten monothematischen Phobien, die sonst sozial voll integriert sind und wegen ihrer Störung nie in ärztliche Behandlung gelangen, sind wesentlich häufiger zu finden als Menschen, die wegen Phobie therapiert werden.

6.3.5 (13.3.5) Konversionsreaktionen und Charakterneurose Hysterische Charakterneurose

Konversionsreaktionen (hysterische Symptomneurose)

Erscheinen verdrängte Komplexe umgekehrt in körperlichen Äußerungen, so spricht man von Konversionssyndromen. Dabei kommt den Symptomen Ausdrucks- und Symbolcharakter zu, und das Ziel dieser ist ein Krankheitsgewinn.

Bei der Konversion handelt es sich um einen neurotischen Vorgang, um den Versuch der Konfliktlösung im somatischen Bereich, also letztlich um eine Scheinlösung eines intrapsychischen Konflikts. Dabei haben die Symptome Ausdrucks- und Symbolcharakter: So bedeutet eine Lähmung der Beine z.B., daß es „nicht mehr weiter geht". Gibt ein Patient eine Sehstörung an, so soll dies für ihn bedeuten, daß er nichts mehr wissen will oder kann. Die Unfähigkeit, „Unangenehmes zu schlucken", äußert sich in einer Schluckstörung. Unter den Konversionsreaktionen begegnet man häufig der Astasie (Unfähigkeit zu stehen) und der Abasie (Unfähigkeit zu gehen).

Die psychoanalytische Theorie sieht die Wurzeln der Konversionssymptome im ungelösten Ödipuskomplex. Psychogene Anfallsabläufe bringen Phantasien oder Erlebnisse zur Darstellung, die indirekt oder direkt der Genitalsphäre angehören. Bei einigen Konversionsvorgängen wird der sexuelle Ausdrucksgehalt besonders deutlich: Hyperlordose und Hervorheben des Beckens bei Frauen während eines psychogenen Anfalls; man spricht vom sog. Arc de cercle. So könnte man durchaus den psychogenen Anfall als Äquivalent einer unrealistischen Befriedigung interpretieren. Aufgrund der heutigen sexuellen Freizügigkeit wird dieser früher doch recht häufig beobachtete psychogene Anfall der Frau nur noch vereinzelt beobachtet. Es gibt jedoch noch weitere Konfliktquellen.

Das Individuum verlangt von der Umwelt Zuwendung und versucht, jene auf diese Art zu erzwingen, versucht die Umwelt zu alarmieren und zielt auf Entlastung von inneren oder äußeren Verpflichtungen. Nach Freud wird ein Krankheitsgewinn in zweifacher Hinsicht bezweckt: Einerseits wird durch Entstehung eines hysterischen Symptoms eine Befriedigung verdrängter Triebe erreicht (primärer Krankheitsgewinn), zum andern aber auch größere Aufmerksamkeit, Geltung und Anerkennung und damit eine narzißtische Befriedigung erreicht (sekundärer Krankheitsgewinn).

Bei Konversionssymptomen handelt es sich keinesfalls um Simulation, vielmehr handelt es sich um reflexartige, automatische Abläufe. Allerdings bestehen fließende Übergänge zwischen reflex-hysterischen Vorgängen und tendenziösem Vortäuschen (z.B. psychogener Erregungs- oder Dämmerzustand im Gefängnis – entweder Reaktion auf unbewältigte Situation oder bewußte Demonstration scheinbarer Haftunfähigkeit).

Voraussetzung für die Entstehung von Konversionssyndromen sind bestimmte Persönlichkeitsstrukturen und Umwelteinflüsse. Besonders bei hysterischen Persönlichkeiten wird diese Art von Syndromen besonders häufig beobachtet, weshalb man auch von hysterischer Reaktion[1] oder von Konversionshysterie spricht. Besonders anfällig sind auch Personen, die rasch überfordert werden und somit in Konflikte geraten (z.B. asthenische Persönlichkeiten). Im Vergleich zu anderen neurotischen Reaktionen ist die Konversionsreaktion eine Konfliktreaktion primitiverer Art. Wesentlich häufiger wird sie bei Frauen beobachtet; unintelligente und wenig differenzierte Menschen, aber auch infantile und retardierte Naturen neigen besonders zu Konversionsreaktionen. Schwere hysterische Störungen nahmen vor allem in den mittel- und nordeuropäischen Ländern stark ab, während sie noch etwas häufiger in den Mittelmeerländern zu finden sind.

Mit Sicherheit kann festgestellt werden, daß Konversionsreaktionen hinsichtlich ihrer Intensität und Form nicht nur von der Umwelt, sondern von den sozialen Bedingungen überhaupt und dem Stellenwert, den sie in einer bestimmten Zeit einnehmen, abhängig sind. Tölle schreibt dazu: „Auch affektive ‚Ansteckung' und Identifikations- und Nachahmungstendenzen spielen eine Rolle. In den letzten Jahrzehnten ist ein Formenwechsel eingetreten von der äußeren Gebärde zur psychophysischen, tiefer verankerten Funktionsstörung; die ‚hysterischen Darstellungsformen' sind den sogenannten psychosomatischen ‚Intimformen' gewichen" (Tölle, Psychiatrie, Springer-Verlag).

Die Äußerungsformen der Konversionsreaktionen sind verschieden. Man beobachtet funktionell-motorische, sensible und sensorische Symptome, aber auch Anfallszustände wie Lähmungen einer oder mehrerer Extremitäten, vereinzelt auch komplette motorische Reglosigkeit (vergleichbar mit dem Todstellreflex mancher Tiere). Im Gegensatz zu letztgenannter Form steht der psychogene Erregungszustand, der sich u.U. in heftigsten motorischen Entladungen äußert (Toben, Brüllen, Schreien, „Umsichschlagen"). Derartige psychogene Anfälle sind zwar oft von erheblicher Dramatik, Bewußtlosigkeit und Hinstürzen mit nachfolgenden Verletzungen werden jedoch nicht beobachtet. Im Gegensatz zu epileptischen Anfällen dauern psychogene Anfälle länger und sind durch suggestives und energisches Ansprechen beeinflußbar. Der Unterschied zu Epilepsien besteht jedoch auch in ihrem Ausdruckscharakter.

Ein recht häufig zu beobachtendes Symptom ist der psychogene, grobschlägige Tremor, der bevorzugt die proximalen Extremitätenabschnitte betrifft. Erst allmählich werden dann auch distale Körperabschnitte befallen. Durch Zuwendung kommt es zu einer Verstärkung der Symptomatik. Wird der Patient nicht beachtet und auf seine Symptome nicht eingegangen, so schwächen sich diese ab und sistieren meist ganz.

Vereinzelt wird auch Anästhesie einzelner Hautpartien angegeben, die jedoch keinesfalls der zentralen oder peripheren Innervation, vielmehr laienhaften Körpervorstellungen entspricht.

Die Symptomenvielfalt der Konversionsreaktionen ist groß; nachfolgend zusammengefaßt die wichtigsten Beispiele:
* psychogene Blindheit und Taubheit
* Schmerzzustände
* psychogenes Erbrechen
* psychogener Dämmerzustand (Vortäuschung einer Geistesstörung, Scheinblödsinn)
* Abasie und Astasie

* Arc de cercle
* Stimmlähmung
* Sensibilitätsausfälle
* Schluckstörungen und Sehstörungen

Man findet Imitationen fast jeder körperlichen Krankheit, und selbst bereits vorhandene körperliche Störungen können im Zuge eines Konversionsvorganges aufgenommen, verstärkt und unterhalten werden.

Bei der hysterischen Symptombildung spielen oft Identifizierungen mit dem Leiden anderer Personen eine Rolle. Dies kann zu regelrechten „hysterischen" Epidemien führen, wie das folgende Beispiel verdeutlicht.

Beispiel: In einer gemischten Oberschulklasse aus 13jährigen fällt an einem besonders heißen Tag vor einer Mathematik-Klausur eine hochgeschossene, leicht verhaltensauffällige, aber beliebte Schülerin in Ohnmacht. Aufregung und Anteilnahme der Klasse sind groß. Obwohl die Patientin nach 2 - 3 Minuten wieder bei vollem Bewußtsein ist, überführt sie der Notarzt in das Krankenhaus, von wo sie nach 2 Stunden in hausärztliche Behandlung entlassen wird. Das Ganze wiederholt sich vier Tage danach, und in der folgenden Woche werden zwei andere Schülerinnen derselben und einer tieferen Klasse ebenfalls bewußtlos.

Weiteres Beispiel: Eine 37jährige Patientin klagt über Völlegefühl im Unterleib, „wie wenn da etwas drückt und sich bewegt" und über morgendliches Erbrechen, was leider seit vier Monaten bestehe. Sie habe an eine Schwangerschaft gedacht, aber Schwangerschaftstests, internistische und gynäkologische Untersuchungen waren mehrmals ohne besonderen Befund, und die Periode kam regelmäßig. Die Beschwerden begannen vor zwei Monaten, nachdem ihr dreijähriges Kind bei einem Unfall starb, für den sie sich in gewisser Hinsicht verantwortlich sieht.

Differentialdiagnose

Näheres dazu wurde bereits im vorangegangenen Abschnitt abgehandelt. Abgegrenzt werden muß die Konversionsreaktion gegen

* das Hyperventilationssyndrom
* die Simulation
* die hysterische Charakterstruktur
* zahlreiche organische Erkrankungen

Hysterische Charakterneurose

Diese muß von den hysterischen Symptomneurosen (Konversionssymptomen und Dissoziationserscheinungen) unterschieden werden. Beiden ist jedoch die unbewußte veränderte Selbstdarstellung gemeinsam, bei der es sich um den Lösungsversuch eines intrapsychischen Konfliktes handelt. Die Folge ist eine neurotische Scheinlösung.

Nachfolgend eine kurze Beschreibung der hysterischen Charakterneurose: Der hysterische Neurotiker ist leicht zu begeistern, faszinierend, spontan, überraschend und stimmungslabil, wirkt planlos, unreif und infantil ohne Gefühlstiefe. Man erkennt die Tendenz zur Dramatisierung (demonstrativ-theatralisches Verhalten). Hysterische Neurotiker zeigen Ichbezogenheit (egozentrisches Geltungsbedürfnis und egozentrische Relativierung von Ethik und Moral). Bei hysterisch-neurotischen Individuen gelten Gesetze nur für andere und um mit F. Riemann zu sprechen, „reist der Hysteriker im Extrazug durchs Leben". Man beobachtet eine hohe Suggestibilität, Ablenkbarkeit und Phantasietätigkeit. Hysterische Neurotiker sind liebesunfähig, und die Sexualität wird lediglich zur Befriedigung ihres Narzißmus benützt (Pseudosexualisierung). Verliebtheit wird zunächst in extremer Form geäußert, kommt jedoch bereits wenige Tage später rasch zum Erliegen. Hinsichtlich der sexuellen Befriedigung besteht ödipale Tabuisierung, was beim phallisch narzißtischen Mann zu Impotenz führt (Don Juan-Typ) und bei der phallischen Frau zur Frigidität. Dem neurotischen Hysteriker genügt oft die sexuelle Stimulierung des Partners zur Befriedigung seines neurotischen Triebzieles, dem Narzißmus.

Beispiel: Eine neurotische Patientin verhält sich in sexueller Hinsicht auffällig gegenüber ihrem Mann. Wenn er keine Lust verspürt, fordert sie intime Beziehungen; wenn er Verlangen nach sexuellem Verkehr hat, weist sie ihn ab. Wenn er direkt und forsch die geschlechtliche Beziehung verlangt, meint sie, er solle geduldig und rücksichtsvoll sein, wenn er jedoch einfühlend abwarten will, wirft sie ihm fehlende Männlichkeit vor.

Andere Frauen wiederum fordern Männer ständig zum Geschlechtsverkehr auf, sind aber nicht orgasmusfähig, spielen dann oft nur „Theater" und einen Orgasmus vor.

Hysterische Charakterneurosen sind überaus vielgestaltig, weshalb man auch bei der Hysterie vom „Clown unter den Neurosen" spricht. Man findet fast alle Symptomvarianten.

Therapie

Nicht selten läuft der Arzt Gefahr, mit in das starke Agieren des Patienten einbezogen zu werden. Dies kann so weit führen, daß er aufgrund von Lügen des Patienten in dessen Privatsphäre eingreift und dessen Partner zur Rede stellt. Mit viel Engagement und gutem Willen allein wird man beim Hysteriker wenig ausrichten; denn es besteht immer die Gefahr des Mitagierens, was die neurotische Verstrickung des Patienten eher verschlechtert als verbessert. Jedenfalls müssen akut auftretende Konversionssymptome umgehend einer Behandlung zugeführt werden, da sie sonst durch fortschreitende Automatisierung für eine Therapie refraktär werden. Dazu besteht dann die Gefahr, daß sekundäre organische Schäden auftreten (z.B. Arthrosen bei psychogener Lähmung infolge einseitiger Belastung).

Da die Patienten leicht beeinflußbar sind, stehen Suggestivmaßnahmen im Vordergrund. Liegt das Bild psychogener Lähmungen vor, so wird man den Patienten energisch zu Übungen auffordern und krankengymnastisch behandeln. Bäder, leichte faradische Reizung und Hypnose finden ebenfalls häufig Anwendung. Grundsätzlich soll die Therapie so durchgeführt werden, als ob es sich um eine organische Störung handelt. Dem Patienten wird dadurch die Chance gegeben, sich von seinem Symptom zurückzuziehen. Im weiteren therapeutischen Vorgehen soll dann versucht werden, mit dem Patienten die Psychodynamik zu erhellen.

Bei schweren dramatischen Konversionsreaktionen, Erregungszuständen und Anfällen ist die Nichtbeachtung oftmals ein erfolgversprechendes Behandlungsprinzip. Wird dem Patienten das Publikum entzogen und er weitgehend ignoriert, bildet sich die Symptomatik von selbst rasch zurück. Wird nämlich auf Störungen allzu fürsorglich eingegangen, so führt dies beim Patienten zu einer Bestätigung; aber auch allzu brüskes Entziehen der Zuwendung ist zu vermeiden, da dies die Symptomatik durch Provokation verstärken kann.

Sind die Voraussetzungen gegeben, so ist einer analytisch orientierten Psychotherapie der Vorzug zu geben (vor allem bei Charakterneurosen). Häufig bringen Behandlungen deshalb keinen Erfolg, weil die Patienten in ihrem Wesen meist spielerisch und oberflächlich sind. Eine Therapie wird nur dann Erfolg zeigen, wenn Störfaktoren der Umwelt ausgeschlossen wurden; häufig wird auch eine Soziotherapie sinnvoller sein als Psychotherapie.

6.3.6 (13.3.6) Hypochondrische Reaktionen und Entwicklungen

Hierbei handelt es sich um eine abnorm ängstliche Einstellung eines Individuums auf seinen Körper, was sich in ängstlicher Selbstbeobachtung und Krankheitsfurcht äußert. Dabei ist zu beachten, daß Hypochondrie keinesfalls eine Krankheit, sondern eine Reaktionsform darstellt. Siebeck schreibt dazu: „Mit der Umstellung von gesund auf krank erhalten alle Empfindungen einen anderen Ton, bisher belanglose Störungen werden nun erst zum Krankheitssymptom". Zu den hypochondrischen Symptomen gehört auch der sogenannte Morbus clinicus: Medizinstudenten in den frühen Semestern glauben sich immer gerade von der Krankheit befallen, die in den Vorlesungen abgehandelt wird.

Nicht selten werden hypochondrische Ängste durch fehlgedeutete und falsch verstandene Äußerungen des Arztes entwickelt und fixiert (iatrogene Hypochondrie).

Eine große Rolle bei der Entstehung hypochondrischer Befürchtungen spielen Identifikationstendenzen: Erkrankt ein Familienmitglied, so befürchten dessen Angehörige häufig an der Erkrankung zu erkranken oder von dieser bereits befallen zu sein.

Hypochondrische Reaktionen können auch Resultat von Schuldängsten sein: Hypochondrische Entwicklungen bei Jugendlichen nach exzessiven Masturbationen (Angst vor „Rückenmarksschwindsucht", so wie es in alten Medizinbüchern gelehrt wurde).

Der Psychoanalytiker interpretiert die Hypochondrie als Verschiebung der Aufmerksamkeit auf bestimmte und begrenzte Körperlokalisationen mit der Folge von Befindlichkeitsstörungen. Zu einer solchen Reaktion kommt es, wenn diffuse Angst, die ihre Ursache in aufgestauten aggressiven, aber auch sexuellen Erlebnisinhalten hat, abgewehrt werden muß.

Unter den Hypochondern finden wir meist sensitive Persönlichkeitsstrukturen, womit die entscheidende Voraussetzung für die Unsicherheit gegenüber den eigenen Körperfunktionen gegeben ist.

Hypochondrische Symptomatik findet sich auch bei der Melancholie und der Schizophrenie. Bei ersterer sind die Patienten kaum gehemmt, schildern ihre Beschwerden jedoch mit großer Eindringlichkeit; bei Schizophrenen sind die hypochondrischen Vorstellungen überaus abstrus und bizarr, recht häufig aber auch eingeengt auf eine einzige Vorstellung, an der dann monoton festgehalten wird (monosymptomatische Hypochondrie, meist auf Genitalorgane bezogen).

Hypochondrie wird auch bei Hirnatrophien beobachtet.

Bei der Entstehung hypochondrischer Reaktionen findet sich auch eine Beteiligung psychoreaktiver, endogener und organischer Faktoren, die in einzelnen Fällen auch ineinandergreifen können.

Abgesehen von hypochondrischen Symptomen jugendlicher Patienten ist in den meisten Fällen der Verlauf überaus langwierig, und gerade bei besonders sensitiven Persönlichkeiten beherrscht die hypochondrische Einstellung den gesamten Lebenslauf. Kommt es zur Fehlhaltung erst im späteren Lebensalter, so ist die Prognose meist ungünstig, was vor allem mit dem zugrunde liegenden hirnorganischen Prozeß zu begründen ist.

Symptomatik

Die Patienten richten ihr Augenmerk fast ausschließlich auf Herz, Magen-Darm-Trakt, Harn- und Geschlechtsorgane, manchmal auch auf Gehirn und Rückenmark. Dabei sei betont, daß gerade die vegetativ innervierten Organe in ihrer autonomen Regulation emotional gestört werden und deshalb aufgrund der ängstlichen Einstellung und der Aufmerksamkeit in ihren Funktionen beeinträchtigt sind. Diese harmlosen aber realen vegetativen Funktionsstörungen führen dann ihrerseits zu einer Verstärkung der hypochondrischen Fehlhaltung (circulus vitiosus!).

Die mit der vermeintlichen organischen Funktionsstörung verbundene Angst zeigt Gemeinsamkeiten und Ähnlichkeiten mit den Phobien (Näheres zur „Herzphobie" in Abschnitt 6.3.4).

Differentialdiagnose

Wie oben angeführt, finden sich hypochondrische Einstellungen auch bei Melancholie und Schizophrenie. Eine Abgrenzung zur neurotischen Hypochondrie ist nicht schwierig: Die Melancholie geht immer einher mit den übrigen Depressionssymptomen und zeigt phasischen Verlauf. Schizophrenie ist am charakteristischen Gesamtbild dieser Psychose erkennbar. Unter Umständen kann die Differentialdiagnose erschwert sein, wenn bei Schizophrenie außer hypochondrischen Symptomen keine anderen erkennbar sind. Kann ein organisches Psychosyndrom nachgewiesen werden, dann läßt sich die hypochondrische Symptomatik hirnorganisch begründen. Entsprechende Gefäßbefunde und Hydrocephalus externus und internus sichern das Vorliegen einer hirnorganischen Hypochondrie.

Hypochondrische Reaktionen finden wir also bei

* neurotischen Depressionen
* Gesunden (Morbus clinicus)
* Psychoneurosen
* Schizophrenien (siehe Kap. 3)
* endogenen Depressionen (Melancholie — siehe Kap. 2)
* Hirnerkrankungen (Hirnatrophien)
* symptomatischen Psychosen

Therapie

Bei Hypochondern findet sich eine typische Form der Interaktion mit Ärzten:

a) Erleichterungs-/Enttäuschungsambivalenz bei Nichtfinden der vermuteten Krankheit
b) untergründig aggressive Beziehung
c) Gefahr fortlaufender Erweiterung der Diagnostik
d) Gegenübertragung (negative)

Fast immer ist der Zugang zum Hypochonder erschwert, da es ihm an Einsicht fehlt, daß seine Vorstellungen krankhaft sind. Mit pseudomedizinischem Wissen aus entsprechenden Gesundheitsbüchern verteidigt er vehement sein körperliches Leiden, was beim Arzt nicht selten aggressives Verhalten bewirkt. Es läßt sich deshalb leicht einsehen, daß psychotherapeutische Bemühungen oft kaum Erfolg bringen. Eine Verstärkung erfährt die hypochondrische Selbstbeobachtung durch autogenes Training, weshalb diese Methode kontraindiziert erscheint. Gleiches gilt für die medikamentöse Behandlung einzelner Beschwerden, da auch dadurch im Patienten die Auffassung geweckt würde, er sei wirklich ernsthaft körperlich krank. Allenfalls kann durch die entspannende Wirkung von bestimmten Psychopharmaka emotionale Harmonisierung erreicht werden. Das therapeutische Hauptziel ist es, den Rang, den hypochondrische Ängste im Gesamterleben einnehmen, zu vermindern. Durch Verbesserung der Lebenssituation, also durch sozialtherapeutische Korrektur, kann die hypochondrische Fehlhaltung einigermaßen beherrscht werden.

Die Therapie hypochondrischer Verhaltensweisen ist im großen und ganzen nicht besonders erfolgversprechend.

Anm.: Der GK empfiehlt zur Therapie: „Nach ausreichender somatischer Abklärung ärztliche Gespräche über die Bedeutung der hypochondrischen Befürchtungen."

6.3.7 (13.3.7) Masochistische Reaktionen und Entwicklungen

Hier liegt fast immer eine Störung der analen und/oder motorisch-aggressiven Phase zugrunde. Der Masochist will Schmerzen erleiden; dabei sind die Leiden Mittel zur Selbstwerterhöhung oder dienen als Buße (bei strengem Über-Ich) oder als Anklage (bei vermeintlich vorhandenen „bösen" Liebesobjekten). Diese Ziele des Masochisten sind unbewußt.

Finden sich die psychischen Erscheinungen nur gelegentlich, so sprechen wir von masochistischen Reaktionen. Bestimmen diese Erscheinungen hingegen den Charakter, spricht man von Masochismus (Näheres dazu im Kap. 8 – Sexualstörungen und Sexualabweichungen).

Wie die Leiden geartet sind, hängt vom jeweiligen Individuum ab, d.h. hängt davon ab, was der einzelne als „Leiden" bezeichnet. Im übrigen besteht ein fließender Übergang von gelegentlichen masochistischen Reaktionen bei Nicht-Kranken bis zum masochistischen Charakter (Masochismus).

Differentialdiagnostisch abzugrenzen sind depressive neurotische Störungen und hysterische Strukturen.

Therapie

Ähnlich wie der Zwangsneurotiker seine Handlungen ausführen muß, um nicht von Angst überwältigt zu werden, braucht der masochistische Neurotiker seine Leiden; denn nur dadurch kann er sein Ich in Balance halten und Angst vermeiden. Der Leidensdruck ist deshalb praktisch Null (was beim Zwangsneurotiker allerdings nicht der Fall ist). Selbst gute Ratschläge und gutes Zureden wird beim masochistischen Neurotiker kaum Erfolg zeigen. Ihm entgegengebrachte Aggression kann infolge Frustration den masochistischen Zirkel sogar noch verstärken. Es ist deshalb sinnvoll, das masochistische Verhalten zunächst als Realität zu akzeptieren und zu würdigen, um anschließend eine konfliktbearbeitende Psychotherapie, eventuell eine Psychoanalyse durchzuführen.

Prognose: Vereinzelt wurde der Übergang zu einer Organneurose beobachtet (z.B. Colitis ulcerosa). Insgesamt ungünstig.

6.4 (13.4) PERSÖNLICHKEITSSTÖRUNGEN
(abnorme Persönlichkeiten, Psychopathien)

6.4.1 (13.4.1) Definition

Psychopathen sind abnorme Persönlichkeiten, d.h. solche, die außerhalb einer angenommenen biologischen Durchschnittsnorm einzuordnen sind (Pschyrembel). Früher wurden Psychopathien als rein vererbt angesehen, die psychoanalytischen Forschungsergebnisse lassen die strenge Trennung gegenüber den Psychogenien aber nicht mehr zu. Mit dieser Bezeichnung soll nur eine Schwerpunktbetonung gegeben werden, also kein Werturteil! Dennoch ist der Begriff diagnostisch brauchbar. Bei abnormen Persönlichkeiten handelt es sich also um ausgeprägte Extremvarianten menschlicher Wesensart. Dabei liegt die Abweichung vom Durchschnitt mehr in der Ausprägung des Merkmals als im Merkmal selbst. Grundsätzlich finden sich fließende Übergänge: Gesund → Symptomneurose → Charakterneurose → Psychopathie. Vielfach ist eine Abgrenzung Neurose – abnorme Persönlichkeit kaum möglich, und erst eine Eruierung der Entstehungsbedingungen läßt eine Diagnose zu.

Leider ist der Ausdruck „Psychopath" heute zum Schimpfwort geworden und es ruft bei vielen den Gedanken an den kriminellen Psychopathen wach. Keinesfalls werden aber die meisten Psychopathen kriminell, und viele von ihnen stehen sogar moralisch auf höchster Stufe. Aus diesem Grund sollte man sich überlegen, ob man überhaupt von „Psychopath" oder nicht besser von „schwieriger Persönlichkeit" oder „abnormer Persönlichkeit" sprechen sollte.

Nicht zu den Psychopathen rechnet man die Geisteskranken und Schwachsinnigen, aber auch nicht die psychisch Kranken, deren Störungen erst im Verlauf ihres Lebens aufgetreten sind.

Die Einteilung der Persönlichkeitsstörungen ist unbefriedigend, wie dies ja auch bei der Einteilung gesunder Persönlichkeiten der Fall ist. So teilte K. Schneider die schwierigen Persönlichkeiten ein in: Hyperthymiker, Depressive, Selbstunsichere, Fanatische, Stimmungslabile, Geltungsbedürftige, Gemütslose, Willenlose, Asthenische, Explosible. E. Kahn teilte jedoch ganz anders ein. Er unterschied nach Trieblage Impulsive, Triebschwache und Sexual-Psychopathen; nach Temperamentlage die Hyperthymiker (Erregbare, Explosible), Hypothymiker (Gemütsarme, Mißgelaunte, usw.), Poikilothymiker (Stimmungslabile); dem Charakter nach Ich-überbewertende Typen (z.B. aktive Autisten, Egozentriker), Ich-unterbewertende Typen (passive Autisten, usw.) und ambitendente Typen. Wir wählten jedoch in Anlehnung an den Gegenstandskatalog für Medizin folgende Einteilung:

A asthenische Persönlichkeiten
B sensitive Persönlichkeiten
C anankastische Persönlichkeiten
D schizoide Persönlichkeiten
E depressive Persönlichkeiten
F hyperthyme Persönlichkeiten
G haltschwache Persönlichkeiten
H gemütsarme (gefühlskalte) Persönlichkeiten
I erregbare Persönlichkeiten
K querulatorische Persönlichkeiten
L hysterische Persönlichkeiten (histrionische Persönlichkeiten)

Näheres zu den Psychopathie-Typen im Abschnitt 6.4.4 und im GK 1, med. Psych./ med. Soz. 8.1.1; Exa-Med Nr. 7).

6.4.2 (13.4.2) Pathogenese

Psychopathen leiden an einer vorwiegend affektiven Desintegration, die bei normalen Milieureizen durch die pathoplastische Anlage manifest wird. Dagegen entsteht die affektive Desintegration bei den Psychogenien durch außergewöhnliche Milieureize bei normaler Anlage. E. Bleuler meint dazu: „Als Psychopathien bezeichnet man Störungen der charakterlichen Grundhaltung, des Temperamentes oder der Triebhaftigkeit, unter denen die Betroffenen, also die ‚abnormen Persönlichkeiten' und/oder deren Umgebung leiden, wenn man vermutet, daß sie weitgehend auf vererbte oder früherworbene ungünstige Entwicklungsbereitschaften zurückzuführen sind. Eine solche Vermutung liegt nahe, wenn sich solche Störungen im Laufe des Lebens ähnlich bleiben. Von vererbten Psychopathien ohne Hirnschäden lassen sich viele erworbene Schäden mit vital oder frühkindlich erworbenen Hirnschäden klinisch nicht unterscheiden" (E. Bleuler).

Im klinischen Sprachgebrauch werden vor allem folgende Psychopathieformen hervorgehoben: Haltlosigkeit, Geltungssucht, abnorme Erregbarkeit, Empfindsamkeit, Gemütskälte, Pseudologia phantastica, Verschrobenheit u.a.

Zusammenfassung. Zusammenspiel von Anlagefaktoren (genetische Faktoren), Konfliktreaktionen und Umwelteinflüssen (soziale Faktoren). Ferner finden sich Persönlichkeitsstörungen gehäuft bei hirnorganisch Gestörten, wobei solche Persönlichkeitsstörungen strenggenommen nicht zu den Psychopathien gerechnet werden dürfen.

In unterschiedlicher Umgebung wirken sich Charakterstörungen auch verschieden aus, und nicht selten wird durch eine geschickte Verpflanzung eines Psychopathen in eine andere Umgebung eine deutliche Verbesserung der abnormen Persönlichkeit erreicht.

6.4.3 (13.4.3) Differentialdiagnose

Von den Psychopathien abzugrenzen sind Persönlichkeitsvarianten aufgrund früher Hirnschäden (siehe 7.3), Neurosen, Psychosen und Pseudopsychopathien. Bei den Pseudopsychopathien handelt es sich um Persönlichkeitsbesonderheiten, die durch fetal, peri- und postnatal erworbene Schäden entstanden sind und einer Psychopathie sehr ähneln. Psychopathie ist eine Ausschlußdiagnose, wobei u.U. die gesamte neuropsychiatrische apparative Filterdiagnostik Anwendung finden muß. Generell kann gesagt werden, daß pseudopsychopathische Syndrome auf der Basis früher Hirnschäden doch wesentlich häufiger zu beobachten sind als schwere Defektzustände etwa nach zerebraler Poliomyelitis oder bei früh erworbenem Schwachsinn. Das Resultat sind dann Abnormitäten, Verhaltens- und Kontaktstörungen, Aufmerksamkeits- und Konzentrationsschwäche, Reizüberempfindlichkeit, Gehemmtheit und Distanzunsicherheit, herabgesetztes Durchhaltevermögen mit gleichzeitig gesteigertem Antrieb und vieles andere mehr, also Symptome, die denen abnormer Persönlichkeiten sehr gleichen.

6.4.4 (13.4.4) Verlauf

Lebenslauf und Lebensbewältigung, Krisen und deren klinisches Bild sowie soziale Probleme und dissoziales Verhalten hängen von der jeweiligen Persönlichkeitsstruktur ab. Nachfolgend nun die wichtigsten abnormen Persönlichkeitstypen:

A) Asthenische Persönlichkeiten

Diese zeichnen sich aus durch Mangel an Spannkraft, erhöhte Erschöpfbarkeit, körperlich empfundene Schwäche. K. Schneider spricht von „seelisch sich unzulänglich fühlenden und körperlich leicht versagenden Menschen".

Asthenische Persönlichkeit ist nicht gleich Astheniker im Sinne Kretschmers. Der leptosome oder asthenische Körperbautyp wurde unabhängig von der asthenischen Persönlichkeitsstruktur entworfen und zeigt mit dieser keine enge Verknüpfung.

Für das asthenische Individuum sind folgende weitere Eigenschaften typisch: vegetative Störanfälligkeit mit Schlafstörungen, Schwäche und Erschöpfbarkeit besonders auf seelischem Gebiet, geringe Durchsetzungskraft, Versagen im persönlichen, beruflichen oder familiären Bereich, Neigung zu depressiv-ängstlicher Verstimmung, häufig vegetative Funktionsstörungen (oftmals fälschlicherweise als hypochondrische Fehlhaltung gedeutet). Mit dem Alter nehmen schwere Lebenskrisen ab, die Asthenie besteht jedoch zeitlebens, und eine deutliche Stabilität findet sich nur bei wenigen Asthenikern. Nur wenigen gelingt eine zunehmende, annehmbare Daseinsbewältigung.

B) Sensitive Persönlichkeiten

Diese Menschen sind selbstunsicher und geraten deshalb immer wieder erneut in Konflikte. Solche Menschen sind überaus empfindsam und lassen sich nur allzu leicht beeindrucken; sie sind sehr verletzbar und ihre Durchsetzungskraft ist wie bei den asthenischen Persönlichkeiten gering.

Des weiteren finden wir folgende Eigenschaften: Unfähigkeit, belastende Erlebnisse und Konfliktspannungen zu verdrängen, verleugnen oder isolieren; stark affektbesetztes Bewußtsein; Neigung zu Affektstauung und Retention; mangelhafte Affektäußerung und Affektverarbeitung; Aggressionshemmung und gelegentlich stärkste explosive Gefühlsausbrüche.

Auffällig ist, daß viele sensitive Persönlichkeiten bereits in frühen Jahren den Vater verloren haben oder unehelich sind. Sensitive Persönlichkeiten sind weiche, verletzbare und leicht beeindruckbare Menschen, die jedoch andererseits außerordentlich ehrgeizig und betont ordentlich sind. Kuiper schreibt dazu: „Die Überempfindlichkeit für Anerkennung und Abweisung hängt mit einer starken Über-Ich-Funktion zusammen, mit einem strengen Ideal-Ich, entstanden durch die Haltung einer sehr liebevollen Mutter, die jedoch den triebmäßigen Äußerungen ihres Kindes abweisend gegenüberstand" (Kuiper).

Die Partnersuche der sensitiven Persönlichkeiten ist von Konfliktreichtum gezeichnet; einmal eingegangene Ehen sind jedoch fest und tragfähig, denn Sensitive sind überaus kommunikations- und liebesfähig. Konflikte entstehen vielfach im Berufsleben und während der Ausbildung, und Kränkungen wirken sich deshalb besonders stark aus, weil der berufliche Erfolg das Insuffizienzerleben des persönlichen Bereiches kompensieren muß.

C) Anankastische Persönlichkeiten

Anankasten sind pedantische und perfektionistische Persönlichkeiten. In allen Lebensbereichen sind sie übergenau und legen eine übertriebene, vielfach belächelte Ordnungsliebe an den Tag. Angefangen beim Kleiderschrank, bei der morgendlichen Toilette, beim Zubereiten der Nahrung, im Beruf ..., praktisch der gesamte Tagesablauf ist pedantisch eingeteilt. Die Lebensführung ist sparsam und solide, die Prinzipien fest eingefahren. Für den Anankasten muß alles seine Ordnung haben; denn selbst geringste Unordnung ist ihm unerträglich. Im Beruf sind sie vielfach wegen ihrer Zuverlässigkeit geschätzt und geraten meist eher mit sich selbst als mit der Umwelt in Konflikt. Das außerordentlich starke Über-Ich macht diese Persönlichkeiten zu ihren eigenen Sklaven, und nicht selten neigen sie zu ausgeprägten Zwangssymptomen, so daß sich häufig ein mehr oder minder starker Übergang zur Zwangsneurose zeigt.

D) Schizoide Persönlichkeiten

Schizoide Menschen sind Konfliktmenschen, die zum einen ein oft kühles und schroffes Wesen an den Tag legen, zum anderen jedoch sehr überempfindlich reagieren. Schizoide Persönlichkeiten sind kontaktgehemmt und finden nur schwer Zugang zu ihren Mitmenschen. Sie zeigen immer Distanz, leiden aber durch die sich daraus ergebende Isolierung. Der Aufbau zwischenmenschlicher Beziehungen fällt ihnen schwer, da sie voller Mißtrauen und Zwiespältigkeit sind. Kennt man eine schizoide Persönlichkeit aber näher, so wird man feststellen, daß deren Innenleben bewegt und reich ist. Nicht etwa deshalb ist der Kontakt mit schizoiden Menschen schwierig, weil sie innerlich leer oder gleichgültig wären, sondern deshalb, weil wegen der Fülle von inneren Gestaltungen und Strebungen keine einheitliche und mitreißende Äußerung zustande kommt. Stark ausgeprägt sind Ambitendenz und Ambivalenz und wegen Gegeneinfällen und Gegenantrieben gestaltet sich bei ihnen das Handeln oft äußerst schwierig. Haben sie sich einmal zu einer festen Überzeugung durchgerungen, halten sie allerdings stur und unbekümmert um andere und um Realitäten daran fest.

Recht häufig beobachtet man ein konfliktreiches Sexualleben, Moralismus, fanatische Religiosität und Prinzipienreiterei. Mit ‚schizophren' hat ‚schizoid' recht wenig zu tun, obgleich schizophrene Patienten im Vorstadium der Erkrankung schizoide Züge aufweisen. Dies bedeutet jedoch keinesfalls, daß schizoide Individuen an Schizophrenie erkranken. Man sollte deshalb strikt den heute noch immer nicht ausgerotteten Fehler vermeiden, nämlich ‚schizophrenieähnlich' mit ‚schizoid' im gleichen Sinn zu verwenden.

Die positive Seite des schizoiden Wesens ist die Charakterfestigkeit, Unbeugsamkeit, Eigenständigkeit und das häufig originelle, schöpferische Schaffen. Negativ zeigt sich jedoch Rücksichtslosigkeit, Starrsinn, Ungeselligkeit, Egoismus, Fanatismus, Weltfremdheit und in sehr ausgeprägten Fällen sogar Grausamkeit.

Bei schizoiden Persönlichkeiten bringt man immer wieder zerrüttete Familienverhältnisse in Erfahrung, manchmal sogar ein asoziales Milieu.

Bestehen beim Schizoiden Sexualprobleme, soziale Konflikte und berufliches Versagen, so muß eine Behandlung eingeleitet werden (Näheres dazu 6.4.5).

E) Depressive Persönlichkeiten

Es handelt sich hierbei um stille Menschen mit negativer Lebenseinstellung und pessimistischer, skeptischer Grundauffassung. Ihr Dasein erscheint ihnen qualvoll, und die meisten wären lieber tot als lebendig. Depressive Persönlichkeiten erwarten für sich selbst nichts vom Leben, sind zurückgezogen und knüpfen kaum Kontakte zu ihren Mitmenschen. Neben diesen eben geschilderten schwermütigen Menschen findet man vereinzelt auch sogenannte mißmutige Depressive, die voller Pessimismus sind und einen mürrischen Eindruck machen. Letztere nörgeln gern und freuen sich am Unglück anderer.

In der Gesellschaft bleiben solche Menschen meist unauffällig und machen von sich selbst nicht viel Aufhebens. Beruflich werden selten gehobenere Positionen erreicht, obwohl es nicht an Fleiß fehlt. Grundsätzlich muß beachtet werden, daß zwischen einer depressiven Persönlichkeitsstruktur und den depressiven Psychosen (Melancholien), aber auch zu den depressiven Erlebnisreaktionen keine engen Beziehungen bestehen. Depressive Charakterneurose und depressive Persönlichkeitsstruktur sind hingegen im wesentlichen ein und dasselbe. Maßgeblich für die Entwicklung einer depressiven Persönlichkeitsstruktur ist eine persistierende Bindung an die Mutter, vor allem wenn sie mit starker Ambivalenz einhergeht. Das Kind hatte nicht die Gelegenheit, eine Eigenständigkeit zu erlangen.

F) Hyperthyme Persönlichkeiten

Hier beobachten wir oberflächlich-heitere Grundstimmung, lebhaftes Temperament und gesteigerte Aktivität. Hyperthyme Menschen sind besonders redselig und betriebsam, verhalten sich also in manchen Punkten gerade umgekehrt wie depressive Persönlichkeiten. In mancher Hinsicht bemerkt man leicht manische Züge, wie sie bei der manischen Form der Zyklothymie beobachtet werden. Hyperthyme sind häufig beliebte Gesellschafter, allerdings meist nur dann, wenn ihre Persönlichkeit nur leicht hyperthym ausgeprägt ist. Andernfalls werden sie aufgrund ihrer Distanzlosigkeit, ständigen Unruhe und ihres ungezügelten Temperamentes zu einer außerordentlichen Belastung ihrer Umgebung. Immer wieder finden sich starke Geltungssucht und Streitsüchtigkeit.

Die hier einzuordnenden geltungssüchtigen Persönlichkeiten wollen mehr scheinen als sie sind. Dies versuchen sie auf die verschiedenste Art und Weise, sei es durch Übertreibung, Simulation, Lügen, übertriebene Darstellung der eigenen Leistungen oder durch neurotische Nachbildung körperlicher Krankheiten. Geltungssucht findet man aber auch bei hysterischen Persönlichkeiten, jedoch in einer etwas anderen Form.

Der Anlagefaktor spielt hier eine größere Rolle als bei den anderen abnormen Persönlichkeiten.

G) Haltschwache Persönlichkeiten

Man nennt diese Menschen auch „willensschwache Psychopathen". Ihnen fehlt das zielgerichtete Steuern ihres Handelns, und sie gleichen deshalb einem „steuer- und ruderlosen Boot, das von den Wellen getrieben wird". Haltschwache Persönlichkeiten sind außerordentlich leicht beeinflußbar, leicht zu verführen und besonders anfällig in Versuchungssituationen. Immer wieder werden neue gute Vorsätze gefaßt, aber doch recht schnell wieder verworfen. Aus dem Genannten ergibt sich natürlich die besondere Gefährdung gegenüber Sucht, Arbeitsscheu, Kriminalität und Prostitution. Gerade unter haltschwachen Persönlichkeiten ist Straffälligkeit recht häufig, da sie in Versuchungssituationen sich nicht des Dranges erwehren können, auf einfache und bequeme Weise sich das zu beschaffen, was sie ansonsten nur unter Anstrengungen hätten erreichen können. Typisch in dieser Hinsicht sind kleine, meist zufällige Eigentumsdelikte (Zechprellerei, spontaner Betrug usw.). Im allgemeinen fallen die meisten Haltschwachen durch ihre anpassungsfähige, nachgiebige, freundliche Art auf und erwecken dadurch selbst vor Gericht immer wieder Mitleid und Sympathie. Alkoholisierte haltschwache Individuen werden selten aggressiv oder gewalttätig.

H) Gemütsarme (gefühlskalte) Persönlichkeiten

Diese Menschen sind unfähig, mit ihren Mitmenschen gemeinsam zu erleben und zu fühlen. Sie sind berechnend, rücksichtslos und gehen u.U. „über Leichen". Gemütsarme Persönlichkeiten sind nur auf ihren eigenen Vorteil bedacht und versuchen, diesen mit allen Mitteln durchzusetzen. Liebe, Dankbarkeit, Heimweh und Wehmut, Tradition und dauerhafte Freundschaft, Treue und Mitleid sind ihnen fremd, ebenso Schuld und Angst. Ferner sind sie unfähig, zwischenmenschliche Bindungen zu knüpfen, und besonders häufig neigen sie zu Sadismus, perversem Verhalten und Brutalität. Da ihnen auch Reue unbekannt ist, werden Gewaltverbrecher meist wieder zu Rückfalltätern und stellen somit eine große Gefahr für die Gesellschaft dar. Aus diesem Grunde wird manchmal eine Dauerhaft (Schutzhaft) notwendig sein.

Grundsätzlich sollte man mit der Annahme einer völligen Gefühllosigkeit zurückhaltend sein, da gar mancher bei verstärkter Zuwendung allmählich „auftaut".

I) Erregbare Persönlichkeiten

Hier beobachtet man stärkste Affektausbrüche, deren Anlässe meist geringfügig sind und in keinem Verhältnis zu den affektiven Äußerungen stehen. Solche Menschen sind unfähig, den Affekt hinreichend zu verhalten oder zu verarbeiten. Tölle spricht von einem „Kurzschluß" zwischen Empfinden und Handeln. Auffällig ist das häufig zu beobachtende Zusammentreffen von Körperbau, biologischen Merkmalen und explosivem Temperament (vegetative Labilität, athletischer Körperbau, Alkoholintoleranz).

Explosive Persönlichkeiten werden nicht selten im Affektausbruch straffällig (Beleidigung, Körperverletzung etc); Alkoholkonsum wirkt hier zusätzlich enthemmend.

K) Querulatorische Persönlichkeiten

Diese Menschen zeichnen sich durch eine besonders ausgeprägte Verletzbarkeit des Rechtsgefühls, durch Starrsinn und Unbelehrbarkeit aus und beharren auf der Durchsetzung ihres Rechtsstandpunktes. Querulanten sind Fanatiker, sind halsstarrig, rechthaberisch und unbelehrbar, aber auch leicht zu beleidigen und empfindlich reagierend.

Das Recht anderer gilt ihnen wenig, ihr eigenes Recht dafür umso mehr. Sie akzeptieren allenfalls das gesetzlich geschützte Recht der anderen. Meist geht es dem Querulanten weniger um materielle Wiedergutmachung als vielmehr um das eigentliche „Recht bekommen", also letztendlich um die Gerechtigkeit schlechthin. Typisches Beispiel eines Querulanten ist Kleists Michael Kohlhaas.

L) Hysterische Persönlichkeiten

Hysteriker sind geltungssüchtige Menschen, für die der Grundsatz gilt: Mehr scheinen als sein. Ihnen ist jedes Mittel recht, um immer im Mittelpunkt des Geschehens zu stehen. Mit effektvoller Darstellung versuchen sie, die Aufmerksamkeit der Umwelt auf sich zu lenken, entweder Bewunderung oder Mitleid zu erheischen, sei es durch Renommieren, Kokettieren, übertriebenes Auftreten und demonstratives Leiden. Jedoch nicht nur Geltungssucht allein, sondern auch Erlebnissucht veranlaßt den Hysteriker zu seinem Verhalten. Kennzeichnend sind für die hysterische Persönlichkeitsstruktur ferner die Tendenz zur Symbolisierung, die intensive Phantasietätigkeit mit erhöhter Suggestibilität und die Hypo- oder Pseudohypersexualität. Simulation ist nicht Eigenschaft der hysterischen Persönlichkeit, mag dies auch im allgemeinen so aussehen; denn Simulation ist ein voll bewußtes Vorspiegeln von Tatsachen in der Absicht der Erlangung einer Vergünstigung. Dies trifft für den Hysteriker jedoch nicht zu.

Der hysterische Mensch empfindet hautnah die Insuffizienz seiner Persönlichkeit; Geltungssucht und Erlebnissucht sind dazu die entsprechenden Kompensationsvorgänge. Beispielsweise erzählen Frauen von stürmischen Liebhabern, von Vergewaltigungen und unzähligen Verehrern; große Ereignisse und besondere Mißgeschicke werden in den schillerndsten Farben geschildert. Meist sind die Berichte dieser Menschen derart übersteigert und unglaubwürdig, daß Mitmenschen sich über sie lustig machen. Die Erzählungen des Hysterikers, seine Wunschvorstellungen sind dabei so lebhaft, daß er sie meist selbst glaubt (Pseudologia phantastica).

Bei Pseudologia phantastica können derartige Persönlichkeiten sogar bei klugen und erfahrenen Menschen erfolgreich sein, und es gelingt ihnen immer wieder, aufgrund der unwahrscheinlichsten Behauptungen Geld zu erhalten; sie schaffen dies mit der nötigen Überzeugungskraft. So berichtet Bleuler von einer Patientin, die größere Geldsummen erhielt, indem sie auf glänzende Einkünfte aus ihren „Petroleumanpflanzungen in der Sahara" verwies.

Bekannt ist auch folgendes Beispiel: Eine niederländische Hausfrau verließ Mann und Kind und ging nach Paris, um unter dem Namen Mata Hari als Tänzerin zu arbeiten. Sie behauptete, mehrere Jahre in Indien (wo sie nie war) als Tempeltänzerin ausgebildet worden zu sein. Ihre als fernöstliche Religion getarnten erotischen Tänze hatten sensationellen Erfolg.

Häufig finden sich Komplikationen hinsichtlich menschlicher Beziehungen; denn Hysterische sind zwar in der Lage, leicht oberflächliche Kontakte zu knüpfen, eine tiefere und tragfähigere Bindung einzugehen bleibt ihnen jedoch verschlossen. Ursache dafür ist die mangelhafte Erlebnisfähigkeit trotz des ungewöhnlich starken Kontaktbedürfnisses. Hysterische drängen sich ihren Mitmenschen geradezu auf, sind also keinesfalls gehemmt, sondern eher distanzlos. Sie wollen immer und überall dabei sein, wollen in jeden Verein aufgenommen werden, und auch das abweisende Verhalten anderer Menschen läßt sie nicht resignieren.

Bei hysterischen Persönlichkeiten finden sich also Geltungssucht, Erlebnissucht und Kontaktsucht nebeneinander.

Typisch für den Hysteriker ist ferner, daß er häufig und gerne die ärztliche Praxis aufsucht und dort einerseits aufgrund seines aufdringlich-geltungssüchtigen Verhaltens auf Ablehnung und Widerstand stößt, andererseits aber durch scheinbar interessiertes und gieriges Aufgreifen des ärztlichen Rates den Arzt wohlwollend stimmt. Leider werden sich jedoch die Reaktionen des Hysterikers als unecht erweisen, da er den ärztlichen Rat selten befolgen wird.

In Krisensituationen kommt es zu „hysterischen" Reaktionen (Konversionssymptome). Diese können sich in psychogenen Anfällen, funktionellen Gehstörungen, Sensibilitätsausfällen, Suizidversuchen (hier vor allem demonstrativer Art), vegetativen Syndromen u.a.m. äußern. Unbewußte Absicht des Hysterikers ist das Erlangen einer Anerkennung als organisch Kranker oder Behinderter, und so geht er von einem Arzt zum anderen, oftmals mit wechselnder Symptomatik, allerdings mit konstanter Fehlhaltung. Immer wieder beobachtet man Patienten, die darauf drängen, operiert zu werden, was nicht selten auch geschieht. Wieder andere erzwingen sogar durch Selbstverstümmelung eine ärztliche Behandlung.

Näheres dazu im Abschnitt 6.3.5.

6.4.5 (13.4.5) Therapie

Bei der Therapie abnormer Persönlichkeiten können bestimmte Persönlichkeitszüge (z.B. Geltungsbedürfnis oder anankastische Übergewissenhaftigkeit) therapeutisch genutzt werden. Dabei sind aber psychopathische Persönlichkeiten in der Regel nur zeitweise und zum Teil, z.B. bei inneren und äußeren Konflikten, behandlungsbedürftig. Psychoreaktive Störungen, die sich auf der Grundlage einer psychopathischen Persönlichkeitsstruktur entwickeln, werden psychotherapeutisch behandelt, wobei meist eine führende und stützende Psychotherapie auf lange Sicht indiziert ist, sehr selten einmal eine analytische Psychotherapie.

Nachfolgend nun das therapeutische Vorgehen bei den verschiedenen Persönlichkeitsstörungen im einzelnen.

A) Asthenische Persönlichkeiten
Günstig wirken regelmäßige Erholung, Urlaub, Kur. Wichtig ist die Beseitigung situativer Störfaktoren und die Behebung aktueller Konflikte. Soziotherapie, in die z.b. Angehörige und Vorgesetzte mit einbezogen werden, sollte – wenn immer möglich – eingeleitet werden.

B) Sensitive Persönlichkeiten
Konfliktbearbeitende Psychotherapie, analytisch orientierte Therapie. Die Prognose ist günstig, meist wird eine gute Lebensbewältigung erreicht.

C) Anankastische Persönlichkeiten
Konfliktbearbeitende Psychotherapie, analytisch orientierte Therapie. Prognose weniger günstig.

D) Schizoide Persönlichkeiten
Bearbeitung aktueller Konflikte mit dem Ziel einer Verbesserung der Kontaktfindung. Verhaltenstherapie, Soziotherapie.

E) Depressive Persönlichkeiten
Psychotherapie (häufig langwierig).

F) Hyperthyme Persönlichkeiten
Behandlung mangels Einsicht kaum möglich.

G) Haltschwache Persönlichkeiten
Psychotherapie und Soziotherapie. Wichtig ist eine feste Steuerung, ohne diese zu übertreiben und ohne Ausweichreaktionen zu provozieren. Soziotherapie zeigt hier weit bessere Erfolge als eine individuelle psychotherapeutische Behandlung.

H) Gemütsarme (gefühlskalte) Persönlichkeiten
Soziotherapie und damit Versuch, Persönlichkeitsstruktur zu stabilisieren und Aggressivität zu schwächen.

I) Erregbare Persönlichkeiten
Unterstützende Gesprächstherapie, in schweren Fällen u.U. medikamentöse Therapie. Evtl. Verhaltenstherapie.

K) Querulatorische Persönlichkeiten
Therapie meist sinnlos, da keinerlei Einsicht besteht, evtl. Versuch mit Psychotherapie; im allgemeinen ist die Prognose jedoch schlecht.

L) Hysterische Persönlichkeiten
Eine langfristige psychoanalytische Therapie beeinflußt die Persönlichkeitsstruktur meist nur wenig. Wichtiger ist es, den Patienten bei der Bearbeitung aktueller Lebensschwierigkeiten Unterstützung zu gewähren. Es sollte darauf abgezielt werden, den

Hysterischen in einem seiner Lebensbereiche zu einer wahren Leistung hinzuführen, um damit seine Insuffizienz zu beseitigen. Die von ihm erreichte Leistung sollte auch von ihm erlebt werden. Die Symptomatik wird dann meist aufgegeben. Wird psychotherapeutisch versucht, aktuelle Lebensschwierigkeiten zu bearbeiten, so muß unbedingt auf die Regeln der psychotherapeutischen Behandlung geachtet werden, da die Patienten die Tendenz zeigen, die ärztlichen Kontakte in ein persönliches Verhalten umzubauen.

Zusammenfassung: Therapeutisch finden bei den Persönlichkeitsstörungen folgende Maßnahmen Anwendung:
* Soziotherapie
* Psychotherapie
* psychagogische Maßnahmen
* medikamentöse Unterstützung
* Verhaltenstherapie
* in seltenen Fällen psychoanalytische Therapie

6.4.5.1 Ganser-Syndrom

Hier handelt es sich um den Wunsch, geisteskrank bzw. unzurechnungsfähig zu erscheinen. Man beobachtet dieses keineswegs seltene Syndrom bei Häftlingen, hysterischen Persönlichkeiten und geistig Behinderten. Das Ganser-Syndrom wird von einigen Autoren mit der Pseudodemenz gleichgesetzt. Die Kranken machen gezielt alles falsch, versuchen beispielsweise den Schlüssel umgekehrt in das Schlüsselloch zu stecken oder reiben ein Zündholz mit der Holzseite an der Reibefläche. Verwandt mit diesem Syndrom ist der hysterische Puerilismus, bei dem ein Erwachsener ein kleines Kind spielt, dies aber etwas inkonsequent.

6.4.5.2 Münchhausen-Syndrom und intrakorporale Fremdkörper

Artefizielle und/oder akzidentielle körperliche Veränderungen sowie Krankheitszustände können Ausdruck und Folge von Suizidversuchen, Delikten, Unfällen und/oder sexuell motivierten Manipulationen sein. Andererseits können als Motivation aber auch tendenzielle, erpresserische Absichten und psychiatrische Erkrankungen Anlaß sein. Weitere Motivationen sind: bewußte oder unbewußte Irreführung medizinischer Institutionen, Erregung von Aufmerksamkeit, Geltungsbedürfnis. Häufigste Manifestation des sog. Münchhausen-Syndroms sind selbstinduzierte Infektionen. Von R. ASHER wurden drei verschiedene Formen des Syndroms beschrieben: die abdominelle, die hämorrhagische und die neurologische Form. Bei der hämorrhagischen Form werden z.B. Blutungen oder Anämien selbst und heimlich induziert, Anämien etwa durch heimlichen Aderlaß. Näheres hierzu in der einschlägigen Literatur.

7 (GK: Kap. 14) SPEZIFISCHE SYNDROME DES KINDES- UND JUGENDALTERS

7.1 (14.1) OLIGOPHRENIE UND DEMENZ

7.1.1 (14.1.1) Definitionen

Oligophrenie und Demenz sind Formen intellektueller Behinderung unterschiedlicher Genese (GK).

Demenz (de-mens = ohne Verstand): Erworbene Verblödung („geistiger Zerfall"); erworben und nicht angeboren.

Oligophrenie: Angeborene oder früherworbene Minderung der psychischen und intellektuellen Entwicklung; kein ätiologisch einheitlicher Begriff; bisher sind etwa 30 Formen differenziert worden und davon etwa 14 therapierbar.

Sowohl bei Oligophrenie als auch bei Demenz bestehen affektive Störungen und intellektuelle Ausfälle.

7.1.2 (14.1.2) Ätiologie

Bei Oligophrenie handelt es sich um einen angeborenen, d.h. anlagebedingten oder pränatal erworbenen Intelligenzmangel bei gleichzeitig mangelhafter Persönlichkeitsdifferenzierung. Man spricht auch von „geistig Behinderten" und vermeidet so den Ausdruck „Schwachsinn", wodurch der diskriminierende Ton zumindest teilweise vermieden wird.

In etwa 3% aller Menschen sind minderbegabt und man muß grundsätzlich unter verschiedenen Schweregraden des Schwachsinns (Oligophrenie) unterscheiden.

Debilität ist die leichteste Form des Schwachsinns; solche Kinder können das Sprechen durchaus erlernen, sind sogar schulfähig, und können unter Anleitung einfache Arbeitsleistungen verrichten. Debile Kinder haben im allgemeinen einen Intelligenzquotienten von etwa 60 – 70, wobei Werte zwischen 70 und 85 zum Grenzbereich der Norm zu rechnen sind.

Die nächst schwerere Form des Schwachsinns ist die **Imbezillität**; auch solche Kinder sind noch beschränkt bildungsfähig und besitzen einen Intelligenzquotienten zwischen 35 und 55.

Schwerste Form des Schwachsinns ist die **Idiotie** mit völliger Bildungsunfähigkeit und mit einem Intelligenzquotienten unter 35.

Etwa 85% aller Schwachsinnigen sind debil, 10% imbezil und etwa 5% idiotisch.

Grundsätzlich sollte die Diagnose „Schwachsinn" und insbesondere das Ausmaß des Schwachsinns nicht aufgrund einer einzigen Intelligenzuntersuchung festgelegt werden. Hinsichtlich der Bildungsfähigkeit und der sozialen Einordnung sind oft die begleitenden Verhaltenscharakteristika von eminenter Bedeutung. So unterscheidet man passive von hyperaktiven, motorisch-träge von erethisch-hypermotorischen und freundliche von aggressiven Schwachsinnigen. Nicht selten werden betriebsam-freundliche Schwachsinnige von ihren Eltern lange Zeit nicht als solche erkannt.

Etwa über die Hälfte aller Schwachsinnsformen läßt sich ätiologisch nicht eindeutig klären, und die folgende Übersicht über die Ätiopathogenese des Schwachsinns soll die diagnostische Einordnung erleichtern.

Die Genese der Oligophrenien läßt sich in vier Hauptgruppen einteilen:
A Chromosomal bedingte Oligophrenien
B Metabolisch-genetisch bedingte Oligophrenien
C Exogen bedingte Oligophrenien
D Oligophrenien unklarer Genese (überwiegende Zahl!)

Die Gruppen im einzelnen:

A **Chromosomal bedingte Oligophrenien**

Leitsymptom: Schwachsinn mit charakteristischen somatischen Stigmata und Mißbildungen.
Beispiele: Down-Syndrom (Trisomie 21; autosomale Chromosomenaberration), Klinefelter-Syndrom (xxy; gonosomale Chromosomenaberration), Katzenschrei-Syndrom (5p–; Chromosomen-Strukturschaden). Bekannt ist noch eine ganze Reihe weiterer Chromosomenaberrationen wie z.B. Poly-X-Frauen, Diplo-Y-Männer (gonosomale Chromosomenaberrationen). Die Debilität steigt in letzteren Fällen mit zunehmender Chromosomenzahl.

Unter den autosomalen Aberrationen sind bekannt: Trisomie 13, Trisomie 18 und Trisomie 21.

Chromosomen-Strukturschäden bleiben meist unerkannt, gehören also zu den Oligophrenien unklarer Genese.

(Näheres siehe GK 2: Humangenetik und GK 3: Pädiatrie)

B **Metabolisch bedingte Oligophrenien**

Dazu gehören Phenylketonurie, Ahornsirupkrankheit, amaurotische Idiotie (Tay-Sachs), Pfaundler-Hurler-Mucopolysaccharidstoffwechselstörung u.a.m. (auch hier Näheres im GK Pädiatrie, Kap. 6).

Bei den metabolisch bedingten Oligophrenien unterscheidet man
1) Störungen des Aminosäuren-, Zucker-, Hormon-, Elektrolyt- und Vitaminstoffwechsels. Leitsymptom: Schwachsinn meistens (nicht immer) ohne neurologi-

sche oder somatische Symptome. Gelegentlich – nie bei der Hypothyreose – zerebrale Anfälle.
2) Störungen des Lipid- und Mucopolysaccharidstoffwechsels. Leitsymptom: Schwachsinn mit progredienten neurologischen Symptomen ohne Beschränkung auf bestimmte neurologische Systeme. Häufig zerebrale Anfälle.

C Exogen bedingte Oligophrenien

Hierzu gehören prä-, peri-, postnatale Schädigungen. Solche Schädigungen können infektiös, toxisch oder mechanisch entstehen (auch hier Näheres im GK Pädiatrie).

Nach wie vor läßt sich der Hauptanteil vererbter Schwachsinnsformen nicht auf eine erkennbare zerebrale Störung zurückführen. Bei der überwiegenden Zahl der Oligophrenien besteht unklare Genese (bei etwa 65%!). Bei Verwandten von schwachsinnigen Probanden, die sich als Variation der Verstandesbegabung ansehen lassen, findet man eine Häufung an Oligophrenie. Dies ist auch der Fall bei geringer ausgeprägten Minusvarianten der Intelligenz (IQ 70 – 90); auch diese Formen sind weitgehend erbbedingt; eine klinische und erbpathologische Abgrenzung zum „Erbschwachsinn" ist nicht möglich.

Genese der Demenz

Demenz ist erworben, nicht angeboren, d.h. angeborene Demenz ist die Oligophrenie.

Ursachen der Demenz sind Spätmanifestationen von Stoffwechselstörungen und heredodegenerative Erkrankungen (Morbus Pick, Morbus Alzheimer, Chorea Huntington, senile Demenz u.a.). Postnatal erworbene Stoffwechselstörungen, die zu Spätmanifestationen führen, sind z.B. die hepatolenticuläre Degeneration (Morbus Wilson), spinale und zerebellare Heredoataxien (Friedreich'sche Erkrankung, Nonne-Marie'sche Krankheit usw.) u.a.

Näheres zu den entsprechenden Krankheiten siehe GK Pädiatrie und GK Neurologie.

Zahlreiche Autoren rechnen zu den Oligophrenien auch die erblich bedingten „Minusvarianten der Intelligenz".

7.1.3 (14.1.3) Manifestationsbedingungen

Grundsätzlich beruhen alle Schwachsinnsformen auf dem Zusammenwirken von Anlage- und Umweltfaktoren. Man spricht von sogenannter multiplikativer Verknüpfung. Beispielsweise wird der Schweregrad einer Oligophrenie nicht nur vom Umfang und Ausmaß des exogenen und endogenen Schadens bestimmt; ein Zuwenig an Zuwendung wird mit Sicherheit das Ausmaß der Oligophrenie noch verschlimmern. Inzwischen hat sich die Erkenntnis durchgesetzt, daß selbst Oligophrene noch bildbar und erziehbar sind, ja sogar erzogen werden müssen, um eine Verschlechterung der Symptomatik zu verhindern. Ausgewählte soziokulturelle Maßnahmen können intellektuelle Fähigkeiten des Oligophrenen oftmals entscheidend verbessern. Dies sollte den Eltern mit Nachdruck klar gemacht werden, vor allem wie bedeutungsvoll eine positiv-emotionale Einstellung ihrerseits für ihr behindertes Kind ist. Sicherlich darf man sich keinen Illusionen hingeben: Die Steigerung des Intelligenzgrades eines oligophrenen Kindes bis hin zum Normwert kann nicht erreicht werden. Aber, wie gesagt: Die Folgen „negativer" Anlagefaktoren lassen sich durch „positive" Umweltfaktoren oftmals entscheidend beeinflussen.

Grundsätzlich ergibt sich aber die Prognose auch aus der Natur des Grundleidens. Im allgemeinen sind die Behandlungsmöglichkeiten äußerst beschränkt, da ein einmal eingetretener Schwachsinn sich nicht beheben läßt. Medikamente sind im allgemeinen nutzlos. Eine kausale Einwirkungsmöglichkeit ist nur bei bestimmten Stoffwechselanomalien gegeben, sei es durch Elimination schädlicher Substanzen aus der Ernährung (z.B. Phenylketonurie), sei es durch Substitution fehlender Substanzen (z.B. Hypothyreose). Grundsätzlich muß man jedoch versuchen, den Defekt zu finden und entsprechend zu handeln, bevor sich ein Schwachsinn herausstellt – etwa durch Screening in der Neugeborenenperiode –, sonst ist bereits nicht wieder gut zu machender Schaden eingetreten (Näheres auch im Abschnitt 7.1.7).

Intensive Beschäftigung mit dem Kind und später eine heilpädagogische Beeinflussung ist vorrangig bei Schwachsinnsformen ohne Progredienz, wie bei den Residualsyndromen nach Perinatalschaden, aber auch bei Mongolismus sinnvoll, da dadurch der Erwerb praktischer Fähigkeit erheblich gefördert und auch der Grundstock gelegt werden kann für den Erwerb einfacher schulischer Kenntnisse. Bei progredienten Formen eines Schwachsinns jedoch sollte man derartige Anstrengungen nicht oder nur sehr bewußt zurückhaltend initiieren, da sie notwendigerweise zu grausamer Enttäuschung führen müssen.

7.1.4 (14.1.4) Ausprägungsgrade

Der durchschnittliche IQ wird mit 100 angegeben, wobei ein IQ größer als 100 einen Intelligenzvorsprung und ein IQ kleiner als 100 einen Intelligenzrückstand des Kindes zum Durschschnitt seiner Altersstufe bedeutet. Die normale Intelligenz schwankt zwischen 90 und 115, liegt der IQ über 120, spricht man von hoher Intelligenz. IQ unter 90 bedeutet Minderbegabung.

Man unterscheidet drei verschiedene Ausprägungsgrade:
1. **Debilität.** IQ 60 – 70. Typische Kennzeichen: Verzögerte Sprachentwicklung, eingeschränktes Adaptierungsvermögen an neue und ungewohnte Situationen, verminderte sprachliche Ausdrucksfähigkeit. Durchschnittliche Volksschulbildung und Er-

lernen eines normalen Berufes nicht möglich; Debile sollten der Sonderschule zugeführt werden, Nachhilfeunterricht ist sehr empfehlenswert und eine angemessene Berufsausbildung im Rahmen der Möglichkeiten sollte unbedingt angestrebt werden. Häufigkeit: 85% aller Schwachsinnigen und 3 - 4% der Durchschnittsbevölkerung.

2. **Imbezillität:** IQ 35 – 55. Typische Kennzeichen: Stark eingeengter geistiger Bewegungsradius und starke Einschränkung der sprachlichen Ausdrucksmöglichkeiten. Unfähigkeit, sich im praktischen Leben ohne fremde Hilfe zurechtzufinden; Ausübung einfachster Arbeiten unter laufender Betreuung ist aber möglich. Häufigkeit: 0,5% der Gesamtbevölkerung und 10% aller Schwachsinnigen.

3. **Idiotie:** IQ unter 35. Typische Merkmale: Nur Lernen einiger weniger einfacher Worte oder Wortverbindungen möglich, höchstens Ankleiden oder selbständiges Essen möglich; hier findet kein Lernen sondern Gewöhnung statt. Vollkommene Pflegebedürftigkeit bei schwerster Idiotie und Unfähigkeit, einfachste Funktionen ohne fremde Hilfe zu verrichten.
Häufigkeit: 0,25% der Gesamtbevölkerung und 5% der Schwachsinnigen.

7.1.5 (14.1.5) Grundprinzipien der Diagnostik

Bereits in der Anamnese läßt sich die mangelnde Fähigkeit zur sozialen Einordnung erkennen: Schlechte Schulleistungen, berufliches Versagen, gestörte Kontaktfähigkeit, häufig Egoismus usw. Von Demenzen lassen sich Oligophrenien im allgemeinen ohne weiteres durch die psychopathologische Symptomatologie unterscheiden. Bei Oligophrenien ist die Entwicklung der Intelligenzfunktionen, der Erwerb von Wissen und Fähigkeiten von Anfang an beeinträchtigt.

Die Einteilung der 3 Ausprägungsgrade erfolgt nach dem Intelligenzquotienten. Dieser wird durch testpsychologische Untersuchungen gewonnen (HAWIK bei Kindern und HAWIE bei Erwachsenen). Dabei muß aber betont werden, daß der IQ mit zunehmender Schwere einer Oligophrenie an Aussagekraft abnimmt. Aus diesem Grunde entwickelte man speziell für oligophrene Kinder eigene Testmethoden und Verhaltensskalen. Vermutlich dürfte aber eine eingehende Verhaltensbeobachtung wertvollere Resultate bringen als die psychometrischen Verfahren.

Bei Schwachsinnsformen ohne neurologische oder somatische Leitsymptome führen folgende Untersuchungen zur Aufklärung bzw. zum Ausschluß der in Frage kommenden Erkrankungen: Zucker- und Aminosäureausscheidung im Urin, Blutzucker, Serumelektrolyte einschließlich pH-Wert und Kalzium, Ketonkörper im Blut und Urin. Bei diesen Schwachsinnsformen ohne neurologische Symptome ist es dagegen im allgemeinen unsinnig, dem Kind Eingriffe wie eine Pneumenzephalographie, eine Arteriographie, Rektum- oder Suralisbiopsien zuzumuten. Liegen jedoch neurologische Symptome oder somatische Stigmata vor, so ergeben diese oft bereits einen Verdacht auf eine bestimmte Gruppe von Erkrankungen, z.B. Lipidosen, oder Chromosomenaberrationen. Danach können dann gezielt eine Enzymbestimmung in Leukozyten, im Harn oder aber – nur noch in seltenen Fällen notwendig – eine Rektum- oder Suralisbiopsie die Diagnose sichern.

Die Untersuchung von Chromosomen ist nur noch bei bestimmten somatischen Stigmata angezeigt.

7.1.6 (14.1.6) Differentialdiagnose

Eine Abgrenzung der Oligophrenie muß erfolgen gegen:
1. Frühkindlichen Autismus
2. Psychischen Hospitalismus
3. Varianten der Durchschnittsnorm
4. Legasthenie
5. Pseudodebilität
6. Verzögerte kindliche Entwicklung (verspätetes Gehen- und Sprechenlernen)
7. Salonblödsinn (Salonschwachsinn)
8. Heller'sche Demenz

Immer ist eine eingehende Untersuchung notwendig, die sich jedoch nicht auf einen Intelligenztest beschränken darf. Erst durch die Anwendung einer Reihe weiterer Leistungstests kann man sich u.U. ein Bild der tatsächlichen Intelligenz machen. Bekannteste Testverfahren sind der Hamburg-Wechsler-Intelligenztest für Kinder (HAWIK) und der Benton-Test (Prüfung von visueller Merkfähigkeit, visuell motorischer Koordination). Rein psychopathologisch ist eine Differentialdiagnostik der krankheitsbedingten Oligophrenie gegenüber der Oligophrenie als bloßer Variante nicht immer möglich. Finden sich nur mäßige oder aber sehr schwere Schwachsinnsgrade, so spricht dies eher für eine Krankheitsfolge oder für Mißbildung. Jedoch erst aufgrund somatischer Untersuchungen ist eine definitive Diagnose möglich. Neben neurologischem und internistischem Befund sind daher auch Ergebnisse spezieller diagnostischer Hilfsuntersuchungen zu berücksichtigen (EEG, PEG, CCT und zerebrale Angiographie).

Defekte des Sprechens und des sprachlichen Verstehens, Störungen motorischer Koordinationen und mangelnde Integration und Beherrschung leiblicher Triebregungen sprechen vor allem für schwere Schwachsinnsgrade, während bei den Debilen sogar einzelne Fähigkeiten (Merkfähigkeit, Rechnen, Musikalität) manchmal überdurchschnittlich gut ausgeprägt sein können.

Unbedingt ist eine Pseudodebilität von einer echten Debilität abzugrenzen, da es sich im ersteren Falle um ,,normale`` aber neurotische Kinder handelt, die trotz ausreichender Begabung in der Schule versagen.

Von Demenzen lassen sich Oligophrenien gewöhnlich ohne weiteres durch deren psychopathologische Symptomatologie unterscheiden. Bei Oligophrenen ist die Entwicklung der Intelligenzfunktion und der Erwerb von Wissen und Fähigkeiten bereits von vornherein beeinträchtigt.

Die Abgrenzung eines oligophrenen Zustandes vom frühkindlichen Autismus dürfte kaum Schwierigkeiten bereiten: Während Oligophrene auf Reize von außen und auf Ansprechen mehr oder minder differenzierte Reaktionen zeigen, ist dies beim autistischen Kind nicht der Fall. Autistische Kinder verhalten sich so, als lebten sie völlig allein und hätten keinerlei menschliche Umgebung. Sie erlernen das Sprechen nicht und bleiben stumm, weisen Annäherungsversuche ab und spielen lediglich mit einigen wenigen Dingen. Oligophrene hingegen sind meist wesentlich lebhafter, oftmals sogar hyperagil.

Auch die Abgrenzung der Oligophrenie gegen den psychischen Hospitalismus kann bereits klinisch erfolgen. Bei Kindern mit psychischem Hospitalismus (Ende des 2. Lebensjahres) mit IQ 30 (d.h. Idiotie) entwickelt sich allmählich ein Marasmus. Die Kinder magern stark ab und machen den Eindruck von hirnorganisch schwer gestörten Kindern. Im Stadium der anaklitischen Depression des psychischen Hospitalismus erkennt man Weinerlichkeit, Appetitverlust, Zuwendung heischende Haltung, Gewichtsverlust, allmählicher Rückschritt des IQ (zu dieser Zeit noch reversibel!). Hat sich nach etwa 5 Monaten dann das Vollsyndrom des Hospitalismus entwickelt, beobachtet man auch hier Kontaktverweigerung (nicht bei oligophrenen Kindern), Schlaflosigkeit, starke Abnahme der Motilität (oligophrene Kinder eher hypermotorisch), Infektionsanfälligkeit, starrer Gesichtsausdruck, Marasmus.

Während also beim frühkindlichen Autismus und beim psychischen Hospitalismus beim Kind die Introvertiertheit imponiert, sind oligophrene Kinder häufig hypermotorisch, hyperagil, laut, enthemmt.

7.1.7 (14.1.7) Prävention, Therapie, Prognose

An erster Stelle der Prävention steht die Elternberatung (genetische Beratungsstellen). Des weiteren sind von Bedeutung die Untersuchungen während der Schwangerschaft (z.B. Amniozentese, Ultraschall, Untersuchung des Fruchtwassers und bei Vorhandensein eines genetischen Schadens eventuell Schwangerschaftsunterbrechung).
Die Schwangere sollte während der Gravidität mit Medikamenten zurückhaltend sein, Strahlenexposition vermeiden und regelmäßig den Arzt aufsuchen.
Besteht der berechtigte Verdacht, daß einer der Elternteile Überträger einer genetischen Erkrankung ist, sollten die Eltern auf Kinder verzichten.

Wird nach der Geburt eine Stoffwechselkrankheit diagnostiziert, so sollte, wenn möglich, umgehend mit einer entsprechenden Diät begonnen werden (z.B. Phenylketonurie) Dadurch kann u.U. ein Gehirnschaden vermieden werden.

Genaugenommen ist der Schwachsinn eher ein pädagogisches als ein medizinisches Problem. In leichteren Fällen und bei beschränkt Bildungsfähigen stehen die spezifische Erziehung und sozialfürsorgerische Maßnahmen im Vordergrund. Günstig ist immer die Hinzuziehung geschulten Personals, um eine richtige heilpädagogische Betreuung rechtzeitig beginnen zu können. Man wird deshalb versuchen, einen Schwachsinn rechtzeitig zu diagnostizieren und die Kinder so bald wie möglich den Sonderkindergärten, Sonderschulen, Tagesbildungsstätten und beschützenden Werkstätten zuführen. Nur in diesen Einrichtungen kann im Prinzip noch „gerettet werden, was zu retten ist". Ferner bedarf es einer eingehenden Aufklärung und Beratung der Eltern im Umgang mit ihrem geistig behinderten Kind.

Dem Kind sollte also entsprechend seiner Bildungsfähigkeit

a) ein geeigneter Lebensraum geschaffen werden

b) eine angepaßte Arbeit vermittelt werden

c) eine Überforderung erspart bleiben

d) ein Schutz vor Konflikten in einer verständnislosen Umwelt gewährt werden.

Patienten mit Oligophrenie vom Grade der Debilität sind in der Regel unfähig, eine Berufsausbildung mit üblichem Berufsschulabschluß erfolgreich abzuschließen. Debile Kinder sollten den entsprechenden fördernden Sonderschulen zugeführt werden, da sie in der Regel auch unfähig zu einem Hauptschul-(Volksschul-)Abschluß sind. So ist auch die Intelligenz von Kindern mit Down-Syndrom (Trisomie 21) meist ausreichend für den Besuch einer Sonderschule für Lernbehinderte, da solche Kinder überwiegend im Intelligenzbereich der Debilität liegen.

Näheres hierzu siehe auch in den vorangegangenen Abschnitten.

Forensische Bedeutung der Minderbegabung

Bei straffällig gewordenen geistig Behinderten muß die Frage der aufgehobenen oder verminderten Schuldfähigkeit überprüft werden. Dabei hängt die Beurteilung nicht einzig und allein vom Grad des Intelligenzmangels ab, sondern es muß, wie auch bei anderen psychisch Kranken, die Gesamtpersönlichkeit und die Tatsituation berücksichtigt werden.

Es gilt hier der § 20 StGB, der besagt: „Ohne Schuld handelt, wer bei Begehung der Tat wegen einer krankhaften seelischen Störung, wegen einer tiefgreifenden Bewußtseinsstörung oder wegen Schwachsinn oder einer schweren anderen seelischen Abartigkeit unfähig ist, das Unrecht der Tat einzusehen oder nach dieser Einsicht zu handeln."

Dabei gilt im Sinne des Gesetzes Schwachsinn als „angeborene Intelligenzschwäche ohne nachweisbaren Organbefund". Hirnorganische Prozesse gehören zu den „krankhaften seelischen Störungen". Zu den im § 20 genannten biologisch definierten Zuständen muß ferner hinzukommen, daß infolge derselben eine intellektuelle (= Einsichtsunfähigkeit) und eine willensmäßige (= Steuerungsunfähigkeit) Insuffizienz eingetreten sind.

Ausführliches hinsichtlich Geschäftsfähigkeit, Testierfähigkeit und Entmündigung ist im Kapitel 11 – Forensische Psychiatrie – zu finden. Näheres zur genetischen Beratung und Früherkennung genetischer Schäden im GK Humangenetik.

7.2. (14.2) ZUSTÄNDE NACH FRÜHKINDLICHER HIRNSCHÄDIGUNG

7.2.1 (14.2.1) Hirnschädigung und Hirnfunktionsstörungen

Der Begriff „frühkindliche Hirnschädigung" umfaßt alle Folgen sämtlicher pränataler, perinataler und postnataler zerebraler Schädigungen, die zwischen dem 6. Schwangerschaftsmonat (Beginn der Hirnrindenreifung) und dem Ende des 1. Lebensjahres (Abschluß der Hirnreifung) entstanden sind.

Lediglich Leistungs- und Persönlichkeitsstörungen (vor allem Teilleistungsstörungen, Sprachentwicklungsstörungen, Legasthenie, Konzentrationsschwäche, Reizüberempfindlichkeit, Kommunikationsstörungen usw.) finden sich beim exogenen Psychosyndrom; die Schädigungen sind hier weit weniger schwer. Man spricht hier von Hirnfunktionsstörungen; eine ausgesprochene Schädigung des Gehirns besteht nicht.

Frühkindliche Hirnschädigungen sind verhältnismäßig häufig und werden meist nicht erkannt. Vor allem leichte frühkindliche Hirnschäden mit geringen Störungen werden häufig übersehen. In letzterem Falle spricht man von minimalen zerebralen Dysfunktionen (Hirnfunktionsstörungen). Für diese sind sogenannte Teilleistungsstörungen charakteristisch, wobei die Lernfähigkeit behindert ist, und da sie meist unerkannt bleiben, eine Minderbegabung vorgetäuscht wird. Teilleistungsstörung bedeutet aber keinesfalls Minderbegabung.

Man hat nun zwischen prä-, peri- und postnatalen Schädigungen zu unterscheiden. Die Übergänge sind dabei fließend.

Im allgemeinen ist das kindliche Gehirn bis zum 6. Schwangerschaftsmonat so weit entwickelt, daß exogene Schäden kaum größere Mißbildungen bewirken können. Reifungshemmungen hingegen sind möglich (Parenchymveränderungen durch Ödemsklerosen, Gewebseinschmelzung usw.).

Ursachen kindlicher Hirnschädigungen

1. Pränatale Schädigungen
   a) persistierende Hyperemesis der Mutter
   b) Infektionskrankheiten der Mutter (vor allem Viren)
   c) Schwangerschaftsblutungen in späten Stadien
   d) Erythroblastose
   e) EPH-Gestose (Placentainsuffizienz)
   f) Eklampsie
   g) Nephropathien
2. Perinatale Schädigungen
   a) Geburtstraumen (z.B. Zangengeburt)
   b) Medikamente während des Geburtsvorganges
   c) Sauerstoffmangel
   d) Geburtsasphyxie (sehr häufig)
3. Postnatale Schädigungen
   a) Infektionskrankheiten (Scharlach, Masern, Pneumonie, Otitis usw.)
   b) Ernährungsstörungen
   c) Krampfanfälle
   d) Bilirubineinlagerung im Gehirn (Kernikterus)
   e) mechanische Schädigungen (Schädelfrakturen durch Sturz, Schläge usw.)

Frühgeburten sind besonders anfällig, und die Gefährdung eines Kindes durch den Geburtsvorgang ist umso größer, je niedriger sein Geburtsgewicht ist. So konnte man bei 25% der Frühgeborenen im Zuge einer Nachuntersuchung im Schulalter Teilleistungsschwächen nachweisen. In kinderpsychiatrischer und pädagogischer Sicht kommt den perinatalen Hirnschädigungen, vor allem den häufigen leichten Formen die größte Bedeutung zu.

7.2.2 (14.2.2) Manifestationsformen

Wichtige Manifestationsformen sind

1. Zerebrale Bewegungsstörungen (z.B. Paraspastik, Hemispastik) – Näheres unter Abschn. 7.2.3
2. Zerebrale Anfälle (Näheres im neurologischen Teil des GK Nervenheilkundliches Stoffgebiet, Kap. 4.7)
3. Intellektuelle Behinderung, d.h. Intelligenzminderung (frühkindlich erworbene Schwachsinnsformen)
4. Gestörte Sprachentwicklung

5. Kindliches hirnorganisches Psychosyndrom (leichtgradige Gehirnschädigung; keine auffallenden körperlichen oder intellektuellen Behinderungen, jedoch typische psychopathologische Merkmale). Beim frühkindlichen exogenen Psychosyndrom kommen überwiegend Teilleistungsschwächen verschiedener Ausprägungsgrade bei gleichzeitig intakter Intelligenz vor, da niemals das kindliche Gehirn in seiner Gesamtheit geschädigt ist und zudem in Bezug auf verlorengegangene Funktionen durchaus Plastizität besitzt.

Neben den genannten wichtigen Manifestationsformen findet man bei frühkindlichen Hirnschädigungen ferner

* Verhaltens- und Kontaktstörungen
* Aufmerksamkeitsschwäche
* herabgesetzte emotionale Belastungsfähigkeit
* Lese- und Rechtschreibschwäche
* psychomotorische Unruhe
* Differenzierungsstörungen
* paranoide Symptome
* andauernde Trinkschwierigkeiten und Apathie
* gestörten Schlafrhythmus

Die oben genannten diversen Manifestationsformen können auch verschieden kombiniert gleichzeitig auftreten.

Näheres zu diesem Abschnitt im GK Nervenheilkundliches Stoffgebiet, neurologischer Teil, Abschn. 4.1.2, ferner im GK Pädiatrie, Abschn. 3.1, Kap. 4 und Kap. 17.

7.2.3 (14.2.3) Zerebrale Bewegungsstörung

Bewegungsstörungen liegen nur selten in reiner Form vor. In den meisten Fällen handelt es sich um Mischformen, bei denen die eine oder andere Störung im Vordergrund steht. Dabei ist die Motorik häufig so gravierend verändert, daß zunächst eine Hirnschädigung übersehen wird. Die Kinder werden dann nicht selten zunächst dem Orthopäden zugeführt.

Nachfolgend nun die wichtigsten Bewegungsstörungen:

1. **Rigidität**
Schädigungsort: Extrapyramidales System.
Typische Kennzeichen: Zahnradphänomen, Steigerung tonisch-myostatischer Reflexe, schwer auslösbare Muskeleigenreflexe, gestörte Feinmotorik an Beinen und Händen, Störungen beim Sprechen, Schlucken und Erbrechen, Störungen der Augenmotilität.

2. **Spastik**
   Schädigungsort: 1. motorisches Neuron (motorische Rindenregion und/oder Tractus corticospinalis).
   Kennzeichen: positiver Babinski-Reflex, spastische Paraplegie-Haltung, Muskelhypotrophien, Bewegungsarmut, gesteigerte Muskeleigenreflexe und Kloni, Taschenmesserphänomen.

3. **Athetose**
   Schädigungsort: Extrapyramidalmotorisches System und Kleinhirn.
   Kennzeichen: Keine Kloni und normale Eigenreflexe, allerdings mangelhaft auslösbare Neugeborenenreflexe; Störungen bei Nahrungsaufnahme, Störungen der psychomotorischen Entwicklung und der Sprachentwicklung; plötzliches Auftreten einer Tonussteigerung mit Opisthotonus; unwillkürliche, wurmartige Bewegungen.

4. **Hyperkinesen**
   Schädigung: Nucleus caudatus, Rindenatrophie, Stirnhirnatrophie.
   Kennzeichen: Störung der Agonisten/Antagonisten-Arbeit und dadurch Dyskinesien (Bewegungen erreichen nicht das gewünschte Ziel!); übersteigerte Bewegungen (Hyperkinesien); Mischung aus choreatischen und athetotischen Bewegungen.

5. **Ataxie**
   Schädigungsort: Kleinhirn, Hirnstamm, Rückenmark.
   Kennzeichen: Intentionstremor, Muskelhypotonie, Hyporeflexie, Nystagmus, gestörtes Laufen und Sitzen.

6. **Muskelhypotonie**
   Schädigungsort: wie Ataxie.
   Kennzeichen: Hypo- oder Areflexie, schlaffe Haltung, schlotternder Gang, Bewegungsarmut, verminderte grobe Kraft eines Muskels, in schweren Fällen Lähmung.

Diagnostik

Grundsätzlich müssen die feststellbaren Bewegungsstörungen nach obigem Schema eingeteilt werden, um sich ein grobes Bild von der Lokalisation des Krankheitsprozesses machen zu können. Dann werden zusätzliche Befunde erhoben (z.B. Bewußtseinsveränderungen, Hirnnervenausfälle, Sensibilitätsstörungen). Dies läßt dann bereits eine genauere Lokalisation der Schädigung zu. Besonders wichtig ist ferner die Verlaufsbeobachtung, um zu erkennen, ob die Erkrankung progredient (z.B. Tumoren, Stoffwechselstörungen, degenerative Erkrankungen) oder stationär ist (Residualsyndrome nach Traumen, Hypoxien, Ernährungs- und Wachstumsstörungen des Gehirns, Mißbildungen etc.). Keinesfalls kann jedoch streng zwischen stationärer und progredienter Erkrankung unterschieden werden, da nicht selten durch die altersabhängige Entwicklung des Nervensystems eine Progredienz vorgetäuscht werden kann, aber auch Residualsyndrome infolge Hypoxie oder nach Traumen lange Zeit nicht stationär sind.

Therapie

Die Therapie sollte, wenn immer möglich, kausal sein (Diät bei Stoffwechselkrankheiten!). Wichtig sind ferner krankengymnastische Übungen, um eine Verbesserung gestörter Muskelfunktionen zu erreichen. Die heilgymnastische Behandlung wird durch eine heilpädagogische ergänzt.

Medikamente helfen meist wenig, u.U. sind muskelrelaxierende Mittel hilfreich. Mit Schienen, Liegeschalen und Stützapparaten werden Stellungskorrekturen vorgenommen. Manchmal sind auch Muskelverpflanzungen und plastische Sehnenoperationen indiziert.

Grundsätzlich ist zu beachten, daß immer motorische und geistige Störungen gleichzeitig behandelt werden müssen. Dies wird häufig übersehen, da geistige Defekte meist erst mit einer gewissen Latenzzeit in Erscheinung treten. Eine einseitige Behandlung ist dann meist genauso schlecht wie gar keine.

7.2.4 (14.2.4) Frühkindliches hirnorganisches Psychosyndrom

Das frühkindliche exogene Psychosyndrom (LEMPP) tritt im Gefolge leichter frühkindlicher Hirnschädigungen auf, die etwa zwischen dem 6. Schwangerschaftsmonat und dem 1. Lebensjahr auf das kindliche Gehirn eingewirkt haben und ist also Nachwirkung geringgradiger nataler, bzw. perinataler Enzephalopathien (minimal-brain-damage).

Hier stehen Leistungs- und Persönlichkeitsstörungen im Vordergrund. Da die Schädigungen häufig weniger schwer sind, fallen die Störungen meist etwas leichter aus. Man beobachtet vor allem Teilleistungsstörungen, unter anderen Legasthenie, Reizüberempfindlichkeit, Sprachentwicklungsstörungen, Konzentrationsschwäche, vermindertes Durchhaltevermögen bei gleichzeitig gesteigertem Antrieb, Differenzierungsstörungen, Distanzunsicherheit, Irritierbarkeit, Aufmerksamkeitsschwäche, Beeinträchtigung der sozialen Gefühle, herabgesetztes Einfühlungsvermögen in die Belange der Umwelt, verminderte Angstbildung, mangelnde Distanz der Umwelt gegenüber.

Recht häufig beobachtet man eine Entwicklung differenzierter Fähigkeiten auf anderen Leistungsgebieten.

Nicht selten besteht zugleich ein hyperkinetisches Syndrom infolge frühkindlicher Hirnschädigung (psychomotorische Unruhe, impulsives und oft aggressives Verhalten, unstete Aufmerksamkeit).

Bereits oben wurde erwähnt, daß Teilleistungsstörungen die Lernfähigkeit behindern können und so eine Minderbegabung vorgetäuscht wird. Dies wirkt sich dann selbstverständlich ungünstig auf die gesamte Persönlichkeitsentwicklung und Sozialisation aus. Obwohl das Kind in der Gruppe unterdurchschnittliche Leistungen zeigt, ist es dennoch für sich allein häufig normal leistungsfähig. Folgen einer Leistungsminderung sind die bereits genannten Eigenschaften: Irritierbarkeit, Ablenkbarkeit, gestörte Psychomotorik, Distanzunsicherheit.

Aufgrund der organisch vorgegebenen Wesenszüge geraten solche Kinder leichter und nachhaltiger in Konflikte mit ihrer Umwelt und können auf Konflikte der Umwelt auch schlechter reagieren und diese schlechter verarbeiten. Die Kinder sind damit weitaus stärker disponiert, wegen „seelischer" Ursachen, d.h. psychogen zu erkranken.

Die Syndromdiagnose läßt sich mit Hilfe des Rorschach-Tests stellen. Ferner kommen in Frage der Benton-Test und der Würfel-Mosaik-Test. Kinder mit hirnorganischem Psychosyndrom schreiben meist schlecht und zittrig, häufig besteht Lese- und/oder Schreibschwäche. Neurologische Befunde werden zwar beobachtet, sind für die Diagnose allerdings meist wenig ergiebig. Auch das EEG zeigt kaum Veränderungen (evtl. Dysrhythmie oder Verlangsamung). Leichte Reflexdifferenzen und einseitige Hirnnerveninsuffizienzen lassen sich oftmals nachweisen.

Prognose

Die Prognose kann als gut bezeichnet werden. Zwar ist die Entwicklung des Kindes in mancher Hinsicht verzögert, aber dennoch häufig recht gut möglich. Selbst soziale Anpassung und Differenzierung, die den Kindern zunächst fehlten, werden meist – wenn auch mit erheblicher Verzögerung – doch noch erreicht. Bleibt die Entwicklung trotzdem stecken, so ist dies meist Folge gravierender Erziehungsfehler. Das nicht rechtzeitig als Teilleistungsschwäche erkannte kindliche Versagen beim Erlernen des Rechtschreibens hat nicht selten nachteilige Auswirkungen auf seine Leistungsmotivation auch in den anderen Schulfächern und es kann zu generalisiertem Schulversagen oder anderen Verhaltensstörungen kommen. Wichtig ist daher das frühzeitige Erkennen einer Teilleistungsschwäche oder anderer auftretender Verhaltensauffälligkeiten. So können akut auftretende Verhaltensauffälligkeiten erste Zeichen einer allgemeinen körperlichen oder zerebralen Erkrankung sein. Ein rechtzeitiges Erkennen bedeutet eine gute, ein zu spätes Erkennen eine schlechte Prognose.

Näheres siehe auch unter 7.3.1.

Therapie

Voraussetzung für eine erfolgreiche Behandlung ist zunächst eine große Geduld der Eltern und Erzieher. Durch zunächst genaue Beobachtung des Kindes macht man sich ein Bild von dessen Eigenarten. Da eine große Anfälligkeit gegenüber Neurosen besteht, kann das Ignorieren kindlicher Eigenarten die Manifestation einer Neurose oder Verhaltensstörung begünstigen. Besonders zu beachten ist die geringe Frustrationstoleranz. Für Eltern ist die Erziehung solcher Kinder sicherlich eine große Belastung, und die diversen Störungen und Fehlleistungen der Kinder bedeuten eine erhebliche Geduldsprobe für ihre Eltern, die nicht selten gereizt auf die Fehlleistungen reagieren.

Heilpädagogische Maßnahmen müßten umgehend eingeleitet werden, wodurch sich evtl. eine Neurotisierung und somit eine Psychotherapie vermeiden läßt.

7.3 (14.3) UMSCHRIEBENE FUNKTIONSSTÖRUNGEN DES GEHIRNS IM KINDESALTER

Bereits mehrfach wurde erwähnt, daß eine Schädigung umschriebener Hirnareale zu Teilleistungsstörungen verschiedenster Art führt. Die Folge ist eine Beeinträchtigung der psychosozialen Kommunikation, wodurch eine bereits bestehende Teilleistungsstörung (z.b. Sprachstörung) in einem circulus vitiosus verstärkt wird.

7.3.1 (14.3.1) Lese-/Rechtschreibschwäche (Legasthenie)

Bereits Adolf Kussmaul (1877) und Oswald Berkhan (1885/1886) berichteten über Störungen der Sprache, und besonders ausführlich beschäftigten sich der englische Ophthalmologe W. Pringlemorgan (1896) und der Sozialmediziner J. Kerr (1897) mit Problemen der „congenital word-blindness", deren Ursache sie in einer Entwicklungsstörung des linken Gyrus angularis sahen. Der Begriff „Legasthenie" wurde 1916 von P. Raschburg geprägt, um die angeborene Leseschwäche zu kennzeichnen, die von der Alexie und Agraphie zu unterscheiden ist. Im englischen Schrifttum fand die Bezeichnung „developmental dyslexia" Verbreitung. Bis zum heutigen Tag jedoch konnte wenig Licht ins Dunkel gebracht werden, was Ätiologie und Pathogenese der Legasthenie betrifft. Keine Einheitlichkeit besteht auch hinsichtlich der Ansichten über psychologische Untersuchungsverfahren und pädagogische Förderungsprogramme.

Nach Lindner handelt es sich bei der Legasthenie um „eine spezielle, aus dem Rahmen der übrigen Leistungen fallende Schwäche im Erlernen des Lesens (und indirekt auch des selbständigen fehlerfreien Schreibens) bei sonst intakter oder – im Verhältnis zur Lesefähigkeit – relativ guten Intelligenz. Von Legasthenie sprechen wir also nur, wenn ein Kind von ungefähr normaler Intelligenz unter normalen Schulverhältnissen und trotz aller Bemühungen der Erwachsenen das Lesen oder Schreiben nicht oder nur mit der größten Anstrengung erlernen kann, während in den übrigen Fächern keine auffallenden Probleme vorhanden sind." Dem entspricht die 1968 von der WHO festgelegte **Definition**: „Dyslexia is a disorder manifested by difficulty in learning to read despite conventional instruction, adequate intelligence and socioculturell opportunity. It is dependent upon fundamental cognitive disabilities which are frequently of constitutional origin." Somit ist auch der Rahmen für die Diagnose abgesteckt: Ungünstige erzieherische Voraussetzungen und eine unterdurchschnittliche Begabung schließen eine Legasthenie im allgemeinen aus. Andererseits aber stellt sich die Frage, ob es möglich ist, ganz spezielle Hirnfunktionsstörungen zu eruieren und die Diagnose damit zu sichern.

Die Definition entsprechend dem GK für Mediziner lautet: Legasthenie ist eine angeborene Schwäche im Erlernen des Lesens und des Rechtschreibens bei hinreichender Intelligenz und sonst normalem neurologischen Befund.

In der Regel wird diese Teilleistungsschwäche erst in der Schule bemerkt. Die Intelligenz der Kinder entspricht dem Durchschnitt; allerdings werden Lese- und Rechtschreibschwächen häufig auch bei intellektuell minderbegabten Kindern beobachtet.

Der Legastheniker ist nicht in der Lage, in einer normalen Zeit mit üblichen Methoden das Schreiben und/oder das Lesen zu lernen. Diese Unfähigkeit kann verschiedene Ursachen haben, so z.B. eine mangelnde optische Differenzierung der Buchstaben oder aber eine akustische Differenzierungsstörung für Laute. Wie man also erkennt, ist Legasthenie nicht gleich Legasthenie, da unterschiedliche Teilleistungsschwächen vorliegen und jede für sich zu der entsprechenden Legasthenieform führt.

Ursache und Verbreitung

Beim Lesen in Sprachen mit phonetischer Schreibweise müssen zunächst die Buchstaben wahrgenommen werden; sie sind dann in ihrer Lautbedeutung zu analysieren. Diesem Vorgang folgt dann die äußerst komplizierte Verschmelzung von Laut-Buchstaben zu Silben, und die Vereinigung zu Wörtern. Der Vorgang wird im Verlauf des Lesenlernens allmählich automatisiert, wobei es sich sicher nicht um einen starren Prozeß handelt.

Voraussetzung für das Schreiben ist zunächst ein intaktes phonematisches Gehör. Der Schreibvorgang als „Systemakt" ist überaus kompliziert und kann in der vielfältigsten Weise gestört werden. Gering sind aber die Kenntnisse von der Entwicklung und den verantwortlichen Strukturen und Funktionen. Beobachtungen an hirnverletzten Erwachsenen mit Alexie oder Agraphie halfen nur wenig, die entwicklungsneurologischen Fragen zu lösen.

Man nimmt heute an, daß genetische Ursachen eine konstitutionelle Voraussetzung für die Legasthenie sind. Familienanamnestisch wird häufig erhoben, daß auch bei Verwandten Lese-/Schreibschwierigkeiten aufgetreten sind und genetische Erhebungen kommen zu Häufigkeitsangaben zwischen 11% und 70%. Meist ist aufgrund von genealogischen Analysen ein autosomal-dominanter Erbgang abzuleiten, seltener eine rezessive Vererbung. Auch Zwillingsuntersuchungen zeigen deutlich höhere Konkordanz bei den eineiigen Paaren. Die Wirksamkeit genetischer Faktoren ist zwar vielfach kritisiert worden; dennoch aber ist die Annahme berechtigt, daß auch konstitutionelle Gegebenheiten bei der Entwicklungsstörung beteiligt sind, die einer Schreib-/Leseschwäche zugrunde liegen können.

Eine andere Ursache für die Legasthenie können Hirnläsionen sein; allerdings gibt es keine sicheren Anhaltspunkte, beispielsweise aufgrund neuropathologischer Befunde. Erworbene zerebrale Werkzeugstörungen sind nicht gleichbedeutend, da ihnen eine Läsion bereits funktionstüchtiger Strukturen zugrunde liegt.

Schwer zu beantworten ist die Frage nach einem Zusammenhang zwischen „leichter frühkindlicher Hirnschädigung" und Legasthenie. Einige Autoren erwägen auch den Zusammenhang zwischen Schreib-/Leseschwäche und einer Entwicklungsstörung der Hemisphärendominanz.

Andere Autoren vertreten die Ansicht, daß Legasthenie die Folge abnorm langsamer (oder unvollständiger) Entwicklung bestimmter Hirnregionen ist; einige jedoch sind der Meinung, daß es sich um Folgen frühkindlicher Hirnläsionen der für Lesen und Schreiben verantwortlichen zerebralen Strukturen handelt. Nach neueren Erkenntnissen ist jedoch besonders die intersensorische Integration der transfersensorischen Informationen über verschiedene Zwischenstufen zum Cortex beeinträchtigt.

Daß in der Genese des Legastheniesyndroms entwicklungsneurologische und konstitutionelle Komponenten bedeutsam sind, zeigen die am besten gesicherten Befunde: Geschlechtsunterschiede, Beziehungen zu Rechts-Links-Unterscheidung, Wirksamkeit genetischer Faktoren, Hinweise auf Beeinträchtigung der intersensorischen Integration und der Perzeption zeitlicher Ordnungen. In vielen Fällen verläuft die Sprachentwicklung langsam oder abnorm, was wiederum Rückwirkungen auf die Lese- und Schreibfertigkeit hat.

Symptomatik

Legastheniker sind nicht in der Lage, ein ganzes Wort visuell zu erfassen; die Buchstabierfähigkeit fehlt. Legasthenikern gelingt es nur mühevoll oder überhaupt nicht, aus Buchstaben Worte zu bilden, bzw. Worte in Buchstaben zu zerlegen. Da bei legasthenischen Kindern die Figur-Hintergrunddifferenzierung kaum ausgebildet ist, verwechseln und vertauschen sie die Buchstaben untereinander und zwar häufig solche Buchstaben, die zueinander eine spiegelbildliche Ähnlichkeit haben: d und b, q und p, M und W, u und n. Ähnliches beobachtet man auch bei gesunden Kindern, jedoch weit weniger häufig.

Selbstverständlich gibt es auch verschiedene Schweregrade der Legasthenie; nachfolgend die Rangfolge von Fehlleistungen und Fehlerarten nach Schweregrad (von oben nach unten):

* **Syntheseschwäche:** sog. Quasi-Analphabet; sehr mangelhafte Buchstabenkenntnis und Unfähigkeit aus einzelnen Buchstaben Silben und Wörter zusammenzuziehen.
* **Speicherschwäche:** Das Kind ist nicht in der Lage, sehr häufige Operatoren (Artikel, Präpositionen, Pronomen, usw.) zu lesen oder zu schreiben.

* **Analyseschwäche:** Zahlreiche Wörter werden durch Auslassungen entstellt; Lesen ist recht schwierig und zäh.
* **Differenzierungsschwäche:** Ähnliche Phoneme und Buchstaben werden verwechselt. Die Kinder können zwar lesen, allerdings nur langsam und stockend (häufigste Form).
* **Regelschwäche:** Rechtschreibregeln sind unbekannt oder werden nicht beachtet; das Lesen ist allerdings meist fließend möglich.

Grundzüge der Diagnostik

Von großer Bedeutung ist die Benutzung eines „therapierelevanten" Diagnoseschemas: Die durch die Diagnose festgestellten charakteristischen Leistungsdefizite müssen therapeutisch eindeutig, d.h. durch jeweils eine spezifische Trainingsform gezielt zu behandeln sein. Im wesentlichen beruht die Erkennung der Legasthenie auf dem Ausschluß anderer Ursachen von Lernschwierigkeiten, von somatischen Erkrankungen, Intelligenzminderung und Sinnesstörungen. Um die Schreib-Leseschwäche direkt nachzuweisen, sind psychologische Tests erforderlich. Problematisch ist jedoch die Zuverlässigkeit der Diagnose mit diesen Tests, weshalb zusätzliche informelle Verfahren notwendig sind, mit denen jeweils nur eine einzige bestimmte Teilleistung überprüft wird.

Mit Hilfe der sog. zweistufigen Diagnose können einerseits der Schweregrad der Fehlleistung, andererseits das qualitative Leistungsniveau eines Schülers bestimmt werden, bei dem dann das „chronologische Stufentraining" (siehe später) einsetzen kann.

Die Diagnosestellung der Legasthenie ist aber schon deshalb von großer Bedeutung wegen ihrer Folgen, welche die Patienten zum Arzt führen: Ängstlichkeit, Verhaltensauffälligkeiten, Selbstunsicherheit, Reizbarkeit, Empfindlichkeit, psychosomatische Beschwerden, Kopf- und Leibschmerzen, Enuresis, Enkopresis, Pavor nocturnus, Sprachstörungen, Tics. Nicht nur eine sorgfältige ärztliche Untersuchung ist also notwendig, sondern auch das Suchen nach Leistungsstörungen mit entsprechend geeigneten psychologisch-pädagogischen Methoden. Auf diese Weise wird die Grundlage für Behandlungs- und Förderungsmaßnahmen geschaffen, welche den betroffenen Kindern eine weitgehend ungestörte Entwicklung und Entfaltung ihrer Persönlichkeit ermöglichen können.

Zu beachten ist, daß eine Diagnose sich meist erst mit Hilfe eines Diktats im Alter von 6 oder 7 Jahren stellen läßt. Erst wenn das Kind das gesamte Alphabet beherrscht, lassen sich die typischen Fehler erkennen. Um zwischen visueller und auditiver Form zu unterscheiden, läßt man das Kind auch einen Text abschreiben.

Grundsätzlich ist für eine vollständige Legasthenie-Diagnose auch ein Intelligenztest (HAWIK) erforderlich.

Abzugrenzen sind Alexie und Agraphie.

Rolle psychosozialer Einflüsse

Legasthenische Kinder haben es nicht immer leicht: Häufig werden sie als minderbegabt, wenig intelligent und dumm eingestuft, und zwar nicht nur von Eltern, sondern auch von Pädagogen. Sozialisationsstörungen sind deshalb nicht selten. Die Kinder werden zu Außenseitern, schwänzen die Schule; Verhaltensstörungen sind dann nahezu vorprogrammiert. Interessant ist die Tatsache, daß ein nicht geringer Prozentsatz jugendlicher Straftäter dem Bereich der Legastheniker entstammt.

Behandlungsmöglichkeiten und Prognose

Therapie ist nicht nur die ständige Übung, sondern vor allem der Versuch, das Selbstwertgefühl der Kinder aufzubauen. Bereits gestörte und neurotisierte Kinder sollten umgehend psychotherapeutisch behandelt werden; Lehrer und Eltern sind entsprechend aufzuklären. In einer normalen Schule werden Legastheniker Lesen und Schreiben kaum erlernen; nur ein spezieller Legasthenikerunterricht wird letztlich einen Erfolg zeigen, wobei das Kind jedoch in seiner Schulklasse belassen und lediglich vom Deutschunterricht befreit werden sollte.

Ein therapeutisches Grundkonzept sind gezielte Lese- und Rechtschreibübungen, wobei für einen jeden legasthenischen Schüler ein eigener Behandlungsplan erstellt wird. Dieser Behandlungsplan ist nicht gebunden an eine bestimmte in Einzelheiten festgelegte Trainingsmethode und auch nicht an bestimmte Arbeitsmittel, obwohl sich systematisch aufgebaute Trainingsmaterialien besser für ein gezieltes Training eignen als die zwar recht variablen, aber schwer überschaubaren Aufgabensammlungen mit unterschiedlichsten Lernzielen. Recht günstig und sehr motivierend sind Lernspiele und Loseblattsammlungen, deren Blätter ein Kind je nach Leistungsstand und Lernziel einzeln bearbeiten muß. Anzuzielen sind ferner die Möglichkeit selbständiger Arbeit und selbständige Lösungskontrollen, da der Lehrer sich dadurch auch in Fördergruppen einzelnen Kindern vorrangig widmen kann.

Das chronologische Stufentraining bei Legasthenikern ist aufgebaut in
Erste Stufe: „Grundtraining"
Zweite Stufe: Speichertraining
Dritte Stufe: Analysetraining

Eine sichere Prognose läßt sich kaum stellen: Bei einigen Kindern ist trotz intensiver Bemühungen kein Erfolg erkennbar, bei anderen wiederum schwindet die Fehlleistung völlig. Erhebliche Schwierigkeiten treten beim Erlernen von Fremdsprachen auf; trotzdem aber sind Legastheniker mit Hochschulabschluß bekannt. Eindringlich ist davor zu warnen, ein Kind, das auf eine Therapie nicht sofort anspricht, in die Sonderschule abzuschieben.

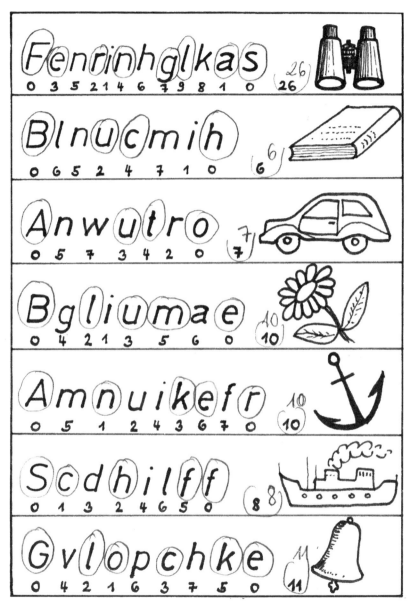

Abb. 23: Beispiele für ein Analysetraining

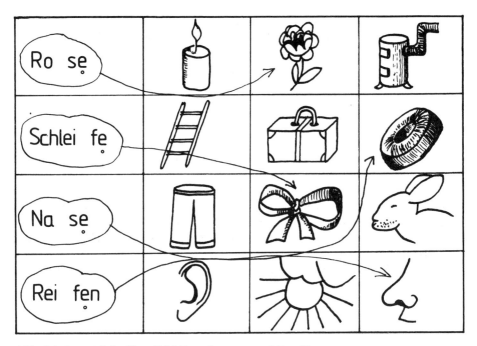

Abb. 24: Beispiel für Wort/Bild-Zuordnungen und Leseübungen

7.3.2 (14.3.2) Wahrnehmungsstörungen

Dazu gehören Störungen
* der optischen Wahrnehmung
* der Raumwahrnehmung
* der Orientierung
* der akustischen Wahrnehmung

Eine normale Sprachentwicklung ist nur bei intaktem Gehör möglich, und taub geborene Kinder können die Sprache nicht erlernen. Man spricht von „Taubstummheit", obwohl der Ausdruck eigentlich falsch ist; denn eine echte Stummheit liegt nicht vor, vielmehr war die anfängliche Taubheit Ursache für die nachfolgende „Stummheit". Taubheit führt also zur „Stummheit".

Wird der natürliche Lauschtrieb hörbehinderter Kinder bereits in den ersten Lebensjahren durch Hörhilfen so befriedigt, daß sie eine Sprache verstehen können und vermittelt man ihnen gleichzeitig eine geeignete Sprachtherapie (Logopädie), so können sie das Sprechen erlernen. Werden gleiche therapeutische Programme jedoch erst jenseits des 4. oder 5. Lebensjahres durchgeführt, so bleiben diese Kinder „taubstumm".

Differentialdiagnostisch kommen bei der „Taubstummheit" vor allem die verzögerte Sprachentwicklung und der Schwachsinn in Frage.

Näheres zu diesem Abschnitt ist dem GK Pädiatrie und dem GK HNO zu entnehmen oder den entsprechenden Lehrbüchern.

7.3.3 (14.3.3) Entwicklungsstörungen der Sprache

Für eine normale Sprachentwicklung ist eine sich im Normbereich bewegende intellektuelle Entwicklung Voraussetzung, ebenso wie ein Mindestmaß an sprachlicher Zuwendung und die Intaktheit des Hörorgans vorhanden sein muß. Etwa im 2. Lebensjahr beginnt die Sprachentwicklung und läuft beim Knaben langsamer ab als beim Mädchen. Hat sich bei Kindern ab dem 3. Lebensjahr noch keine oder nur eine sehr rudimentäre Sprache entwickelt, so spricht man von einer Sprachentwicklungsstörung. Als Ursache kommen in Frage
* fehlende Sprachanregung
* familiäre Sprachschwäche
* Intelligenzdefekte
* hirnorganische Schäden
* Hörstörungen
* Schädigung der Sprachregionen

Bei einer Schädigung der zentralen Sprachregionen (z.B. bei Enzephalitiden, Geburtstraumen, usw.) kann sich eine sog. Entwicklungsaphasie mit motorischer oder sensorischer Stummheit bei vorhandenem guten Gehör ergeben. Häufig wird der Begriff **Aphasie** als Verlust der menschlichen Sprache auch bei hochgradigen Sprachentwicklungsstörungen benutzt. Dies sollte man aber aus Gründen einer einheitlichen Terminologie vermeiden; „Aphasie" ist nur dann als Begriff zu verwenden, wenn ein Kind eine schon erlernte Sprache wieder verlor. Dies ist gelegentlich möglich bei schweren Schädelhirntraumen, Tumoren oder Enzephalitiden. Es besteht dann das Symptom eines akuten oder allmählichen Sprachverfalls. Ebenfalls zu den zentralen Sprachstörungen gehört die **Dysarthrie** (innervatorische Dyspraxie der Artikulationsmotorik); sie tritt hauptsächlich bei den infantilen Zerebralparesen auf und verändert häufig auch den Sprachklang (Näseln) und die Sprachdynamik (monotone Sprache, skandierte Sprache).

Stark verzögert ist der Spracherwerb bei autistischen Kindern; diese verzögerte Sprachentwicklung ist abzugrenzen von einem Mangel an sprachlicher Anregung (z.B. beim Hospitalismus).

Die Sprachfähigkeit bleibt jedoch immer erhalten, weshalb eine Frühbehandlung bei Sprachentwicklungsverzögerung gute Erfolge zeigt. Abklärung und Therapie sollten deshalb nicht bis zum Einschulungsalter hinausgeschoben werden.

Näheres auch im GK 1, Medizinische Psychologie und Soziologie 6.4 und im GK 3, Pädiatrie 1.2.2, ferner Pädiatrie Kap. 19. Siehe auch die entsprechenden Abschnitte in den Lehrbüchern der Pädiatrie und der HNO.

7.3.4 (14.3.4) Störungen des Sprechens

Stottern

Darunter versteht man die Störung eines normalen Sprachflusses bei organisch ungestörten peripheren Sprachorganen, eine Hemmung des Sprechablaufes mit spastischen und unharmonischen Veränderungen von Atmung, Stimme und Artikulation. Zugrunde liegen kann eine neurotische Störung oder aber eine frühkindliche Hirnschädigung. Physiologisch ist das zwischen dem 2. und 4. Lebensjahr auftretende Entwicklungsstottern als Ausdruck der Diskrepanz zwischen dem Wunsch, Gedanken auszudrücken und einer noch mangelnden motorischen Sprechfähigkeit. Falsch ist es, von den Kindern ein langsames, nochmaliges und richtiges Nachsprechen zu verlangen, da dadurch nur eine Verstärkung erreicht wird.

Als pathologische Form beobachtet man das klonische Stottern (Wiederholung von Wörtern und Silben vor allem am Satzanfang) und das tonische Stottern (Pressen, Ersatzbewegungen, Gesichtsmimik). Der Fehler verstärkt sich in der Regel bei Hinweis auf diesen.

Die Störung findet man in mittlerer bis schwerer Ausprägung bei bis zu 2% der Bevölkerung, während bis zu 10% leichte bis sehr leichte Formen, vor allem situationsbedingt aufweisen. Die primären Ursachen werden meist verstärkt durch hinzutretende neurotische Züge mit Erwartungsangst, Minderwertigkeitsgefühlen und Hemmungen. Eine einheitliche Persönlichkeitsstruktur läßt sich nicht finden. Allerdings bestehen meist chronische Konflikte in der Anamnese. Aggressionshemmung ist eine Teilursache.

Selbst wenn die organische Ursache bereits überwunden wäre, kann der Sprachfehler aufgrund einer festgefahrenen Erwartungsangst fortbestehen. Auslöser können Affekte, Angst- oder Schreckzustände sein. Das psychogene Stottern ist eine Ausschlußdiagnose, d.h. sie darf erst dann gestellt werden, wenn ein organisches Psychosyndrom nach neurologischen Untersuchungen, Psychodiagnostik und EEG ausgeschlossen werden kann.

Therapeutische Maßnahmen sind Psychotherapie und heilpädagogische Verfahren. Logopädisches Training kann bei fixierten Formen erfolgreich sein, ebenso medikamentöse Sedierung. Für die Behandlung gilt allgemein: Je früher, um so besser. Die Heilungschance beträgt etwa 70%; oftmals ist eine ambulante Therapie nicht ausreichend, und nur eine Therapie in speziellen klinischen Einrichtungen bringt – gerade bei schweren Formen – eine deutliche Besserung.

Stammeln (Dyslalie)

Hier besteht die Unfähigkeit, bestimmte Laute oder Lautverbindungen richtig zu formen, und auch hier beobachtet man, wie beim Stottern, eine physiologische Form zwischen dem 2. und 4. Lebensjahr.

Werden die meisten Konsonanten falsch ausgesprochen, spricht man von multiplem Stammeln.

Am häufigsten beobachtet man den Sigmatismus (Lispeln); es besteht die Unfähigkeit, S-Laute zu artikulieren. Als organische Ursache kommen Zahnlücken, motorische Störungen der Zunge und Verlust des Hochtonhörens in Frage. Beim sog. Gammazismus werden G wie D und beim Kappazismus K wie T oder D gesprochen.

Im allgemeinen wird ein Entwicklungsrückstand beobachtet.

Das therapeutische Vorgehen hängt ab von der Ursache der Störung; kieferorthopädische Eingriffe sind nur selten notwendig, können aber in entsprechend gelagerten Fällen zu einer Besserung führen.

Poltern

Auch hier handelt es sich um eine Störung des Sprachablaufes, wobei der Redefluß hastig, fahrig und überstürzt ist. Die Artikulation ist verwaschen, Wörter werden verändert und Silben (vor allem Endsilben) verschluckt. Vielfach liegt eine hirnorganische Schädigung zugrunde, wenngleich diese auch meist nur sehr gering ist. Im Vergleich zum Stottern ist die Gefahr einer sekundären Neurotisierung gering.

Die Behandlung erfolgt durch intensives Sprachtraining, u.U. kombiniert mit motorischen Übungen und rhythmischer Gymnastik.

Stottern, Stammeln und Poltern müssen gegen psychogene Sprachstörungen abgegrenzt werden. Einer differentialdiagnostischen Abgrenzung bedarf es vor allem gegenüber dem Agrammatismus (Störung der grammatikalischen Satzbildung) und dem Mutismus (totales oder partielles Nichtsprechen bei normalem zentralen und peripheren Sprachapparat). Während Stottern, Stammeln und Poltern in einer Zeit entstehen, in der die Sprachentwicklung noch nicht abgeschlossen ist, entsteht der Mutismus bei weitgehend abgeschlossener Sprachentwicklung. Man kann von einer „Sprachverweigerung", die auf einer Kontaktstörung (psychogene Störung) beruht, sprechen (z.B. elektiver Mutismus = partieller Mutismus).

Siehe auch GK HNO 8.2.2

7.3.5 (14.3.5) Sensorisch-expressive Störungen

Sensorisch-expressive Störungen finden sich bei pyramidalen und extrapyramidalen Bewegungsstörungen, aber auch beim frühkindlichen exogenen Psychosyndrom (siehe 7.2.4).
Zu den dyspraktischen Störungen ist die „Linkshändigkeit" zu rechnen, die allerdings keiner Behandlung bedarf. Reine Linkshänder sind nicht häufig; die meisten Linkshänder sind Beidhänder, die mit linker und rechter Hand gleiche Fertigkeit zeigen (Näheres dazu im neurologischen Teil des nervenheilkundlichen Stoffgebietes Abschnitt 1.2.2 – Hemisphärensyndrome).

7.4 (14.4) DIFFERENTIALDIAGNOSE DES SCHULVERSAGENS

7.4.1 (14.4.1) Intellektuelle Leistungsunfähigkeit

In den meisten Fällen läßt sich ein Schulversagen auf eine der besuchten Schulform nicht angemessene intellektuelle Leistungsfähigkeit zurückführen. Das Kind wird zum Prestigeobjekt der Eltern. Das Kind wird gezwungen, die von den Eltern ausgesuchte Schule zu besuchen, und die Leistung wird mit elterlicher Anerkennung oder aber Bestrafung gesteuert, wodurch nicht selten der Grundstein zu einer Neurotisierung gelegt wird.

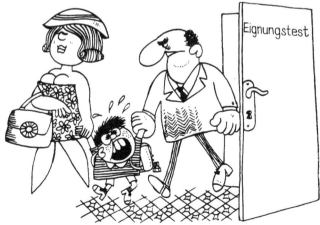

„Aber ich will nicht Atomforscher werden!..."

Abb. 25: Von Balazs Balazs-Piri, Budapest 1973

Da die Einschulung eines Kindes von dessen Reife und vom gewählten Schultyp abhängt, wurde eine spezielle Form der Intelligenztests entwickelt. Dieser sogenannte Schulreifetest soll die verschiedenen Aspekte prüfen, die zur Schulreife erforderlich sind. In fast allen Schulen ist es heute die Regel, sämtliche Anfänger vor Eintritt in die Schule einer psychologischen und körperlichen Untersuchung zu unterziehen. Ein Problem liegt allerdings darin, daß die Eignungsprüfungen von überforderten Lehrern oder nicht ausgebildeten Hilfskräften durchgeführt werden und deshalb viele intervenierende Variablen, die vor allem die Durchführung und die Testmotivation stören, unberücksichtigt bleiben. Schulreifetests prüfen im wesentlichen – zumeist im spielerischen Rahmen – folgende Einzelfähigkeiten: Gegenstandsauffassung, Formauffassung und -unterscheidung, Beobachtungsfähigkeit, Wiedererkennen von Gegenständen, Begriffsbildung, Rechenbereitschaft, Sprach- und Situationsverständnis, Feinmotorik und viso-motorische Kontrolle.

Durch eine Auslese dieser Art läßt es sich vermeiden, daß geistig weniger rege Kinder einer Schulüberforderung ausgeliefert werden und somit einer neurotischen Entwicklung Vorschub geleistet wird (Frustration durch Versagen).

Zur Feststellung der intellektuellen Leistungsfähigkeit finden bei Kindern in der Regel zwei Intelligenztests Anwendung:

1. Stanford-Binet-Intelligenztest
2. Hamburg-Wechsler-Intelligenztest für Kinder (HAWIK)

Weitere Testverfahren sind
* progressive Matrices nach Raven; ein averbaler Wahrnehmungstest, mit dem sowohl die allgemeine Intelligenz als auch die Fähigkeit, wie Raumerfassung und induktives Verstehen gemessen werden sollen.
* Rorschach-Formdeuteversuch; projektives Testverfahren zur Testung der Persönlichkeit
* Thematische Apperzeptionsverfahren
* Sceno-Test (v. Staabs); zur Erfassung der seelischen Einstellung der Versuchsperson gegenüber den Menschen und Dingen in der Welt, besonders in Bezug auf ihr affektives Leben
* Familientest
* Baum-Test
* Wartegg-Zeichentest
* „Zeichne einen Menschen"-Test von Machover

Siehe auch Abschn. 7.2.4.

7.4.3 (14.4.3) Psychische und psychosoziale Ursachen

- Schulphobie als Folge von Trennungsproblemen
- Schulangst wegen Schwierigkeiten mit Lehrern oder Schülern
- Unzureichende oder fehlende Leistungsmotivation
- Neurotische Leistungshemmung
- Schulschwänzen als Störung des Sozialverhaltens

Interessant ist die Tatsache, daß annähernd 1/4 aller Kinder mit Schulschwierigkeiten eine überdurchschnittliche Intelligenz aufweisen. Relativ häufig ist die Behinderung des Lernens Folge und/oder Ursache einer psychischen Störung. Das Kind wird daran gehindert, die vorhandene Intelligenz zu nutzen, wobei die Behinderung vom Schulsystem, von der Familie, den Mitschülern oder von einem Konflikt ausgehen kann.

Zwischen Schulangst und Schulphobie ist streng zu unterscheiden. Weigert sich ein Kind, die Schule zu besuchen, aus unbewußter Angst, die Eltern könnten es verlassen, spricht man von Schulphobie. Ein realer Anlaß wie bei der Schulangst besteht nicht. Vor allem bei intelligenzschwachen Kindern zeigt sich Schulphobie relativ häufig. Bestehen für das Kind Sozialisationsschwierigkeiten in der Klasse, Schwierigkeiten mit Lehrern und Mitschülern (z.B. bei Gebrechen, Körperfehlern, mangelnder Anpassungsfähigkeit etc.), so kommt es häufig zu einer starken Abneigung gegen den Schulbesuch, die sich bis zur extremen Angst steigern kann.

Schulschwänzen ist eine typische Verhaltensstörung labiler Kinder; zumeist besteht mangelnde Aufsicht von seiten des Elternhauses.

Weitere Ursachen für Schulangst und Schulschwänzen können aber auch eine Außenseiterposition bei kontaktgestörten Kindern, die Rolle des Prügelknaben in der Klasse und Störungen in der Beziehung zum Lehrer sein. Letztere stehen nicht selten mit dessen erzieherischer Fehlhaltung in Zusammenhang, häufig aber auch damit, daß vom Kind Probleme, die dieses mit seinen Eltern hat, auf den Lehrer projiziert werden. Im allgemeinen wird aber das Schulschwänzen im engeren Sinne weniger von Ängsten bedingt, als von einer Unlusttönung der schulischen Leistungsanforderungen. Aufgrund von Erziehungsfehlern haben solche Kinder nicht gelernt, Befriedigung in der Bewältigung von Aufgaben zu finden und weichen deshalb in Ersatzhandlungen, Herumstreunen mit der entsprechenden sozialen Gefährdung durch dissoziale Handlungen aus.

Differentialdiagnostisch muß das Schulversagen aufgrund psychischer und psychosozialer Ursachen abgegrenzt werden gegen

* phasenspezifische Einflüsse, gerade in der Pubertät;
* beginnende und blande verlaufende kindliche Psychosen
* beginnende Demenzprozesse
* nicht erkannte zerebrale Anfallsleiden
* ungenügend berücksichtigte Hirntraumata

7.4.3 (14.4.4) Testdiagnostik

Anwendung finden Schulreifetests, Intelligenztests (HAWIK), spezielle Schulleistungstests, Selbstbeurteilungsmethoden (z.b. Angstfragebogen für Schüler).
Nachfolgend eine Zusammenfassung der wichtigsten speziellen Testverfahren für das Kindesalter:

a) **Fähigkeitstests**, z.b. Pauli-Test, Durchstreichtests, Züricher Lesetest, Deutscher Rechtschreibtest, Biglmair's Lesetestserie, usw.
b) **Entwicklungstests**: Wiener Entwicklungstest von Bühler/Hetzer, Bailey Scales for Infant Development, Denver development screening Test, funktionelle Entwicklungsdiagnostik von Hellbrügge und Pechstein
c) Schulreifetest
d) Intelligenztest: Stanford-Binet-Intelligenztest, Hamburg-Wechsler-Intelligenztest für Kinder (HAWIK), progressive Matrices nach Raven
e) projektive Verfahren zur Testung der Persönlichkeit: Rorschach-Formdeuteversuch, thematische Apperzeptionsverfahren, Sceno-Test, Familientest, Baumtest, Wartegg-Zeichentest, „Zeichne einen Menschen"-Test.

Mit den genannten Tests will man folgendes klären: Intelligenzgrad, organische Störungen, Krankheiten, Lernstörungen, Leistungshemmungen, Sozialisationsstörungen, Reifungshemmungen, psychische Störungen.

Siehe hierzu auch Abschnitt 7.4.1.

7.5 (14.5) HYPERAKTIVE SYNDROME

7.5.1 (14.5.1) Ätiologie

Meist ist eine frühkindliche Hirnschädigung die Ursache eines hyperkinetischen Syndroms. Auch eine genetische Komponente muß angenommen werden. Für eine Verursachung kommen sämtliche in den vorangegangenen Kapiteln genannten exogenen Einflüsse in Frage.

Hauptsächlich sind aber folgende Gegebenheiten als Ursache anzusehen:
* frühkindliches exogenes Psychosyndrom
* Heimerziehung oder Erziehung in gestörten Familien
* pathogene Milieubedingungen und emotionale Mangelzustände
* chronische Depressionen, durch Hyperaktivität verdeckt
* Überforderung und rigide erzieherische Haltungen in „intakten" Familien
* Reizüberflutung
* latente chronische Konflikte zwischen den Eltern

* hektische Atmosphäre durch überforderte berufstätige Mütter
* evtl. Lebensmitteladditive

Zuweilen wird bei manchen Kindern in den ersten Schuljahren eine auffällige Hyperaktivität nebst Konzentrationsstörungen beobachtet. Gerade bei diesen hypermotorischen Kindern wirken sich Lehrerwechsel, familiäre Schwierigkeiten oder eine Entfernung aus der vertrauten Umgebung besonders negativ aus. Es kommt u.U. zu einem zeitweiligen Verlust der psychischen Kraftreserven.

Manchmal finden wir auch Hyperaktivität bei Kindern mit Intelligenzmangel und Schulschwierigkeiten, die es in der Schulklasse oft besonders wild treiben, nur um bei ihren Mitschülern „anzukommen". Über diese Auftreiber und ihre Späße zu lachen, ist so falsch wie sie zu bestrafen oder anzuschreien. Unverständnis bei Eltern und Erziehern kann die Hypermotorik fixieren. Zunächst sollte man es mit Nichtbeachtung versuchen; eine neurologische und psychiatrische Untersuchung sollte keinesfalls unterbleiben.

7.5.2 (14.5.2) Symptomatik

Das hyperkinetische Syndrom zeigt sich in

* unangemessener gesteigerter motorischer Aktivität
* Aufmerksamkeitsstörung
* Impulsaktivität
* emotionaler Störung
* impulsiv-aggressivem Verhalten
* Ablenkbarkeit
* z.T. erhebliche Konzentrationsstörung

Natürlich ergeben sich daraus Konsequenzen für das Leistungs- und Sozialverhalten.

Leitsymptome sind jedoch:
* Hyperaktivität
* erhöhte Ablenkbarkeit und
* Bewegungsdrang

7.5.3 (14.5.3) Diagnostik, Prognose und Therapie

Ein Zurechtweisen der Kinder beeindruckt diese nur wenig und nur für kurze Zeit. Manchmal zeigen sie sich sogar über ihr Verhalten betroffen, nehmen sich gute Vorsätze, können diese jedoch nicht lange durchhalten. Mit Sicherheit ist die Hyperaktivität weder Mutwilligkeit noch Bosheit.

Heilpädagogisch stehen Unterricht in einer reizarmen Umgebung, in möglichst kleinen Klassen mit kurzen Unterrichtseinheiten unter individueller Zuwendung und ferner psychomotorisches Turnen im Vordergrund. Eine Besserung der Hyperaktivität wurde auch bei Gabe von Amphetaminen (z.B. Ritalin®) beobachtet; obwohl eine Suchtgefährdung anscheinend nicht besteht, läßt sich die Medikation nur mit kooperativen Eltern durchführen.Die Kriterien für die Indikation von Amphetaminen sind jedoch bisher nicht genügend definiert. Einige Kinder reagieren gut auf Neuroleptika (z.B. Melleril®, Theralene®) in niedriger tranquillisierender Dosierung. Tranquilizer selbst wirken nicht selten paradox.

Die Prognose kann man als befriedigend bezeichnen; eine völlige Beseitigung hyperkinetischer Aktivitäten wird jedoch nur selten erreicht. Relativ häufig sind die Eltern eines solchen Kindes gezwungen, auf entsprechende Beruhigungsmittel zurückzugreifen.

7.6 (14.6) HÄUFIGE EMOTIONALE STÖRUNGEN IN KINDHEIT UND JUGEND

7.6.1 (14.6.1) Ätiologie

Die Ursachen der jeweiligen emotionalen Störungen werden in den nachfolgenden Abschnitten unter der jeweiligen Störung abgehandelt. Näheres siehe auch im GK 1, Medizinische Psychologie und Soziologie, 8.3/8.6.

7.6.2 (14.6.2) Symptomatik

Die Symptomatik ist vorzugsweise durch Ängstlichkeit, Niedergeschlagenheit, Empfindsamkeit und Abkapselung oder durch Kontaktschwierigkeiten, in der Jugend alternativ auch durch Identifikationsprobleme geprägt.

In der Kindheit finden sich Angstsymptome recht häufig und sind keineswegs immer pathologisch (z.B. „Achtmonatsangst" als Differenzierungsangst). Hauptsächlich beim Kleinkind ist Angst häufig eine induzierte Angst, die Milieuabhängigkeit zeigt: Ängstliche Mütter haben meist ängstliche Kinder. Aber erst wenn die Situation nicht adäquat ist, wird die Angst pathologisch und kann weiterhin zu psychosomatischen und psychischen Störungen führen. Von der Gesellschaft wird die kindliche Angst, vor allem die des Knaben, völlig falsch behandelt. Der Junge unterdrückt die Angst, zeigt sie nicht, da entsprechend dem Männerideal in unserer Gesellschaft Angst mit dem Fehlen von Mut gleichgesetzt wird („Ein Indianer kennt keine Angst").

Nachfolgend nun die wichtigsten Störungen:

* habituelle Manipulationen am eigenen Körper wie Daumenlutschen, Nägelbeißen (Onychophagie), Haare ausreißen (Trichotillomanie), genitale Manipulationen, Onanie (Masturbation)
* Jactationen
* Tics
* respiratorische Affektkrämpfe
* psychogene Anfälle
* psychogene Lähmungen
* Mutismus
* Lügen
* Stehlen
* Fortlaufen
* Suizidversuche
* Aggressivität
* Enuresis (Enuresis nocturna und/oder diurna)
* Enkopresis
* Appetitstörungen
* Anorexia nervosa oder Adipositas (Bulimarexia)
* Obstipation

Die einzelnen Störungen, ihre Ursachen und deren Symptomatik im einzelnen:

Habituelle Manipulationen am eigenen Körper

a) **Daumenlutschen oder Lutschen an Fingern und/oder Zehen**
Nach pathogenetischen Gesichtspunkten ist erst dann zu suchen, wenn dieses Verhalten über das 2. Lebensjahr hinaus besteht. Man geht dabei von der Vorstellung aus, daß Saugen der wichtigste Befriedigungsmodus der frühen Kindheit ist, ein Befriedigungsmodus, der spannungsabführend und instanzbewahrend wirkt; das Daumenlutschen stellt somit eine Ersatzbefriedigung dar. Als Ursachen nimmt man milieubedingte Störungen, mangelnde Zuwendung durch die Mutter oder Tendenzen des Kindes, in einer passiv-kleinkindhaften Rolle zu verharren an. Nicht selten besteht das Symptom bis in das Schulalter oder in die Pubertät hinein und muß dann zunehmend ernster bewertet werden, da das Kind dann selbst darunter leidet. Häufig ist Daumenlutschen auch mit anderen Verhaltensauffälligkeiten kombiniert. Bei Mädchen findet sich diese Störung häufiger jenseits des Säuglingsalters als bei Jungen. Die Prognose ist verhältnismäßig schlecht und der Versuch, mit mechanischen Hindernissen oder geschmacklicher Vergällung das Daumenlutschen zu beseitigen, wird meist fehlschlagen.

b) **Nägelbeißen (Onychophagie):** Tritt besonders häufig zwischen dem 8. und dem 11. Lebensjahr auf und ist mit die häufigste Form habitueller Manipulationen am eigenen Körper. Varianten des Nägelbeißens sind Beißen auf Fingergliedern, Handrücken, in den Unterarm, auf Bleistifte und Federhalter, Zähneknirschen. Als Ursachen nimmt man die mangelnde Möglichkeit zu individueller Entfaltung durch Herumtoben, Spiel und aggressive Entäußerungen an, zum Teil auch konstitutionell bedingte Impulsivität und Hyperaktivität. In den meisten Fällen gibt sich dieses Fehlverhalten von selbst, kann aber auch bis in das Erwachsenenalter hinein persisitieren.

c) **Haareausreißen (Trichotillomanie):** Diese Verhaltensstörung ist verhältnismäßig selten, stellt aber eine sehr schwere seelische Beeinträchtigung eines Kindes dar. Hier wird noch stärker als beim Nägelbeißen die Verbindung lustvoller und schmerzhafter Empfindungen deutlich und ein ausgeprägtes und unbefriedigtes Zärtlichkeits- und Anlehnungsbedürfnis in Kombination mit unterdrückten Wut- und Aggressionsimpulsen bei depressiver Grundstimmung machen die höchst ambivalente gespannte seelische Beziehung zu den Eltern deutlich. Varianten sind das Schlagen mit Fäusten oder Knien ins Gesicht, das Schlagen des Kopfes gegen die Wand, wie dies bei geistiger Behinderung oder frühkindlichen Psychosen beobachtet wird (Automutilatio). Nicht in diese Gruppe gehört die Autoaggression bei Harnsäure-Enzephalopathie.

d) **Genitale Manipulationen:** Im Vorschulalter finden sich diese Auffälligkeiten sowohl beim Jungen als auch bei Mädchen äußerst häufig als sog. Spielonanie ohne Orgasmus. Die Übergänge zu den zielgerichteten und gewohnheitsmäßigen Manipulationen mit Orgasmus sind fließend und treten nahezu in allen Altersstufen auf, hauptsächlich in der Pubertät. Bei Jungen beobachtet man die manuelle Reizung des äußeren Genitale, beim Mädchen das Zusammenpressen der Oberschenkel (sog. „Drucksen"). Verhältnismäßig selten ist das Einbringen von Gegenständen in die Vagina. Häufige Ursachen genitaler Manipulationen sind sexuelle Probleme in der Ehe der Eltern, ungenügende Spielmöglichkeiten, Langeweile und seelische Mangelsituationen. Differentialdiagnostisch sind lokale Reizzustände abzugrenzen (z.B. unzweckmäßige Kleidung, Oxyuren, Phimose).

Bei allen habituellen Manipulationen am eigenen Körper (Ipsationen) steht die Abkehr von der Umwelt und das Zufluchtsuchen beim eigenen Körper im Vordergrund.

e) **Jactationen**
Hierbei handelt es sich um stereotype, streng rhythmische Bewegungen, die vor allem dann auftreten, wenn die Kinder sich selbst überlassen sind. Dies ist vor allem der Fall beim Einschlafen. Jactationen zeigen sich in Form von Pendelbewegungen des Kopfes zur Seite oder aber auch in heftigeren Vor- und Rückwärtspendelbewegungen des Oberkörpers, verbunden mit Grunzen oder „Singen". Die Kinder wirken traumverloren, manchmal auch angespannt und erregt. Besonders häufig begegnet man diesem Fehlverhalten bei älteren Säuglingen und Kleinkindern, vor allem auch bei Heimkindern in seelischen Mangelsituationen. Auch debile Kinder, konstitutionell oder enzephalopathisch überaktive Kinder neigen besonders häufig zu Jactationen. Vorkommen auch bei Ängstlichkeit und familiären Spannungen.

f) Tics

Hier erkennt man rasch koordinierte, unwillkürliche Bewegungen, die in unregelmäßigen Abständen funktionell zusammengehörende Muskelgruppen erfassen, wobei vorwiegend Kopf- und Schulterbereich betroffen sind. Bei Erregung nehmen Tics zu, im Schlaf lassen sie nach. Häufig begegnet man Augenzwinkern, ruckartigem Kopfwenden zur Seite, Stirnrunzeln, Augenbrauenbewegungen. In schwereren Fällen gesellen sich dazu Schnüffeln, Schnauzbewegungen, Grimassieren, Ausstoßen von Lauten. Bei schwereren Formen sind auch Zwangsmechanismen beteiligt, so das Beharren auf bestimmten Gewohnheiten, die Ritualisierung der alltäglichen Lebensabläufe. In Situationen erhöhter Anspannung kommt es bei empfindsamen Kindern zu leichteren Tics. Als Ursachen nimmt man eine chronische Überforderung durch ehrgeizige Eltern, eine starke Mutterbindung und eine Einengung der motorischen aggressiven Entfaltung an. Einige Autoren vermuten auch eine konstitutionelle Disposition in Form einer „Striatumschwäche". Monosymptomatische Tics geht man verhaltenstherapeutisch an. Psychogene Tics mit wechselnder Lokalisation und Generalisierungsneigung sind therapeutisch schwer zu beeinflussen; allenfalls kann man versuchen, die zugrunde liegende Zwangsstruktur zu beeinflussen. Weitere Maßnahmen: spannungsfreies Milieu, medikamentöse Unterstützung mit Haldol® und/oder Dipiperon®. Als Sonderform begegnet man dem **Tic de Gilles de la Tourette**. Es handelt sich um eine schwere Form des Tics; sie beginnt im Alter zwischen 6 und 10 Jahren mit dem Ausstoßen von Grunz- und Schmatzlauten. Dazu gesellen sich dann **Echolalie** und **Echokinese**, mitunter auch **Koprolalie** (Ausstoßen grober Schimpfwörter). Hier ist die Ursache eine schwerste Milieubelastung und therapeutisch muß hier meist immer neuroleptisch therapiert werden.

g) Respiratorische Affektkrämpfe

Diesen begegnet man zwischen dem 6. Monat und dem 3. Lebensjahr mit einem Maximum im 2. Lebensjahr. Es kommt im Beginn eines erregten Schreiens des Kindes zu einem Aussetzen der Atmung in der Expirationsphase, hauptsächlich bei starker seelischer Erregung in Zusammenhang mit Angst, Wut und Trotz. Häufig werden die Kinder rasch zyanotisch, fuchteln hilflos mit den Armen, bis dann etwa nach 15 Sekunden sich der Zustand mit einer tiefen Inspiration wieder löst. Gefährlich sind diese Zustände nicht, wenngleich sie auch generalisierten tonischklonischen Krampfanfällen ähneln. Nur in den seltensten Fällen kann es zum Vollbild eines Grand-mal-Anfalles kommen. Es besteht jedoch keine Beziehung zur Epilepsie. Ursache sind hier erzieherische Fehlhaltungen der Eltern (mangelnde Einfühlsamkeit in die kindlichen Entfaltungs- und Verselbständigungsbedürfnisse).

Therapeutisches Vorgehen: ignorieren der Anfälle gegenüber dem Kind, evtl. leichte medikamentöse Sedierung mit Tranquilizern, Elterntherapie. Abzugrenzen von diesen Affektkrämpfen sind die **Wutanfälle** (Temper tantrums) der älteren Kinder, die nicht den Charakter des reflektorischen Ablaufes haben sondern sich in Form von Schreien, Toben, Sichhinwerfen und Zerstörungsdrang äußern. Bei Wutanfällen ist Strafe sinnlos; vielmehr sollte man Wutausbrüche in Ruhe ablaufen lassen, jedoch nicht völlig ignorieren. Am besten jedoch: Meiden der auslösenden Situation.

h) **Psychogene Anfälle**
Diese sind relativ selten und nehmen bis hin zur frühen Pubertät an Häufigkeit zu. Sie kommen hauptsächlich bei Mädchen vor und zeigen sich bei diesen in Form vom bereits bei der Hysterie angesprochenen Arc de cercle mit Opisthotonus und Vorwölben des Beckens. Aber auch andere Ausdrucksformen werden gesehen: Sichfallen-lassen, Ringen der Hände, alternierendes Schlagen mit den Beinen, ausdrucksvoll verkrampftes Gesicht. Von epileptischen Anfällen lassen sich psychogene Anfälle gut unterscheiden; schwieriger ist jedoch die Differenzierung gegenüber psychogenen Dämmerzuständen, die doch öfters mit einer gesteigerten motorischen Aktivität einhergehen können (Umherrennen, Schreien, Rufen oder Singen von Melodiebruchstücken usw.). Weiterhin differentialdiagnostisch abzugrenzen sind psychomotorische Anfälle, Grand-mal-Anfall. Therapeutisch geht man wie bei den psychogenen Lähmungen vor (siehe dort).

i) **Psychogene Lähmungen**
Nahezu jede körperliche Funktion kann von einer derartigen Konversionssymptomatik betroffen sein. Den neurologischen Erkrankungen gegenüber läßt sich die Symptomatik recht gut abgrenzen, da der Lähmungstyp nicht den anatomischen Innervationsmustern folgt, sondern „gestalthafte" Funktionen beeinträchtigt sind: Das Stehen (Astasie), das Sehen (Amblyopie), das Gehen (Abasie), das Sprechen (Aphonie). Versucht man solche „gelähmten" Patienten aus dem Bett zu heben, machen sie sich steif und sobald die Füße den Boden berühren, lassen sie sich langsam zusammensacken. Ursachen sind häufig Anforderungen, denen Kinder nicht gewachsen sind. Dies trifft sowohl auf Anforderungen im Leistungsbereich, als auch auf Versuchungssituationen in sexueller Hinsicht zu. Eines ist zu beachten: Es liegt hier keinesfalls eine Simulation vor, weshalb man auch eine Diskriminierung des jungen Patienten vermeiden sollte und ihn nicht auffordern sollte, „sich nicht so anzustellen". Dies könnte letztlich zu einer Fixierung auf die Symptomatik führen. Wichtigste Therapie ist die Psychotherapie, die auf die zugrunde liegenden Konflikte eingehen muß. Zuvor aber wird zunächst an der Symptombeseitigung gearbeitet.

j) **Mutismus**
Verstummen Kinder nach weitgehendem Abschluß der Sprachentwicklung wieder und ist das Sprachvermögen erhalten, so spricht man von Mutismus. Im Rahmen einer hysterischen Reaktion nach belastenden Erlebnissen kann es zum totalen Mutismus kommen; aber auch bei akuten psychotischen Zustandsbildern wird er beobachtet. Bleibt die sprachliche Kommunikation mit vertrauten Menschen der nächsten Umgebung erhalten, so spricht man vom elektiven Mutismus; hier zeigt das Kind aber eine krankhafte Sprechscheu anderen Mitmenschen gegenüber. Differen-

tialdiagnostisch abzugrenzen ist der elektive Mutismus von der Hörstummheit dadurch, daß das Kind eben in bestimmten Situationen zu sprechen vermag und auch früher sprechen konnte. Weiterhin muß der Mutismus abgegrenzt werden von einer Aphasie (Verlust der Sprachfähigkeit aufgrund einer hirnorganischen Erkrankung) und gegenüber dem Autismus (generalisierte Kontaktstörung und emotionale Beziehungslosigkeit gegenüber der belebten Umwelt – siehe 7.7.1).

k) **Schlafstörungen**
Besonders häufig finden sich bei Kindern Einschlafstörungen bei Angst vor Trennung von der Mutter. Zu einer Verstärkung der Angst des Alleingelassenwerdens kommt es in der ersten Ablösungsphase des Trotzalters oder auch in Situationen, in denen das Kind die vermehrte Zuwendung der Mutter wünscht (z.B. nach der Geburt von Geschwistern). Mit oder ohne Angstsymptomatik treten die Durchschlafstörungen auf und nicht selten beginnen Kinder mitten in der Nacht in ihren Betten zu spielen, ohne daß hierfür eine Ursache erkennbar ist. Aber auch Angstsymptomatik kann im Vordergrund stehen: Dann rufen Kinder ängstlich nach der Mutter und kommen zu ihr ins Bett. Eine Sonderform der Schlafstörung ist der Pavor nocturnus, der meist 1/2 bis 2 Stunden nach dem Einschlafen auftritt. Die Kinder schreien gequält auf und weinen, berichten bruchstückhaft von Angsterlebnissen, zeigen aber ein inadäquates Verhalten auf eine Anrede und erscheinen bewußtseinsgetrübt. Ein fließender Übergang besteht zum Noctambulismus, bzw. zum Somnambulismus; hier tritt die Angstsymptomatik weitgehend zurück und es kommt zu koordinierten handlungs-, geschicklichkeits- und situationsgerecht erfolgenden Handlungsabläufen.

Therapeutisch erstrebt man die Beseitigung der auslösenden Spannungen an; eine Beratung der Eltern muß unbedingt erfolgen.

l) **Lügen**
Erst im Verlauf der sozialen Reife wird die Verpflichtung zur Wahrhaftigkeit als tragender Bestandteil zwischenmenschlicher Beziehungen erlernt. So sagen Kinder häufig die Unwahrheit, jedoch nicht in reiner Absicht. Vielfach kommen Lügen aufgrund von Wunschvorstellungen zustande, die infolge des magischen Weltbildes eines Kindes tatsächlich von der Hoffnung getragen sind, die Wirklichkeit in dem intendierten Sinne ändern zu können. Gerade bei kleineren Kindern handelt es sich meist nur um naive Konfabulationen. Um die Reaktion der Erwachsenen zu erproben, können Kinder aber auch ganz bewußt Lügen experimentell einsetzen, wobei dies spielerisch geschehen kann, aber auch nachahmend dem Verhalten der Bezugspersonen. Das echte Lügen tritt bei mangelndem Vertrauen des Kindes zur Umwelt auf und auch aus Angst vor Strafe oder Liebesentzug bei fordernder und moralisierender Haltung der Eltern wird oft gelogen. Ausgeprägtes Phantasielügen im Sinne einer Pseudologia phantastica findet sich bei übersteigertem Geltungsbedürfnis als Kompensation erheblicher Selbstwertproblematik. Ursache auch hier: Erhebliches Defizit an emotionaler Zuwendung.

m) **Stehlen**
Entwendungen haben eigentlich erst dann Symptomcharakter, wenn das Kind gelernt hat, fremdes Eigentum als solches zu respektieren. Kleinere Gelddiebstähle aus elterlichen Geldbörsen sind ein Hinweis auf eine mangelnde Liebeszuwendung. Bei älteren Kindern wird dann die Zuwendung von Gleichaltrigen mit gestohlenem Geld erkauft (z.B. bei Kindern mit geringer Körperkraft, in Außenseiterposition, usw.). Immer häufiger begegnet man auch dem Stehlen aus Abenteuerlust in kleineren Gruppen.

n) **Fortlaufen**
Wache und antriebsreiche Kleinkinder zeigen oftmals die Tendenz, wenn immer möglich auf „Entdeckungsreisen" zu gehen und damit ihre Mütter zu ängstigen. Als Folge einer starken affektiven Reaktion der Mütter erscheint dann dem Kind sein eigenes Verhalten derart interessant, daß es sogar das Strafen in Kauf nimmt und dieses Spiel wiederholt. Andererseits kann das Verhalten zunehmen und zu ausgeprägten Machtkämpfen zwischen Mutter und Kind führen. Zunehmenden Krankheitswert gewinnt das Weglaufen im späteren Lebensalter und ist ein Hinweis dafür, daß das Kind sich in der eigenen Familie nicht akzeptiert fühlt. Durch sein Weglaufen will das Kind dann auf sich aufmerksam machen und Zuwendung erzwingen. Differentialdiagnostisch ist gegen dieses Weglaufen abzugrenzen das Weglaufen aus Sehnsucht nach einem von ihm getrennten Elternteil oder aufgrund der Suche eines Adoptivkindes nach seinen leiblichen Eltern.

o) **Suizidversuche**
Suizidversuche bei Kindern sind relativ selten, nehmen aber zur Pubertät hin und gerade in den letzten Jahren immer mehr zu. Auch der kindliche Selbstmordversuch dient meist dazu, Aufmerksamkeit und liebevolle Zuwendung zu erzwingen; aber auch als Bestrafung für eine gehaßte Erziehungsperson kann ein Kind sich das Leben nehmen. Eine andere Möglichkeit ist der Verlust einer geliebten Bezugsperson und der Wunsch nach Wiedervereinigung mit dieser. Ein besonders trauriges Kapitel ist der Selbstmord als einziger Ausweg, um Mißhandlungen, Gewaltdrohungen und verbalen Schikanen der Eltern oder Stiefeltern zu entgehen.

Näheres hierzu auch in Kap. 9.

p) **Aggressivität**
Zahlreiche Kleinkinder entdecken im Umgang mit Gleichaltrigen, daß sie stärker sind als diese und sie entwickeln oft eine naive Freude, andere umzustoßen. Nicht selten aber kommt es auch Eltern gegenüber zu aggressiven Entäußerungen (Schlagen mit den Händen, Beißen, Kneifen), die als spielerisches „Ausprobieren" anzusehen sind und vermutlich der Austestung der Toleranzschwelle der Umwelt dienen. Zerstören von Spielzeug dient eher dem kindlichen Forschungsdrang. Eine Zunahme der Aggression beobachtet man bei Rivalität gegenüber älteren überlegenen Geschwistern (Aggression durch Frustration).

Differentialdiagnostisch abzugrenzen ist die krankhafte Aggressivität bei postenzephalopathischen Zustandsbildern.

q) **Enuresis**
Das Erlernen der Blasenfunktion erfolgt im 2. – 3. Lebensjahr. Die individuelle Schwankungsbreite ist jedoch sehr groß, weshalb man erst dann von Enuresis sprechen sollte, wenn nach Vollendung des 4. Lebensjahres mit Regelmäßigkeit eingenäßt wird. Dies trifft bei etwa 20% der Kinder zu.

Überwiegend handelt es sich um Bettnässen (Enuresis nocturna), lediglich in 25% der Fälle um ein Einnässen am Tag (Enuresis diurna). Selten ist die Kombination aus beiden. Große Bedeutung für die Genese kommt der Unterscheidung zwischen **primärer Enuresis** (Kind war nie trocken) und **sekundärer Enuresis** (Kind war wenigstens 1/2 bis 1 Jahr trocken) zu. Keinen krankhaften Charakter hat das gelegentliche Einnässen im Vor- oder Grundschulalter bei Aufregungen, Klimawechsel oder im Spiel.

Bei der Reinlichkeitserziehung handelt es sich um das Setzen eines bedingten Reflexes, um einen sehr störanfälligen und vom emotionalen Klima stark abhängigen Vorgang. Vor allem ängstliche, aber auch perfektionistische Mütter neigen dazu, das Reinlichkeitstraining zu früh anzusetzen.

Es gibt vielfältige Bedingungen, unter denen die Reinlichkeitserziehung scheitern kann, so u.a. bei mangelndem Einfühlungsvermögen aufgrund neurotischer Konflikte bei der Mutter, Unzuverlässigkeit bei Verwahrungstendenzen, Überforderung durch rasch aufeinanderfolgende Geburten, finanzieller oder seelischer Not bei unerwünschten Schwangerschaften, usw.

Differentialdiagnostisch abzugrenzen sind organische Störungen im Bereich der ableitenden Harnwege (Hinweis: wiederholte Harnwegsinfekte, Schmerzen, Pollakisurie, Pressen bei Miktion, usw.).

Die sekundäre Enuresis (vor allem sekundäre Enuresis diurna) hat öfters eine psychogene Ursache als die primäre Enuresis. Ursachen sind beispielsweise: Geburt von Geschwistern, Ehescheidung, berufliche Krisen des Vaters, sexuelle Traumen, Überforderung in der Schule. Keller/Wiskott schreiben dazu: „Wenn auch eine Vielzahl von unterschiedlichen Konstellationen zu der Symptomatik führen, so findet man doch relativ häufig bei Bettnässern eine Ambivalenz zwischen dem Wunsch und der Fähigkeit, auf Anforderungen der Umwelt einzugehen, also etwa auf der einen Seite ein folgsames, ordentliches Kind und guter Schüler zu sein und andererseits ausgeprägten Wünschen, sich kindlich unbekümmert „gehenlassen" zu dürfen und kleinkindhaft geborgen zu sein und verwöhnt zu werden." (Keller/Wiskott, Lehrbuch der Kinderheilkunde, G. Thieme-Verlag Stuttgart).

Die primäre Enuresis bei Kindern hat überwiegend eine gute Prognose hinsichtlich spontaner Normalisierung und findet sich bei Knaben häufiger als beim Mädchen.

Recht gute Erfolge wurden verhaltenstherapeutisch erzielt (z.B. mit einer Klingelmatte, mit dem Weckgerät von Stegat). Eine andere Möglichkeit stellt das Blasentraining als übendes Verfahren dar. Hilfreich kann auch Imipramin (Tofranil®, 10 – 30 mg am Abend) sein.

r) **Enkopresis**
Enkopresis kommt am häufigsten zwischen dem 7. und 9. Lebensjahr vor und findet sich bei Jungen weitaus häufiger als bei Mädchen. Außerdem ist die sekundäre Enkopresis (Kind war bereits reinlich) häufiger als die primäre Form. Seltener sind die Formen, bei denen die Kinder mit ihrem Kot spielen und ihn am Bettgestell oder an den Wänden verschmieren. In jedem Fall stellt die Enkopresis eine ernste Beeinträchtigung der Persönlichkeitsentwicklung dar und als Ursache nimmt man schwerwiegende Konflikte, pathogene Strenge, unausgelebte Aggressionen und liebloses Verhalten durch die nächsten Bezugspersonen an.

Die sekundäre Enkopresis ist fast immer psychogener Genese, während die primäre Enkopresis aufgrund eines allgemeinen Entwicklungsrückstandes oder aufgrund schwerer erzieherischer Verwahrlosung sich gebildet haben kann.

Differentialdiagnostisch abzugrenzen ist ein idiopathisches Megakolon (bei zugleich hartnäckiger Obstipation) und eine Incontinentia alvi (digitale Überprüfung des Analreflexes!).

Die Prognose einer Enkopresis ist eher ungünstig und die Behandlung, die doch besser stationär erfolgen sollte, ist langwierig.

s) **Appetitstörungen**
Appetitstörungen bei Kindern sind überaus häufig und sind vor allem dann ernst zu nehmen, wenn sie nach der Umstellung auf selbständiges Essen zur Zeit der Trotzphase auftreten. Aufmerksamkeit erregen sollten abnorme Eßgewohnheiten in der Form, daß bestimmte Speisen einmal bevorzugt, dann wieder abgelehnt werden.

Meist genügt eine Beratung und Beruhigung der Mutter; lediglich bei schweren psychogenen Appetitstörungen ist sogar eine intensive psychotherapeutische Behandlung der Mutter erforderlich, da deren Haltung meist von schwerer Ambivalenz dem Kind gegenüber gekennzeichnet ist.

Diffrentialdiagnostisch abzugrenzen sind akute Appetitstörungen von körperlichen Erkrankungen und Depressionen; letztere erfordern eine umgehende psychiatrische Intervention.

t) **Anorexia nervosa (Pubertätsmagersucht)**
Die Anorexia nervosa findet sich weitaus häufiger beim Mädchen als beim Jungen; beim Jungen ist eine Anorexia nervosa sehr selten. Während die Abmagerung meist zunächst bewußt intendiert wird, entgleitet diese bald einer eigengesetzlichen Steuerung. Die Patientinnen geben dann vor, genug zu essen, oder aber sie nehmen ihre erhebliche Abmagerung nicht entsprechend wahr. Das Hungergefühl wird verneint,

kleinste Nahrungsmengen werden heimlich aufgenommen (nächtliche Kühlschrankplünderungen), und mitunter kann es sogar zu Heißhungeranfällen mit anschließendem Erbrechen kommen. Die Patientinnen bevorzugen scharfe und wenig kalorienhaltige Nahrung und widersetzen sich mit Nachdruck den Korrekturversuchen der Familie. Begleitend kommt es zu Obstipation und Amenorrhoe.

Es handelt sich hier um eine tiefgreifende Störung der Persönlichkeitsentwicklung, vor allem der Fähigkeit, zwischenmenschliche Beziehungen aufzubauen. Die Mädchen lehnen die Frauenrolle ab, und meist entstammen solche Kinder unglücklichen Ehen. Grundproblematik ist die Tendenz des „Nicht-erwachsen-werden-wollens" mit starker Ambivalenz gegenüber den sexuellen Triebbedürfnissen.

Eine Sonderform der Anorexia nervosa ist die **Bulimia nervosa** (Bulimarexia). Mit der Anorexia nervosa finden sich hier Gemeinsamkeiten, wie abnorme Beschäftigung mit der Körperfigur, abnorme Angst, dick zu werden und die höhere Inzidenz beim weiblichen Geschlecht im Vergleich zum männlichen. Die wichtigsten Symptomunterschiede zwischen beiden Störungen jedoch lassen sich an folgenden differentialdiagnostischen Kriterien verdeutlichen: Bei der Bulimia nervosa besteht ein unwiderstehlicher Freßdrang (meist im Verborgenen); es liegt meist Normalgewicht bis leichtes Übergewicht vor, selbstinduziertes Erbrechen regelmäßig im Anschluß an eine „Freßattacke", keine oder höchstens passagere Amenorrhoe (fertil – im Gegensatz zur Anorexia nervosa!), weniger sexuelles Desinteresse wie bei der Anorexia nervosa, meist sehr starke Depressionen (Suizidgefahr!) und ein Erkrankungsalter zwischen dem 17. und 20. Lebensjahr. Vergleicht man hingegen die Anorexia nervosa mit der Bulimia nervosa, so erkennt man bei der A. nervosa einen selbstinduzierten Gewichtsverlust, der bis zum Tode führen kann, erhebliches Untergewicht, seltener Freßattacken, unregelmäßiges Erbrechen, persistierende Amenorrhoe (infertil – im Gegensatz zur Bulimia nervosa), völliges sexuelles Desinteresse, weniger starke Depressionen und einen Erkrankungsgipfel zwischen dem 13. und 15. Lebensjahr.

Sowohl bei Anorexia nervosa als auch bei Bulimia nervosa ist eine ambulante Theapie meist wenig erfolgversprechend, vor allem bei der Anorexia nervosa. Bei dieser ist mitunter eine künstliche Ernährung aus vitaler Indikation heraus notwendig. Bei beiden Erscheinungen ist eine Psychotherapie über mehrere Monate hinweg indiziert, bei der Anorexia nervosa zusätzlich eine Familientherapie.

u) **Adipositas**

Diese ist abzugrenzen von der Bulimia nervosa (Bulimarexia), da bei letzterer meist Normalgewicht bis lediglich leichtes Übergewicht besteht.

Von Bedeutung ist bei der kindlichen Adipositas, daß adipöse Kinder trotz gleicher Intelligenz schlechtere Schulleistungen zeigen und die sozialen Kontakte zu Gleichaltrigen schon aufgrund der körperlichen Entstellung beeinträchtigt sind. Verantwortlich für das Übergewicht von Kindern ist meist eine gewohnheitsmäßige Polyphagie als familiäre und zeittypische Erscheinung, zugleich mit Bewegungsmangel und passiven Formen der Bedürfnisbefriedigung. Nicht außer Acht zu lassen sind erzieherische Fehlhaltungen bei Müttern von Einzel- und Adoptivkindern. Aus unterschiedlichsten Motivationen heraus geben sie ihrem Kind eine liebevolle und besorgte Zuwendung in Form von Nahrungszufuhr. Ähnlich wie Mütter ihren Säuglingen zur Beruhigung die Brust oder die Flasche geben, wird den älteren Kindern weiterhin Beruhigung und Zuwendung in Form von Nahrung zuteil. Das Kind wird auf einen sehr frühen, infantilen Modus der Befriedigung eigener Bedürfnisse fixiert.

Grundvoraussetzung für eine sinnvolle und erfolgreiche Therapie ist eine drastische Reduktion der Kalorienzufuhr und die Verordnung von Diät. Allein wird dies jedoch keinen bleibenden Erfolg gewährleisten, da es relativ bald zu mürrisch-depressiven Reaktionen oder ähnlichen anderen süchtigen Haltungen kommt (später z.B. zunehmender Alkoholkonsum). Aus diesem Grund muß neben der entsprechenden Diät auch therapeutische Elternarbeit geleistet werden in Verbindung mit Heilpädagogik.

v) **Obstipation**
Darmträgheit muß nicht unbedingt psychogener Natur sein, sondern kann auf verschiedenen Ursachen beruhen: familiär-konstitutionelle Darmträgheit, Angst vor Schmerz bei Rhagaden, Gewohnheitshaltungen, Hypermotorik mit „nicht genügend Zeit zur Defäkation". Psychogene Formen lassen sich auf hypochondrische Ängstlichkeit oder Depressivität in der Familie zurückführen; und gerade bei Kindern mit chronischer Obstipation kontrollieren die Mütter regelmäßig exzessiv die Darmträgheit des Kindes. Bereits leichte Unregelmäßigkeiten veranlassen die Mütter dazu, zu Laxantien oder Einläufen zu greifen, was wiederum die Obstipationsneigung fördert. Auch übernehmen Kinder bereits in jüngerem Alter zwangsneurotische Züge einer Familie. Charakteristisch für Kinder mit chronischer Obstipation sind ausgeprägte Ängste, sich anderen Menschen anzuvertrauen und eigene Phantasien und sexuelle Erlebnisse im Gespräch weiterzugeben. Therapeutisch steht im Vordergrund einerseits die symptomatische medikamentöse Behandlung und andererseits die Elternberatung und -therapie. Erfolg brachte vielfach auch autogenes Training bei älteren Kindern. Besteht die Obstipation über Jahre hinweg, so liegt eine chronifizierte Störung vor, die einer klinischen Therapie bedarf.

w) **Kopfschmerzen**
Etwa 20% aller deutschen Schulkinder leiden angeblich an rezidivierenden Kopfschmerzen, wobei der Altersgipfel zwischen dem 9. und dem 11. Lebensjahr liegt. Beide Geschlechter sind in etwa gleich betroffen. Häufig treten die Kopfschmerzen am Morgen auf und sind nicht selten kombiniert mit Erbrechen. Grundsätzlich sind aber Hirntumoren und andere Erkrankungen des ZNS auszuschließen. Eine tageszeitliche Bindung lassen vorwiegend die psychogenen Kopfschmerzen (Spannungskopfschmerzen) erkennen. Da in Familien häufig über Kopfschmerzen gesprochen

wird, ist eine Symptomtradition zu beobachten. Eine wichtige Bedeutung kommt auch einer unvernünftigen Lebensweise mit Schlafmangel, Ernährungsfehlern, zuviel Fernsehen usw. zu. Kopfschmerzen können aber mit ernsteren Belastungen und Ängsten der Kinder verbunden sein, wobei zu hoch empfundene schulische Anforderungen und eine leistungsbezogene erzieherische Haltung der Eltern im Vordergrund stehen. Häufig übernehmen Kinder die Leistungsansprüche ihrer Eltern und stellen sich selbst somit unter Leistungsdruck, der ihnen ein unbefangenes Vertrauen auf die eigene Leistungsfähigkeit nimmt und verhindert, sich entspannt zweckfreiem Tun und spielerischer Entfaltung zu widmen. Immer wieder begegnet man bei solchen Kindern auch einer ausgeprägten Aggressionshemmung.

Therapeutisch sollten Kopfschmerzmittel unbedingt vermieden werden; allenfalls können Dihydergot®-Tropfen gegeben werden. Ansonsten steht das psychotherapeutische Vorgehen im Vordergrund, kombiniert mit der Verordnung von Freizeitaktivität (Sport, Spiel, usw.).

7.6.3 (14.6.3) Diagnostik, Therapie und Prognose

Grundsätzlich gilt für alle oben genannten Formen kindlicher und jugendlicher psychischer Störungen: **Je früher die Behandlung, um so günstiger die Prognose.** Die allerdings recht zahlreichen kindlichen passageren Verhaltensstörungen bilden sich auch oft spontan zurück. Bei jeder der genannten Störungen muß also auch immer das Alter berücksichtigt werden: So kann Daumenlutschen erst dann als eindeutig pathologisch angesehen werden, wenn es über das 3. Lebensjahr hinaus persistiert.

Bei vielen Verhaltensstörungen können sich Stereotypien ausbilden, die dann häufig über die Pubertät hinaus erhalten bleiben.

In einigen Fällen bewährt sich deshalb das abwartende Verhalten: Wegnehmen (Stehlen) im Kleinkindesalter und auch noch im Schulalter bedarf zunächst noch keiner Behandlung, sollte aber beobachtet werden und benötigt erst bei Persistieren bis zur Pubertät hin eine psychotherapeutische Behandlung.

Die Prognosen sind bei den einzelnen Verhaltensstörungen unterschiedlich; so ist beispielsweise die Prognose bei primärer Enuresis hinsichtlich spontaner Normalisierung recht gut, die Prognose des „Weglaufens" jedoch weitaus schlechter. Annähernd 25% der weglaufenden Kinder nehmen später eine ungünstige, evtl. sogar asoziale Entwicklung.

Grundsätzlich ist zu sagen, daß es eine spezifische Therapie nicht gibt.
Näheres zu Diagnostik, Therapie und Prognose emotionaler Störungen in Kindheit und Jugend wurde bereits im vorangegangenen Abschnitt 7.6.2 abgehandelt.

7.6.4 (14.6.4) Differentialdiagnose

Auch die differentialdiagnostischen Überlegungen wurden bereits im Abschnitt 7.6.2 angeschnitten.

Unbedingt muß bei der Bewertung kindlicher Verhaltensstörungen zwischen konfliktgetragenen Neurosen und erlernten Verhaltensmustern unterschieden werden. Scharfe Grenzen zwischen den sog. Kinderfehlern (Daumenlutschen, Jaktationen, Tics, usw.), den sog. kindlichen Fehlhaltungen (Schlafstörungen, Enuresis, Lügen, usw.) und den kindlichen Neurosen lassen sich nicht festlegen. Der Übergang ist fließend.

7.6.5 (14.6.5) Sozial unsicheres Verhalten

Manchmal bezeichnet man das sozial unsichere Verhalten auch als gehemmt, ängstlich, sozial isoliert, schüchtern u.a. Wird dieses Verhalten jedoch systematisch analysiert, so lassen sich Kategorien dieses außerhalb der Norm befindlichen Verhaltens finden:

* **Verbaler Bereich**: Ein Kind erzählt nichts, fragt nichts, spricht undeutlich und leise, antwortet nur mit ja oder nein. Das Kind zeigt eine Sprachstörung.
* **Nonverbaler Bereich**: Das Kind hat Tränen in den Augen oder weint, schaut unsicher umher und ist nicht in der Lage, Blickkontakt zu halten. Es hat zittrige Hände, spielt nervös mit den Fingern und bewegt sich nicht von der Stelle oder zeigt eintönige, wiederkehrende Körperbewegungen.
* **Sozialer Bereich und Sozialkontakt**: Das Kind wendet sich alleine keinem Spiel zu und verfolgt nicht konsequent ein Interesse oder ein Hobby; aber auch die Umkehrung ist möglich, nämlich daß das Kind nur alleine und nicht mit anderen Kindern spielen kann. Soziale Verpflichtungen in Familie und Schule werden verweigert. Das Kind meidet die Anwesenheit anderer Kinder, verweigert soziale Kontakte und will sich von bestimmten Personen (meist Bezugspersonen) nicht trennen, will die elterliche Wohnung nicht verlassen.

Zum einen kann das unsichere Verhalten in mangelnden sozialen Fertigkeiten begründet sein, zum anderen in einer sozialen Angst. In der Realität lassen sich beide Voraussetzungen kaum voneinander trennen.

Seligman (1979) führt sozial unsicheres Verhalten auf eine erlernte Hilflosigkeit zurück, wobei er Hilflosigkeit als psychologischen Zustand definiert, der häufig hervorgerufen wird, wenn Ereignisse nicht kontrollierbar und/oder nicht vorhersagbar sind.

Hilflosigkeitsverhalten kann sich auf drei Ebenen zeigen:
* Als motivationale Störung zeigt ein Individuum keine willentlichen Reaktionen und Handlungen und es herrscht die Vorstellung vor, daß ein eigenes Verhalten irgendetwas bewirkt. Daraus resultiert dann passives und initiativeloses Verhalten.

* Als kognitive Störung kann ein Individuum nur noch schwer oder nicht mehr lernen, daß eigenes Verhalten zu beabsichtigten Ergebnissen oder Zielen führt.
* Als emotionale Störung kann ein Individuum keinen oder aber nur einen verhältnismäßig schwachen Gefühlsausdruck zeigen (z.B. Freude, Trauer, Wut, usw.). So beobachtet man gleichgültiges und apathisches Verhalten und zwar auch in Mimik und Gestik.

Beispiel: Draußen hat es geschneit und der Schnee bleibt liegen. Zahlreiche Kinder befinden sich am nahe gelegenen Hügel mit ihren Schlitten und auch Sebastian wird von seiner Mutter aufgefordert, zu den anderen Kindern mit seinem Schlitten zu gehen und ebenfalls Schlitten zu fahren. Sebastian zieht es jedoch vor, zuhause zu bleiben, und er spielt für sich alleine wie jeden Nachmittag.

Beispiel: Der Lehrer ruft Martin auf, die von ihm gestellte Frage zu beantworten, und Martin weiß die Antwort auch. Er senkt aber den Kopf, blickt nervös nach unten und spielt mit den Händen, murmelt irgend etwas vor sich hin. Keiner versteht ihn, und der Lehrer fordert ihn erneut auf zu antworten. Martin bleibt weiter stumm.

7.7 (14.7) PSYCHOSEN IM KINDES- UND JUGENDALTER

7.7.1 (14.7.1) Frühkindlicher Autismus (Kanner)

Nach Kanner ist der frühkindliche Autismus differentialdiagnostisch gegen die Schizophrenie abzugrenzen; einige Autoren sehen im frühkindlichen Autismus sogar die früheste Manifestation einer Schizophrenie. Die charakteristischen Symptome der echten Schizophrenie fehlen jedoch (Denkstörungen, Wahn, Halluzinationen). Die Kinder fallen bereits im ersten Lebensjahr auf und zwar durch das Ausbleiben des Antwortlächelns und durch den mangelnden Blickkontakt gegenüber der Mutter. Zunehmend entwickelt sich dann eine völlige Abkapselung von der belebten Umwelt, und die Kinder sind unfähig zu einer partnerbezogenen affektiven Resonanz, bleiben ohne Zärtlichkeit und Blickkontakt und haben Veränderungsängste. Die Kinder geraten in Angstparoxysmen, wenn nicht eine zwanghafte Ordnung der näheren Umgebung und des Tagesablaufes eingehalten wird.

Als Ursachen werden angenommen:
— Hereditäre und psychoreaktive Faktoren
— Hirnorganische Faktoren

Daraus ergeben sich dann kognitive Teilleistungsschwächen, so daß sich Realitätsbeziehungen nicht ausbilden können. Handelt es sich um eine ausgeprägte Hirnschädigung, so spricht man auch vom „somatogenen Autismus".

Obwohl der frühkindliche Autismus nicht als kindliche Schizophrenie bezeichnet werden sollte, sind dennoch gewisse Ähnlichkeiten hinsichtlich Symptomatik und Ätiologie nicht wegzuleugnen.

Überraschend ist die Tatsache, daß sehr viele Kinder aus intellektuellen Familien stammen, und die Mütter häufig emotional frigide sind.

Die Symptomatik ist sehr charakteristisch: Die Kinder sind hochgradig von der Umwelt abgekapselt und verhalten sich so, als lebten sie völlig alleine ohne jegliche mitmenschliche Umgebung. Die Kontaktaufnahme ist minimal, Annäherungsversuche werden abgewiesen. Sie spielen stereotyp mit einigen wenigen Dingen, zeigen aber eine große Anhänglichkeit gegenüber bestimmten Objekten. Fast immer bestehen schwere Sprachentwicklungsstörungen mit jahrelangem Nichtsprechen (kein Sprachverlust!).

Zusammenfassung der Symptomatik:
* Hochgradige Abkapselung
* Kaum Kontaktaufnahme
* Abweisen von Annäherungsversuchen
* Schwere Sprachentwicklungsstörungen (vielfach wird überhaupt nicht gesprochen)
* Abnorme Reaktionen (vor allem auf akustische und optische Eindrücke)
* Veränderungsangst
* Sprachliche Eigenarten (Echolalie)
* Beeinträchtigte soziale Anpassung
* Rituelles Verhalten
* Intelligenzminderung
* Nichtreagieren auch auf verstärkte menschliche Zuwendung

Eine Progredienz läßt sich beim frühkindlichen Autismus im allgemeinen nicht beobachten, jedoch eine Veränderung der Symptomatik mit zunehmendem Alter.

Die Therapie ist außerordentlich schwierig; meist ist das Syndrom sogar therapierefraktär und deshalb die Prognose ungünstig. Durch Verhaltenstherapie können Teilerfolge erzielt werden. Dazu ist aber eine jahrelange konsequente emotionale Zuwendung ohne jede Intellektualisierung notwendig. Man sollte versuchen, dem Kind den Zugang zu einer Bezugsperson zu ermöglichen, dann besteht Hoffnung. Im Vordergrund steht also der Versuch einer sozialen Adaption mit Hilfe von Verhaltenstherapie. Unter Umständen kann, wenn auch seltener, eine psychoanalytische Behandlung sowohl des Kindes als auch seiner Mutter Erfolge zeitigen.

Differentialdiagnostisch sind abzugrenzen: Oligophrenie, psychischer Hospitalismus, Entwicklungsstörungen der Sprache, Hörstummheit, Imbezillität.

Zum Hospitalismus ist zu sagen, daß dieser bekanntlich eine Frühverwahrlosung darstellt, die durch ungenügende affektive Betreuung während der ersten Lebensjahre entsteht.

Selbstverständlich kann dies auch innerhalb einer Familie und nicht nur in einem „Hospital" geschehen. Hospitalismus umfaßt „Pflegeschäden körperlicher Art" und die „Psychohygiene" (Schäden psychischer Art). Letzterer wird heute mehr Bedeutung beigemessen. Affektive Verwahrlosung ist jedoch meist auch vergesellschaftet mit mangelhafter körperlicher Pflege und dies überwiegend dann, wenn Hospitalismus in der Familie auftritt.

Zusammenfassung der Symptomatik beim psychischen Hospitalismus
* Verzögert verlaufende motorische Entwicklung (verspätetes Laufenlernen und verspätetes selbständiges Essen)
* Schwierigkeiten bei der Umstellung von Flaschennahrung auf feste Nahrung
* Verzögerte Kontrolle der Blasen- und Darmausscheidung
* Verzögerte Sprachentwicklung und mangelndes Interesse an sachlichen Umweltbezügen
* Apathie, Verlangsamung, Unlust
* Manchmal erhöhte Ablenkbarkeit mit Störung des Spiel- und Lernverhaltens
* Unter Umständen dauernde Beeinträchtigung der geistigen Leistungsfähigkeit und des Arbeitsverhaltens
* Manchmal motorische Unruhe, Bewegungsstereotypien und sehr häufig Jaktationen
* Ausgeprägte habituelle Manipulationen
* Gestörtes Kontaktverhalten mit autistischem Verhalten
* In einigen Fällen auch Distanzlosigkeit

Auch hier erkennt man – wie beim Autismus – stundenlang motorische Stereotypien; oftmals besteht völlige Passivität und ein Darniederliegen sämtlicher Aktivitäten (Trinken, Körperbewegungen, Augenbewegungen). Die extremste Auswirkung des Hospitalismus ist der Tod. In späteren Jahren kommt es nur zu unpersönlichen affektiven Kontakten; eine Bindungsfähigkeit kann sich nicht entwickeln. Dazu beobachtet man allgemeine psychische Reifungsverzögerung, Persistieren allgemeiner passagerer Anpassungsreaktionen, verzögerte Sprachentwicklung. Ist kein affektiver Kontakt vorhanden und fehlt es an Bindungsfähigkeit, besteht auch keinerlei Frustrationstoleranz. Dies wäre aber eine wichtige Grundlage für die Erziehung. Die Prognose hängt davon ab, wie bald die Erziehung einsetzt, und nur intensivste Kontaktpflege läßt einen Erfolg erwarten. Die Prognose ist jedoch dann als ungünstig anzusehen, wenn bis zum 5. Lebensjahr die Sprachentwicklung kaum Fortschritte zeigte.

Eine Sonderform der autistischen Psychopathie stellt der Autismus nach Asperger dar. Vom frühkindlichen Autismus unterscheidet sich dieses autistische Syndrom insofern, als es früh zur Entwicklung einer differenzierten und hochstehenden Sprache kommt und die Kontaktstörung im Ausmaß nicht so ausgeprägt ist, wie beim Kanner-Syndrom. Es handelt sich um eine angeborene Variante der Persönlichkeitsentwicklung, welche durch engen Kontakt mit ähnlich introvertierten Angehörigen eine Verstärkung erfährt. Nachfolgend die Symptomatik der autistischen Psychopathie nach Asperger:

* Tendenz zur Abkapselung von der Umwelt
* Motorische Ungeschicklichkeit mit linkischem Verhalten
* Affektiv wenig modulierte Sprache
* Mangelndes Einfühlungsvermögen in Mitmenschen
* z.T. Wortneuschöpfungen
* z.T. bizarre Einzelinteressen (Kinder werden manchmal zu qualifizierten Sammlern oder Fachkennern! Beachte: Fernsehsendung „Alles oder Nichts")
* Oft gute Intelligenz
* Erschwerte soziale Anpassung und berufliche Eingliederung

Eine heilpädagogisch orientierte Betreuung ist über eine längere Zeit hinweg indiziert. Differentialdiagnostisch ist die autistische Psychopathie nach Asperger abzugrenzen gegen sog. Kinderschizophrenie (Existenz umstritten!) und gegen den frühkindlichen Autismus nach Kanner (von einigen Autoren als Frühschizophrenie bezeichnet).

7.7.2 (14.7.2) Endogene Psychosen

Schizophrenien im Kindesalter sind außerordentlich selten, und von einigen Autoren wird das Existieren schizophrener Psychosen im Kindesalter bestritten, da die wichtigsten Kriterien der Erwachsenensymptomatik fehlen. Zudem lassen sich Denkstörungen, Sprachstörungen und Halluzinationen im Kindesalter nur schwerlich nachweisen; Halluzinationen schon deshalb, weil Kinder im allgemeinen eine rege Phantasie besitzen. Meist zeigen sich psychische Veränderungen weit weniger prägnant und differenziert als beim Erwachsenen, so daß sich ein Knick in der seelischen Entwicklung meist nur schwerlich feststellen läßt.

Dem Beginn einer schizophrenie-ähnlichen Symptomatik kann beim Jugendlichen, wie beim Erwachsenen, ein uncharakteristisches Stadium vorangehen. In dieser Zeit sind die Kranken besonders empfindsam und launisch. Eltern solcher Jugendlichen klagen meist über die Unfolgsamkeit und Unzugänglichkeit ihres früher doch so folgsamen und leicht erziehbaren Kindes. Mit fortschreitender Erkrankung macht sich zunehmende Interesselosigkeit bemerkbar; mitmenschliche Bindungen werden kaum mehr eingegangen. In Schule und Beruf nimmt die Leistung rasch ab, Streit mit Arbeitskollegen oder Mitschülern steht an der Tagesordnung. Allmählich nehmen die Kontaktstörungen zu, und sexuelle Konflikte gewinnen an Bedeutung. Während der Pubertät kann allerdings auch eine neurotische Reifungskrise, also eine Pubertätskrise vorliegen, die dann streng von einer schizophrenieähnlichen Symptomatik abzugrenzen ist.

Die Symptomatik des jeweiligen Stadiums steht immer in engem Zusammenhang mit den jeweiligen Entwicklungsproblemen und zwischenmenschlichen Konflikten des Lebensalters. Grundsätzlich ist die Diagnose „Schizophrenie" immer nur mit größtem Vorbehalt zu stellen, da diese schwerwiegende Diagnose für die Familie des Kranken und die soziale und berufliche Entwicklung von erheblicher Tragweite ist.

Am Anfang einer schizophrenen Erkrankung kann auch eine depressive Verstimmung stehen, die meist neurotisch-depressiv geartet ist; aber auch oft nicht als krankhaft erkannte Störungen im zwischenmenschlichen Verhalten können den Beginn einer Schizophrenie einleiten.

Näheres zu diesem Abschnitt auch im Kap. 3 — Schizophrene Psychosen.

Was hinsichtlich Auftreten und Diagnose für die Schizophrenie gilt, gilt auch für die endogene Depression: Die Diagnosestellung ist schwierig, und man ist sich nicht darüber einig, ob es eine kindliche endogene Depression überhaupt gibt. Phasenverläufe sind im Jugendalter selten, im Kindesalter sehr selten anzutreffen. Abzugrenzen sind die endogenen Depressionen des Kindes und des Jugendlichen gegen die wesentlich häufiger vorkommenden psychosomatischen Beschwerden, ferner gegen reaktive Depressionen und Initialsymptome beginnender schizophrener Psychosen.

Ansonsten ist zu beachten, daß depressive Syndrome im Kindesalter hinsichtlich der Ausgestaltung der Symptomatik eine deutliche Alterstypik (psychischer Entwicklungszustand) aufweisen:

Erstes Lebensjahr: Anaklitische Depressionen. Auftreten vor allem bei Kleinkindern oder von ihren Müttern getrennt lebenden Kindern. Man erkennt Appetitverlust, Gewichtsverlust, Weinerlichkeit, Zuwendung heischende Haltung, Abnahme des Intelligenzquotienten; nach spätestens 5 Monaten erscheint das Syndrom des Hospitalismus.

Zweites und drittes Lebensjahr: Flüchtige und manchmal anhaltende depressive Reaktionen, in Verbindung mit Angst.

Viertes und fünftes Lebensjahr: Manchmal Auftreten von Schuldgefühlen und Versündigungsideen. Diese Symptomatik ist erst zu dieser Zeit möglich, da erst im 4. Lebensjahr das Gewissen gebildet wird (Über-Ich-Entstehung). Es besteht somit die Möglichkeit einer Konfrontation mit dem Gewissen.

Sechstes bis zwölftes Lebensjahr: Depressive Symptome sind sehr selten. Die Symptomatikentstehung ist im Gegensatz zu den Depressionen des Erwachsenenalters meist noch fragmentarisch. Vereinzelt werden kurzzeitige oder länger anhaltende depressive Reaktionen im Zusammenhang mit den zu dieser Zeit auftretenden Leistungsanforderungen und zu bewältigenden Auseinandersetzungen in der Schule beobachtet.

Zwölftes bis 18. Lebensjahr: Im Zuge emotionaler Labilisierung kommen ebenfalls depressive Reaktionen vor („Weltschmerz"-Reaktion). Jetzt erst werden allmählich Depressionen mit phasischem Charakter häufiger und gleichen als „juvenile Depressionen" immer mehr den depressiven Zuständen Erwachsener.

Körperlich begründbare Psychosen zeigen annähernd gleiche Symptomatik und gleichen Verlauf wie wir sie auch bei Erwachsenen beobachten.

Zusammenfassung der Symptomatik depressiver Phasen im Kindes- und Jugendalter
* Freudlosigkeit und Mattigkeit
* Innere Leere und Gefühl der Gefühllosigkeit
* Traurige Reaktion oder auch Unfähigkeit zur Trauer
* Verzweiflung und Schuldgefühle
* Existenzangst mit hypochondrischen Befürchtungen
* zähflüssiger Gedankengang und Einengung auf depressive Inhalte
* Praktisch immer Schlafstörungen und Appetitlosigkeit
* Gewichtsabnahme, Obstipation und Miktionshemmung
* In einigen Fällen auch Tagesschwankungen mit Morgentief und Abendhoch (selten; aber bei Vorhandensein z.T. in extremem Ausmaß)
* Verhalten und Physiognomie nehmen „reife" Züge an
* Nachlassen und Verlust der kindlichen Offenheit und Beweglichkeit

Zwar sind Phasenverläufe, wie erwähnt, im Kindes- und Jugendalter äußerst selten, ein Übergang zu hypomanischem Verhalten ist aber durchaus möglich und kann innerhalb von Stunden geschehen. Dann beobachtet man gehobene Stimmungslage, erhöhte Ansprechbarkeit, Steigerung des Selbstwertgefühls, Leichtsinn, Gereiztheit, auch Aggressivität, Distanzlosigkeit, Leistungszuversicht, Unternehmungslust, Getriebenheit.

Anm.: Besonders Interessierten sei das Buch von W. Spiel „Die endogenen Psychosen des Kindes- und Jugendalters", erschienen im Karger-Verlag, Basel, empfohlen.

Im übrigen sei auf die Abschnitte 2.1.5, 3.1.1 und 3.3.6 verwiesen.

7.8 (14.8)   STÖRUNGEN DES SOZIALVERHALTENS

7.8.1 (14.8.1)   Ätiologie und Pathogenese

Bei der Entstehung gestörten Sozialverhaltens im Kindesalter spielen folgende Faktoren eine erhebliche Rolle:
* Anlage und Vererbung
* Frühkindliche organische Schädigungen
* Erziehung und emotionaler Kontakt
* Empfindlichkeit des jeweiligen Alters

Ein kleiner Verhaltensdefekt (z.B. erzieherisch bedingt) kann sich ausweiten und wie eine Kettenreaktion zu immer umfangreicheren und schweren Verhaltensabweichungen führen. Stigmatisierungseffekte haben eine kumulierende Wirkung.

Beispielsweise ist für die Neurosenentstehung die Auseinandersetzung des Individuums mit der Gesellschaft und denen sich daraus ergebenden Konflikten bedeutsam. Auch Tölle ist der Meinung, daß soziale Faktoren eine wichtige Rolle bei der Entstehung von Neurosen im Kindesalter spielen, schreibt aber dazu: „Man kann eine Neurose nicht nur als eine ‚Soziose' interpretieren und die im Individuum liegenden Entstehungsbedingungen außer acht lassen, also die konstitutionellen Voraussetzungen der Persönlichkeit, die individuelle Lebensgeschichte und die persönlichen Konflikte. Den vielfältigen Entstehungsweisen einer Neurose kann man nicht mit einer einseitigen Formel gerecht werden. Es kommt darauf an, ganz bestimmte konkrete soziologische Faktoren und ihre neurotogene Wirkung nachzuweisen" (Tölle, Psychiatrie, Springer-Verlag). In der Bedeutung bei der Entstehung kindlicher Neurosen stehen jedoch die genetischen Faktoren keineswegs den sozialen Faktoren nach. Allerdings wurden diese Faktoren bei Neurosen weniger untersucht, zumindest weniger als bei Psychosen. Die Bedeutung der sogenannten „sozialen Vererbung" steht nach Ansicht des Autors Tölle noch über der aller anderen auslösenden Komponenten.

Eine frühkindliche Hirnschädigung kann als hirnorganischer Ätiologiefaktor entweder die Entwicklung neurotischer Störungen begünstigen oder aber die Wurzel solcher sein, da das zerebral benachteiligte Kind Lebenskonflikte weit weniger gut zu bewältigen vermag als hirngesunde Kinder. Die Weichen der Entwicklung sind für hirnorganisch Kranke bereits gestellt; lediglich eine intensive Therapie kann bei mäßig-gradiger Schädigung noch eine erhebliche Besserung bewirken, jedoch keine Heilung der Ursache.

Im übrigen sind alle psychischen Störungen des Kindes und des Jugendlichen auch Störungen des Sozialverhaltens (Schizophrenien, Neurosen, Depressionen, Sucht usw.). Näheres hinsichtlich deren Entstehung ist den entsprechenden Kapiteln zu entnehmen.

7.8.2 (14.8.2) Symptomatik

Bei den Sozialverhaltensstörungen lassen sich Störungen aller Schattierungen beobachten. Fast ein jeder von uns hat eine mehr oder minder ausgeprägte soziale Verhaltensstörung, der jedoch zumeist noch keine krankhafte Bedeutung beigemessen werden kann (Gehemmtheit bei fremden Personen, Effektheischerei, Redeangst usw.). Eine scharfe Grenze läßt sich nur schwer ziehen, zumal gesellschaftliche Verhaltensweisen mit einbezogen werden müssen (Normabhängigkeit).

Zeitweiliges Sozialversagen ist zu unterscheiden vom anhaltenden Sozialversagen. So machen sich im Verlaufe der kindlichen Entwicklung immer wieder abnorme soziale Verhaltensweisen bemerkbar, sind jedoch altersbedingt und verschwinden häufig nach einiger Zeit. Soziale Verhaltensabweichungen können jedoch auch bestehen bleiben, erst im Laufe von mehreren Jahren abklingen oder aber sich zunehmend verstärken. Nicht immer ist anhaltendes Sozialversagen Teil einer psychiatrischen Erkrankung (z.B. destruktives Verhalten, Schulschwänzen, Wutausbrüche, Diebstähle, Lügen).

Zum anhaltenden Sozialversagen rechnet man auch die persistierende Unfähigkeit, Beziehungen zu knüpfen und aufrecht zu erhalten. Die Beurteilung kindlichen Fehlverhaltens hängt leider ferner davon ab, welchem sozialen Milieu das Kind angehört (z.B. Judenkinder, Gastarbeiterkinder).

Betrüblich ist die Prognose für ein sozial sich fehlverhaltendes Kind: Nicht selten verstärkt sich das Fehlverhalten, statt sich zu bessern (circulus vitiosus): Soziale Ächtung → Persistieren des Fehlverhaltens → Persistieren der sozialen Ächtung → Manifestierung. des Fehlverhaltens und Verstärkung → zunehmende soziale Ächtung → Zunahme des Fehlverhaltens.

7.8.3 (14.8.3) Diagnostik und Therapie

Fast immer müssen nicht nur das Kind sondern auch die Eltern behandelt werden. Die Therapie richtet sich nach dem Grad des Fehlverhaltens: Pädagogische Intervention, Gespräche mit Eltern und Kind, psychologische Tests, Gestaltungstests, in schweren Fällen langfristige Behandlung durch Kinderpsychologen. Zuvor sollten jedoch hirnorganische Schäden vom Neurologen abgeklärt werden.

Die Diagnostik eines gestörten Sozialverhaltens umfaßt:
1. Verhaltensbeobachtungen durch Eltern und Psychologen
2. Neurologische Untersuchung
3. Psychiatrische Untersuchung
4. Gespräch mit den Eltern allein
5. Gespräch mit dem Kind allein
6. Gespräch mit Eltern und Kind

7.8.4 (14.8.4) Prognose und Prävention

Die meisten Verhaltensstörungen im Kindesalter sind vielfach nur vorübergehende Erscheinungen (z.B. Trotzphase, aggressives Verhalten während der Pubertät, Masturbation, Lügen, kleinere Eigentumsdelikte). Liegen keine hirnorganischen Schäden oder schwere Erziehungsfehler zugrunde, ist die Prognose fast immer gut. Wenig wird man mit Gewalt erreichen; Schimpfen und Bestrafen verstärken häufig das abnorme Verhalten oder begünstigen die Entwicklung einer Neurose. Bei entsprechender richtiger und vor allem liebevoller Erziehung und bei hirngesunden Kindern treten augenfällige Verhaltensabweichungen nur selten und dann auch nur kurzzeitig auf.

Präventive Maßnahmen sind: Pädagogische Erziehungsberatung, ausreichende emotionale Zuwendung, Vermeidung von übermäßiger Überforderung (Alter berücksichtigen), kein unnötiger und zu häufiger Schul- und Wohnungswechsel, Vermeidung von Ehekrisen (vor allem Streit nicht vor dem Kind!), ständige Verhaltensbeobachtung und rechtzeitige therapeutische Intervention.

8 (GK: Kap. 15) SEXUALSTÖRUNGEN UND SEXUALABWEICHUNGEN

8.1 (15.1) SEXUELLE FUNKTIONSSTÖRUNGEN

Prinzipiell muß zwischen quantitativen und qualitativen Irregularitäten in der Geschlechtsentwicklung unterschieden werden. Zu ersteren rechnet man die unregelmäßige Sexualentwicklung, die Kastration, den psychischen Infantilismus und den Hypererotismus.

Nachfolgend nun Näheres zur unregelmäßigen Sexualentwicklung (s.a. Gynäkologie, Urologie und Innere Medizin).

Die Behinderungen können während jeder der drei Geschlechtsentwicklungsphasen auftreten, d.h. in der Embryonal-, Ruhestands- und Pubertätsphase.

a) Embryonale Phase
Hier sind die Unregelmäßigkeiten physischer Natur, da bei dieser Phase noch keine Rede von einer psychologischen Sexualität sein kann. Die betreffenden Behinderungen beziehen sich auf organische Unregelmäßigkeiten bei der Bildung der einzelnen Geschlechtsorgane.

b) Ruhestandsperiode
Die während dieser Periode auftretenden Unregelmäßigkeiten sind (abgesehen von äußeren Einflüssen oder Krankheit) überwiegend psychologischer Natur, da sich während dieser Periode Eigentümlichkeiten, die sich für das gesamte Leben fixieren können und die Freud zusammenfassend „infantile Sexualität" nannte, entwickeln.

c) Pubertätsphase
Hier sind die Unregelmäßigkeiten sowohl physischer als auch psychologischer Natur. Diese Phase ist gleich bedeutungsvoll sowohl für Entwicklung der psychischen als auch der physischen Sexualität.

Ganz gleich in welcher Phase diese Störung vorkommt oder wie auch immer sie beschaffen sein mag: Das Resultat ist immer das gleiche, d.h. der normale Prozeß der sexuellen Entwicklung ist behindert, und das betreffende Individuum kann die Vollgeschlechtlichkeit nicht erreichen. Die Sexualität solcher Menschen bleibt auf einer infantilen Stufe stehen und je nachdem, in welcher Phase die Störung auftrat, sind sie aus körperlichen oder seelischen Gründen unfähig, die jeweilige Stufe zu verlassen.

Es ist allgemein bekannt, daß die Entwicklung der Geschlechtsorgane in der 6. Woche nach der Zeugung beginnt. Anfänglich entwickelt sich das sexuelle Grundorgan, das im männlichen und weiblichen Embryo das gleiche ist; erst später entfalten sich aus dieser geschlechtlich undifferenzierten Einheit die entsprechenden männlichen bzw. weiblichen Geschlechtsorgane mit ihren jeweiligen Geschlechtsdrüsen.

Hinsichtlich der Entwicklungsstörungen der Keimdrüsen seien als die wichtigsten die folgenden genannt:

1. Vollkommenes Fehlen der Geschlechtsdrüsen. Beim männlichen Embryo bilden sich keine Hoden und der Hodensack bleibt leer. Man spricht von „Anorchie".
2. Hoden sind zwar vorhanden, aber nicht zu voller Reife entwickelt. Man spricht von „Hypoplasie" der Hoden.
3. Die Hoden sind von normaler Konstitution, aber während ihres Hinabsinkens von der Bauchhöhle in den Hodensack aufgehalten worden. Wegen ihrer unnatürlichen Lage im Leistenkanal, den sie passieren sollten, verkümmern sie teilweise oder völlig. Man spricht von „Kryptorchismus". In diesem Falle liegen die stark verkleinerten Hoden in der Falte oberhalb des Leistenkanals (Näheres s.a. Urologie).

Hinsichtlich der Folgen dieser Entwicklungsstörungen ist es nur natürlich, daß die betroffenen Drüsen unfähig sind, ihre Doppelfunktion der Hervorbringung von Samen (äußere Sekretion) und von Hormonen (innere Sekretion) auszuführen. Die Folgen sind Unfruchtbarkeit und/oder totale Abwesenheit sekundärer Geschlechtsmerkmale.

Ein angeborener Defekt der Ovarien führt bei Frauen fast immer zu einem kindlichen, unterentwickelten Aussehen. Die physischen Symptome sind: kleiner Unterleib, kurze, enge Vagina, schlaffe, zusammengeschrumpfte äußere Geschlechtsorgane, häufig völlige Haarlosigkeit und vor allem atrophierte Eierstöcke. Selbstverständlich sind solche Frauen unfruchtbar, und die sekundären Geschlechtsmerkmale sind entweder nicht oder nur schwach entwickelt. Fettablagerungen lassen sich nicht feststellen, weshalb die typischen weiblichen Abrundungen an Schultern und Hüften fehlen. Das Becken ist eng und eine Menstruation läßt sich nicht beobachten. Hinsichtlich des sexuellen Impulses ist zu bemerken, daß er entweder völlig fehlt oder nur in unbedeutendem Ausmaß vorhanden ist. Intellektuelle Defekte liegen nicht vor.

Es kommt nicht selten vor, daß sich Geschlechtsdrüsen zwar zunächst normal entwickeln und auch ihre normale Lage erreichen, später jedoch beschädigt wurden und infolgedessen verkümmerten.

Hauptregulator geschlechtlicher Tätigkeit ist bekanntlich die Hypophyse. Stellt diese ihre Funktion ein, dann kommt es zum Ausfall der Keimdrüsentätigkeit. Ebenso wie die Unterentwicklung der Geschlechtsdrüsen kann auch eine Funktionsstörung oder Unterentwicklung der Hypophyse ernstlich die sexuelle Entwicklung aufhalten. In solchen Fällen verzögert sich entweder die Pubertät oder aber sie erscheint in unvollständiger Form. Fehlt vor der Pubertät die Hypophysentätigkeit vollständig, dann tritt die Pubertät überhaupt nicht ein. In diesen Fällen bleibt das betreffende Individuum sexual infantil, hört entweder auf zu wachsen oder wird von abnormer Fettleibigkeit befallen (dystrophia adiposogenitalis).

All jene Fälle, bei denen die Geschlechtsreife überhaupt nicht oder nur in einem unzureichenden Ausmaß erreicht ist, werden als **Infantilismus** bezeichnet, da die Geschlechtsentwicklung in derartigen Fällen im Kindheitsstadium stehen bleibt. Infantilismus läßt sich in folgende 4 Unterabteilungen einteilen:

a) **Genitaler Infantilismus**
b) **Somatischer Infantilismus**
c) **Psycho-sexueller Infantilismus**
d) **Psychischer Infantilismus**

Das Gegenstück zum Infantilismus ist die Frühreife, d.h. die Pubertät tritt vor dem 10. Lebensjahr auf. Auch hier gilt folgende grundlegende Einteilung:

a) **Genitale Frühreife**
b) **Somatische Frühreife**
c) **Psycho-sexuelle Frühreife**
d) **Psychische Frühreife**

Näheres zur genitalen und somatischen Frühreife ist den Lehrbüchern der Pädiatrie, Gynäkologie und Urologie zu entnehmen.

Im Falle der psycho-sexuellen Frühreife sind die physischen Charakteristika vollkommen normal. Es sind jedoch kleine Kinder bekannt geworden, die Koitus und andere zweifellos sexuelle Akte vollführten. Da in diesen Fällen jedoch keine physische Basis für die Frühreife vorhanden ist, muß man solche Erscheinungen der Belehrung durch Erwachsene oder ähnlichem zuschreiben.

Bleuler teilt die Hemmungen der Sexualfunktionen ein in

* körperliche Ursachen und
* emotionale Ursachen.

Körperliche Ursachen, die die Orgasmusfähigkeit hemmen:

* Hirn- und Rückenmarksverletzungen und -erkrankungen (z.B. nach Autounfällen)
* Chronische Einwirkung von verschiedenen Giften und Medikamenten (z.B. Alkohol, Opiate, Tranquilizer, Antiepileptika, Schlafmittel, usw.)
* Gestörte endokrine Funktion von Hoden, Ovarien und Nebennierenrinde und fehlende endokrine Pubertätsentwicklung
* Hypothyreose und Diabetes
* Genitale Erkrankungen und Mißbildungen (z.B. Phimose, Z.n. Prostataoperation)
* Jede andere schwere Erkrankung ist in der Lage, die sexuelle Triebhaftigkeit herabzusetzen oder zu beseitigen.

Emotionale Ursachen, die eine krankhafte Hemmung der sexuellen Funktionen verursachen (nach Bleuler):

* Einseitig gestörte Entwicklung des geschlechtlichen Rollenbewußtseins, der Liebesfähigkeit und der Psychosexualität

* Gestörte Persönlichkeitsentwicklung mit mangelndem Selbstvertrauen und übertriebener Angst-Anfälligkeit (psychischer Infantilismus)
* Gestörte Partnerbeziehung
* Gestörtes emotionales und technisches Verhalten bei Vorbereitung und Durchführung des Geschlechtsaktes

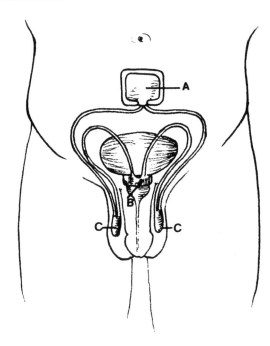

Abb. 26: Erektionsstörung als Indikation für Penisprothesen — hydraulische Penisprothese; A = Flüssigkeitsbehälter, B = Manschette, C = Pumpen.

8.1.1 (15.1.1) Formen sexueller Funktionsstörungen

A) Sexuelle Funktionsstörungen des Mannes

a) Impotentia coeundi (Erektionsschwäche)

Hierbei handelt es sich um die häufigste Form der Impotenz. Die Ursachen sind überwiegend seelischer Art (Erwartungsangst, neurotische Fehlhaltungen usw.). Somatische Ursachen können Mißbildungen und Genitalerkrankungen sein, allerdings auch Arzneimittelmißbrauch, Krankheiten innerer Organe, Stoffwechselkrankheiten usw.

Auch mangelnde Libido führt zu Erektionsunfähigkeit. In letzterem Fall spricht man von **Impotentia concupiscentiae**.

An eine psychoreaktive Entstehung ist besonders dann zu denken, wenn die Erektionsfähigkeit ausschließlich beim Versuch der Kohabitation ausbleibt, ansonsten jedoch erhalten ist. Recht häufig besteht nur eine relative Impotenz, bei der die Erektion nicht völlig aufgehoben ist, sondern nur unvollständig oder unregelmäßig besteht (evtl. Partnerabhängigkeit). Im einfachsten Fall ist die Ursache einer Erektionsschwäche eine gesteigerte Erwartungsspannung und willentliche Anstrengung; dies beobachtet man besonders bei sexuell leicht erregbaren und/oder unerfahrenen Männern. Bei solchen Patienten bringen Suggestivmaßnahmen und paradoxe Intentionen häufig Erfolg: Vorgeschriebenes Abstinenzgebot, welches mit Erfolg übertreten wird.

Erektionsstörungen komplizierterer psychischer Dynamik erfordern jedoch meist eine längere Behandlung: analytisch orientierte Psychotherapie und/oder Verhaltenstherapie.

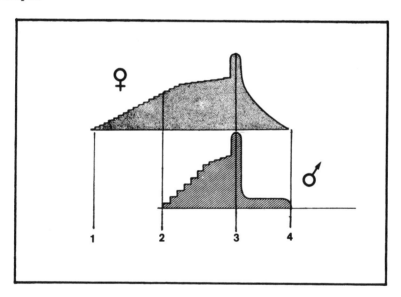

Abb. 27: Normale sexuelle Erregungskurven von Mann und Frau (nach Pöldinger)

b) Ejaculatio praecox

Hierbei handelt es sich um eine zu früh erfolgende Ejakulation, d.h. vor der Immissio penis oder in deren unmittelbarer Folge. Nicht selten geht diese Störung mit einer Erektionsschwäche einher.

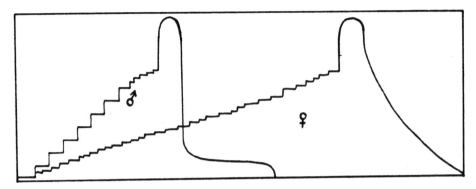

Abb. 28: Bei Ejaculatio praecox kommt es zu einer Disharmonie der Erregungskurven bei Mann und Frau. Die beiden Orgasmusphasen sind nicht kongruent (nach Pöldinger)

c) **Ejaculatio retardata**

Hier besteht eine Verzögerung oder ein Ausbleiben des Samenergusses. Die Ursache kann organischer oder psychischer Art sein. P. Matussek erklärt die Ejaculatio retardata psychoanalytisch durch Todes- oder Kastrationsangst und Hemmung der Hingabetendenzen.

d) **Impotentia satisfactionis**

Aufgrund emotioneller Störungen finden nur Ejakulationen ohne Orgasmus statt.

e) **Impotentia generandi**

Hierbei handelt es sich um Fertilitätsstörungen. Die Spermiogenese ist gestört bei gleichzeitig normaler Kohabitationsfähigkeit (Näheres siehe oben und Urologie).

f) **Hypererotismus**

Sowohl unter Männern wie Frauen finden sich Individuen, deren sexuelle Wünsche kaum zu befriedigen sind. Allerdings ist die Intensität des Sexualtriebes sowohl bei Männern wie bei Frauen so unterschiedlich, daß es sich hier noch mehr als auf anderen sexuellen Gebieten als schwierig erweist, zwischen dem physiologisch Normalen und dem Pathologischen einen Trennungsstrich zu ziehen. Betrachtet man den sexuellen Rhythmus als das Durchschnittsmaß, dann stellt übermäßige Sexualität oder Hypererotismus den Grad der Libido dar, bei dem die Geschlechtsbegierde sofort oder kurz nach der Befriedigung wieder erwacht.

g) **Priapismus**

Hierbei handelt es sich um einen pathologischen Zustand, bei dem der Betreffende unter tagelang andauernden Erektionen leidet (siehe auch Urologie). Diese Erektionen besitzen meist keine Beziehung zum Geschlechtstrieb. Die Erscheinung rührt daher, daß die Wirbelsäule sogenannte Erektionszentren enthält, die durch die dazugehörigen Nerven Erektionen veranlassen. Da die Prostata sich etwa ab dem 50. Lebensjahr vergrößert, kann auch diese durchaus die Ursache eines Priapismus sein, da auf diese Weise ein Druckreiz auf die Nerven ausgeübt wird. Das bei vielen Männern zu beobachtende Anschwellen des Penis beim morgendlichen Erwachen hat mit dem Geschlechtstrieb nichts zu tun, sondern wird durch die zu dieser Zeit meist volle Blase hervorgerufen.

Bekannt ist das Beispiel des Homosexuellen, der sechs Kinder zeugte. Obgleich seine psychologische Haltung gegenüber seiner Frau völlig negativ war, gelang es ihm sogar, ein siebtes Kind zu zeugen: Er nutzte die Morgenerektionen aus. Die Kinder verdanken ihre Existenz also nicht dem Geschlechtstrieb ihres Vaters, sondern vielmehr seiner morgendlich vollen Blase.

Einige Mittel, die den Ruf von Geschlechtspotenzförderern genießen, wirken lediglich harntreibend und üben somit eine anreizende Wirkung auf die Blase aus, was indirekt zum Geschlechtsreflex führt (z.B. Sellerie, Spargel, spanische Fliege). Viele sogenannte Aphrodisiaka sind also lediglich harntreibende Mittel. Ähnliches gilt für alkoholische Getränke. Allerdings verringert Alkohol auch die Urteilsfähigkeit und schwächt die psychologische und sensorische Empfindungsfähigkeit. Priapismus entsteht manchmal auch durch Insektenstiche und Rückenmarkskrankheiten, die zu einer Reizung des Erektionszentrums beitragen können. Ferner beobachtet man Priapismus bei Epilepsie, Tuberkulose und Nephritis, aber auch bei Genuß von Haschisch und anderen Drogen.

Durch den Beischlaf wird der Priapismus noch schlimmer und ist von Anfang bis Ende mit einem Schmerzgefühl verbunden; erotisches Vergnügen besteht nicht.

B) Sexuelle Funktionsstörungen der Frau

a) Orgasmusunfähigkeit (Anorgasmie)

Bei der Frau ist der Erlebnisvollzug, das sexuelle Bedürfnis und die sexuelle Befriedigung am häufigsten beeinträchtigt. Anorgasmie wird manchmal von Frauen als „normal" hingenommen, und man beobachtet Zusammenhänge zwischen der jeweiligen soziokulturellen Wertung der weiblichen Sexualität und eben dieser Anorgasmie. Bei der eingeschränkten sexuellen Erlebnisfähigkeit der Frau finden sich alle Grade von Ekel und Ablehnung über Indifferenz bis zur inaktiven Hingabe. Mit Sicherheit unterliegt auch die Erlebnisfähigkeit der Frau weit mehr als beim Mann zeitlichen Schwankungen und ist außerdem partnerabhängig. Kurz vor der Periode beobachtet man ein mehr oder minder starkes Nachlassen der Orgasmusfähigkeit. Aber auch Streßsituationen, Unerfahrenheit und neurotische Störungen beeinflussen die sexuelle Erlebnisfähigkeit in hohem Maße.

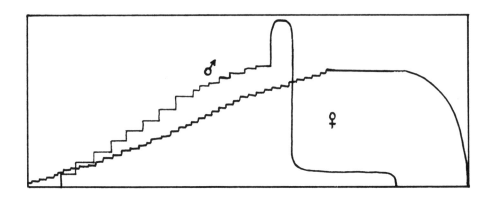

Abb. 29: Disharmonie der Erregungskurven von Mann und Frau bei Orgasmusunfähigkeit der Frau. Zu ähnlicher fehlender Kongruenz der Erregungskurven kommt es bei Ejaculatio praecox des Mannes, wenn dann zugleich die Frau den Orgasmus nicht erreicht.

b) Vaginismus

Bei manchen Frauen kommt es bei krankhafter Empfindlichkeit gegen Berührung des Scheideneinganges oder gegen Einführung des Fingers, Penis oder Spekulums zum Scheidenkrampf. Dabei handelt es sich um einen reflektorisch-muskulären Abwehrvorgang mit Kontraktionen des M. bulbocavernosus und des M. levator ani sowie Einwärtsrollen der Oberschenkel. Die Ursache ist fast immer psychogen. Keinesfalls jedoch kommt es zum Einklemmen des Penis beim Koitus („penis captativus"), da bei Vaginismus die Erektion beim Mann nachläßt.

C) Sexuelle Funktionsstörungen bei beiden Geschlechtern

a) Dyspareunie

Unter diesem Begriff verstand man früher das Unbeteiligtbleiben der Frau während des Geschlechtsverkehrs. Heute versteht man jedoch hierunter jede Art des körperlichen oder seelischen Nichtzusammenpassens in der Ehe.

b) Alibidinie

Diese Störung beobachten wir bei beiden Geschlechtern. Das sexuelle Bedürfnis ist herabgesetzt oder aber völlig aufgehoben, d.h. der Geschlechtstrieb ist nicht oder unzureichend entwickelt. Ätiologisch kommen körperliche oder seelische Faktoren in Frage. Der Gegensatz dazu ist die Hypersexualität (Satyriasis, Erotomanie). Allerdings kann sich hinter gesteigertem Sexualstreben und extremer Sexualbetätigung auch mangelhafte Liebesfähigkeit verbergen; denn Hypersexualität muß keinesfalls immer Zeichen gesteigerter Triebstärke sein.

Übermäßige sexuelle Erregbarkeit findet sich bei Männern und Frauen gleich häufig. In einigen wenigen Fällen steigert sich der unbefriedigte Hypererotismus bei Frauen bis zum Grade koitaler Halluzinationen. Hysterische Frauen geraten tatsächlich während des eingebildeten Koitus in Ekstase, ihr Uterus zeigt Zuckungen und stößt unter der Wirkung eines orgastischen Gefühls die gewöhnliche Substanz hervor, ebenso wie bei normalem Geschlechtsverkehr. Derartige Paroxysmen beobachtet man während des Schlafes, im Rausch oder in einem hypnotischen oder narkotischen Zustand. Manchmal haben diese Paroxysmen sogar zu falschen Beschuldigungen wegen „unanständigen" Berührens und sogar Vergewaltigungen gegenüber Ärzten, Arbeitgebern u.a. geführt.

c) Störungen nach dem Orgasmus

Beobachtet werden Kopfschmerzen, Schlaflosigkeit, Übelkeit, Erbrechen, Kreislaufkollaps etc.

d) Verborgene Sexualstörungen hinter organisch anmutenden Beschwerden

Beobachtet werden Fluor vaginalis, Prostata-Beschwerden, pelvine Schmerzsymptomatik usw.

D) Sexuelle Funktionsstörungen bei Antikonzeption

Vor allem bei der Anwendung von Ovulationshemmern kommt es recht häufig zu Störungen im Sexualleben der Frau. Mit großer Wahrscheinlichkeit handelt es sich in diesem Fall nicht um einen pharmakologischen Effekt; denn es werden sowohl Steigerung als auch Abschwächung oder Aufhebung sexuellen Empfindens beschrieben. Die Ursache ist mit großer Sicherheit psychoreaktiver Art: Geheime Ängste und Konflikte können sowohl aktiviert als auch gelöst werden.

Zu Störungen beim Mann kann es durch Anwendung des Kondoms kommen, und für die Frau kann ein Pessar zur großen psychischen Belastung werden.

Mit Sicherheit kann auch die Anwendung von Ovulationshemmern zu Potenzstörungen beim Mann führen, da Frauen mit Konzeptionsschutz manchmal selbstsicherer und fordernder auftreten und beim Mann dadurch Unsicherheit und Angst auslösen können.

8.1.2 (15.1.2) Psychodynamik

Bei kaum einer Sexualstörung, abgesehen von körperlichen Funktionsstörungen, darf die Ursache nur bei einem Partner gesucht werden. Vermutlich beruht die überwiegende Zahl der Sexualstörungen auf psychischen Konflikten, und begünstigend wirken vor allem soziale Belastungen, verdrängte frühe psychische Traumen, neurovegetative Labilität, abnorme Persönlichkeitsstruktur und Konflikte bei der Geschlechtsrollenfindung.

Es kann durchaus angenommen werden, daß ein Neurotiker wiederum einen Neurotiker als Partner wählt als eine Art „Ergänzung" seiner Neurose.

Die Erektionsschwäche des Mannes beruht im einfachsten Fall auf einer gesteigerten Erwartungsspannung. Dies beobachtet man besonders bei sexuell leicht erregbaren und unerfahrenen Männern (siehe oben). Vor allem lustbetonte Forderungen seitens der Frau (häufig bei Einnahme von Ovulationshemmern) können sich negativ auf die männlichen Sexualfunktionen auswirken. Eine normale Erektion kann nun aber immer mehr behindert werden, je öfter ein Versagen eintritt (Erwartungsangst). Aber auch nachfolgend genannte Konfliktbereiche sind psychodynamisch häufig von Bedeutung bei der sexuellen Impotenz des Mannes: Bestehenbleiben starker Gefühlsbindung an einen Elternteil, latente Aggressivität gegenüber der Frau, Selbstunsicherheit infolge mangelnder männlicher Identitätsfindung, unbewußte Straf- und Beschädigungsängste.

In einigen Fällen ist auch die Erektionsstörung von der Partnerin abhängig. In diesen Fällen besteht eine unbewußte Bindung an das Bild einer bestimmten Frau oder eines Frauentyps.

P. Matussek erklärt, wie erwähnt, die Ejaculatio retardata psychoanalytisch durch Todes- oder Kastrationsangst und Hemmung der Hingabetendenzen. Selbstverständlich kann eine verzögerte Ejakulation auch organisch bedingt sein. Frigidität kann bereits durch ungünstige situative Umstände und durch Unerfahrenheit hervorgerufen sein. Ein besonders hoher Prozentsatz an jungen Frauen zeigt Frigidität, die sich im Verlauf der weiteren Entwicklung allmählich zurückbildet. Auch kann die Ablehnung eines Partners eine sexuelle Erlebnisunfähigkeit zum Ausdruck haben. In vielen Fällen jedoch ist die sexuelle Erlebnisunfähigkeit neurotischer Natur. Nach eingehender Psychoanalyse ergeben sich häufig folgende Ursachen: Fixierung infantiler Sexualvorstellungen, unbewußte Angst vor Genitalverletzung und Tötung, ungelöste Vaterbindungen, Trennung von sexuellem und erotischem Empfinden, zurückgebliebene psychosexuelle Entwicklung, nicht ausreichendes Zusammenspiel von Sexualität und Gesamterleben, unbewußte Strafangst wegen Sexualtabuübertretung, Nichtakzeptieren der eigenen Geschlechtsrolle bei problematischer Mutterbeziehung, unbewußte Vorstellung vom Mann als aggressiv und ausbeuterisch, Angst vor Schwangerschaft.

Nymphomanie (Hypersexualität der Frau) ist nicht selten Ausdruck überkompensierter Frigidität, mit anderen Worten: Das Triebbedürfnis ist zwar ausgeprägt, die Erlebnismöglichkeit allerdings gering. Ebenfalls zu weiblicher Frigidität kann auch eine unbewußte oder aber bewußte Angst vor Schwangerschaft führen.

8.1.3 (15.1.3) Therapie sexueller Funktionsstörungen

Wir kennen zwei verschiedene Therapieverfahren:
a) die Einzeltherapie
b) die Paartherapie

Die Psychoanalyse beider Partner ist der Psychoanalyse nur eines Partners vorzuziehen; denn es besteht die Möglichkeit, daß bei Behandlung nur eines Partners der andere, unbehandelte Partner seinen neurotischen Konflikt behält, während der behandelte Partner sich von diesem freimacht. Einzeltherapie kann somit durchaus zur Gefahr für eine Ehe werden und im schlimmsten Fall zur Scheidung führen. Während früher Ehekrisen und Scheidungen nahezu die Regel waren, werden heute durch gezielte Psychotherapie beider Partner doch recht erfolgreich manche Ehen gerettet. Bereits eine Gesprächstherapie zwischen Arzt und beiden Ehepartnern zeitigt häufig Erfolge.

Ein bekanntes Therapieverfahren ist die symptomorientierte verhaltenstherapeutische Paartherapie von Masters und Johnson. Mit diesem Verfahren konnten eindrucksvolle Ergebnisse erzielt werden; so betrug beispielsweise die Rückfallquote nach 5 Jahren nur annähernd 5%. Anwendung findet das Therapieprogramm bei Erektionsstörungen, Vaginismus, Orgasmusstörungen, Ejaculatio praecox, Dyspareunie usw.

Die Behandlung nach Masters und Johnson besteht aus zwei Abschnitten:

a) **Erster Behandlungsabschnitt:**
Vorgespräch mit Programmerläuterung, standardisierte Anamnese, ärztliche Untersuchung, Gespräch zwischen allen Beteiligten und sensate focus. Dauer etwa 4 - 5 Tage.

b) **Zweiter Behandlungsabschnitt:**
Individuelle Anpassung entsprechend den verschiedenen funktionellen Störungen. Für jede Form der Funktionsstörung existiert ein eigenes Verfahren.
Voraussetzungen für eine erfolgreiche Therapie sind:
1. Vermeidung von leistungsorientiertem Verhalten
2. Aufklärung über die jeweiligen Bedürfnisse des Partners
3. Therapie immer mit Therapeutenpaar
4. Trennung von Alltagsumgebung
5. Intensive Therapie, täglich für 2 - 3 Wochen
6. Sexuelle Störung muß Interaktionsstörung der Partner sein.

Nicht bewährt hat sich jedoch die in Amerika und z.T. in Europa praktizierte Methode, nach der Fremdpersonen als sog. Sexualtherapeuten eingeführt wurden, und sich der Betreffende hauptsächlich an Prostituierte wenden mußte. Prostituierte sind natürlich dieser Aufgabe keinesfalls gewachsen und heute kann man diese Methode als gescheitert ansehen. Zudem stehen dieser Methode auch wesentliche ärztlich-ethische Gründe entgegen.

Selbstverständlich sind körperliche Ursachen, die die Sexualfunktionen hemmen, entsprechend zu therapieren. Die Beseitigung der körperlichen Störungen steht damit an erster Stelle; lassen diese sich nicht völlig beseitigen, so wird meist doch noch eine psychotherapeutische Behandlung folgen müssen. Dies trifft vor allem für solche Patienten zu, die unter den Störungen ihrer Sexualfunktionen leiden.

8.2 (15.2) ABWEICHENDES SEXUELLES VERHALTEN, PERVERSIONEN

8.2.1 (15.2.1) Definitionen und Formen

Unter Perversion versteht man die krankhafte Abweichung des Geschlechtstriebes; es besteht eine Verdrehung oder Verkehrung. Allerdings gehören hierher nicht die Normvarianten, die moralistischen Anschauungen mißfallen. Für die Einordnung ist vor allem der tiefenpsychologische Hintergrund maßgebend; auch eine übertriebene Tugend kann gelegentlich pervers (verdreht) sein. Eine scharfe Abgrenzung zwischen normaler und perverser Sexualbetätigung läßt sich nicht immer leicht festlegen. Sind beispielsweise ungewöhnliche Sexualpraktiken auf den regelhaften Geschlechtsakt bezogen, so können diese noch als normal angesehen werden.

Sexuelle Perversionen lassen sich niemals durch den Nachweis organischer Störungen erhärten (z.B. EEG, Chromosomenanomalien, Testosteronspiegel usw.).

Nachfolgend nun die Formen im einzelnen:

Exhibitionismus

Hierbei handelt es sich um das Zeigen der entblößten männlichen Genitalien vor Frauen und Kindern mit oder ohne gleichzeitiger Masturbation. Im allgemeinen handelt es sich um scheue, infantile, selbstunsichere, kontaktschwache und psychopathische Persönlichkeiten. Ebenso wie Fetischismus kommt der Exhibitionismus auch reversibel und behandlungsfähig im Rahmen neurotischer Persönlichkeitsentwicklungen vor. Die Übergänge vom hochgradig Abnormen zum Normalen sind fließend. Der Exhibitionismus stellt annähernd 1/3 aller Sexualvergehen dar.

Exhibitionismus kann, muß aber nicht mit Minderbegabung einhergehen, und Exhibitionisten haben außerhalb ihrer exhibitionistischen Handlungen durchaus auch heterosexuelle Kontakte.

Exhibitionisten können manchmal auch zu Vergewaltigungen neigen; dies ist dann jedoch eher die Ausnahme.

Der wesentliche Zug im Benehmen des Exhibitionisten ist seine große Freude an der Reaktion seines Opfers. Exhibitionisten wollen heftige Gefühle erregen, so daß die anderen, die Entblößung begleitenden Akte nur von sekundärem Charakter sind. Der Exhibitionist will mit allen Mitteln Aufmerksamkeit auf sein entblößtes Geschlechtsteil lenken, was er durch Gebrauch obszöner Worte, Husten, Pfeifen, usw. zu erreichen versucht. Da, wie gesagt, des Exhibitionisten Freude im wesentlichen in der ausgelösten Reaktion besteht, ist es ihm möglich, seinem Drang nachzugeben, indem er lediglich obszöne Wörter vor Frauen oder Mädchen ausspricht. Man nennt diesen Typ Verbalexhibitionisten; dieser kommt weit seltener vor, und er benutzt häufig zu seinem Zweck das Telefon, in welchem Fall der empörte Ton des Opfers genügt, um beim Exhibitionisten die erwünschte Wirkung zu erzielen.

Bekannt ist der skandalöse Fall eines Berliner Richters, der ohne Nachsicht Sexualverbrechen aburteilte und deshalb auch bei Sexualverbrechern sehr gefürchtet war. Eines Tages wurde er dann selbst in der U-Bahn verhaftet, weil er sein erektes Glied einem mit ihm allein im Abteil befindlichen Mädchen gegenüber entblößt hatte. Vermutlich beruhte seine Strenge auf der Richterbank auf einem überkompensierten Schuldgefühl (im Sinne der Projektion).

Dem Exhibitionismus liegt psychoanalytisch eine Störung der phallischen Phase zugrunde. Der Exhibitionist stellt seinen Penis zur Schau, versucht gleichsam Frauen damit zu beeindrucken und die sexuelle Überlegenheit als Mann zu beweisen; denn reagiert das Opfer neutral, mitleidig oder lachend, dann verschwindet der Spannungszustand sofort.

Scopophilie

Hierbei handelt es sich um die am weitesten verbreitete und verhältnismäßig harmlose Anomalie des Geschlechtslebens. Scopophilie bedeutet soviel wie „Schaulust" und umfaßt im weitesten Sinne das Betrachten und Beobachten eines Aktes oder Prozesses zum Zwecke sexueller Lusterregung. Auch hier wiederum und gerade hier ist es unmöglich, eine endgültige theoretische Linie zwischen „normal" und „pathologisch" zu ziehen. So wie ein jeder bis zu einem gewissen Grade Exhibitionist ist, ist jeder bis zu einem gewissen Grade scopophil. Stellt eine Frau ihre Reize auf das vorteilhafteste zur Schau, ist diese gewiß nicht exhibitionistisch und ein Mann, der beim Anblick einer hübschen Frau erotisches Vergnügen empfindet, kann nicht als scopophil bezeichnet werden.

Das Hauptkriterium der pathologischen Scopophilie ist der dominante Charakter des Dranges, seine unüberwindliche Kraft. Ebenfalls typisch ist die Sucht, gewisse Dinge oder Prozesse zu beobachten, die mit dem eigentlichen Geschlechtsleben nichts gemeinsam haben, z.B. die Schaulust des Toilettenscopophilen, der beim Anblick der

Entleerung anderer sexuelle Lust empfindet. Obgleich Scopophile infolge physischer (Alter!) oder psychischer Gründe gewöhnlich impotent sind, können sie wegen sadistischer oder masochistischer Impulse, von denen sie häufig beherrscht sind, ihrem diesbezüglichen Drang nicht widerstehen. Der sadistische Faktor ist besonders in Fällen vorhanden, wo der Scopophile Frauen und Mädchen bei ihren intimsten Beschäftigungen ohne ihr Wissen beobachtet. Abschließend sei gesagt, daß Scopophilie eine der am weitest verbreiteten und in ihren milderen Formen eine der harmlosesten sexuellen Anomalien ist.

Fetischismus

Bekanntlich bedeutet „fetisch" soviel wie Zauber, Idol, Objekt der Verehrung. Dementsprechend versteht man unter sexuellem Fetischismus eine besondere Art erotischer Idolatrie, die auf den Körper der geliebten Person oder ihre Kleider oder andere Dinges ihres Eigentums, manchmal von der eigentümlichsten Art, gerichtet ist. Der pathologische Fetischismus unterscheidet sich vom „normalen" dadurch, daß ersterer sich in seiner extremen Form darin manifestiert, daß der Patient einen hohen Grad sexueller Erregung von einem Ding herleitet, das gänzlich von der geliebten Person getrennt ist, wie eine Haarlocke oder ein Schuh. Binet unterscheidet zwei Arten, den großen und den kleinen Fetischismus. Letzterer bildet das wirksame Detail, das Zentrum der Anziehung, überschattet aber nicht vollständig seinen Besitzer, zu dem die Liebe des Fetischisten allmählich übergeht. Andererseits findet im Falle des großen Fetischismus keine derartige Übertragung statt, sondern eine vollständige Substitution – pars pro toto – bei der das faszinierende Detail oder Objekt gänzlich die geliebte Pérson ersetzt. Der echte Fetischist wünscht nicht einen Geschlechtspartner, sondern ist mit einem Symbol zufrieden. Leicht erregbaren Personen genügt es, den Fetisch zu sehen oder zu berühren, um Orgasmus und Ejakulation herbeizuführen. Solche Personen führen gewöhnlich allerlei Manipulationen an dem Fetisch aus. Der Fetisch ersetzt den Geschlechtspartner in jeder Beziehung.

Franzose raubt 699 Damen-Slips

METZ — 699 Damenslips, 460 Büstenhalter und 178 Korsetts hatte ein 37jähriger Franzose in dem kleinen Ort Thillot bei Metz gesammelt. Am Dienstag räumte die Polizei nun seine Wohnung aus. Der Wäsche-Fetischist hatte die Dessous von Wäscheleinen gestohlen.

Abb. 30: Beispiel eines „Damen-Unterwäsche-Fetischismus" (Bericht aus dem Münchner Merkur vom 24. Sept. 1980)

Der erste Forscher, der Fetischismus wissenschaftlich untersuchte, war Binet. Nach seinen Theorien, die mit unwesentlichen Modifikationen auch von Krafft-Ebing, Märzbach und Moll akzeptiert wurden, basiert Fetischismus auf einem von der Person, die eine Neigung für diesen Typ der Perversion besitzt, erlebten äußeren Ereignis. Unterformen des Fetischismus sind z.B. Zopfabschneiden, Nekrophilie (Geschlechtsverkehr und Mißbrauch mit Leichen), Exkrementophilie, Monomentophilie und Transvestismus.

Der Fetischist entwickelt seinen Kult zu einer komplizierten Religion, einem ausgeklügelten Ritual, das er Punkt für Punkt ehrfürchtig einhält.

Voyeurismus

Hiervon spricht man, wenn Befriedigung durch heimliches Zuschauen beim Entkleiden oder beim Geschlechtsakt anderer Menschen erreicht wird. Voyeurismus beobachtet man nur bei Männern.

Sexuelle Stimulierung durch pornographische Bilder ist mit dem Voyeurismus zwar verwandt, kann aber nicht als Perversion bezeichnet werden. Frauen sprechen auf derartige Reize nur wenig an. Ein wesentliches Charakteristikum des Voyeurismus ist die Heimlichkeit und die Anonymität des Tuns, weshalb auch FKK und Striptease dem Voyeur und dem Exhibitionisten keine Befriedigung verschaffen. Verwandt mit dem Vojeurismus ist der **Renifleurismus**, bei dem der Betreffende Befriedigung durch Einatmen von Urinduft erzielt. Die **Koprolagnisten** kommen zur Befriedigung bei intimer Berührung von Exkrementen.

Frotteurismus

Dies bezeichnet das Reiben und Andrücken an Menschen in einer Menge. Der sogenannte Frotteur bevorzugt dabei entweder das eigene oder das andere Geschlecht, manchmal auch nur Erwachsene oder nur Kinder.

Pädophilie

Dies bezeichnet den Trieb, mit Kindern geschlechtlich zu verkehren. Dabei richtet sich der Trieb wahllos auf Kinder beider Geschlechter und bleibt an ein bestimmtes Lebensalter fixiert. Echte Pädophile sind von Homosexuellen zu unterscheiden, da letztere ausschließlich Beziehungen mit Knaben unterhalten (**Päderastie**). Besonders häufig bei Oligophrenen und psychoorganisch veränderten senilen Männern kommt die „Unzucht mit Kindern" als kriminalistischer Tatbestand wie auch bei den Pädophilen recht häufig vor. Im übrigen handelt es sich ganz überwiegend um Männer.

Von perverser Pädophilie kann erst dann gesprochen werden, wenn es sich um kleine Kinder handelt und/oder die Kinder ausschließlich zur Triebbefriedigung verwendet werden. Pädophile können sich im allgemeinen sehr gut der Kinderwelt anpassen, werden praktisch nie aggressiv und häufig von den Kindern sogar noch ermuntert.

Sadismus und Masochismus

Sadismus und Masochismus sind die bei weitem häufigsten Anomalien im Sexualleben unserer Zeit. Wie auch andere Formen der sexuellen Perversionen gehören der Sadismus und der Masochismus bis zu einem gewissen Grade zum normalen Geschlechtsverkehr. Erst wenn die Aggressivität ihre normalen Grenzen überschreitet oder wenn die Unterwürfigkeit zu sexueller Hörigkeit herabsinkt, kann man von Sadismus und Masochismus sprechen. Es handelt sich um zwei Pole einer zusammengehörigen Perversion; es sind komplementäre, aufeinander angewiesene sexuelle Rollen. Prinzipiell ist Sadismus eine hauptsächlich unter Männern vorkommende, übertriebene Form der Aggressivität, während der Masochismus eine überwiegend bei Frauen vorkommende, übertriebene Form der Passivität ist. Echter Sadismus kommt auch nur bei Männern und echter Masochismus nur bei Frauen vor. Männliche Masochisten und weibliche Sadisten bezeichnen wir als **Metatropisten**.

Da die Lust am Quälen und am Leiden nahe beieinanderliegen, können sie sich zur gleichen Zeit äußern; dies ist vor allem bei Männern der Fall, weshalb auch von Sadomasochismus gesprochen wird. In den meisten Fällen ist die Unterwerfung mit Schmerzzufügung verbunden, da diese ein eindeutiges Zeichen der Gewalt über den anderen ist. Schmerz ist allerdings nicht Bedingung.

In der totalen Auslieferung und Unterwerfung findet der Masochismus seine Befriedigung.

Da es dem Sadisten nicht um ziellose Gewalt geht, ist Kriminalität selten. Aggressivität ist lediglich die Voraussetzung für die Unterwerfung des Partners. Entsprechend dem psychoanalytischen Modell sind Aggression und Sadismus Kennzeichen der Angst vor der potenten Frau und deren Abwehr.

Sodomie

Darunter versteht man durchweg den Verkehr mit Tieren, der nicht eigentlich aus einer krankhaften Alteration des Triebes heraus ausgeübt wird, sondern in der Regel faute de mieux. Sodomie findet man hauptsächlich bei Halbreifen, einsamen Hirten, Imbezillen und auch bei weiblichen Personen, die mit ihren Hunden intim leben.

Kleptomanie (krankhafte Stehlsucht)

Bei Frauen kann Kleptomanie eine Sexualperversion sein, wenn es bei der Tat zum Orgasmus kommt und eine orgastische Erfüllung beim Stehlen höher geschätzt wird als beim Geschlechtsverkehr. Sexuelle Empfindungen beim Stehlen haben kleptomane Frauen nur selten; viel häufiger ist eine allgemeine, faszinierende Erregung, die ausschließlich in ihrem raschen Ansteigen und Abflauen dem Orgasmus gleicht. Näheres auch im Kap. 1.

8.2.2 (15.2.2) Psychodynamik

a) Minderung von Kastriertwerden-Angst durch Abstand vom Partner
b) Unterwerfung des Partners oder rituelle Regelung der eigenen Unterwerfung

Aggressionen und Sadismus sind entsprechend dem psychoanalytischen Modell Zeichen einer Angst vor der potenten Frau und ihrer Abwehr.

Beim Exhibitionismus handelt es sich um eine Störung der phallischen Phase; auch hier spielt die „potente" Frau eine Rolle: Der Exhibitionist will gegenüber ihr seine sexuelle Überlegenheit beweisen.

Beim Fetischismus liegt psychodynamisch eine Fixierung an ein lustbetontes Ereignis der Vergangenheit vor, welches mit dem jeweiligen Fetisch-Objekt gekoppelt war.

Pädophile fürchten sich vor geschlechtlichen Beziehungen mit Erwachsenen und empfinden Kinder als gleichartige Partner.

Näheres siehe auch in Abschnitt 8.2.1.

8.2.3 (15.2.3) Therapie

Bei sexuellen Perversionen ist eine Psychotherapie immer dann angezeigt, wenn ein Leidensdruck besteht und die Fehlhaltung neurotisch bedingt ist. Eine operative oder hormonelle Kastration ist bei schwerer sexueller Perversion sinnvoll, vor allem bei pädophilen Straftätern. Eine temporäre medikamentöse Kastration wird mit Antiandrogenen (Cyproteronacetat; Androcur®) durchgeführt.

Im übrigen ist die operative Kastration gegenüber der Hormonbehandlung weit zurückgetreten. Wie bereits genannt, ist das Cyproteronacetat das Mittel der Wahl, da bei Behandlung mit Östrogenen eine oft sehr starke Feminisierung und eine Hodenatrophie eintraten. Jedoch hört die Wirkung von Cyproteronacetat rasch auf, wenn das Präparat abgesetzt wird. In seltenen Fällen tritt Müdigkeit und Depressivität auf, und in etwa 20% der Fälle kommt es bei langem Gebrauch zu Gynäkomastie. Eine chirurgische Kastration sollte nur noch dann in Betracht gezogen werden, wenn die Antiandrogen-Medikation aus inneren oder äußeren Gründen nicht regelmäßig durchführbar ist.

Mit Tranquilizern (z.B. Valium® u.ä.) läßt sich eine krankhaft übersteigerte abnorme Sexualität meist nur ungenügend dämpfen. Sie sollten nur in leichteren Fällen Anwendung finden.

Wie oben bereits erwähnt, hat eine Psychotherapie nur dann Aussicht auf Erfolg, wenn ein genügend starker Leidensdruck vorhanden ist. Bei Störungen des Erlebnisvollzuges und des Ablaufes des Sexualaktes zeitigt eine Verhaltenstherapie häufig Erfolge; bei sexuellen Deviationen allerdings sind die Ergebnisse noch umstritten. Im übrigen ist die Prognose umso günstiger, je weniger der Patient seine Sexualität annimmt, je besser seine heterosexuellen Kontaktmöglichkeiten und je stärker seine heterosexuellen Bedürfnisse sind. Ist die Perversion anonym oder die soziale Sanktion sehr gering, dann sind auch die Erfolgsaussichten einer Behandlung gering; mit anderen Worten bedeutet das: Je größer die Anonymität einer Perversion ist und je geringer die sozialen Sanktionen sind, desto geringer ist der Wunsch des Betroffenen nach Behandlung.

Die medikamentöse Therapie zeigt je nach Perversionsart verschiedene Erfolgsquoten: bei Exhibitionismus ca. 80%, bei Homosexualität ca. 75%, bei Pädophilie ca. 70%, bei Hypersexualität ca. 70%. In letzter Zeit wurde bei Gerichtsurteilen die Hormonbehandlung berücksichtigt und für die Therapiedauer die Strafe ausgesetzt. Eine Dauertherapie mit Antiandrogenen ist allerdings nicht möglich.

8.3 (15.3)   HOMOSEXUELLES VERHALTEN

Unter Homosexualität versteht man das auf das eigene Geschlecht gerichtete Geschlechtsempfinden. Man spricht bei Männern auch von Uranismus, Urning und Päderastie, bei Frauen von lesbischer Liebe, Tribadie oder Sapphismus. Das sexuelle Erleben und Verhalten ist gleichgeschlechtlich.

Weitere Synonyma für Homosexualität: Homophilie, Inversion, Homoerotismus, konträre Sexualempfindung.

Einiges zum gesetzlichen Sachverhalt:
Nach § 175 StGB in der Fassung des 4. Gesetzes zur Reform des Strafrechts (4. StrRG) vom 23.11.1973 (BGBl. Teil I, S. 1725) wird nur ein Mann über 18 Jahre, der sexuelle Handlungen an einem Mann unter 18 Jahren vornimmt oder von einem Mann unter 18 Jahren an sich vornehmen läßt, mit Freiheitsstrafe bis zu 5 Jahren oder mit Geldstrafe bestraft, wobei das Gericht von einer Bestrafung nach dieser Vorschrift absehen kann, wenn der Täter zur Zeit der Tat noch nicht 18 Jahre alt war oder bei Berücksichtigung des Verhaltens desjenigen, gegen den sich die Tat richtet, das Unrecht der Tat gering ist. Sexuelle Handlungen im Sinne dieses Gesetzes sind nur solche, die im Hinblick auf das jeweils geschützte Rechtsgut von einiger Erheblichkeit sind (§ 184 cStGB in der Fassung des 4. StrRG). Die Gefängnisstrafe ist seit mehreren Jahren abgeschafft.

Der homosexuelle Mann liebt seinen männlichen Partner als Mann. Dabei muß es nicht unbedingt zu sexuellen Handlungen kommen; das homosexuelle Verhalten kann sich auch lediglich auf Zusammensein und Betrachten beschränken. Andere Äußerungsformen sind gegenseitige Masturbation, analer oder oraler Verkehr.

Die Bezeichnung „homosexuell" wurde zuerst von einem ungarischen Arzt namens Benckerdt angewandt, der 1896 eine Broschüre über diese Anomalie veröffentlichte. Nach seiner Beschreibung ist „Homosexualität eine sexuelle Fixierung, die die von ihr Betroffenen körperlich und geistig unfähig macht, zu einer normalen sexuellen Erektion zu gelangen und ihnen eine Abscheu gegen das andere Geschlecht einflößt, während sie der Anziehungskraft des eigenen Geschlechts keinen Widerstand entgegensetzen können". Bereits Benckerdt hob hervor, daß die Homosexualität bei Männern und Frauen auftreten kann, und daß sie „angeboren" und „unüberwindlich" ist. Heute weiß man jedoch, daß das „angeboren" und „unüberwindlich" nicht zutrifft.

Echte Homosexualität besteht nur, wo die physischen Handlungen ein Produkt homosexueller Mentalität sind. Pseudo-Homosexualität liegt vor, wenn homosexueller Verkehr ohne homosexuelle Mentalität ist. Dabei bezieht sich der Ausdruck Pseudo-Homosexualität also auf homosexuelle Handlungen, die nicht einer entsprechenden Mentalität entspringen, sondern aus Gründen ausgeführt werden, die außerhalb des Bereiches von Geschlechtsimpulsen liegen. Beispielsweise gibt es Homosexuelle, die zu ihrem persönlichen Vorteil (Strichjungen) oder aus Mitleid oder Dankbarkeit mit dem gleichen Geschlecht verkehren. Echten Homosexuellen erscheinen solche Handlungen jedoch als gleichbedeutend mit Masturbation und sind für sie nur eine Übergangsphase, aus der sie so schnell wie möglich zu geschlechtlichen Objekten zurückkehren, die mit ihrer wahren sexualen Mentalität übereinstimmen.

Viele Pseudo-Homosexuelle werden – auch von sich selbst – als Bi-Sexuelle angesehen. Wo eine Anziehungskraft zu beiden Geschlechtern besteht, kommt es häufig vor, daß in späteren Jahren (vereinzelt nach dem 30. Lebensjahr) die ursprünglich schwächere Libido zurücktritt, während die ursprünglich stärkere vorherrschend wird. Vermutlich liegt der Grund hierzu in dem allgemeinen Nachlassen der Sexualität.

Bei Männern findet sich selten eine stabile homosexuelle Zweierbeziehung – es kommt häufig zum Partnerwechsel. Bei homosexuellen (lesbischen) Frauen ist dies allerdings anders: Sie sind der gleichgeschlechtlichen Partnerin treu, sensibel und häuslich, entsprechen also dem Idealbild einer Frau, welches sich ein Mann vorstellt. Sexuelle Handlungen treten bei Lesbischen in den Hintergrund, wohingegen Zärtlichkeit und Verständnis vorrangig sind. Die Sexualbetätigung lesbischer Frauen ist breit gefächert.

Es finden sich kaum verläßliche Zahlen hinsichtlich Homosexualität, zum einen weil die Dunkelziffer relativ groß ist (soziale Diskriminierung) und zum anderen, weil viele Homosexuelle auch heterosexuelle Kontakte haben.

Was den eigentlichen geschlechtlichen Verkehr betrifft, so weist er vier Hauptformen auf, die sowohl von männlichen wie von weiblichen Homosexuellen ausgeübt werden. Es sind die manuellen (häufigeren), oralen, femoralen und analen Formen, obgleich die Wörter „femoral" und „anal" bei Frauen eine andere Bedeutung haben als bei

Männern. Gegenseitige Masturbation entspricht der manuellen Form des Verkehrs. Etwa 40% aller homosexuellen Männer und Frauen wenden die gegenseitige Masturbation als einzige Form des Verkehrs an. Bei nicht ganz 40% der Fälle bedienen sich die homosexuellen Männer und Frauen der oralen Form des Verkehrs, d.h. der Berührung zwischen Zunge und Gaumen und den Geschlechtsorganen des Partners, wobei diese Form des Verkehrs gegenseitig, meistens aber einseitig vorkommt. Wesentlich seltener findet man den femoralen Verkehr, wobei diese Form dem normalen Koitus am nächsten kommt: Das Glied des aktiven Partners dringt in die durch die Oberschenkel unterhalb des Hodens ausgeformte Vertiefung in den Körper des anderen ein, in die er seinen Samen entleert. Bei dem weiblichen homosexuellen Geschlechtsverkehr werden die Geschlechtsteile des aktiven Partners gegen die des passiven Partners gepreßt. Die Behauptung, daß Frauen mit einer großen Klitoris in homosexuellen Kreisen vorgezogen würden, beruht auf Tatsachen. Der femorale Verkehr findet sich in etwa 12% der untersuchten Fälle männlicher und weiblicher Homosexualität. Die Einführung des Gliedes in den After, die sogenannte Pedication, findet sich nur in 8% der Fälle männlicher Homosexualität. Entsprechend ist bei Frauen die Einführung eines künstlichen Penis in die Vagina die seltenste Form.

Homosexuelle lassen sich nach der Richtung ihres Verlangens in drei Gruppen einteilen: Ephebophile, die sich zu Jünglingen vom Pubertätsalter bis in die ersten 20er Jahre hingezogen fühlen; Androphile, die Männer zwischen Anfang 20 und 50 lieben; Gerontophile, die älteren Männer bis ins Greisenalter lieben. Diese Einteilung wurde jedoch dadurch modifiziert, daß die Ephebophilen und Androphilen die beiden Hauptgruppen bilden, zu denen je 45% aller Homosexuellen gehören, während die Gerontophilen und Pädophilen zwei weitere Gruppen ausmachen. Die restlichen 10% sind vermutlich über die beiden letztgenannten Gruppen gleichmäßig verteilt.

Bei Frauen läßt sich eine ähnliche Einteilung vornehmen: Parthenophile und Gynäkophile als die beiden Hauptgruppen und Corophile und Graophile als Nebengruppen, je nachdem, ob das Objekt des Verlangens ein junges Mädchen, eine reife Frau, ein unreifes Kind oder eine alte Frau ist.

Oft kommt es vor, daß ein homosexueller Akt im Rauschzustand von Leuten begangen wird, die sonst heterosexuell sind. Interessanterweise wird auch das Gegenteil beobachtet, nämlich von betrunkenen Homosexuellen ausgeführte heterosexuelle Handlungen. Von einem hohen Prozentsatz befragter Homosexueller erhielt man die Auskunft: „Ich kann es nur, wenn ich betrunken bin". Andere wiederum sagten: „Ein Mädchen hat mich verführt, als ich betrunken war". Einige Wissenschaftler sehen in diesen Fällen eine Bestätigung ihrer Theorie über die ursprüngliche Bi-Sexualität des Menschen.

Ebenso wie bei den Heroinabhängigen hat sich auch bei den Homosexuellen die Immunschwäche AIDS besonders rasch ausgebreitet, so daß bei diesem Personenkreis die Erkrankung erhebliche Bedeutung erlangte.

8.3.1 (15.3.1) Neigungshomosexualität

Man spricht auch von genuiner Homosexualität. Dazu schreibt Bräutigam: „Zugehörigkeit zu dieser Kerngruppe der Homosexualität besteht dann, wenn bei einem seelisch und körperlich normalen erwachsenen Mann eine andauernde und entschiedene sexuelle Neigung zum geschlechtsreifen männlichen Partner vorliegt.... Neigungshomosexualität beruht auf einer partiellen Schwäche der männlichen Identifikation mit einer entsprechenden Schwäche der polaren Partnereinstellung, die nur zum eigenen männlichen Geschlecht und nicht zum fremden weiblichen Geschlecht reicht" (W. Bräutigam, Formen der Homosexualität).

Diese „echte" und ätiologisch ungeklärte Homosexualität kommt bei etwa 4% der männlichen und etwa 2% der weiblichen Bevölkerung vor. Am besten stellt man die Diagnose aus dem Vorliegen homosexueller Onaniephantasien und der sexuellen Stimulierbarkeit durch gleichgeschlechtliche Objekte. Nicht selten wird die homophile Neigung dissimuliert und manchmal durch eine Heirat maskiert. In manchen Fällen tritt die Neigungshomosexualität auch erst im Laufe des Lebens deutlich hervor. Verhältnismäßig häufiger finden sich vor allem beim Mann ungebundene Formen (wahllose, ständig wechselnde Beziehungen mit destruktiver Wirkung), selten gebundene Formen mit eheartiger, langandauernder Bindung an einen Partner.

Nur selten gibt es Neurotiker oder Psychopathen unter den Neigungshomosexuellen, und auch perverse Praktiken werden selten beobachtet. In der Regel finden sich keine körperbaulichen, hormonellen oder chromosomalen Abweichungen; in ihrem äußeren Habitus und in ihrem Gehabe wirken sie nicht feminin.

Mit der Zwillingsuntersuchung konnte ein Anlagefaktor nachgewiesen werden; diese genetische Determinante dürfte jedoch kaum die einzige sein, da sonst die Homosexualität infolge natürlicher Selektion ausgestorben wäre. Reine chromosomale Aberrationen konnten bei Homosexuellen bisher nicht nachgewiesen werden.

Diese Gruppe von Homosexuellen fällt kaum auf, und oft bleibt deren Triebrichtung selbst in der nächsten Umgebung unerkannt.

Der Leidensdruck ist meist nur indirekt, d.h. er ergibt sich durch die soziale Isolierung (vor allem im Alter!) und durch Partnerkonflikte (Liebeskummer). Mit Sicherheit muß ein erhöhtes Suizidrisiko angenommen werden; depressive Verstimmungen finden sich gehäuft.

8.3.2 (15.3.2) Psychoanalytische Erklärungsversuche

Solche Erklärungsversuche wurden in großer Zahl unternommen und sind zum Teil widersprüchlich.

Häufig findet man bei Homosexuellen narzißtische Fixierungen und Bräutigam führt folgendes auf: Befriedigung sexueller Triebe und Partialtriebe bei ausgeprägtem Narzißmus, Sadomasochismus und Aggressivität; Fixierung in der oralen oder analen Stufe bei der Libidoentwicklung und Objektwahl sowie Ängste vor dem weiblichen Genitale; Abwehrmaßnahmen des Ich und Adaption an besondere familiäre sexuelle Konstellationen.

Die Theorie, daß eine ausgesprochene Homosexualität durch Verführung allein entsteht, muß abgelehnt werden.

Freud und seine Schüler nahmen hinsichtlich der Entstehung der Homosexualität eine Fehlidentifizierung an, d.h. sie sahen die Ursache der Homosexualität sowohl in einer extremen Fixierung des Jungen an die Mutter als auch in der bisexuellen Anlage des Menschen (also: engbindende Mutter, emotional distanter Vater).

8.3.3 (15.3.3) Gegenübertragungsgefahr

Wie praktisch jede andersdenkende Minderheit, bewirken auch Homosexuelle bei der „normalen" Mehrheit Angst, Selbstzweifel und Aggression. Die Anfeindung Homosexueller hat ihre Ursache häufig in der Angst vor einer eigenen, verborgenen homosexuellen Neigung. Eine besondere Rolle spielt der Homosexuelle aber auch als Sündenbock für Aggressionen und Frustration. Selbst der Arzt ist vor solchen Mechanismen nicht frei und muß deshalb versuchen, sich von allgemeinen Vorurteilen und Tabus freizumachen und seine Reaktionen und Gegenübertragungen bei homosexuellen Patienten zu überprüfen.

8.3.4 (15.3.4) Therapie

Da ein echter Leidensdruck fehlt und eine Änderung des Triebs im allgemeinen unerwünscht ist, wird eine Psychotherapie der Neigungshomosexualität kaum Erfolge zeitigen. Homosexuelle suchen den Arzt und den Psychotherapeuten nur dann auf, wenn durch ihr abweichendes sexuelles Verhalten Konflikte und/oder neurotische Störungen aufgetreten sind. Eine psychotherapeutische Beeinflussung solcher Konflikte und neurotischen Störungen ist durchaus möglich; allerdings kann nur Unterstützung bei der Bewältigung der vorhandenen Triebrichtung geleistet werden, evtl. auch eine „Entschärfung der Situation".

Ferner ist die Therapie von der individuellen Zielsetzung abhängig; man kann versuchen,

a) die Begleitsymptomatik (z.B. depressive Reaktion) zu behandeln,
b) ein besseres Verhältnis zur eigenen Homosexualität zu schaffen und
c) Heterosexualität zu erreichen.

Näheres zur Therapie weiterer Formen homosexuellen Verhaltens im nachfolgenden Abschnitt.

8.3.5 (15.3.5) Weitere Formen homosexuellen Verhaltens

a) Hemmungshomosexualität

Hier finden sich retardierte Personen, die auf das ihnen vertraute eigene Geschlecht zurückgreifen. Für sie ist eine heterosexuelle Beziehung zu riskant; homosexuellpädophile Handlungen sind hier vorherrschend. Zu dieser Gruppe gehören auch oligophrene, schizophrene Homosexuelle und Altershomosexuelle.
Therapie: Psychotherapie, wenn Leidensdruck vorhanden.

b) Entwicklungshomosexualität

Diese beobachtet man überwiegend in der Pubertät bei noch fehlendem heterosexuellen Kontakt. Entwicklungshomosexualität ist meist passager. Auch Masturbation kann als homosexueller Umgang mit dem eigenen Körper verstanden werden. Werden jedoch heterosexuelle Phantasien mit eingebracht, so muß der Tatbestand sofort in Frage gestellt werden. Entwicklungshomosexualität ist weit verbreitet und stellt nur eine Episode, keinesfalls aber eine neurotische oder sonst irgendwie fixierte Anomalie dar. Etwa 30% der Jugendlichen machen eine solche Phase durch, und für die Ausbildung und den Verlauf ist die jeweilige soziale Gruppe verantwortlich (z.B. Jugendgruppe).
Therapie: Da passager, nicht nötig!

c) Pseudohomosexualität

Diese Form der Homosexualität muß von den übrigen streng abgegrenzt werden. Bräutigam spricht von „Menschen, die sich passiv zu gleichgeschlechtlichen Handlungen hergeben, ohne eigentlich selbst homosexuell zu empfinden". Hier steht der materielle Gewinn eindeutig im Vordergrund (Prostitution), während Triebbefriedigung entweder keine oder zumindest eine nur untergeordnete Rolle spielt. Pseudohomosexuelle sind die häufig wechselnden Partner der echten Homosexuellen. Letztere werden oft durch Pseudohomosexuelle erpreßt und nicht selten zum Suizid getrieben.
Therapie: Hier eigentlich nicht nötig, da Pseudohomosexualität eher ein soziales und juristisches Problem ist.

d) Homosexualität der Frau (lesbische Liebe)

Siehe 8.3 — Einführung.

8.4 (15.4) TRANSVESTISMUS, TRANSSEXUALISMUS

8.4.1 (15.4.1) Formen

Transvestismus

Definition: Störung der sexuellen Selbst-Identität mit Bedürfnis, die Kleider des Gegengeschlechts zu tragen und in dieser Rolle akzeptiert zu werden.

Die Störungen sind grundsätzlich anders geartet als bei Homosexualität, obwohl auch in einigen Fällen Kombinationen bekannt wurden. Partnerwahl, Sexualtendenz und Sexualbetätigung sind weniger gestört, gestört ist vielmehr das Erleben der eigenen Geschlechtsrolle. Wesentlich häufiger sind Männer, die als Frauen auftreten als umgekehrt (Verhältnis 8:1).

Transvestiten beabsichtigen, nicht nur als Frau zu gelten, sondern auch von der Umwelt als Frau anerkannt zu werden. Dabei legen Transvestiten die Kleidung des anderen Geschlechts an, und der Wunsch eines Mannes, Frau zu sein, kann so weit gehen, daß er sich hormonale oder operative Umwandlung in das andere Geschlecht wünscht. Ist dies der Fall, dann sprechen wir von **Transsexualismus**. Obwohl letzterer heute zu überwiegen scheint, wurde Transvestismus doch genauer untersucht. Nur in seltenen Fällen besteht bei Transvestismus gleichzeitig Homosexualität und keinesfalls sind Transvestiten – wie vielfach angenommen wird – gleichzeitig Homosexuelle. Von einigen Autoren wird der Transvestismus den Perversionen zugerechnet.

Transsexualismus

Definition: Unerschütterliche Überzeugung, dem Gegengeschlecht anzugehören und Kampf um medizinische und soziale „Geschlechtsumwandlung".

Die Übergänge von Transvestismus zu Transsexualismus sind fließend. – Wir finden unterschiedliche Sexualbetätigung und ein unterschiedliches Sexualbedürfnis; einige sind außerordentlich triebschwach, andere wiederum verkehren heterosexuell bei starkem Geschlechtstrieb.

Wie gesagt ist die Kombination Homosexualität–Transvestismus und Homosexualität–Transsexualismus verhältnismäßig selten. Die überwiegende Zahl der Transvestiten lehnt homosexuellen Verkehr ab und will als „Frauen" von Männern begehrt werden und nicht als Männer von Männern. Beobachtet werden auch asexuelle Individuen.

Die Gewißheit, mit der sich Transvestiten und Transsexuelle zum anderen Geschlecht rechnen, läßt fast an den Wahn denken, wie man ihn manchmal bei Schizophrenen findet (Geschlechtswandel als Wahn). Dies kann so weit führen, daß Transsexuelle sich selbst zu kastrieren versuchen.

Wichtig zu wissen ist, daß Chromosomensatz, Körperbau und endokrine Befunde nicht dem gewünschten Geschlecht entsprechen; nur in einem sehr kleinen Teil der Fälle kann man bei männlichen Transvestiten die Chromosomenkonstellation des Klinefelter-Syndroms nachweisen (XXY). Bis heute immer noch unklar ist die Ätiologie von Transvestismus und Transsexualismus. Es bestehen keinerlei Beziehungen zu den Hermaphroditen (Zwittern!).

Wie gesagt ist hinsichtlich der Ätiologie, aber auch der Psychodynamik nur wenig bekannt. Angenommen werden Kastrationsangst, narzißtische Tendenzen und partielle weibliche Identifikation. Die kühnste Phantasie männlicher Transvestiten schreckt nicht einmal vor der Illusion des wesensmäßigsten weiblichen „Berufes" zurück. d.h. vor der Mutterschaft. Ein Kind zu empfangen, es auszutragen, es zu ernähren und zu versorgen, erscheint vielen Transvestiten als der höchste Gipfel menschlichen Glücks. Ein Transvestit „ließ Milch aus einem Krug in einen Teelöffel fließen und träufelte sie dann auf seine Brustwarzen, um den Anschein zu erwecken, daß er eine nährende Mutter sei". In der Tat gibt es einige Transvestiten –obgleich nicht sehr viele – die so vom Gedanken der Schwangerschaft besessen sind, daß sie in ihrer Kleidung den Eindruck der Schwangerschaft zu erwecken versuchen.

Schenkt man dem Problem des Transvestismus größere Aufmerksamkeit, und hat man die Gelegenheit, viele Transvestiten kennenzulernen, so wird man immer wieder von dem Ausmaß und der Stärke dieses eigenartigen Phänomens überrascht sein. Obgleich bei vielen Transvestiten der Drang, die Kleidung des anderen Geschlechts anzulegen, nur schwach ist und sich auf Phantasien beschränkt, tritt er bei anderen außergewöhnlich stark auf. Ob dieser Impuls kontrolliert werden kann, hängt weitgehend von seiner Intensität ab. Mit Sicherheit haben viele Transvestiten große Schwierigkeiten bei der zeitweiligen oder ständigen Unterdrückung des Impulses, ihre Weiblichkeit zu unterstreichen. Die Unterdrückung hat auf die Arbeitsfreude und die Fähigkeit solcher Menschen einen lähmenden und schließlich zerstörenden Effekt, und oft wird eine große innere Unruhe hervorgerufen, die von Unlustgefühlen, Ängsten und tiefer seelischer Depression begleitet wird. Dabei können sich solche Wirkungen derart verstärken, daß sie mit Suizid enden. So hört man oft von Transvestiten die Bemerkungen: „Ein solches Scheinleben nützt mir nichts" oder: „Ich habe dieses ewige Schauspielern satt". Viele Transvestiten haben tatsächlich aus einer solchen Stimmung heraus ihrem Leben ein Ende bereitet oder wenigstens den Versuch dazu unternommen.

8.4.2 (15.4.2) Abgrenzung zu Perversionen

Transvestiten und Transsexuelle sind auf der Suche nach einer sexuellen Selbst-Identität. Das Schwergewicht liegt also nicht in der Erreichung des Orgasmus, und evtl.

zu beobachtende Perversionen sind nur Umwege zur Erreichung des Orgasmus; denn der normale heterosexuelle Weg zur Erreichung des Triebziels ist gestört. Wie oben bereits erwähnt, erleben homosexuelle Transvestiten die Homosexualität subjektiv als Heterosexualität.

Im übrigen sind Transvestismus und Transsexualität eigentlich keine Formen der Perversion, wenn dies auch von einigen Autoren und sogar in den Fragen des IMPP (Institut für Medizinische und Pharmazeutische Prüfungsfragen) behauptet wird.

8.4.3 (15.4.3) Therapie

Eine echte Therapie ist nicht bekannt. Vielfach wird die operative Geschlechtsumwandlung abgelehnt, vor allem wegen grundsätzlicher Bedenken und im Hinblick auf die Ergebnisse. Kaum Erfolge brachten psychoanalytische und verhaltenstherapeutische Versuche.

Transvestiten und Transsexuelle akzeptieren nur Hilfen, welche die transsexuellen Wünsche der Verwirklichung näherbringen. Versuche, Transsexualität zu ändern, bringen oft depressive oder trotzige Reaktionen bis zu Suizid oder Selbstkastration.

Zwar ist „Geschlechtsumwandlung" medizinisch und gesetzlich möglich; wie gesagt: aber nach wie vor umstritten.

9 (GK: Kap. 16) SUIZIDALITÄT

9.1 (16.1) FORMEN DER SUIZIDALITÄT

Die Zahl der Selbsttötungen steigt seit Jahren kontinuierlich an. In der Bundesrepublik Deutschland begehen derzeit 22 von 100.000 Einwohnern Selbstmord und insgesamt liegt die Selbsttötungsrate in der Bundesrepublik an sechster Stelle unter 22 europäischen Ländern. Vor allem der behandelnde Hausarzt darf angesichts dieser Zahlen die Augen nicht verschließen. Ernst schreibt zudem: „Suizidzahlen psychiatrischer Klinikpatienten steigen in vielen Ländern steiler an als die Aufnahmezahlen der Kliniken und die Suizidrate der Gesamtbevölkerung."

Suizid und Suizidversuche werden bei Schizophrenien, Zyklothymien und bei psychoreaktiven Störungen und Suchten beobachtet. Seltener sind Suizide bei organischen Psychosyndromen. Am häufigsten treten Suizide im Zusammenhang mit depressiven Reaktionen auf. Neueste Zahlen belegen im übrigen, daß der Suizid bei Heranwachsenden bedenklich zunimmt; dieser steht bereits an dritter Stelle der Todesursachen bei Männern dieser Altersgruppe. Auch Alkoholismus spielt sehr häufig eine Rolle, und wenn es zu suizidalen Handlungen gekommen ist, sollten Alkoholiker auch immer hinsichtlich depressiver Erkrankungen untersucht werden. Verständlicherweise sind auch Personen mit anderen Suchtmittel-Abhängigkeiten verstärkt suizidgefährdet.

Bei Männern steht beim Suizid das Erhängen an erster Stelle, während Schlafmittelvergiftungen 2/3 aller Suizidversuche ausmachen. Letztere nahmen gerade in letzter Zeit erheblich zu.

Bei weitem überwiegen bei den Suizidhandlungen die Kurzschlußreaktionen, d.h. zwischen erstem Suizidgedanken und Tat liegen fast immer weniger als 24 Stunden, bei 50% weniger als 2 Stunden. Verhältnismäßig selten sind die sogenannten Bilanzselbstmorde, die sorgfältig geplant und konsequent durchgeführt werden. Außerdem werden Selbstmorde überwiegend allein verübt, selten in Gruppen. Besonders bei Jugendlichen beobachtet man Paarsuizide (Selbstmord von Liebespaaren). Bei einem Suizid unter Mitnahme von Bezugspersonen (z.B. Kindern) der Suizidenten in den Tod spricht man vom „erweiterten Suizid".

Wie erwähnt, steht bei den Suizidversuchen die Schlafmittelvergiftung an erster Stelle, gefolgt von Vergiftungen durch Pflanzenschutzmittel (E 605). Das Eröffnen der Pulsadern hat eher demonstrativen Charakter.

Wichtigste Suizidhandlungen
* Medikamentenüberdosierung
* Einnahme von Pflanzenschutzmitteln und anderen Giften
* Pulsadereröffnung
* Erhängen

* Sich-vor-den-Zug-werfen
* Suizid mit Kfz
* Erschießen
* Aus höherem Stockwerk springen
* Stromsuizid (Haartrockner in Badewanne werfen)
* Giftgas inhalieren (Autoabgase!)

9.2 (16.2)   EPIDEMIOLOGIE

9.2.1 (16.2.1)   Häufigkeit

Zwischen Suizid und Suizidversuch besteht keine scharfe Trennung, da spielerische und demonstrative Suizidversuche unbeabsichtigt letal enden können, während Suizidversuche trotz ernsthaften Tötungswillens manchmal mißlingen.

Nach Schätzungen der WHO begehen jährlich etwa 1/2 Million Menschen Selbstmord, davon in der Bundesrepublik Deutschland 14.000 Personen, was 21 Selbstmorde auf 100.000 Einwohner entspricht. Somit ist der Suizid in der Altersgruppe zwischen 15 und 45 Jahren die dritthäufigste Todesursache. Suizidversuche sind jedoch noch weit häufiger (5 − 10 mal häufiger!); ferner ist die Dunkelziffer außerordentlich hoch. Suizide und Suizidversuche nahmen im letzten Jahrzehnt beachtlich zu, vor allem die Suizidversuche.

Nachfolgend einige interessante Zahlen:
Prozentualer Anteil der Suizide an sämtlichen Sterbefällen in der Altersklasse von 25 bis 35: 17,6%; in der Altersklasse zwischen 75 und 85: 0,4%.

Die Statistik erfaßt allerdings immer nur geglückte Selbstmorde, nicht die Suizidversuche, von denen man annimmt, daß nur etwa 10% zum Erfolg führen. Dabei ist jedoch die Dunkelziffer noch nicht berücksichtigt. Obwohl in den letzten Jahren die Selbstmordversuche drastisch zunahmen, stieg die Zahl der an Suizid Verstorbenen nur geringfügig. Tölle schreibt dazu: „Zwischen Suizid und Suizidversuch bestehen wesentliche Unterschiede hinsichtlich der bevorzugten Personengruppen, der Motive und der Durchführung, wenn auch eine scharfe Grenze nicht gezogen werden kann. Es gibt Suizide, die aus äußeren Gründen im Versuchsstadium steckenbleiben; und es gibt Suizidversuche, die ungewollt tödlich enden" (Tölle).

Eine statistische Übersicht vom Jahr 1974 ergab folgende Zahlen: Etwa 1,8% aller Sterbefälle sind Suizide und von 100.000 lebenden Einwohnern begehen 21 Selbstmorde. In der Altersgruppe von 15 − 35 ist Selbstmord die zweithäufigste Todesursache (Unfälle die häufigste Todesursache!); mit zunehmendem Lebensalter sinkt die Selbstmordhäufigkeit, um dann wieder anzusteigen. Männliche Suizide kommen fast doppelt so häufig vor wie weibliche.

Die Zahl der Selbstmordversuche übersteigt die der Suizide um das Zehn- bis Zwanzigfache, wobei in den letzten Jahren eine deutliche Steigerung, weit über den geringen Anstieg der Suizidzahlen hinaus, beobachtet wurde. Entsprechende Untersuchungen ergaben, daß 40 – 60% der Suizidenten zuvor Kontakt mit Nervenärzten, Psychiatern und psychiatrischen Einrichtungen hatten. Dem niedergelassenen Arzt, speziell dem Neurologen und Psychiater, kommt angesichts dieser Entwicklung eine wesentliche Aufgabe in Bezug auf Prävention, Intervention und Postvention bei suizidgefährdeten Patienten zu. Aber auch die Suizidquoten in psychiatrischen Krankenhäusern und Kliniken sind seit Jahren im Anstieg begriffen, was um so mehr eine effiziente Suizidprophylaxe nötig macht. Heute rechnet man mit mehr als 150 Suizidversuchen pro 100.000 Einwohner im Jahr.

9.3 (16.3) EINFLUSSFAKTOREN

9.3.1 (16.3.1) Besonders gefährdete Personengruppen

Besonders gefährdete Personengruppen sind: sozial Isolierte, existentiell Bedrohte, chronisch oder unheilbar Kranke, Suchtkranke, Schizophrene, zyklothym Erkrankte und Personen mit psychoreaktiven Störungen.

Ferner sind suizidgefährdet: ältere Menschen, Alleinstehende (doppelt so häufig wie Verheiratete), rassisch, religiös oder politisch Verfolgte, Inhaftierte, Studenten.

Menschen begehen Selbstmord und versuchen, sich dadurch dem Leben zu entziehen, wenn sie vor unerträglichen oder unlösbar erscheinenden Situationen stehen und glauben, diese nicht anders lösen zu können.

Bei den meisten Selbstmördern fällt auf, daß der Suizidversuch ohne genauen Plan durchgeführt wurde und daß in der Mehrzahl der Fälle sogar eine Rettung einkalkuliert war. Selbstmordversuche werden häufig in der Absicht begangen, durch Angriff auf das eigene Leben die Umwelt zu alarmieren, Angehörige oder Bekannte in Schrecken und Angst zu versetzen. Man erkennt hier Parallelen zum sekundären Krankheitsgewinn (siehe dort!). Nicht immer aber sollen Suizidhandlungen unmittelbaren Eindruck auf die Umgebung machen und grundsätzlich läßt sich bei einem medikamentösen Suizidversuch – insbesondere bei Jugendlichen – der „Ernst der Tötungsabsicht" an der verwendeten Dosis und der Art des Medikaments meist nicht ablesen.

An Schizophrenie erkrankte Menschen führen nicht selten den von fremden Stimmen gegebenen Befehl der Selbsttötung aus.

Zu beachten ist, daß die Ernsthaftigkeit der Selbstmorde mit steigendem Lebensalter zunimmt und keinesfalls hilft dem älteren Menschen die Abgeklärtheit des Alters, sich von Schwierigkeiten und Problemen nicht so stark tangieren zu lassen. Ältere Menschen und Alleinstehende haben wegen der meist geringeren zwischenmenschlichen

Kontakte ein höheres Suizidrisiko als der Durchschnitt der Bevölkerung, und sicherlich falsch ist die häufig zu hörende Behauptung, daß bei geringeren zwischenmenschlichen Konflikten im höheren Alter und bei Alleinstehenden auch das Suizidrisiko geringer ist.

Nicht selten geschehen Selbstmordversuche unter Alkoholeinfluß; der Selbstmörder versucht damit, die letzte Hemmung und Angst zu beseitigen und sich bewußt „Mut anzutrinken".

Besonders gefährdet sind solche Personen, die von Suizid sprechen; denn völlig falsch ist die Meinung, daß derjenige, der von Suizid spricht, diesen nicht ausführt. Häufig läßt sich bei nicht psychotischen Suizidanten ein **präsuizidales Syndrom** (nach Riegel) beschreiben: Anfangs passiver Rückzug auf sich selbst und Entwicklung eines Einsamkeitsgefühls, Sinnlosigkeit und Ausweglosigkeitsgefühl; später dann innere, ohnmächtige Aggressionen und Vorwürfe gegen andere Menschen und gegen sich selbst in Verbindung mit schmerzlicher Resignation und Ankündigung der Suizidabsicht. Danach folgen Suizidphantasien mit Vorstellungen der Leiden, die durch das eigene Suizid den anderen Mitmenschen zugefügt werden.

Selbstmord kommt epidemiologisch gehäuft vor, so z.B. – wie oben genannt – bei Ledigen, Kinderlosen, geschieden Lebenden, vereinsamten Alten, alleinstehenden Kranken, kontaktlosen Menschen, Flüchtlingen, Verfolgten und unheilbar Kranken. Das Selbstmordrisiko ist besonders hoch bei jugendlichen Patienten in der pubertären und postpubertären Phase, also während der Phase der Ablösung von den Eltern, verhältnismäßig selten aber bei Kleinkindern und Kindern bis zum 10. Lebensjahr.

Grundsätzlich läßt der Ausgang von Suizidhandlungen in der Regel keine Rückschlüsse zu auf
* die zugrunde liegende psychische Störung
* die Ernsthaftigkeit der suizidalen Absicht
* die Persönlichkeit des Suizidanten
* die Art des auslösenden Konfliktes

Selbst unter fachgerechter Psychopharmakatherapie kann es zu einem sog. Raptus melancholicus mit plötzlich einschießendem suizidalem Impuls und unmittelbar folgender suizidaler Handlung kommen. Bei der Indikationsstellung zur stationären Behandlung ist die Einschätzung der Suizidalität von eminenter Bedeutung und es ist zu beachten, daß das Suizidrisiko im Rahmen depressiver Phasen im Stadium abklingender Depression bei zunehmender Aktivität recht häufig erhöht ist.

Seit einiger Zeit macht man als biochemische Parameter für ein erhöhtes Suizidrisiko im Serum das Cortisol, im Liquor cerebrospinalis im wesentlichen die 5-Hydroxyindol-Essigsäure, das Abbauprodukt des Serotonins im ZNS, verantwortlich (nach J. Demling, Psychiatrische Klinik Erlangen). Nach der Darstellung Demling's erscheinen chronobiologische Untersuchungen anderer biochemischer wie physiologischer Größen durchaus geeignet, Erkenntnisse über weitere biologische Parameter für Suizidgefährdung zu liefern.

9.3.2 (16.3.2) Psychische Störungen mit hoher Suizidgefährdung

Eine besondere Gefahr besteht bei:
* endogenen Depressionen
* Schizophrenien
* Neurosen und depressiven Verstimmungen
* höherem Lebensalter
* Alkoholismus

Am häufigsten tritt Selbstmord und Selbstmordversuch in Zusammenhang mit depressiven Reaktionen auf.
Näheres zu den genannten Krankheiten in den entsprechenden Kapiteln.

9.3.3 (16.3.3) Psychodynamik

Einzelheiten dazu wurden bereits in den vorangegangenen Abschnitten 16.3.1 und 16.3.2 erwähnt.
Außer den genannten Krankheiten kommen als Selbstmordgründe in Frage:
* Demonstrationscharakter, als bewußter oder unbewußter Appell an Umwelt oder Angehörige
* politischer oder religiöser Fanatismus (z.B. Selbstverbrennungen in der Öffentlichkeit)
* unbewußte Rache gegen einen nahestehenden Menschen (z.B. „Bestrafung" der Mutter, von der sich ein junger Mann nicht freimachen kann)
* Alarmierung und Aggression gegen die eigene Person
* Vergessen von Sorgen (Ruhe, Freiheit von Leid usw.)
* unlösbare Konflikte (z.B. Liebeskummer, Schulschwierigkeiten, Familienkonflikte)
* Drogenabhängigkeit und Alkoholismus (besonders häufige Motive!)
* affektiv überschießende Reaktionen (besonders bei Kindern und Jugendlichen mit unbeabsichtigtem Suizid)
* Wendung der Aggression gegen sich selbst

9.4 (16.4) PROPHYLAXE SUIZIDALER HANDLUNGEN

9.4.1 (16.4.1) Hinweise auf Suizidgefahr

Aktuelle Hinweise auf eine bestehende Suizidgefahr sind:
* schwere depressive Verstimmung
* vorangegangene Suizidversuche

* direkte oder indirekte Suiziddrohungen
* konkrete Vorstellungen über die Durchführung oder Vorbereitung zur Tat

Wie bereits oben erwähnt, ist die Meinung, wer von Suizid spreche, führe ihn nicht aus, völlig falsch. Bei der Mehrzahl der Suizide lassen sich Vorboten, eindeutige Hinweise und Ankündigungen retrospektiv eruieren. Auch trifft es nicht zu, daß lediglich der Psychiater die Gefahr erkennen kann, in der ein potentieller Selbstmörder schwebt. Schon aus dem besonderen Vertrauensverhältnis heraus kann der praktische Arzt oder der Arzt für Allgemeinmedizin eine tragische Entwicklung verhindern helfen und dazu beitragen, daß Krisen überstanden werden. Aber selbst für den Psychiater ist nicht immer einfach zu diagnostizieren, ob Selbstmorddrohungen lediglich als Druckmittel eingesetzt werden oder aber realen Hintergrund haben. Zu gefährlichen und impulsiven Suizidversuchen neigen vor allem Patienten mit „grenzwertiger" Persönlichkeitsstruktur.

Zwar sollte man Patienten, die durch Identitätsprobleme, Unreife, Wutanfälle und/oder Depressionen auffallen therapeutische Grenzen setzen, ihnen aber dennoch Verständnis und Einfühlungsvermögen entgegenbringen.

Trotz einer zureichenden Behandlung ist eine Wiederholungsgefahr niemals zu unterschätzen. Bei früherem Suizidversuch ist die Rückfallgefahr wesentlich höher als die Suizidgefährdung der Durchschnittsbevölkerung und ist vor allem in den ersten Monaten am größten. Völlig falsch ist die Annahme, daß persönlichkeitsgestörte Patienten mit mehrfachen Selbstmordansätzen nicht in Gefahr sind, den Suizid tatsächlich auszuüben. Weniger schwer zu erkennen ist der depressive Suizidpatient. Man sollte hier, neben der Depression, auf Zeichen der Hilflosigkeit achten, und bei unbeabsichtigten Überdosierungen von Medikamenten oder sog. „Unfällen" als Arzt mißtrauisch werden. Auch eine plötzliche Verbesserung einer Depression sollte hellhörig machen und ein derartiger Verlauf darf nicht unbedingt als Rückbildung der Depression ausgelegt werden. Häufig spiegelt sich hier die Erleichterung wider, welche ein Patient empfindet, nachdem er den festen Entschluß zum Suizid gefaßt hat. Durch die Lösung des Basisproblems schwindet die Ambivalenz des Patienten.

Es empfiehlt sich in Anlehnung an Ringel (1969) bestimmte **initiale Fragen an den Patienten zur Einschätzung seiner Suizidalität** zu richten:
* Sind sie traurig verstimmt und seit wann?
* Was ist Ihrer Ansicht nach der Grund für die Verschlechterung Ihres Zustandes?
* Wie fühlten Sie sich zuvor?
* Warum werten Sie Ihre Situation so negativ?
* Haben Sie eine Bezugsperson, der sie vertrauen und wem können Sie sich anvertrauen?
* Wie ist Ihre Beziehung zu Eltern und Familie?
* Besitzen Sie Freunde und wie ist der Kontakt zu ihnen?
* Wie gestalten Sie in letzter Zeit den Kontakt zu anderen Menschen?

* Grübeln Sie und worüber?
* Sind Sie in der Lage zu hassen? Wen hassen Sie?
* Träumen Sie und was träumen Sie?
* Was wünschen Sie sich momentan?
* Wie empfinden Sie Ihre gegenwärtige Lage?
* Wie soll es Ihrer Ansicht nach weitergehen?
* Wie sehen Sie Ihre Zukunft?

Wie oben bereits erwähnt, nahmen in den letzten Jahren auch die Suizidversuche und die „erfolgreichen" Suizidversuche in psychiatrischen Kliniken zu. Hier stehen vor allem Situationsveränderungen mit Objektverlustängsten im Vordergrund und zwar
* bevorstehende und befürchtete oder erfolgte Verlegung in eine andere Krankenstation
* Arztwechsel oder Wechseln des therapeutischen Teams
* Urlaubsantritt oder Erkrankung einer Bezugsperson
* Bevorstehende erstmalige Beurlaubung
* Bevorstehende Entlassung aus dem Krankenhaus
* Veränderungen im familiären Umfeld während des Krankenhausaufenthaltes
* Befürchtete bevorstehende oder erfolgte Veränderungen im sozialen Umfeld während des Krankenhausaufenthaltes

Aus Mimik und Gestik ist häufig mehr zu entnehmen als aus Worten! Großes Gewicht sollte man bei der **Verhaltensbeobachtung** auch auf die Feststellungen von Ärzten, Krankenschwestern und Pflegern legen, die den suizidalen Patienten nicht täglich sehen, sondern nur im Wochenend- und Nachtdienst; denn wer den Kranken in Abständen von mehreren Tagen sieht, registriert sein Anderssein weitaus alarmierender und viel drastischer als der Therapeut, der von einem Tag auf den anderen meist nur geringfügige Veränderungen wahrnimmt und diesen möglicherweise nicht die entsprechende Bedeutung beimißt.

9.4.2 (16.4.2) Möglichkeiten der Prophylaxe

Da Suizidhandlungen meist überraschende Kurzschlußreaktionen sind, ist es nur selten möglich, noch rechtzeitig zu intervenieren und das Suizid zu verhüten. Im allgemeinen sind dem Hausarzt und anderen Personengruppen (Erzieher, Fürsorger, Seelsorger) eine präventive Intervention eher möglich als einem Psychiater. Viele Selbstmörder kündigen zuvor ihre Absicht an, tun dies jedoch ohne besonderen Nachdruck oder oft nur versteckt, so daß die Andeutungen erst später erkannt werden. Recht häufig suchen Menschen mit Selbstmordabsichten einen Arzt auf, ohne jedoch aber von ihren Suizidabsichten zu sprechen; denn die sich mit Suizidgedanken tragenden Menschen statten den Arzt mit höchsten Fähigkeiten zur Hilfe aus und hoffen, daß ihre Not und Verzweiflung dem Arzt offenbar werden und dieser sich ihnen intensiv zuwendet. Aus diesem Grunde sollte der Arzt es keinesfalls dabei belassen, lediglich eine körperliche Untersuchung vorzunehmen, womöglich mit dem Ergebnis „ohne Befund". Dadurch ist der Patient meist in einer noch desolateren Lage.

Bereits vorausgegangene Suizidversuche müssen immer als Hinweis für einen weiteren Suizidversuch gesehen werden. Meist werden die psychischen Störungen richtig erkannt, die Selbstmordgefahr jedoch häufig unterschätzt. Grundsätzlich sollte man gezielt nach Konflikten und Suizidabsichten fragen. Das konkrete **Hinterfragen von Suizidgedanken und -absichten** muß der persönlichen Erfahrung und dem Fingerspitzengefühl des Arztes im Einzelfall überlassen bleiben. Während man früher dazu neigte, Suizidabsichten nicht anzusprechen, ist man sich doch heute darüber einig, offen unter Verwendung folgender Fragen den Suizid anzusprechen:
* Haben Sie schon einmal daran gedacht, sich das Leben zu nehmen?
* Wie würden Sie es tun?
* Haben Sie schon Vorbereitungen getroffen? (je konkreter die Vorstellungen, desto größer das Risiko)
* Denken Sie bewußt an Suizid oder drängen sich Ihnen solche Gedanken auf? (sich passiv aufdrängende Gedanken sind besonders gefährlich!)
* Haben Sie schon über Ihre Absichten mit jemand gesprochen (Ankündigungen immer ernst nehmen!)
* Haben Sie gegen jemand Aggressionen, die sie unterdrücken müssen? (Aggressionen, die unterdrückt werden müssen, richten sich meist gegen die eigene Person!)
* Schränkten Sie in der letzten Zeit Ihre Interessen, Gedanken und zwischenmenschlichen Kontakte ein?

Reimer (1982) und Ringel (1969) äußerten die Befürchtungen, daß man bei latenten Suizidalen durch gezieltes Nachfragen die suizidalen Gedanken „mit Sicherheit" verstärkt. Nach Ansicht zahlreicher namhafter Autoren und unserer Ansicht nach wächst aber im allgemeinen das Suizidrisiko bei depressiven Patienten keineswegs, wenn der Arzt die Patienten von sich aus auf Suizidgedanken anspricht. Vielmehr führt es beim Patienten meist zu einer deutlichen Erleichterung, wenn er seine Suizidgedanken dem Arzt offenbaren kann. Die Verstärkung suizidaler Gedanken bei latent Suizidalen stellt sicher eine Ausnahme dar.

Haase (1972) empfiehlt, mit Suizidgefährdeten bei der Aufnahme und gegebenenfalls auch später erneut einen Pakt abzuschließen, in welchem man den Patienten im Hinblick auf das Thema Suizidalität per Handschlag und Ehrenwort verpflichtet. Gerade bei depressiv psychotischen Patienten mit ihrer Überverpflichtungsstruktur trägt laut Haase ein solcher Paktabschluß wie auch die Erwähnung der fremdaggressiven und damit moralisch sehr bedenklichen Seite suizidaler Tendenzen oft entscheidend zur Suizidverhütung bei.

Arzt, Sozialarbeiter, Erzieher und Seelsorger sollten über den Kreis suizidgefährdeter Personen und über die zum Suizid führenden Situationen informiert sein. Gelegenheit zur Entlastung durch ein Gespräch bietet die Telefonseelsorge, die eine wichtige Funktion bei der Suizidverhütung darstellt.

Nachfolgend einige Ratschläge zum Umgang mit selbstmordgefährdeten Patienten:

Was man als Arzt beachten sollte:
* Möglichst immer Selbstmordgedanken hinterfragen
* Drohungen ernst nehmen
* Vorsicht, wenn Alkohol im Spiel ist
* Nach Depressionen oder Alkoholismus in der Familie fragen
* Familienmitglieder und Freunde in der Therapie als Verbündete benutzen, falls diese dazu geeignet sind
* Immer auf verschlüsselte Aussprüche acht geben (z.B. „Einen nächsten Termin möchte ich nicht ausmachen!" „Wie ich mich fühle, ist doch eigentlich gleichgültig")
* Immer Mißtrauen hegen bei allen Unfällen, hinter denen sich Selbstmordversuche verbergen könnten (z.B. „Medikamentenüberdosierungen", Autounfälle)
* Grundsätzlich immer Aussprüchen der Hoffnungslosigkeit größte Aufmerksamkeit schenken.

Was man als Arzt vermeiden sollte:
* Niemals annehmen, daß derjenige, der Selbstmord durch eine Überdosis Medikamente versuchte, nicht ernsthaft Selbstmord begehen wollte
* Nicht annehmen, daß bei mehreren Suizidversuchen nicht ernsthaft an Selbstmord gedacht wurde.
* Medikamente niemals in Mengen verschreiben, die letal sind, falls sie der Patient in einer Dosis nimmt
* Niemals gegenüber dem Patienten feindlich gesinnt sein und nicht den Richter spielen!
* Nach einem Selbstmordversuch niemals einen Anhaltspunkt geben, wie der Patient es „das nächste Mal richtig machen könnte". Also auch niemals angeben, daß das verwendete Medikament zum Selbstmord ungeeignet war (z.B. Benzodiazepine).

Merke: Auch strengste Sicherheitsmaßnahmen können den Suizid eines dazu absolut Entschlossenen nicht verhüten. Die absolut sichere Suizidprophylaxe gibt es nicht!

9.5 (16.5) THERAPEUTISCHES HANDELN NACH SUIZIDVERSUCHEN

9.5.1 (16.5.1) Abschätzung des Wiederholungsrisikos und Therapie

Um das Risiko der Wiederholung eines Suizids richtig einzuschätzen, sind von größter Wichtigkeit:
— diagnostische Klärung und Analyse der Vorgeschichte
— Analyse der Vorbereitung

- Analyse der Methode und der Durchführung
- Analyse der Reaktion des Patienten und seiner Umgebung
- Analyse des Motivs

Man sollte einen Patienten nach dessen Selbstmordversuch erst dann eingehender befragen, wenn keine Bewußtseinsstörungen mehr vorliegen. Die ärztliche Fragetechnik muß offen und behutsam aufzuklären versuchen, in welchen Lebens- und Geisteszuständen sich der Patient zum Zeitpunkt der Tat befunden hat. Je mehr Information man erhält, desto größer ist die Hilfsmöglichkeit, autoaggressive Wiederholungsfälle zu vermeiden.

Entscheidend ist die Feststellung, ob der Versuch zur Selbsttötung geplant oder impulsiv unternommen wurde, ob allein oder in Anwesenheit anderer Personen. Versuchen sollte man auch, zu eruieren, ob rechtzeitige Entdeckung sichergestellt, wahrscheinlich oder zufällig war.

Um die potentielle Gefahr weiterer Suizidversuche richtig einzuschätzen, sollten an den Patienten einige Fragen gerichtet werden:
* Wie fühlten Sie sich unmittelbar vor dem Suizidversuch?
* Wie fühlen Sie sich im Augenblick?

Besonders stark gefährdet sind Patienten, die vor ihrer Tat selbstzerstörerische Gedanken hatten und sich auch danach nicht anders oder gar schlechter fühlen. In solchen Fällen ist eine stationäre Behandlung unter strenger Überwachung dringlichst angezeigt. Im allgemeinen geringer gefährdet sind diejenigen, die ihre Handlung bedauern und sich albern vorkommen oder glauben, gestorben zu sein, wenn dies so bestimmt gewesen wäre.

Von besonderer Wichtigkeit ist der tragfähige Kontakt zwischen Selbstmördern und Therapeut. Bei der Verschreibung von Pharmaka ist allerhöchste Zurückhaltung geboten, da gerade solche Mittel als Selbstmordmittel Verwendung finden könnten. Der behandelnde Arzt in der Intensivstation muß entscheiden, ob der Patient nach Hause entlassen werden kann oder in eine geschlossene psychiatrische Abteilung eingewiesen werden muß. In letzterer wird ihm dann stufenweise immer mehr Freizügigkeit eingeräumt. Im allgemeinen ist eine stationäre ambulante Nachbehandlung zu befürworten, und zwar sollte diese Nachbehandlung (Gesprächstherapie, Familientherapie, Soziotherapie) unmittelbar nach Wiedererlangung des Bewußtseins beginnen. Denn gerade in diesem Stadium kann am ehesten ein tragfähiger Kontakt mit dem Patienten hergestellt werden, da der Selbstmordversuch eine sogenannte kathartische Wirkung besitzt und die meisten Patienten die Rettung akzeptieren und für diese dankbar sind. Viele Patienten sind nach einer Suizidhandlung vorübergehend zugänglicher für psychotherapeutische Hilfe als zuvor; dies sollte man nutzen (näheres dazu in Abschn. 9.5.2).

9.5.2 (16.5.2) Therapie

Unmittelbar nach dem Suizidversuch ist die Therapiebereitschaft des Patienten aus oben genannten Gründen am größten. Zudem wurden die Konflikte des Suizidanten durch die Suizidhandlung vordergründig erledigt.
Die Therapie setzt sich aus zwei Teilen zusammen:
1. Akutbehandlung
2. Nachbehandlung

Die Akutbehandlung besteht in der Entgiftung (bei Giftselbstmorden, Schlafmittelsuiziden usw.) auf einer Reanimationsstation oder Anästhesieabteilung. In größeren Krankenhäusern und Kliniken sind dafür eigene toxikologische Abteilungen eingerichtet.

Der Akutbehandlung folgt dann unmittelbar die Nachbehandlung, die zunächst stationär in einer geschlossenen psychiatrischen Abteilung und anschließend ambulant durchgeführt werden sollte.

Eine effektive Nachbehandlung soll umfassen:
Gesprächstherapie, Soziotherapie, Familientherapie, Aufrechterhaltung des Kontakts zum Patienten oder Gruppentherapie, Selbsthilfegruppen, Beratungsstellen.

Zusammenfassend kann man feststellen, daß die Prognose nach einem Suizidversuch bei den meisten Patienten spontan günstig ist. Wesentlich erscheinen hierfür aktive Veränderungen im sozialen Bereich, bei denen die Patienten häufig durch soziale Bezugspersonen unterstützt werden. Weiterhin gibt es aber eine Gruppe von Menschen mit schlechter Prognose, die therapeutisch sehr schwer angehbar ist. Die überwiegende Anzahl der tödlichen Rezidive entstammt dieser Gruppe.

R. Wolf schreibt dazu: „Aus der Komplexität des Suizidproblems ergeben sich Anhaltspunkte für eine wirksame Nachbetreuung selbstmordgefährdeter Patienten, deren Erfolg nicht allein an der Vermeidung neuer suizidaler Handlungen gemessen werden darf. Aus diesem Grunde erscheint es uns notwendig, den sozialen Bereich, in welchem sich letztlich die Lebensäußerungen aller Menschen abspielen, als wesentliches Kriterium für die Entwicklung suizidaler Personen schwerpunktmäßig zu erfassen." (R. Wolf)

10 (GK: Kap. 18) PSYCHOTHERAPIE-VERFAHREN

Es sei hier ausdrücklich verwiesen auf das Kurzlehrbuch „Psychosomatik/Psychotherapie und Neurosenlehre nach dem GK 3" von Dr. Hans Bürkle und Dipl. Psych. Wolfgang Schad. In dem genannten Kurzlehrbuch wird die gesamte Psychotherapie ausführlich und leicht verständlich dargestellt, so daß in den folgenden Abschnitten nur das Wesentliche und Prüfungsrelevante gebracht wird. Das obenerwähnte Kurzlehrbuch ist erhältlich bei der Jungjohann-Verlagsbuchhandlung mbH.

10.1 (18.1) DEFINITION UND FORMEN DER PSYCHOTHERAPIE

Vor etwa einem halben Jahrhundert galt die Psychotherapie in der naturwissenschaftlich denkenden Medizin als eine unwissenschaftliche Form der Therapie. Die Psychotherapie fand ihren Eingang als Fachdisziplin in die Medizin erst, als das Interesse an psychotherapeutischen Dienstleistungen zunahm. Dies war Anfang der 50er Jahre. Der Einzug in die Medizin hatte aber für die Psychotherapie die Folge, daß sie unter Druck gesetzt wurde, ihre therapeutischen Grundlagen und ihre therapeutischen Möglichkeiten wissenschaftlich zu klären und ihren Standort in der ärztlichen Versorgung zu bestimmen.

Eigentlich betreibt Psychotherapie ein jeder Arzt, der mit gesundem Menschenverstand und Einfühlung, Erfahrung und Wohlwollen psychische Störungen des Menschen zu behandeln versucht. Nach Balint (1976) beruht diese Vorstellung auf dem Glauben des Arztes an seine „apostolische Funktion", die sich aus der Besonderheit der Arzt-Patienten-Beziehung ergibt. Ganz gleich, unter welcher Krankheit ein Patient auch leidet, so hat er doch immer bestimmte Erwartungen und Verhaltensmuster gegenüber dem Arzt, die der interpersonellen Beziehung ihre besondere Prägung geben. Wie ein Arzt auf den Patienten eingeht, ob er ihn anhört, berät, beruhigt, wohlwollend zuredet usw.; dies alles wird auch eine psychische Wirkung auf den Patienten haben. Dennoch kann man dieser zumeist unsystematischen Handhabung der psychologischen Dimension der Arzt-Patienten-Beziehung keine psychotherapeutische Wirkung zuschreiben.

Wenn man sich aus historischer Sicht der Frage, was Psychotherapie überhaupt ist, nähert, so wird man erkennen, daß die Ansätze der Psychotherapie in autoritativen Behandlungsmethoden liegen, welche heute unter den Begriff der suggestiven und persuasiven Behandlungsverfahren zusammengefaßt werden (z.B. Hypnose und Autogenes Training, direkt ratende und führende Verfahren).

Nach Janssen war das erste Paradigma in der Psychotherapie die Formulierung der Psychoanalyse durch Freud. Laut Janssen sei bis heute der Leitgedanke der auf klinische Erfahrung und Beobachtung und deren theoretischer Reflexion basierenden Psychoanalyse die Bewußtmachung der „verbliebenen Kindlichkeit im Sinne unbewußter Gebundenheit an die Eltern und Elternrepräsentanten". So ist es das Ziel psychoanalytischer Psychotherapien als kausale Therapie von psychischen Erkrankungen, unbewußte und infantile, pathogene psychodynamische Anteile einer Persönlichkeit bewußt zu machen und dadurch dem Patienten zu helfen, diese in sein seelisches Leben zu integrieren.

Aber nicht nur die psychoanalytische Entwicklungslinie, sondern auch die Verhaltenstherapie, die sich aus dem Behaviorismus und der Reflexologie entwickelte, waren die Wegbereiter der Psychotherapie. Leitgedanke der Verhaltenstherapie war, die wissenschaftlich experimentell erforschten Lernvorgänge als ein theoretisches Spezialwissen über Lernvorgänge in der Psychotherapie zu verwenden. Dabei ist die Verhaltenstherapie im Gegensatz zur Psychoanalyse weder an die Theorien über Persönlichkeitsentwicklung, interseelische Konflikte und seelische Krankheiten gebunden, sondern beschränkt sich lediglich auf die Anwendung experimentell ermittelten Wissens über Lernvorgänge bei der Behandlung von neurotischen Symptomen (z.B. systematische Desensibilisierung).

Anfang der 50er Jahre entwickelten sich dann auch eigene psychotherapeutische Behandlungskonzepte, wie die von dem Psychoanalytiker Rogers entwickelte wissenschaftliche Gesprächspsychotherapie, die verschiedenen erlebnisorientierten Therapien (z.B. Gestalttherapie), sowie die an der Kommunikationswissenschaft unter Systemforschung orientierten Psychotherapien (z.B. nach Watzlawik).

Für „Psychotherapie" eine Definition zu finden, ist schwer; denn Psychotherapie ist auf viele Weise möglich. Besonders geeignet erscheint die Definition von Strotzka (Psychotherapie; Grundlagen, Verfahren, Indikationen; München, Urban & Schwarzenberg-Verlag 1975): „Psychotherapie ist ein bewußter und geplanter interaktioneller Prozeß zur Beeinflussung von Verhaltensstörungen und Leidenszuständen, die in einem Konsensus (möglichst zwischen Patient, Therapeut und Bezugsgruppe) für behandlungsbedürftig gehalten werden, mit psychologischen Mitteln (durch Kommunikation) meist verbal aber auch averbal, in Richtung auf ein definiertes, nach Möglichkeit gemeinsam erarbeitetes Ziel (Symptomminimalisierung und/oder Strukturänderung der Persönlichkeit) mittels lehrbarer Techniken auf der Basis einer Theorie des normalen und pathologischen Verhaltens."

Der Gegenstandskatalog für Mediziner gibt folgende Definition: „Psychotherapie ist das methodische Handhaben psychologischer Verfahren auf emotionaler, kognitiver und Verhaltensebene zur Therapie von psychischen oder (psycho-)somatischen Störungen oder der Bearbeitung von Lebensproblemen."

Nach einer Zusammenstellung von Wittchen und Fischer (1980) unterscheidet man heute 46 verschiedene therapeutische Ansätze mit unterschiedlichen Behandlungstechniken.

Man teilt heute ein in
* tiefenpsychologische Therapien
* verhaltensorientierte Therapien
* erlebensorientierte Therapien
* kommunikationsorientierte Therapien

Nachfolgend nun die Therapieformen im einzelnen

a) **Tiefenpsychologische Therapien**
   * Psychoanalyse (S. Freud)
   * analytische Therapie (Jung)
   * Individualtherapie (Adler)
   * interpersonale Psychiatrie (Sullivan)
   * Charakteranalyse (Reich)
   * Ich-Analyse (A. Freud)
   * Chicago-Schule (Alexander, French)
   * Neoanalyse (Schultz-Henke)
   * Vokaltherapie (Malan)
   * Psychodrama (Moreno)
   * Katathymes Bilderleben (Leuner)
   * Transaktionsanalyse (Berne)
   * dynamische Psychiatrie (Ammon)
   * Kollusionstherapie (Willi)

b) **Verhaltensorientierte Therapie**
   * Verhaltensanalyse (Skinner)
   * Verhaltenstherapie (Eysenck)
   * systematische Desensibilisierung (Wolpe)
   * therapeutisches Lernen (Dollard/Miller)
   * soziale Lerntheorie (Rotter, Bandura)
   * Fixed Role Therapy (Kelly)
   * Rational-Emotive-Therapie (Ellis)
   * Realtherapie (Glasser)
   * eklektische Psychotherapie (Thorne)
   * Selbstkontrolle (Kanfer)
   * kognitive Verhaltenstherapie (Mahoney)
   * strukturierte Lerntherapie (Goldstein)
   * multimodale Verhaltenstherapie (Lazarus)

c) **Erlebnisorientierte Therapie**
   * Existenzanalyse (Binswanger)
   * Daseinsanalyse (Boss)
   * Logotherapie (Frankl)
   * klientzentrierte Gesprächspsychotherapie (Rogers)

* Gestalttherapie (Perls)
* Experiential Therapy (Gendlin)
* Primärtherapie (Janov)
* Bioenergetik (Lowen)
* Strukturanalyse (Rolf)
* Feeling-Therapie (Hart)
* initiatische Therapie (Dürckheim)
* Actualizing-Therapy (Shostrom)
* Psychosynthesis (Assagioli)
* integrative Psychotherapie (Petzold)

d) **Kommunikationsorientierte Therapien**
   * Kommunikationstherapie (Watzlawick/Jacksen/Bateson)
   * Strategien der Psychotherapie (Haley)
   * Conjoint Family Therapy (Satir)
   * Familientherapie (italienische Schule/Selvini Pallazoli)
   * Familientherapie (Stierlin)

Nach Strotzka ist Psychotherapie
* ein bewußter und geplanter interaktioneller Prozeß,
* mit lehrbaren psychologischen Techniken meist verbal aber auch averbal;
* eine Therapie, mit der man Verhaltensstörungen und Leidenszustände beeinflussen will, welche möglichst in einem Konsensus zwischen Patient, Therapeut und Bezugsgruppe für behandlungsbedürftig gehalten werden;
* eine Therapie, die ein definiertes Ziel verfolgt, z.B. Symptomminimalisierung oder Strukturänderung in der Persönlichkeit;
* eine Therapie, die auf einer Theorie des normalen und pathologischen Verhaltens beruht (nach Strotzka, 1975).

Unter Berücksichtigung des medizinischen Krankheitsbegriffs ist die zentrale Aufgabe der Psychotherapie die Behandlung der psychoneurotischen und psychosomatischen Erkrankungen, also Erkrankungen, in deren Ätiologie nachweislich psychische Faktoren überwiegen. Hierzu gehören: Psychoneurosen (Phobien, Angstneurosen usw.), frühe Störungen (z.B. Borderline-Syndrom), psychosomatische Erkrankungen im weiteren Sinne, also psychogen entstandene, aber mit somatischen Beschwerden in Erscheinung tretende psychische Erkrankungen (z.B. funktionelle Herzbeschwerden, funktionelle Magen-Darm-Beschwerden, funktionelle Sexualstörungen, usw.). Hinzu kommen ferner Charakterneurosen und Perversionen, Arbeitsstörungen, Kontaktstörungen, Schul- oder Erziehungsschwierigkeiten bei Kindern auf neurotischer Basis, aber auch Störungen im interpersonellen Bereich (Partnerkonflikte), wenn neurotische Erkrankungen die Ursache sind.

Janssen schreibt dazu: „Aus methodischer Sicht liegt ein begrenztes Spektrum an Psychotherapie in der ambulanten Versorgung vor: suggestive Verfahren, analytische Verfahren und verhaltenstherapeutische. Sie sind keineswegs gleichwertig anzusetzen. Unter dem Gesichtspunkt der Krankenversorgung ist es auch nicht sinnvoll, eine permanente Ausweitung der methodenorientierten Psychotherapie vorzunehmen, sondern Psychotherapie stärker an die zu behandelnden neurotischen und psychosomatischen Erkrankungen zu binden und ihre spezielle innovative und konsiliarische Funktion für die ärztliche Versorgung zu stärken" (P. Janssen, aus Psycho, 9/83).

10.2 (18.2) PSYCHOANALYTISCHE VERFAHREN

10.2.1 (18.2.1) Ziel

Das Ziel psychoanalytischer Verfahren ist die Konfliktaufdeckung und Konfliktbearbeitung durch Introspektion und Deutung unbewußter Vorgänge unter besonderer Beachtung der Beziehung zum Analytiker. Der Patient soll bis dahin unbewußte Persönlichkeitsanteile kennenlernen und in seine eigene Gefühls- und Wunschwelt Einblick gewinnen. Dabei beschränkt sich aber die Psychoanalyse nicht nur auf die Bearbeitung frühkindlicher Konflikte.

Das Gespräch zwischen Therapeut und Patient während einer psychoanalytischen Behandlung unterscheidet sich vom konventionellen Gespräch und der üblichen Arzt-Patient-Unterredung grundlegend. Psychoanalyse ist eine spezielle Technik, die darauf abzielt, in das Unbewußte verdrängte Erlebnisse in die freie Verfügung des Ichs zurückzubringen und überstarke Über-Ich-Forderungen zu reduzieren. Sowohl über freie Assoziationen als auch über Verhalten und Fehlhandlungen und über Träume kann Zugang zum Unbewußten erreicht werden.

Es gilt die analytische Grundregel, den Patienten anzuhalten, sich seinen spontanen Einfällen hinzugeben und all das mitzuteilen, was er denkt, fühlt und empfindet und ihm plötzlich in den Sinn kommt. Dabei soll er auch das mitteilen, was ihm weniger wichtig erscheint, was ihm Erleichterung bringt, aber auch was ihm unwesentlich, unangenehm und peinlich oder unsinnig vorkommt. Der Arzt folgt dem freien Assoziieren des Patienten aufmerksam, bleibt aber im allgemeinen passiv. Der Arzt ist gleichsam Katalysator, der die Gedankenassoziationen in Gang bringt, ohne aktiv einzugreifen.

Nicht beabsichtigtes Versprechen und ungewollt fehlerhaftes Verhalten wird von der Psychoanalyse als **Fehlleistung** bezeichnet.

Die psychoanalytische Diagnostik verwertet Informationen aus folgenden Quellen:
* objektive, d.h. im Prinzip nachprüfbare Informationen (z.B. Alter des Patienten)
* Subjektive Situation- und Erlebnisschilderungen des Patienten
* Gegenübertragungsgefühle des Diagnostikers
* Reaktionen des Patienten auf Probedeutungen des Analytikers

In der Regel setzt der Patient dem Wiederbewußtwerden verdrängter Erlebnisinhalte und Impulse im neurotischen Geschehen **Widerstand** entgegen. Daneben existieren individuelle Abwehrmechanismen, die in der individuellen Persönlichkeitsstruktur des Patienten ihre Ursache haben. Die Hauptaufgabe psychoanalytischen Vorgehens ist die Analyse der Widerstände. Beispielsweise kann sich der Widerstand eines neurotischen Patienten auch in ständigem Hindeuten auf seine gegenwärtigen Belastungen und auf seine Beschwerden äußern. Widerstand kann ein Patient entgegensetzen, indem er einer Therapiestunde fernbleibt, „weil er keine Lust hat". Beim Widerstand handelt es sich also um die Kräfte, mit denen sich ein Patient dem Fortschritt der Behandlung entgegenstellt und sich aus unbewußter Angst gegen die therapeutische Bearbeitung seiner Schwierigkeiten wehrt.

Früheres Verhalten des Patienten wird in der **Übertragung** wiederholt und man spricht von der Übertragungsneurose. So kann es sich beispielsweise um eine „Neuauflage" der Vater- oder Mutterbeziehung handeln. Im weiteren Sinne bedeutet Übertragung das Ausrichten von Gefühlsregungen auf einen anderen Menschen. Jedoch darf Projektion nicht mit Übertragung verwechselt werden. In den Prüfungen des IMPP (Institut für medizinische und pharmazeutische Prüfungsfragen) versteht man unter der Bezeichnung „Übertragungsneurose" eine Wiederholung der infantilen Neurose innerhalb der psychoanalytischen Behandlung.

Durch die Übertragung wird es dem Patienten möglich, frühere ungelöste Konflikte, vor allem unbewältigte Schwierigkeiten im zwischenmenschlichen Erleben, erneut aufzugreifen, nachzuerleben, mit dem Analytiker durchzuarbeiten und in positiver Weise zu lösen.

Es besteht nun durchaus die Möglichkeit, daß der Therapeut in seiner Beziehung zum Patienten ebenso reagieren kann wie dieser ihm gegenüber. Ein Therapeut ist fernerhin nie ganz frei in seinem Verhalten dem Kranken gegenüber. Man nennt diesen Sachverhalt **Gegenübertragung**. Bleibt diese unerkannt und unkontrolliert, so kann sie eine Behandlung erheblich stören. Ebenso wie die Übertragung bedarf die Gegenübertragung einer Analyse in Form einer Selbstanalyse oder Kontrollanalyse durch einen erfahrenen Psychotherapeuten. **Übertragungsanalyse** und **Widerstandanalyse** kommen hauptsächlich auf dem Wege der **Deutung** zustande. Scheinbar Sinnloses wird durch Deutung wieder sinnvoll, Unklares wird geklärt, Fremdes vertraut und Unbeachtetes oder Liegengebliebenes erhält plötzlich einen neuen und dynamischen Bewegungsgehalt (nach Meerwein).

Deutungen sollten sich nicht der psychoanalytischen Terminologie bedienen, da dadurch dem Patienten höchstens abstrakte Lehrsätze, jedoch kaum Kenntnis seiner selbst vermittelt werden. Deutungen sollten sparsam und vorsichtig angewendet werden. Übertragung, Widerstand und Deutung sind Elemente, die ihre Gültigkeit für alle Formen der verbal durchgeführten aufdeckenden Psychotherapie haben, Gültigkeit auch für die analytisch orientierte Gruppenpsychotherapie.

Mit dem Ausdruck „Gegenübertragung" kann folgendes gemeint sein:
* „Übertragung von einem Behandler auf einen Patienten" (im engsten Sinne).
* Gezielte Reaktion eines Menschen auf eine ihm entgegengebrachte Übertragung. Man spricht auch von „Reziprok-Übertragung".
* Persönlichkeitseigene Tendenz des behandelnden Arztes, bestimmte oder die meisten seiner Patienten in einer bestimmten Weise und Form zu sehen („lauter Spinner"),
* Sämtliche Wahrnehmungen, Gefühle, Phantasien, Erwartungen, usw. die ein behandelnder Arzt seinem Patienten entgegenbringt.

Selbstverständlich hat eine negative, unbewußte und unkontrollierte Gegenübertragung eines Arztes für seinen Patienten äußerst schlimme Folgen. Dabei muß sich eine negative Gegenübertragung keinesfalls ausschließlich durch Affekte äußern; vielmehr können dies auch scheinbare Kleinigkeiten sein (z.B. erfolgt keine Überweisung zu einem Facharzt). Weniger leicht kann ein Patient einem Arzt Affekte und negative Sanktionen entgegenstellen; er hat lediglich die Möglichkeit der Nichtbefolgung der Therapie, allgemeine Unfreundlichkeit und letztlich Arztwechsel.

10.2.2 (18.2.2) Techniken

Von allen übrigen psychotherapeutischen Behandlungsverfahren unterscheidet sich die Psychoanalyse dadurch, daß sie gezielt eine Übertragungsneurose herstellt, die die Wiederholung der infantilen Neurose ist. Vorrangig werden Übertragung und Widerstand gedeutet. Der wichtigste Unterschied der psychoanalytisch orientierten Psychotherapie zur klassischen Psychoanalyse besteht darin, daß keine Übertragungsneurose mehr angestrebt wird. Zwar spielen fernerhin Übertragungsphänomene eine Rolle; diese werden aber nur dann bearbeitet, wenn sie zu einer Fehleinschätzung der realen Lebenssituation führen. Aktuelle Lebenssituation des Patienten und gegenwärtige Konflikte mit der Umwelt sind Hauptpunkte der Therapie. Mit anderen Worten: Die soziale Komponente steht bei der psychoanalytisch orientierten Psychotherapie im Vordergrund. Die psychoanalytisch orientierte Psychotherapie ist von kürzerer Dauer als die große Psychoanalyse, was durch einen weitgehenden Verzicht auf die Regression und die damit verbundene Übertragungsneurose zustande kommt.

Während die Behandlungsfrequenz der psychoanalytischen Standardmethode 3 – 5 Stunden pro Woche beträgt, versucht die psychoanalytisch orientierte Psychotherapie, mit 2 – 3 Stunden pro Woche auszukommen. Die Gesamttherapiedauer letzterer beträgt in etwa 200 Stunden, während die große Psychoanalyse sich über eine Gesamtdauer von 2 und mehr Jahren hinweg erstreckt.

Bei der psychoanalytisch orientierten Psychotherapie sitzen sich Therapeut und Patient gegenüber (Vermeidung der Regression), bei der großen Psychoanalyse liegt der Patient auf einer Couch, während der Therapeut am Kopfende sitzt.

Die Behandlungsregeln der klassischen Psychoanalyse im einzelnen:
* Behandlungsfrequenz 3 − 5 Wochenstunden zu je 50 Minuten
* Patient liegt auf Couch, Therapeut sitzt am Kopfende
* Behandlung muß freiwillig sein
* Patient soll alles erzählen, was ihm einfällt
* Patient darf mit Außenstehenden nicht über die Analyse sprechen
* Während der Analyse dürfen keine lebenswichtigen Entschlüsse gefaßt werden (z.B. Ehescheidung, Berufswechsel)
* Der Analytiker versucht, eine Übertragungsneurose herzustellen und deutet vorwiegend Übertragung und Widerstand.

Dadurch, daß in der großen Psychoanalyse der Patient liegt, ist dieser entspannter und die Regression wird gefördert. Außerdem klammert er sich nicht an das Minenspiel des Therapeuten, wodurch eine freie Assoziation nicht behindert wird. Lediglich bei außerordentlich Ich-schwachen Patienten kann eine starke Regression zur Gefahr werden: Patient und Therapeut dürfen sich dann gegenübersitzen.

In der Theorie der Behandlungstechnik für die psychoanalytische Einzeltherapie werden folgende Maßnahmen für dieses therapeutische Verfahren für wichtig erachtet:
* Klären (Herausarbeiten der Problematik in Lebenssituationen und Ereignissen)
* Durcharbeiten (die gewonnenen Einsichten wiederholen und ausformen)
* Konfrontation (Aufzeigen von Vermeidungen, Widersprüchen usw.)
* Deutung (unbewußte Quellen des Erlebens bewußtmachen)

Im Gegensatz zu anderen Verfahren wirkt bei der klassischen psychoanalytischen Behandlung der Therapeut nicht beratend bei lebenswichtigen Entscheidungen.
Bei richtiger Indikationsstellung ist die Psychoanalyse das angeblich wirkungsvollste psychotherapeutische Verfahren und das am besten erforschte.

Neben der großen Psychoanalyse und der psychoanalytisch orientierten Psychotherapie bedient man sich heute relativ häufig auch der psychoanalytischen Kurztherapie (Fokaltherapie). Diese besteht aus 10 − 30, höchstens aber 50 Sitzungen mit je einer Therapiestunde pro Woche. Diese Therapie wird sitzend durchgeführt, und im Gegensatz zur großen Psychoanalyse wird bereits zu Beginn der Therapie das Behandlungsziel abgegrenzt. Betrachtet wird ein Konfliktbrennpunkt, auch „Fokus" genannt, der für die akuten Störungen verantwortlich zu sein scheint.

Eine psychoanalytische Kurztherapie wird nur dann Erfolg zeigen, wenn die Patienten eine große Ich-Stärke besitzen und ein für den Patienten sinnvolles Handlungsmotiv besteht. Ferner muß es sich bei dem Konflikt um einen umschriebenen Konflikt handeln.
Kaum Erfolg bringt eine konfliktbearbeitende Psychotherapie, wenn der notwendige Leidensdruck fehlt.

10.2.3 (18.2.3) Indikation und Prognose

A) Indikationen für die große Psychoanalyse
* chronifizierte Neurosen (unter 10 Jahren Dauer)
* charakterneurotisch fixierte Neurosen
* psychosomatische Erkrankungen
* Phobien
* hysterische Neurosen
* Zwangsneurosen

Ein Nachteil der Psychoanalyse ist die lange Dauer (mehrere Jahre) und die sich daraus ergebenden hohen Kosten. Dazu kommt die geringe Anzahl gut ausgebildeter Psychoanalytiker.

Ungünstige Voraussetzungen für eine psychoanalytische Therapie sind:
* schwache, asthenische Persönlichkeiten
* chronifizierte Neurosen (mehr als 10 – 20 Jahre)
* sexuelle Perversionen (oft geringer Leidensdruck)
* unstete Persönlichkeit, Sucht, Verwahrlosung
* endogene Psychosen

B) Indikationen für die psychoanalytisch orientierten Verfahren
* akute Konflikte (Ängste, Depressionen usw.)
* Panikzustände und Katastrophenreaktionen
* Suizidgefährdung (hier Notfalltherapie!)
* Lebenskrisen mit neurotischem Hintergrund

Eine Erhebung des Zentralinstituts für psychogene Erkrankungen der AOK Berlin ergab eine sehr gute Besserung bei psychoanalytischer Therapie mit durchschnittlich 100 Stunden bei etwa 28% der behandelten Patienten. Etwa 10% waren gut gebessert und 25% befriedigend gebessert. Eine unbehandelte Kontrollgruppe schnitt deutlich schlechter ab.

Ungünstig sind die prognostischen Chancen bei neurotisch Kranken, die durch Angehörige zur Therapie gedrängt werden. Eine unterstützende Mitarbeit der nächsten Bezugspersonen des Patienten ist für das Gelingen einer psychoanalytischen Einzelbehandlung nicht von Belang, ja nicht erwünscht.

10.3. (18.3) KLIENTZENTRIERTE PSYCHOTHERAPIE (GESPRÄCHSPSYCHOTHERAPIE)

10.3.1 (18.3.1) Ziel

Synonyme: Klientzentrierte Therapie, nicht-direktive Therapie.
Schöpfer dieser Therapieform ist der amerikanische Psychologe Rogers. Diese Therapie ist auf den zu behandelnden Menschen bezogen anstatt auf Krankheit und Symptomatik. Heute ist die Therapie Rogers' weit verbreitet und findet in diversen Abhandlungen Anwendung. Bekannt ist die klientzentrierte Therapie auch als Gesprächspsychotherapie (Tausch). Ärztlich-psychotherapeutische Gespräche, analytisch orientierte Kurzpsychotherapien und klientzentrierte Therapie haben wesentliche Gemeinsamkeiten.

Von großer Wichtigkeit für eine sinnvolle klientzentrierte Therapie ist die unbedingte emotionale positive Zuwendung und Annahme des Patienten, Echtheit und das empathische Verstehen. Nur wenige Regeln bestimmen das praktische Vorgehen. Alles was der Patient über sein Erleben und Verhalten berichtet, wiederholt der Therapeut und formuliert dieses möglichst genau, präzisiert das Gesagte durch sprachliche Verdeutlichung, ohne jedoch in Form von Deutungen Interventionen vorzunehmen. Dabei wird der Versuch unternommen, den Patienten zu einer Selbstexplorierung zu bewegen, damit er den emotionalen Gehalt seiner Erlebnisse zu erkennen vermag. Die klientzentrierte Psychotherapie ist eine einsichtsorientierte Psychotherapie, die zwischen 4 und 20 Gespräche von 45-minütiger Dauer umfaßt.

Rogers grenzte seine Therapie von der Psychoanalyse streng ab und versuchte, die Patienten bei ihrer Selbstverwirklichung hauptsächlich durch Abbau eines autoritären Abhängigkeitsverhältnisses zum Therapeuten zu unterstützen. Aus diesem Grunde nannte er seine Therapieform zunächst „nicht-direktiv", später dann „klientzentriert", womit er andeuten wollte, daß die partnerschaftliche Interaktion zwar durch Verhaltensvariablen des Therapeuten strukturiert wird, das Ziel der Veränderungen und die Gesprächsinhalte allerdings einzig und allein vom Patienten bestimmt werden, da der Klient ja derjenige ist, der am besten über seine Probleme Bescheid weiß. Rogers bezieht seine Therapie auf den Menschen selbst, nicht auf dessen Krankheit oder Symptome.

Hauptziele der klientzentrierten Psychotherapie sind also:
* Unterstützung der Selbstentfaltungstendenz und Förderung emotionaler Sicherheit
* Förderung von Flexibilität im Denken und Verhalten
* Entwicklung von Verhaltensalternativen zur Situationsveränderung des Patienten nach seinen Zielen durch ihn selbst
* Förderung von Bereitschaft und Fähigkeit zur Aufnahme und Gestaltung sozialer Beziehungen
* Förderung der Fähigkeit, Konflikte und Probleme zu verarbeiten

10.3.2 (18.3.2) Technik

Das charakteristischste Merkmal dieser Therapieform ist der Arzt-Patient-Dialog, der durchaus sehr unterschiedliche Formen annehmen kann. Rogers und andere Therapeuten sehen als Bedingungen einer sinnvollen klientzentrierten Therapie ein gewisses Maß an Zuwendung und Einfühlung des Therapeuten. Bereits oben wurde erwähnt, daß der Therapeut versucht, emotionale Erlebnisinhalte des Patienten zu verbalisieren. Grundsätzlich soll der Therapeut Partner sein und keine Ratschläge und Deutungen geben, auch nicht die Vergangenheit des Patienten rekonstruieren und keine Zukunftspläne anregen, sondern vielmehr versuchen, Gefühle und emotionale Hintergründe der Äußerungen des Patienten möglichst eingehend und genau widerzuspiegeln.

Es gibt nur wenig Regeln hinsichtlich des praktischen Vorgehens:
* Der Therapeut wiederholt alles, was der Patient über sein Erleben und sein Verhalten erzählt und versucht dies zu präzisieren und zu verdeutlichen, ohne jedoch aber zu deuten.
* Der Therapeut regt die Selbstexploration des Patienten an.
* Die klientzentrierte Psychotherapie umfaßt in der Regel 4 – 20 Gespräche von je 45 Minuten Dauer.

Rogers selbst betrachtet die Technik als verhältnismäßig unwichtig. Viel wesentlicher sei die menschliche Zuwendung und die Einfühlung des Therapeuten, zu der allerdings doch ein methodisches Vorgehen hinzukommen muß. Dieses hängt jedoch nach Rogers von der Persönlichkeit des Therapeuten und von der Symptomatik des Patienten ab.

10.3.3 (18.3.3) Indikationen

Anwendung findet die klientzentrierte Therapie hauptsächlich bei:
* Psychoneurotischen Persönlichkeitsstörungen und anderen leichten Störungen
* Kriseninterventionen
* Aktuellen Konflikten (beruflich, partnerschaftlich, sexuell)
* Anpassungsschwierigkeiten
* Minderwertigkeitsgefühlen
* allgemeiner Angst und Unsicherheit.

Für Patienten, die im klinischen Sinne als krank gelten, ist die klientzentrierte Therapie nicht das geeignete Behandlungsverfahren.

Angeblich lassen sich Patienten mit starken Beeinträchtigungen im Erlebnis- und Empfindungsbereich bei allerdings geringen Verhaltensauffälligkeiten am erfolgreichsten behandeln. Angeblich sollen auch bei Alkoholikern, psychosomatischen Störungen und gar bei Schizophrenien Erfolge erzielt worden sein.

10.4 (18.4) VERHALTENSTHERAPIE

Die Verhaltenstherapie entwickelte sich aus Experimenten und Theorien der Lernpsychologie innerhalb der letzten 25 Jahre. Dabei wurde vor allem versucht, die an Tieren gewonnenen lernpsychologischen Erkenntnisse für die Behandlung verhaltensgestörter Menschen nutzbar zu machen.

Die Verhaltenstherapie sieht Verhaltensstörungen als gelerntes Fehlverhalten im Sinne einer Konditionierung an und neurotisches und anderweitig psychopathologisches Verhalten wird als fehlerhaft angepaßtes, erlerntes Verhalten betrachtet.

Folgende lerntheoretischen Grundbegriffe sind für die Verhaltenstherapie von größter Wichtigkeit:
* Klassische Konditionierung
* Operante Konditionierung (Lernen am Erfolg)
* Imitation (Lernen am Modell; von einigen Autoren auch dem operanten Konditionieren zugeordnet)

Eine Verhaltensmodifikation wird erreicht durch Anwendung von klassischem und/ oder operantem Konditionieren.

Die Verhaltenstherapie als Psychotherapieverfahren bezieht sich also ausdrücklich auf die Konzepte psychologischer Lerntheorien.

10.4.1 (18.4.1) Ziel

Die Verhaltenstherapie stützt sich vorwiegend auf Lerntheorien, die davon ausgehen, daß ein großer Teil menschlichen Verhaltens im Sinne einer Konditionierung erlernt ist. Den Lerntheorien entsprechend ist psychopathologisches und neurotisches Verhalten ein „fehlerhaft angepaßtes erlerntes Verhalten", welches durch die Verhaltenstherapie beseitigt werden soll. An die Stelle fehlerhafter Verhaltensweisen sollen neue erwünschte Verhaltensweisen treten. Verhaltenstherapie (behavior therapy) orientiert sich an Modellvorstellungen der Neurophysiologie, der Kybernetik, der Lerntheorien und vor allem an experimentellen Befunden. Wichtigstes methodisches Prinzip ist also das Konditionieren.

Betrachten wir das bekannte klassische Konditionieren nach Pawlow, so erkennen wir die Koppelung von psycho-physiologischen Reaktionen mit neuen Umweltreizen. Unterbleibt jedoch diese Koppelung öfters, so schwächen sich die Reaktionen allmählich ab und bleiben letztlich völlig aus (= Löschung). Beim therapeutisch wichtigeren operanten Konditionieren nach Skinner spielen vor allem diejenigen Folgen eine wichtige Rolle, die durch eine Reaktion hervorgerufen werden und weniger die Reizäußerungen und die hierdurch bedingten Reaktionen. Das Prinzip, daß bestimmte

Folgen eines Verhaltens dazu führen, daß dieses Verhalten wiederholt wird und an Häufigkeit zunimmt, macht einen wesentlichen Anteil der Erziehung aus. Eben dieses Prinzip wird in der Verhaltenstherapie systematisch genutzt.

10.4.2 (18.4.2) Wichtigste Techniken und Indikationen

Wir kennen eine Vielfalt von verhaltenstherapeutischen Methoden. Die wichtigsten seien nachfolgend genannt:
1. systematische Desensibilisierung
2. Selbstbehauptungstraining (Assertive-Training)
3. Biofeedback
4. negatives Üben (Aversionstherapie)
5. operantes Konditionieren
6. Kontakttraining

Systematische Desensibilisierung: Anwendung bei Phobien. Der Patient soll sich im Entspannungszustand die ihm geläufigen Angstreize vorstellen, wobei diese in ihrer Intensität abgestuft sind. Man listet die angstauslösenden Reize und Situationen in der Folge ihrer Stärke der Wirkung auf (von stark nach schwach) und spricht hierbei von **Angsthierarchie**.

Der Patient soll sich nun die ihm geläufigen Angstreize vor Augen führen, wobei diese der Intensität nach abgestuft sind (Angsthierarchie), und beim Vorstellen der Angstreize beginnt man zunächst mit dem schwächsten Angstreiz. Bei gelungener Entspannung kommt es zur Hemmung der Angstreaktion, da Angst und Entspannung zwei Reaktionen darstellen, die miteinander nicht vereinbar sind. Die auf diese Art und Weise erzielte Angstminderung in der Vorstellung soll nun durch Generalisierung auf die entsprechende reale Situation übergehen. Führt diese Methode nicht zum Erfolg oder aber ist aufgrund mangelnder Vorstellungskraft die Angstsituation nicht intensiv genug, so geht man zur Desensibilisierung in vivo über (praktisches Üben); so werden beispielsweise bei Tierphobien zunächst Bilder, dann Attrappen, zuletzt echte Tiere verwendet.

Selbstbehauptungstraining (Assertive-Training): Damit werden soziale Ängste beseitigt oder zumindest geschwächt und ein soziales Verhalten stufenweise aufgebaut. Die Durchführung dieses Trainings erfolgt meist mittels Rollenspiel in Gruppen, wobei emotionales Sprechen, Widersprechen, expressives Sprechen, Angreifen und der häufige Gebrauch des Wortes ‚Ich' und allgemeine Spontaneität erlernt werden sollen.

Negatives Üben: Anwendung bei Tics, Stottern usw. Der Patient muß das gestörte Verhalten bis zur Erschöpfung wiederholen. Angeblich soll hierdurch das Wiederauftreten der Störung gehemmt werden. Süchtiges und abartiges Verhalten bei Süchtigen und sexuell Gestörten wird mit sogenannten Aversivreizen gekoppelt (z.B. leichte Stromstöße). Die „Bestrafungen" führen dann zu einer Aversion gegen das ursprünglich abnorme Verhalten, weshalb man auch von Aversionstherapie spricht. Die Anwendung dieser Methode erfolgt heute nur noch gleichzeitig mit anderen verhaltenstherapeutischen Verfahren.

Operantes Konditionieren: Anwendung unter anderem bei chronisch Schizophrenen mit Verhaltensstörungen und Autismus. Erwünschte Verhaltensweisen werden nach dem Prinzip der Verstärkung belohnt. Zu dieser Methode gehört das sog. **Tauschpfand-System** („token-economy"); dieses arbeitet mit systematischen Verstärkungen und kann auch noch bei schweren psychischen Störungen (z.B. Schizophrenien) eingesetzt werden.

Zu den verhaltenstherapeutischen Methoden schreiben Schulte/Tölle: „Die verhaltenstherapeutischen Techniken zeigen, daß das Vorgehen vielfach psychagogischen, heilpädagogischen und übend-psychotherapeutischen Verfahren ähnlich ist, die seit langem angewandt werden. Verhaltenstherapie unterscheidet sich von diesen Verfahren aber durch die theoretische Sondierung und vor allem durch das experimentelle Vorgehen, auch im Einzelfall. Um pathologisches Verhalten zu beeinflussen, wird es zunächst unter verschiedenen Bedingungen beobachtet, und es werden wirksame Variablen analysiert. Ebenso systematisch werden die Resultate der einzelnen therapeutischen Schritte und schließlich die Ergebnisse der gesamten Behandlung kontrolliert" (Schulte/Tölle, Psychiatrie, Springer-Verlag, S. 313).

In der heutigen Psychiatrie ist die Verhaltenstherapie ein anerkanntes Behandlungsverfahren, deren Bedeutung nicht zuletzt darin besteht, daß sich mit ihr neurotische Störungen beheben lassen, die von ihrer Psychogenese bereits abgelöst erscheinen und gleichsam autonom weiter bestehen.

10.5. (18.5) SUGGESTIVE VERFAHREN

Bei Suggestion sind Einsicht und Kritik ausgeschaltet und die emotionalen Tiefenschichten werden direkt angesprochen. Beeinflußt wird das Es, das Ich bleibt unberührt. Wo immer zwischenmenschliche Beziehungen bestehen, wirkt auch die Suggestion. Sie ist zudem legitimer, ja sogar wichtiger Bestandteil der ärztlichen Behandlungen. Als Beispiel sei der allgemein bekannte Placebo-Effekt bei der Arzneimittelverordnung genannt.

Suggestion kann nun aber auch gezielt eingesetzt werden. Ist Suggestion Hauptbestandteil einer therapeutischen Einflußnahme, so spricht man von **Suggestivtherapie**. Der Arzt sollte sich aber davor hüten, sich dieser allzu häufig und leichtfertig zu bedienen.

Zu den gebräuchlichsten suggestiven Verfahren gehören die Fremdhypnose, die Autohypnose (autogenes Training) und die progressive Relaxation (progressive Entspannung nach Jacobson).

10.5.1 (18.5.1) Fremdhypnose

Stokvis charakterisiert die Hypnose wie folgt: „Hypnose ist ein durch affektive Faktoren hervorgerufener Zustand einer (oftmals geringen) Senkung des zuvor eingeengten Bewußtseins, indem eine Regression der Grundfunktionen der Persönlichkeit (Denken, Fühlen, Wollen) sowie der körperlichen Funktionen eintritt. Die Einsicht in die reale Situation geht dagegen höchst selten verloren. Die Reaktionsweise bleibt dem Hypnotisierten in der Hypnose fast immer bewußt" (Stokvis, Lehrbuch der Hypnose, Karger-Verlag 1965).

Die Bewußtseinsveränderung bei Fremdhypnose gleicht dem Dämmerzustand. Gegenüber der Wachsuggestion handelt es sich also bei Fremdhypnose um eine Suggestion bei veränderter Bewußtseinslage.

Fremdhypnose findet heute nur noch selten Anwendung, da sie zwar die Symptome eventuell beseitigen kann, Abhängigkeit und Passivität des Patienten jedoch meist fördert. Eine brauchbare Therapie ist Fremdhypnose allenfalls bei einfachen Schlafstörungen, Tic, Schreibkrämpfen und anderen psychogenen Körperstörungen. Bei konversionsneurotischen Symptomen (Aphonie, psychogene Lähmung) werden häufig Erfolge erzielt.

Die Abhängigkeit, in die ein Patient durch Fremdhypnose geraten kann, tritt in manchen Fällen oft sehr rasch ein und kann durchaus zu einer Regression auf eine kindliche Entwicklungsstufe oder zu schwerer Passivität führen. Von allen Psychotherapieverfahren sind die Führungsintensität des Arztes und die Abhängigkeit des Patienten bei der Hypnose am stärksten ausgeprägt.

10.5.2 (18.5.2) Autogenes Training (Autohypnose) nach J.H. Schulz

Dieses Verfahren dient der konzentrativen Selbstentspannung, mit einer Minimalisierung der Arztabhängigkeit. Die Arztaktion beschränkt sich lediglich auf die Einübung der Techniken.

Das autogene Training läßt sich relativ leicht erlernen, hat eine verhältnismäßig große therapeutische Indikationsbreite und verlangt vom Patienten aktive Mitarbeit. Es ist eine „konzentrative Selbstentspannung mit dem Zweck, mittels bestimmter Übungen sich innerlich zu lösen und von innen eine Umschaltung des gesamten Organismus zu erreichen" (Psychiatrie, G. Huber).

Indikationen sind: Allgemeine Ruhigstellung, Erholung, Entspannung, Schmerzbekämpfung, Schlafstörungen, psychovegetative Syndrome u.v.a.m. Ob nun allein oder inKombination mit diversen anderen psychotherapeutischen Maßnahmen – das autogene Training ist außerordentlich vielseitig anwendbar.

Die ersten drei Übungen des autogenen Trainings sind
* die Ruhetönung („Ich bin ganz ruhig")
* Schwereübung („Meine Arme und meine Beine sind ganz schwer, wie Blei")
* Wärmeübung („Meine Hände und meine Füße, mein ganzer Körper ist ganz warm und durchblutet")

Je nach Übungsgrad wird dann das autogene Training mit weiteren Übungen ausgebaut.

10.5.3 (18.5.3) Progressive Relaxation

Hierbei handelt es sich um ein ähnliches Entspannungsverfahren. Auch hier wird der Patient selbst aktiv, zu Anfang unter Anleitung eines Arztes. Er muß verschiedene Muskelgruppen nacheinander anspannen und entspannen. Muskelentspannung wird als angenehm empfunden und ist ein Vorgang, der mit Verkrampfung und ängstlicher Verspannung unvereinbar ist. Ein normales autogenes Training ist nur bei Personen möglich, die nicht völlig verspannt sind. Andernfalls muß dem autogenen Training eben diese progressive Relaxationsmethode vorangehen. In der ersten Phase lernt der Patient die Empfindung bei Muskelanspannung und in der zweiten Phase den Übergang von der Anspannung zur Entspannung zu vollziehen. Von den Fingermuskeln angefangen werden alle wichtigen Muskeln geübt. Die bekannteste und verbreitetste Methode ist die nach E. Jacobson.

Weitere bekannte Entspannungsverfahren sind: Aktive Tonusregulierung nach Stokvis, gestufte Aktivhypnose von Kretschmer und Langen, Entspannungsübungen zur Geburtserleichterung nach Dick-Read.

10.6 (18.6) FÜHRENDE UND STÜTZENDE PSYCHOTHERAPIE AUF LÄNGERE SICHT

Eine Psychotherapie ist meist über Monate und Jahre hinweg notwendig. Da der Hausarzt des Patienten dessen Lebensverhältnisse am besten kennt, ist es sinnvoller, wenn der jeweilige Hausarzt die Therapie übernimmt. Zudem besitzt der jeweilige Hausarzt auch das größere Vertrauen beim Patienten. Eine führende und stützende Psychotherapie auf längere Sicht ist eine langfristige Kontakttherapie mit konfliktbearbeitendem, stützendem (supportivem) Vorgehen einschließlich soziotherapeutischen Maßnahmen. Von außerordentlicher Wichtigkeit ist also der langfristige Arzt-Patient-Kontakt. Ein solcher sollte unverzüglich nach Klinikentlassung aufgenommen werden, ist jedoch nur dann sinnvoll und erfolgversprechend, wenn der Arzt das Vertrauen des Patienten genießt.

Auf längere Sicht ist eine führende und stützende Psychotherapie nur dann sinnvoll, wenn entsprechende Kriterien erfüllt sind. Außer der Hauptbedingung, einem langfristigen Arzt-Patient-Kontakt, sind folgende Gegebenheiten wünschenswert:
* Arbeitsplatzbeschaffung
* Übergangseinrichtungen (Nacht- oder Tagesklinik, Wohnheime)
* Arzt-Patientenfamilie-Kontakt
* Arzt-Rehabilitationsorganisation-Kontakt (Caritas, Sozialhelfer)
* freiwillige Selbsthilfeorganisationen und Arbeitsgruppen (anonyme Alkoholiker, Blaues Kreuz)
* Pharmaka-Langzeittherapie, je nach Patientensituation und Erkrankungsart

Grundsätzlich sollte nur der behandelnde Arzt die evtl. notwendige medikamentöse Behandlung fortführen, da sich körperliche und psychoanalytische Therapie nicht selten gegenseitig stören. Es besteht immer die Gefahr, daß Patienten vom Analytiker Medikamente verlangen, um der Konfliktverarbeitung auszuweichen.

Auf psychotherapeutische Führung und Stützung über eine lange Zeit hinweg sind vor allem depressive Persönlichkeiten, Astheniker, Süchtige, Patienten mit stark fixierter neurotischer Fehlhaltung und Patienten mit Residualzuständen nach Psychosen angewiesen, also solche Persönlichkeiten, bei denen eine völlige Beseitigung quälender Symptome und eine Persönlichkeitsneuorientierung nicht erwartet werden kann.

Schulte/Tölle schreiben dazu: „Die Schwierigkeiten bei einer psychotherapeutischen Führung bestehen darin, das rechte Maß zwischen Engagement und Distanz zu finden, alles zu unternehmen, was der Stützung und Entlastung dienlich ist, im übrigen aber neue Abhängigkeit und Bevormundung des Patienten ebenso wie eine Überforderung des Therapeuten zu vermeiden. Diese Art der führenden und stützenden Psychotherapie auf längere Sicht stellt eine der wichtigsten Aufgaben des Psychiaters und Psychotherapeuten dar" (Schulte/Tölle, Psychiatrie, Springer-Verlag, S. 306). Sicherlich wird aber das Maß zwischen Engagement und Distanz u.a. von der Erkrankung des Patienten abhängig sein.

10.7 (18.7) ÄRZTLICH-PSYCHOTHERAPEUTISCHES GESPRÄCH

10.7.1 (18.7.1) Ziel

Das ärztlich-psychotherapeutische Gespräch entspricht in etwa der analytischen Kurzpsychotherapie. Grundsätzlich steht vor einer jeden Psychotherapie ein solches Gespräch, und der Sinn dessen ist nicht nur die Erstellung einer Diagnose, sondern vor allem auch dessen therapeutische Wirkung. Es genügt also nicht, allein eine Diagnose zu stellen und die Krankheit zu erkennen; Ziel des Arzt-Patienten-Gesprächs ist auch „die Erweiterung des Verstehens der psychosozialen Komponenten und Konsequenzen des Krankseins unter Berücksichtigung der gesunden Persönlichkeitsanteile" (laut GK).

Ähnliches schreibt Mauz: „Für uns ist die diagnostische und therapeutische Methode zugleich das ärztliche Gespräch. Es hat im Gegensatz zur ärztlichen Exploration weniger die Aufgabe, die pathologischen Markierungen einer Lebenskurve in allen Einzelheiten seelischer und körperlicher Art festzulegen, sondern die gesunden Bestände wieder zu entdecken, zu aktivieren und nutzbar zu machen. Gewiß ist die Führung eines so gemeinten ärztlichen Gesprächs eine Kunst, aber eine solche, die lehrbar und lernbar ist" (Mauz).

Beispiel: Ein 66jähriger Rentner kommt wegen depressiver Verstimmungen die kurze Zeit nach Aufgabe seines Arbeitsplatzes auftraten, in die Sprechstunde. Er fühlt sich nun unnütz und lustlos, Appetit und Schlaf lassen zu wünschen übrig. Das in diesem Fall ärztlich-psychotherapeutische Gespräch soll beim Patienten
* eine Erweiterung des Verstehens der psychosozialen Komponenten seiner Berentung bringen
* zum Ausphantasieren seiner kreativen Beschäftigungsmöglichkeiten anregen
* seine sozialen Aktivitäten fördern.

10.7.2 (18.7.2) Technik

Das ärztlich-psychotherapeutische Gespräch verfolgt keinesfalls lediglich ein diagnostisches Ziel, sondern vielmehr auch ein therapeutisches. Nach Mauz dient das ärztliche Gespräch nicht wie eine Exploration nur dazu, Daten zu sammeln, sondern vielmehr die gesunden Bestände wieder zu entdecken, zu aktivieren und nutzbar zu machen.

Vorrangiges Ziel des ärztlich-psychotherapeutischen Gesprächs ist es, dem Patienten seine Situation zu erleichtern, was jedoch nur dann möglich ist, wenn das Gespräch nicht „Verhörcharakter" erhält. Allerdings kann sich der Arzt zu Beginn nach Lebensverhältnissen, sozialer Situation und Lebenseinstellung erkundigen, ferner auch nach aktuellen Beschwerden.

Das ärztlich-psychotherapeutische Gespräch sollte auch ein verstehendes Gespräch sein, bei dem der Arzt unvoreingenommen und aufmerksam zuhören muß und zeigen soll, daß er das Gesagte ernst nimmt.

Selbstverständlich hängt das Verhalten des Arztes weitgehend von dessen Persönlichkeit und dessen individuellem Stil ab; keinesfalls sollte er jedoch kühl und unpersönlich, aber auch nicht aufdringlich sein, vielmehr aber freundlich, hilfsbereit und ernst.

Zur Situation nach dem Gespräch schreibt F. Meerwein: „Ist der Arzt am Ende des Gesprächs müde, gereizt, erschöpft, dann war die Abwehr des Patienten stark. Ist er angeregt, bewegt und erschüttert, war die Abwehr schwach."

10.8 (18.8) PSYCHOLOGISCHE BERATUNG DURCH DEN ARZT

Das aktiv-direktive Vorgehen, d.h. das Vorschlagen von Verhaltensweisen unter Appell an die Einsicht des Patienten, also das anleitende und beratende Vorgehen, steht im völligen Gegensatz zu den einsichtsorientierten Psychotherapiemethoden. Der Arzt appelliert an die Einsicht des Patienten und rät diesem unter nicht mitgeteilter Verwendung entwicklungspsychologischen, psychodynamischen oder lerntheoretischen Wissens zu entsprechenden Verhaltensweisen. Vorschläge und Vorstellungen trägt der Therapeut an den Patienten so heran, daß dieser sie übernimmt; Übergänge zur Suggestion sind fließend. An dieser Stelle seien derart orientierte Therapieverfahren genannt: Die **Persuasionstherapie** (Frankl), die **paradoxe Intention** und die **Logotherapie** (Frankl).

Eine ärztliche Behandlung ist ohne direktives Vorgehen (Informationen, Warnungen, Ratschläge usw.) nicht vorstellbar, und selbst eine betont einsichtsorientierte Therapie kann nicht völlig auf Direktiven verzichten. Selbstverständlich gehört dazu immer ein gewisses „Fingerspitzengefühl", um nicht den Patienten zu vertreiben und in ihm Aggressionen zu wecken.

Eine psychologische Beratung durch den Arzt ist eine heikle Angelegenheit und sollte nur dann erfolgen, wenn entsprechende Ausbildung vorhanden ist. Lediglich mit gesundem Menschenverstand und väterlichen Ratschlägen ist bei psychischen Störungen nichts zu bewirken. So ist es auch heute noch keine Seltenheit, daß Ärzte Frauen mit psychischen Problemen raten, möglichst rasch zu heiraten, um damit die Probleme zu beseitigen. Auch psychologisches Herumdeuten oder „In-das-Gesicht-zu-sagen" ist strikt zu vermeiden, da dies den Patienten lediglich vertreibt und in ihm Aggressionen weckt. Wertlos sind auch Apelle wie „Nehmen Sie sich doch zusammen", da sich damit keine Probleme lösen lassen.

10.9 (18.9) GRUPPENPSYCHOTHERAPIEN

Man kennt heute eine Vielfalt von Verfahren mit unterschiedlich starker Beachtung der Gruppensituation. Die Verfahren im einzelnen werden in den folgenden drei Abschnitten besprochen.

Bei diesen Therapieformen werden auf verschiedene Teilnehmer verschiedene Übertragungen gebildet; man spricht von multilateraler Übertragung.

Gruppenpsychotherapie hat aber auch gegenüber der Individualpsychotherapie Nachteile, nämlich
* infolge Zeitmangel keine tiefschürfende Konfliktbearbeitung
* Affektverstärkung meist nicht kontrollierbar
* meist künstlich zusammengestellte Gruppen nach dem Thema: „So heterogen wie möglich und so homogen wie nötig".

10.9.1 (18.9.1) Verfahren, die ohne Modifikation der Technik statt mit Einzelpersonen in Gruppen durchgeführt werden

Einige bereits oben genannte Verfahren lassen sich durchaus ohne Modifikation der Technik auch in größeren Gruppen durchführen. Sowohl Verhaltenstherapie (Selbstbehauptungstraining), Entspannungsverfahren (autogenes Training) als auch psychoanalytische Therapie können in der Gruppe durchgeführt werden, wobei der Vorteil nicht in der größeren Zahl behandelter Personen liegt, sondern vielmehr darin, daß durch die Schaffung einer Gruppe auch eine neue Instanz, ein psychodynamischer Faktor geschaffen wurde, der für die Therapie von großer Bedeutung ist.

10.9.2 (18.9.2) Verfahren, die für Gruppen modifiziert wurden

Speziell für eine Gruppe von Patienten wurde ein Psychotherapieverfahren geschaffen. Diese Gruppenpsychotherapie ist eine Methode, die sich ausschließlich auf sich selbst ausgerichteter „autozentrischer" Gruppen als eines Behandlungsinstrumentes bedient; hierzu gehören die **analytische Gruppenpsychotherapie** und die „**therapeutische Gemeinschaft**". Erstere von beiden eignet sich nur für eine kleinere Gruppe von neurotischen Patienten und ist überwiegend analytisch orientiert und „autozentriert". Die Gruppe umfaßt 8 Patienten, Männer und Frauen gemischt, und 1 oder 2 Ärzte. Für die Dauer der Gruppenarbeit bleibt die Gruppe in sich geschlossen, d.h. sie verbleibt in der gleichen Zusammensetzung über eine längere Zeit hinweg (1 – 3 Jahre lang). Pro Woche werden eine oder zwei Sitzungen von 90-minütiger Dauer abgehalten. Nach psychoanalytischen Prinzipien werden durch Besprechung von Träumen, freie Assoziation und Analyse von Widerstand und Übertragung die persönlichen Konflikte der Patienten behandelt und bearbeitet. Im übrigen ist die Übertragung bei der analytischen Psychotherapie eine **multilaterale**.

10.9.3 (18.9.3) Verfahren, die speziell für Gruppen entwickelt wurden

Die drei bekanntesten Verfahren sind:
— das Psychodrama
— das Gruppenlabor
— die Selbsthilfegruppe

Psychodrama (Moreno): Hierbei handelt es sich um ein gruppentherapeutisches Verfahren, das sich Elemente des Spiels, vor allem des Theaterspiels, zunutze macht. Märchen oder sonstige Geschichten werden von den Patienten selbst oder mit Hilfe von Puppen dargestellt. Hierbei spielt ein Patient gemeinsam mit anderen Kranken unter der Anleitung eines Arztes problematische, charakteristische und unbewältigte Situationen aus seinem Leben. Damit soll eine ehemalige, die betreffende Krankheit auslösende oder verursachende Situation wiederholt, durchgearbeitet und somit bewältigt werden. Der Konflikt eines Patienten wird also von ihm zusammen mit anderen Patienten dargestellt und über eine Art Handlungskatharsis zu lösen versucht.

In halb offenen Gruppen müssen Patienten feste Rollen übernehmen (Werktherapiegruppen) und systematisch einüben – als Vorstufe der Rehabilitation.

Indiziert ist das Psychodrama nach Moreno bei neurotischen, psychosomatischen Patienten, die sich durch Agieren leichter auszudrücken vermögen als verbal. Dennoch kann das Spielen von Konflikten deren Durcharbeitung nicht ersetzen.

Gruppenlabors: Auch hier handelt es sich um speziell für Gruppen entwickelte Verfahren. Bei der Durchführung von sogenannten Gruppen-Experimenten soll den Patienten Gelegenheit zur Selbsterfahrung gegeben werden.

Selbsthilfegruppen: Zu solchen Gruppen haben sich Personen mit gleichen Störungen zusammengeschlossen, um innerhalb dieser Gruppe ihre Probleme besser lösen zu können (anonyme Alkoholiker, anonyme Neurotiker).

Ähnliche Gruppenkonstellationen sind die **Milieugruppen** und **kreativen Aktionsgruppen**, im weiteren Sinne auch die Selbsthilfegruppen. Milieugruppen ähneln natürlichen Gruppen bzw. Lebensgemeinschaften am meisten. Die Patienten leben ständig in dieser Milieugruppe, die der Findung neuer sozialer Rollen und der Einübung sozialer Flexibilität dient. Es handelt sich hierbei um eine offene Gruppe, die bis zu 40 Mitglieder umfassen kann. Eine charakteristische Milieugruppe ist z.B. die Etage eines psychiatrischen Wohnheimes.

Anmerkung: Der psychotherapeutisch ungeschulte Arzt ist im allgemeinen ohne Hilfe (Supervision) nicht in der Lage, über längere Zeit hinweg bei Patienten als psychotherapeutische Stütze zu fungieren. Aus diesem Grunde entwickelten sich im zunehmenden Maße Supervisionsgruppen, geführt von ausgebildeten und erfahrenen Psychotherapeuten. In diesen Gruppen werden gemeinsam Therapiefragen besprochen. Nach dem Begründer dieser Supervisionsgruppen spricht man von **Balint-Gruppen**. Balintgruppen dienen also den psychotherapeutisch arbeitenden Ärzten zur Supervision.

Heilfaktoren der Gruppenpsychotherapie sind das Nachahmungsverhalten (Identifizierung mit anderen, Lernen am Modell), Katharsis (als Möglichkeit, Gefühle in wohlwollender Atmosphäre auszudrücken), Gruppenkohäsion (Erleben von Zusammenhalt und Kontinuität in der Gruppe), korrigierende Wiederholung von Erfahrungen aus der Primärgruppe (Familie). Ein störender Faktor ist die Kollusion, bei welcher es sich um eine feste Bindung an bestimmte Interaktionspartner handelt, die sich komplementär zur eigenen Persönlichkeitsstruktur verhalten.

10.10 (18.10) PAARTHERAPIE UND FAMILIENTHERAPIE

Die Familientherapie, als jüngster Zweig der Psychotherapie, sieht in einer Familie das wichtigste Beziehungsfeld des Patienten und zielt zudem therapeutisch auf die Familie selbst ab. Die Familientherapie bezieht sich also auf die gesamte Familie und nicht nur auf das einzelne Familienmitglied. Man spricht deshalb auch vom „Patient Familie". Viele Verhaltensstörungen bei Personen, vor allem bei Jugendlichen können nur erfolgreich behandelt werden, wenn zugleich eine Familientherapie erfolgt (z.B. bei Anorexia nervosa).

In vielen Fällen ist Familientherapie gleich Ehe-Therapie, also Paartherapie (Näheres zur Paartherapie siehe auch 8.1.3.!). Paartherapie ist also die einfachste Form einer Familientherapie. Von der Gruppenpsychotherapie unterscheidet sich die Familientherapie nicht nur in der Anzahl der Teilnehmer; von größerer Bedeutung ist die Tatsache, daß die Teilnehmer der Familientherapie miteinander durch eine gemeinsame Lebenssituation und fast immer auch durch eine gemeinsame Lebensgeschichte miteinander verbunden sind. Ebenso wie die Paartherapie (Ehe-Therapie) befaßt sich die Familientherapie überwiegend mit den wechselseitigen Erwartungen der Familienmitglieder, die ausgesprochen, stillschweigend oder unbewußt sein können. Auf dem Gebiet der Familientherapie gibt es eine schier unüberschaubare Vielfalt von Methoden und Techniken. Die Familientherapie ist überwiegend eine einsichtsorientierte Therapie in zum Teil verhaltenstherapeutisch ausgerichteter Form.

Im deutschsprachigen Raum konnte die Familientherapie im Gegensatz zum angloamerikanischen Bereich noch nicht völlig Fuß fassen. Zwingende Voraussetzung zur Durchführung einer sinnvollen Familientherapie ist eine umfassende Ausbildung des Therapeuten sowohl in individueller Psychotherapie, als auch in Gruppenpsychotherapie.

Paartherapie und Familientherapie dienen der Bearbeitung von interpersonellen Konflikten auf der Basis von psychoanalytischen, lerntheoretischen und systemtheoretischen Modellen.

11 KURZER ABRISS DER FORENSISCHEN PSYCHIATRIE IN DER BUNDESREPUBLIK DEUTSCHLAND

Die Überlegungen eines Juristen nachzuvollziehen, fällt so manchem Mediziner schwer. Zahlreiche Begriffe in der forensischen Praxis haben eine andere Bedeutung als im populären medizinischen Sprachgebrauch. So ist es gar nicht selten, daß ein bestimmter Ausdruck – auf unterschiedliche Gesetze und Paragraphen bezogen – verschiedene Bedeutung haben kann. Es kommt nicht selten vor, daß ein Jurist etwas annimmt, was nach Ansicht eines Arztes nicht existiert (z.b. scharfe Grenze zwischen Urteilsfähigkeit und Urteilsunfähigkeit, zwischen krank und gesund).

W. Mende (1983) schreibt zur forensischen Psychiatrie: „Reformen der Rechtsgrundlagen, Fortentwicklungen der klinisch-psychiatrischen Forschung, veränderte Sichtweisen des Rechtsbrechers, und die Notwendigkeit seiner Resozialisierung kennzeichnen eine forensische Psychiatrie im Wandel, die neue Aufgabenstellungen bereithält und auch manche Neuorientierungen dem forensischen Psychiater abverlangt. Sie beziehen sich in erster Linie auf die diagnostischen Zuordnungen und ihre forensische Relevanz, vor allem bezüglich der Schuldfähigkeit im Strafrecht und der Entscheidungsfreiheit im Zivilrecht. Die Therapie und Wiedereingliederung des psychisch abnormen Rechtsbrechers erweist sich als eine unabweisbare Aufgabe, der sich der forensische Psychiater mehr als bisher zuzuwenden hat." (W. Mende; im Lehrbuch der Psychiatrie von M. Bleuler, Springer Verlag, Heidelberg, 1983).

In der nachfolgenden Gliederung hielten wir uns weitgehend an diejenige des Lehrbuches der Psychiatrie von M. Bleuler.

11.1 RECHTSGRUNDLAGEN

11.1.1 Strafrecht (StGB)

a) Schuldfähigkeit

Im Rahmen einer forensisch-psychiatrischen Begutachtung ist die Diagnostik der Persönlichkeit eines Patienten mit ihren besonderen Verhaltensweisen und Reaktionsbereitschaften von erheblicher Bedeutung. Dabei bedient man sich aller möglichen Untersuchungsmethoden, so auch neurologischer, enzephalographischer und neuroradiologischer Methoden (z.B. CCT). Im Vordergrund stehen aber die ausführliche psychiatrische Exploration, testpsychologische Verfahren und biographische Anamnese. Es muß versucht werden, Konflikte und mitmenschliche Beziehungen des jeweiligen Patienten zu erkennen; die Lebensgeschichte muß eingehend erfaßt werden. Ferner ist die oben erwähnte Grunddiagnostik durch Fremdanamnese (Berichte von Bezugspersonen) und durch Beobachtung des Verhaltens zu ergänzen. Dies kann unter Umständen auch stationär erfolgen. Wichtig ist ein breitgefächerter Untersuchungsgang. Nur dadurch ist es möglich, Einblick in die Motivationszusammenhänge zu erlangen und auch nur dadurch läßt sich über eine mögliche Therapie sowie rehabilitative Maßnahmen prognostisch eine Aussage machen.

In der Bundesrepublik Deutschland wird weiterhin am Schuldstrafrecht festgehalten, ebenso wie in Österreich und in der Schweiz. In der Bundesrepublik Deutschland ist der Grundsatz der Schuld als Grundlage für die Zumessung der Strafe in § 13 StGB festgesetzt.

Um sich für therapeutische und rehabilitative Maßnahmen entschließen zu können, muß auch die Rückfallprognose berücksichtigt werden.

Seit 1.1.1975 regeln die §§ 20 und 21 die Frage der Schuldfähigkeit und ersetzten damit den § 51 StGB.

§ 20 StGB: Schuldunfähigkeit wegen seelischer Störungen.
Ohne Schuld handelt, wer bei Begehung der Tat wegen einer krankhaften seelischen Störung, wegen einer tiefgreifenden Bewußtseinsstörung oder wegen Schwachsinns oder einer schweren anderen seelischen Abartigkeit unfähig ist, das Unrecht der Tat einzusehen oder nach dieser Einsicht zu handeln.

§ 21 StGB: Verminderte Schuldfähigkeit.
Ist die Fähigkeit des Täters, das Unrecht der Tat einzusehen oder nach dieser Einsicht zu handeln, aus einem der im § 20 bezeichneten Gründe bei Begehung der Tat erheblich vermindert, so kann die Strafe nach § 49 Abs. 1 gemildert werden.

Bei der **Schuldfähigkeitsbeurteilung** muß der Gutachter besonders darauf achten, den ihm gesetzten Rahmen nicht zu überschreiten. Aufgabe des psychiatrischen Sachverständigen ist es, durch klinische, psychiatrische, psychopathologische und verhaltensanalytische Untersuchungen die momentanen psychischen Gegebenheiten und den psychischen Zustand zur Tatzeit zu ergründen. Er muß sich auch dazu äußern, welche der im Gesetzestext genannten Begriffe diesen psychischen Zuständen gegebenenfalls zuzuordnen sind. Festzustellen ist auch, ob krankhafte Anteile mitbeteiligt waren und dadurch Einsichts- und Steuerungsfähigkeit in größerem Umfang gemindert oder nicht vorhanden waren.

Der § 20 StGB spricht nicht von den medizinischen Begriffen „krankhafte Störung der Geistestätigkeit" oder „Geistesschwäche", sondern von „**krankhaften seelischen Störungen**". Darunter versteht man psychische Veränderungen, die auf bestimmten Krankheitsvorgängen beruhen (ZNS, Endokrinium, Psychosen, Intoxikationen). Weiterhin spricht der § 20 von „**tiefgreifender Bewußtseinsstörung**", wobei hier nicht organisch bedingte Bewußtseinsstörungen gemeint sind, sondern vielmehr nicht-krankhafte Zustände aus dem normal-psychologischen Bereich (z.B. Ermüdung, hochgradiger Affekt, Erschöpfung, Schlaftrunkenheit). Aber nur dann sind solche Bewußtseinsstörungen als „tiefgreifend" anzusehen, wenn sie zum Zeitpunkt einer Tat so intensiv waren, daß die Persönlichkeitskonstellation umfangreich in Mitleidenschaft gezogen oder zerstört war, wie dies auch bei „krankhaften seelischen Störungen" zutrifft.

Eine Schuldminderung oder Schuldlosigkeit ist nur bei besonderem Schweregrad zuzuerkennen, wobei eine Schuldlosigkeit relativ selten zugebilligt wird.

In einem Straffall wird man Ausmaß und Intensität eines psychopathologischen Syndroms quantifizieren müssen, wobei dem klinischen Psychologen mit entsprechenden Testverfahren eine wichtige Aufgabe zukommt.

b) Maßregeln der Besserung und Sicherung

Im Vordergrund steht heute das Ziel zur Besserung mit der Wiedereingliederung eines Straftäters. Auf diese Weise kam die forensische Psychiatrie in ein neues Licht, und man hat ihr damit im wesentlichen therapeutische Aufgaben übertragen. Für den psychiatrischen Sachverständigen sind folgende Maßregeln von Bedeutung:

§ 63 StGB (früher § 42 b StGB) Unterbringung in einer psychiatrischen Krankenanstalt.
(1) Hat jemand eine rechtswidrige Tat im Zustand der Schuldunfähigkeit (§ 20) oder der verminderten Schuldfähigkeit (§ 21) begangen, so ordnet das Gericht die Unterbringung in einer psychiatrischen Krankenanstalt an, wenn die Gesamtwürdigung des Täters und seiner Tat ergibt, daß von ihm infolge seines Zustandes erhebliche rechtswidrige Taten zu erwarten sind und er deshalb für die Allgemeinheit gefährlich ist.
(2) Das Gericht ordnet jedoch die Unterbringung in einer sozialtherapeutischen Anstalt an, wenn die Voraussetzungen des § 65 Abs. 3 vorliegen.

§ 64 StGB (früher § 42 c StGB) Unterbringung in einer Entziehungsanstalt.
(1) Hat jemand den Hang, alkoholische Getränke oder andere Rauschmittel im Übermaß zu sich zu nehmen, und wird er wegen einer rechtswidrigen Tat, die er im Rausch begangen hat, oder die auf seinen Hang zurückgeht, verurteilt oder nur deswegen nicht verurteilt, weil seine Schuldunfähigkeit erwiesen oder nicht auszuschließen ist, so ordnet das Gericht die Unterbringung in einer Entziehungsanstalt an, wenn die Gefahr besteht, daß er infolge seines Hanges erhebliche rechtswidrige Taten begehen wird.
(2) Die Anordnung unterbleibt, wenn eine Entziehungskur von vornherein aussichtslos erscheint.

§ 65 StGB Unterbringung in einer sozialtherapeutischen Anstalt.
(1) Das Gericht ordnet die Unterbringung in einer sozialtherapeutischen Anstalt neben der Strafe an, wenn
1. der Täter eine schwere Persönlichkeitsstörung aufweist und wegen einer vorsätzlichen Straftat zu einer zeitigen Freiheitsstrafe von mindestens 2 Jahren verurteilt wird, nachdem er wegen vorsätzlichen Straftaten, die er vor der neuen Tat begangen hat, schon zweimal jeweils von einer Freiheitsstrafe von mindestens einem Jahr verurteilt worden ist und wegen einer oder mehrerer dieser Taten vor der neuen Tat für die Zeit von mindestens einem Jahr Strafe verbüßt oder sich im Vollzug einer freiheitsentziehenden Maßregel der Besserung und Sicherung befunden hat und die Gefahr besteht, daß er weiterhin erhebliche rechtswidrige Taten begehen wird oder
2. der Täter wegen einer vorsätzlichen Straftat, die auf seinen Geschlechtstrieb zurückzuführen ist, zu einer zeitigen Freiheitsstrafe von mindestens einem Jahr verurteilt wird und die Gefahr besteht, daß er im Zusammenhang mit seinem Geschlechtstrieb weiterhin erhebliche rechtswidrige Taten begehen wird.

Die Unterbringung wird nur dann angeordnet, wenn nach dem Zustand des Täters die besonderen therapeutischen Mittel und sozialen Hilfen einer ärztlich geleitenden sozialtherapeutischen Anstalt zu einer Resozialisierung angezeigt sind.
(2) Wird jemand wegen einer vor Vollendung des 27. Lebensjahres begangenen vorsätzlichen Straftat zu zeitiger Freiheitsstrafe von mindestens einem Jahr verurteilt, so ordnet das Gericht neben der Strafe die Unterbringung in einer sozialtherapeutischen Anstalt an, wenn
1. Der Täter vor seiner Tat, aber nach Vollendung des 16. Lebensjahres zwei vorsätzliche mit Freiheitsstrafe bedrohte, erhebliche Straftaten begangen hat, deretwegen Fürsorgeerziehung angeordnet oder Freiheitsstrafe verhängt worden sind
2. Vor der letzten Tat mindestens für die Zeit von einem Jahr Fürsorgeerziehung in einem Heim durchgeführt oder Freiheitsstrafe vollzogen worden ist und
3. die Gesamtwürdigung des Täters und seiner Taten die Gefahr erkennen läßt, daß er sich zum Hangtäter entwickeln wird.
(3) Liegen bei einem Täter die Voraussetzungen des § 63 Abs. 1 vor, so ordnet das Gericht statt der Unterbringung in einer psychiatrischen Krankenanstalt die Unterbringung in einer sozialtherapeutischen Anstalt an, wenn nach dem Zustand des Täters die besonderen therapeutischen Mittel und sozialen Hilfen dieser Anstalt zu einer Resozialisierung besser geeignet sind als die Behandlung in einer psychiatrischen Krankenanstalt.
(4) In den Fällen des Abs. 1 Nummer 1 und des Abs. 2 gilt § 48 Abs. 3, 4 sinngemäß (betreffend den Rückfall). In den Fällen des Abs. 2 bleibt die Durchführung der Fürsorgeerziehung außer Betracht, wenn zwischen ihrer Aufhebung und der folgenden Tat mehr als zwei Jahre verstrichen sind; in die Frist wird die Zeit nicht eingerechnet, in welcher der Täter auf behördliche Anordnung in einer Anstalt verwahrt worden ist.
(5) Eine Tat, die außerhalb des räumlichen Geltungsbereiches dieses Gesetzes abgeurteilt worden ist, steht einer innerhalb dieses Bereiches abgeurteilten Tat gleich, wenn sie nach deutschem Strafrecht eine vorsätzliche Tat wäre.

Besteht während der Prozeßführung bei einem Straftäter die Gefahr einer erneuten Straftat, so kann nach §§ 63, 64 oder 65 eine Unterbringung angeordnet werden. Dabei müssen erneute Straftaten „zu erwarten sein", was bedeutet, daß diese Straftaten nicht nur „möglicherweise", sondern vielmehr „mit Wahrscheinlichkeit" begangen werden. Durch eine Unterbringung soll somit eine vorbeugende Maßnahme ergriffen werden. Andererseits kann die Maßregelvollstreckung (§§ 63, 65) nach § 67b zur Bewährung ausgesetzt werden. Dies ist aber nur dann möglich, wenn die Gefahr, die von einem Straftäter ausgeht, anderweitig ausreichend behoben werden kann. Dies ist beispielsweise der Fall bei einer freiwilligen Aufnahme in ein psychiatrisches Krankenhaus oder bei kontinuierlicher ambulanter Behandlung. Bei Aussetzen des Maßregelvollzugs auf Bewährung wird aber grundsätzlich Führungsaufsicht notwendig (§ 67b - d).

Ist der Straftäter vermindert schuldfähig, so wird in der Regel der Maßregelvollzug nach § 63 - 65 noch vor einer Freiheitsstrafe durchgeführt, jedoch dann nicht, wenn eine vorangehende Freiheitsstrafe für die darauffolgende Maßregel von Vorteil wäre. Folgt eine Freiheitsstrafe einer Maßregel, so wird die Zeit hierauf angerechnet.

11.1.2 Bürgerliches Recht (Zivilrecht) — (BGB)

Im bürgerlichen Recht muß der psychiatrische Gutachter vorrangig feststellen, ob die Tätigung von Rechtsgeschäften durch bestehende seelische Störungen verhindert oder beeinträchtigt wird oder aber beeinträchtigt werden kann. Rechtsgeschäfte können angefochten werden, wenn bei Abgabe einer Willenserklärung aufgrund einer psychischen Erkrankung eine freie Entscheidung nicht möglich war. Dies hat dann eine Nichtigkeitserklärung des Rechtsgeschäfts zur Folge.

a) Geschäftsunfähigkeit

§ 104 BGB. Geschäftsunfähigkeit.
Geschäftsunfähig ist:
1. Wer nicht das 7. Lebensjahr vollendet hat
2. Wer sich in einem die freie Willensbestimmung ausschließenden Zustande krankhafter Störung der Geistesfähigkeit befindet, sofern nicht der Zustand seiner Natur nach ein vorübergehender ist;
3. Wer wegen Geisteskrankheit entmündigt ist.

Für eine Geschäftsunfähigkeit muß eine schwere seelische Störung vorliegen, eine psychische Verfassung, bei der die Unfreiheit des Willens als gesichert gelten kann.

Die Beurteilung gestaltet sich häufig schwierig, weil oft erst jahrelang nach Abschluß eines Geschäfts eine Beurteilung erfolgt und auf Zeugenaussagen nicht immer Verlaß ist. Im übrigen kann die Fassade eines Patienten noch derartig gut erhalten sein, daß sogar schwerere Störungen der freien Willensbestimmung oder der Affektivität sowie der Kritikfähigkeit einem Nichtsachverständigen kaum auffallen. Grundsätzlich ist die Beweisführung von demjenigen zu führen, der eine Geschäftsunfähigkeit eines Geschäftspartners behauptet. Häufig läßt sich aber kein gesicherter Nachweis einer Geschäftsunfähigkeit erbringen.

b) Pflegschaft

Pflegschaftserrichtung, Errichtung von Vormundschaft oder vorläufiger Vormundschaft sind erhebliche Eingriffe in das Personenrecht aus fürsorgerischen Gründen. Die Pflegschaftserrichtung bedarf nicht immer unbedingt der Stellungnahme eines psychiatrischen Sachverständigen, und es reicht eigentlich schon ein ärztliches Attest aus. Die Errichtung einer Pflegschaft bedarf der Einwilligung des Betroffenen, es sei denn, mit diesem ist eine Verständigung nicht möglich. Dann genügt auch ein Sachverständigengutachten ohne die Einwilligung.

§ 1910 BGB. Errichtung einer Pflegschaft.
(2) Vermag ein Volljähriger, der nicht unter Vormundschaft steht, infolge geistiger und körperlicher Gebrechen einzelne seiner Angelegenheiten oder einen bestimmten Kreis seiner Angelegenheiten, insbesondere seine Vermögensangelegenheiten, nicht zu besorgen, so kann er für diese Angelegenheiten einen Pfleger erhalten.

(3) Die Pflegschaft darf nur mit Einwilligung des Gebrechlichen angeordnet werden, es sei denn, daß eine Verständigung mit ihm nicht möglich ist.
Die Pflegschaft, als die mildeste Form eines solchen Eingriffs, ist an die Einwilligung des Betreffenden gebunden und muß wieder aufgehoben werden, wenn der Pflegling dies beantragt. Sie erstreckt sich immer nur auf einen bestimmten begrenzten Kreis von Angelegenheiten, die der Pfleger nach den Weisungen, bzw. im Sinne seines Pfleglings zu besorgen hat.

Die Bezeichnung „geistiges Gebrechen" ist wie der Begriff „krankhafte Störung der Geistestätigkeit" (§ 104 BGB) für sämtliche Schweregrade bestimmt. Ist bei einem Patienten nur die Regelung für ganz bestimmte Bereiche erforderlich, so genügt in der Regel eine Pflegschaft (z.B. Vermögensangelegenheiten, Aufenthalt in Klinik, Zuführung zur ärztlichen Behandlung). Sind die Angelegenheiten umfassender oder ist ein geistiger Schaden auf Dauer anzunehmen, so wird eine Entmündigung in Betracht zu ziehen sein. Der Bundesgerichtshof hat in einer Rechtssprechung nachfolgendes festgelegt: „Die Anordnung einer Pflegschaft gegen den Willen des Gebrechlichen ist nur dann zulässig, wenn der Pflegling zu keiner natürlichen zweckgerichteten Willensbildung in der Lage ist; auf seine Geschäftsfähigkeit kommt es dagegen insoweit nicht an" (NJW 1976, 2018).

Grundsätzlich ist ein Patient, der gegen seinen Willen unter Pflegschaft gestellt wurde und mit dem eine Verständigung über die Notwendigkeit der Pflegschaft nicht möglich ist, gleichzeitig auch geschäftsunfähig.

c) Entmündigung

§ 6 BGB. Entmündigung.
Entmündigt werden kann:
1. Wer infolge von Geisteskrankheit oder von Geistesschwäche seine Angelegenheiten nicht zu besorgen vermag;
2. Wer durch Verschwendung sich oder seine Familie der Gefahr des Notstandes aussetzt;
3. Wer infolge von Trunksucht oder Rauschgiftsucht seine Angelegenheiten nicht zu besorgen vermag oder sich oder seine Familie der Gefahr des Notstandes aussetzt oder die Sicherheit anderer gefährdet. Die Entmündigung ist wieder aufzuheben, wenn der Grund der Entmündigung wegfällt.

Die Begriffe „Geisteskrankheit" und „Geistesschwäche" unterscheiden sich nur im Grad der seelischen Störung. Der Umfang der Angelegenheiten, die ein Patient nicht mehr besorgen kann, entscheidet über „Entmündigung" oder „Pflegschaft". Beispielsweise wird eine Entmündigung bei einer geisteskranken Person mit hohem Verantwortungsbereich früher notwendig sein, als bei einer Person mit schwereren seelischen Störungen, aber geringerem Verantwortungsbereich. Während bei einer Entmündigung bei „Geistesschwäche" der Betroffene noch beschränkt geschäftsfähig sein kann, also bei Zustimmung seines gesetzlichen Vertreters ein Geschäft abschließen oder einen

Beruf ausüben kann, führt die Entmündigung wegen einer Geisteskrankheit zur Geschäftsunfähigkeit (§ 104 Abs. 3 BGB). Bei Geschäftsunfähigkeit können keinerlei Geschäfte mehr getätigt werden, der Betroffene darf keinen Beruf mehr ausüben, kann nicht aus freier Willensbestimmung heraus heiraten und gilt als nicht prozeßfähig.

Allerdings ist das Verfahren, das zur Entmündigung führt, sehr umständlich und schwierig. So kann eine Vormundschaft nur auf Antrag und auf Beschluß des zuständigen Amtsgerichtes hin errichtet werden (§ 645 ZPO). Beantragt werden kann das Entmündigungsverfahren durch Verwandte, gesetzliche Vertreter oder den Ehepartner (§ 646 ZPO). Dabei muß das Gericht aber einen psychiatrischen Sachverständigen hören (§ 655 ZPO), wobei dies auch im Rahmen eines stationären Aufenthaltes bis zu 6 Wochen Dauer erfolgen kann (§ 656 ZPO). Die Anhörung des psychiatrischen Sachverständigen kann bei Verschwendung oder Trunksucht unterbleiben.

Fallen die ursprünglichen Gründe, die zur Entmündigung führten, weg, dann kann die Entmündigung aufgehoben werden.

Beachte: Pflegschaft und Entmündigung dienen zum Schutz eines Betroffenen und z.B. keinesfalls zum Schutz von Behörden bei Querulanten oder zur Bestrafung. Dies wird aber leider sowohl von Betroffenen wie von Angehörigen und auch von der Öffentlichkeit häufig so gesehen. Vor- und Nachteile einer Pflegschaft und einer Entmündigung sind vor Errichtung gewissenhaft gegeneinander abzuwägen, bevor man sich zu dem für den Menschen doch sehr einschneidenden Schritt entschließt.

d) Vorläufige Vormundschaft

Ist eine dringliche Regelung notwendig, so besteht die Möglichkeit einer vorläufigen Vormundschaft.

§ 1906 BGB. Vorläufige Vormundschaft.
Ein Volljähriger, dessen Entmündigung beantragt ist, kann unter vorläufige Vormundschaft gestellt werden, wenn das Vormundschaftsgericht es zur Abwendung einer erheblichen Gefährdung der Person oder des Vermögens des Volljährigen für erforderlich erachtet.

Bei vorläufiger Vormundschaft ist ein psychiatrisches Sachverständigengutachten nicht notwendig und es genügt bereits ein ärztliches Attest, das allerdings bei Beantragung vorzuliegen hat. Bei vorläufiger Vormundschaft besteht beschränkte Geschäftsfähigkeit (§ 114 BGB) und sie stellt keinen Dauerzustand dar.

e) Testierfähigkeit

Von besonderem Interesse für den psychiatrischen Gutachter sind folgende Abschnitte des § 2229:

§ 2229 BGB. Testierfähigkeit.
3. Wer entmündigt ist, kann ein Testament nicht errichten. Die Unfähigkeit tritt schon mit der Stellung des Antrages ein, aufgrund dessen die Entmündigung ausgesprochen wird.
4. Wer wegen krankhafter Störung der Geistestätigkeit, wegen Geistesschwäche oder wegen Bewußtseinsstörung nicht in der Lage ist, die Bedeutung einer von ihm abgegebenen Willenserklärung einzusehen und nach dieser Einsicht zu handeln, kann ein Testament nicht errichten.

Bei der Testierfähigkeit handelt es sich um eine Spezialform der Geschäftsfähigkeit.

Auch eine nachträgliche Stellungnahme zur Testierfähigkeit abzugeben ist nicht immer leicht, da man sich dabei meist auf Aktenunterlagen und Zeugenaussagen verlassen muß. Argumente von hohem Verläßlichkeitsgrad sind notwendig und in vielen Fällen nicht zu finden.

f) Eherecht

Die Auflösung einer Ehe ist möglich durch
* Nichtigkeitserklärung
* Aufhebung
* Scheidung

§ 18 EheG. Mangel der Geschäfts- oder Urteilsfähigkeit
(1) Eine Ehe ist nichtig, wenn einer der Ehegatten zur Zeit der Eheschließung geschäftsunfähig war oder sich im Zustand der Bewußtlosigkeit oder vorübergehenden Störung der Geistestätigkeit befand.
(2) Die Ehe ist jedoch als von Anfang gültig anzusehen, wenn der Ehegatte nach dem Wegfall der Geschäftsunfähigkeit, der Bewußtlosigkeit oder der Störung der Geistestätigkeit zu erkennen gibt, daß er die Ehe fortsetzen will.

Das Gesetz fordert also wie im § 105 BGB, daß zum Zeitpunkt der Eheschließung die freie Willensbestimmung ausgeschlossen und die damalige Willenserklärung ungültig war. Durch den Abs. 2 des § 32 EheG. soll Mißbrauch weitgehend vermieden werden.

§ 32 EheG. Irrtum über die persönlichen Eigenschaften des anderen Ehegatten.
(1) Ein Ehegatte kann Aufhebung der Ehe begehren, wenn er sich bei der Eheschließung über solche persönlichen Eigenschaften des anderen Ehegatten geirrt hat, die ihn bei Kenntnis der Sachlage und bei verständiger Würdigung des Wesens der Ehe von der Eingehung der Ehe abgehalten haben würden.
(2) Die Aufhebung ist ausgeschlossen, wenn der Ehegatte durch Entdeckung des Irrtums zu erkennen gegeben hat, daß er die Ehe fortsetzen will, oder wenn sein Verlangen nach Aufhebung der Ehe mit der Rücksicht auf die bisherige Gestaltung des ehelichen Lebens der Ehegatten als sittlich nicht gerechtfertigt erscheint.

Der in Abs. 1 erwähnte Begriff der „persönlichen Eigenschaften" meint nicht nur vorübergehende körperliche, seelisch-geistige und sittliche Merkmale. Hierzu rechnet man auch körperliche oder seelische Krankheiten, wenn sich aus diesen in der Folgezeit schwerwiegende Folgen ergeben, die zu einer Ehezerrüttung führen.

§ 33 EheG. Arglistige Täuschung.

(1) Ein Ehegatte kann Aufhebung der Ehe begehren, wenn er zur Eingehung der Ehe durch arglistige Täuschung über solche Umstände bestimmt worden ist, die ihn bei Kenntnis der Sachlage und bei richtiger Würdigung des Wesens der Ehe von der Eingehung der Ehe abgehalten hätten.

So gilt auch als „arglistige Täuschung", wenn ein Ehepartner bewußt „persönliche Eigenschaften" vor Eingehen der Ehe verschwiegen hat, wie sie im § 32 angeführt werden (z.b. auch Homosexualität, Suchtverhalten).

Seit 1.1.77 gelten mit dem ersten Ehereformgesetz die §§ 44 und 45 a.F.EheG. nicht mehr. Das Zerrüttungsprinzip ersetzt das Schuldprinzip. Lediglich die gescheiterte Ehe ist noch Scheidungsgrund, was allein dadurch als bewiesen gilt, wenn keine eheliche Lebensgemeinschaft mehr vorliegt und vermutlich auch nicht mehr vorliegen wird. Auch das Getrenntleben der Ehepartner (1 - 3 Jahre) gilt als Zerrüttung. Zerrüttung besteht auch bei einem Krankheitsbild, bei dem eine Wiederherstellung der Gesundheit nicht angenommen werden kann. In Zweifelsfällen sollen die Fristen des Getrenntlebens (1 - 3 Jahre) abgewartet werden.

11.1.3 Jugendgerichtsgesetz (JGG)

Die Strafmündigkeit beginnt mit dem 14. Lebensjahr unter bestimmten Voraussetzungen, wie sie im § 3 JGG festgelegt sind:

§ 3 JGG. Strafmündigkeit.
Ein Jugendlicher ist strafrechtlich verantwortlich, wenn er nach seiner sittlichen und geistigen Entwicklung reif genug ist, das Unrecht der Tat einzusehen und nach dieser Einsicht zu handeln. Zur Erziehung eines Jugendlichen, der Mangels Reife strafrechtlich nicht verantwortlich ist, kann der Richter dieselben Maßnahmen anordnen wie der Vormundschaftsrichter.

Verlangt wird vom Jugendlichen also die seinem Alter entsprechende Einsichtsfähigkeit, mit anderen Worten: Die intellektuelle Reife zur Unterscheidung von Recht und Unrecht, um einsichtig handeln zu können. Einerseits liegt eine ausreichende intellektuelle Reife häufig vor, während andererseits Jugendliche nicht in der Lage sind, „nach Einsicht zu handeln". Berücksichtigt werden muß dabei auch Tat und Tatzeitpunkt, da ein jugendlicher Täter beispielsweise für einen Diebstahl nach § 3 JGG verantwortlich gemacht werden kann, andererseits aber z.B. für eine Brandstiftung u.U. nicht. Dieser

Sachverhalt ist vor allem denn von besonderer Bedeutung, wenn mehrere Straftaten von einem jugendlichen Täter verübt wurden.
Die verminderte Verantwortlichkeit, wie wir sie im § 21 StGB finden, ist im § 3 JGG nicht enthalten. Eine Beurteilung kann nur lauten: „verantwortlich" oder „nicht verantwortlich". Die §§ 20 und 21 StGB sind auf den Krankheitszustand als Strafausschließungsgrund ausgerichtet; andererseits ist der Reifegrad des jugentlichen Straftäters für den § 3 JGG von Bedeutung. Die §§ 20 und 21 StGB können aber dem § 3 JGG vorgezogen werden und zwar dann, wenn eine krankhafte Störung vorliegt, bei der die Voraussetzungen des § 20 StGB oder des § 21 StGB erfüllt sind. Maßregeln des Jugendgerichtsgesetzes entfallen dann. Andererseits ist aber auch die Anwendung von Maßregeln des Jugendgerichtsgesetzes möglich und zwar dann, wenn nach § 21 StGB die Schuldfähigkeit erheblich vermindert ist, trotzdem aber nach § 3 JGG die Altersreife bejaht werden muß. Nach § 5 JGG besteht die Möglichkeit der Anordnung von Erziehungsmaßregeln (Heimerziehung, Schutzaufsicht, Fürsorgeerziehung usw.). Bei einer Jugendstraftat können auch Zuchtmittel ohne Eintrag in das zentrale Strafregister zum Einsatz kommen (z.B. Verwarnung, Freizeitarrest, Freizeitarbeit, Dauerarrest, Wiedergutmachungsauflagen).

In speziellen Jugendstrafanstalten kann Jugendstrafe (Mindeststrafe 6 Monate, Höchststrafe 6 Jahre) verbüßt werden (§ 5 JGG). Nur wenn Maßregeln zur Erziehung nicht genügen, ist der Einsatz von Zuchtmitteln und Jugendstrafe möglich. Ist jedoch nicht mit Sicherheit feststellbar, zu welchem Zeitpunkt die Strafe ihren Zweck erfüllt haben wird, so kann bei „schädlichen Neigungen" nach dem § 19 JGG eine Jugendstrafe von unbestimmter aber maximal 4 Jahren Dauer ausgesprochen werden.

§ 105 JGG. Anwendung des Jugendstrafrechtes auf Heranwachsende.
(1) Begeht ein Heranwachsender eine Verfehlung, die nach den allgemeinen Vorschriften mit Strafe bedroht ist, so wendet der Richter die für einen Jugendlichen geltenden Vorschriften der §§ 4 − 32 an, wenn
1. die Gesamtwürdigung der Persönlichkeit des Täters bei Berücksichtigung auch der Umweltbedingungen ergibt, daß er zur Tat nach seiner sittlichen und geistigen Entwicklung noch einem Jugendlichen gleichstand oder
2. es sich nach der Art, den Umständen oder den Beweggründen der Tat um eine Jugendverfehlung handelt.
(2) Das Höchstmaß der Jugendstrafe für Heranwachsende beträgt 10 Jahre.

§ 106 JGG. Milderung des allgemeinen Strafrechts für Heranwachsende.
(1) Ist wegen der Straftat eines Heranwachsenden das allgemeine Strafrecht anzuwenden, so kann der Richter anstelle von lebenslanger Freiheitsstrafe auf eine Freiheitsstrafe von 10 bis 15 Jahren erkennen.
(2) Sicherheitsverwahrung darf der Richter nicht anordnen. Er kann anordnen, daß der Verlust der Fähigkeit, öffentliche Ämter zu bekleiden und Rechte aus öffentlichen Wahlen zu erlangen (§ 31 Abs. 1 StGB) nicht eintritt.

Adoleszente sind in der Regel immer strafmündig, weshalb eine Prüfung nach § 3 JGG entfällt. Die Beurteilung der strafrechtlichen Verantwortlichkeit von Heranwachsenden ist nach §§ 20 und 21 StGB zu prüfen. Wesentliche Erkenntnisse über Entwicklungszustand und Reifegrad eines jugendlichen Heranwachsenden, nicht aber über dessen Schuldfähigkeit ergibt die Überprüfung der Voraussetzungen des § 105 JGG. Ist dieser Paragraph anzuwenden, dann müssen Maßnahmen nach dem Jugendrecht erfolgen. Muß aber andererseits § 20 StGB (Schuldunfähigkeit) zur Anwendung kommen, dann bedarf es keiner Prüfung mehr nach § 105 JGG. Die Voraussetzungen nach § 105 JGG müssen aber dann zusätzlich überprüft werden, wenn eine deutlich verminderte Zurechnungsfähigkeit nach § 21 StGB vorliegen kann. Läßt sich nun aber nicht sicher feststellen, ob der Heranwachsende zum Zeitpunkt der Tat seiner Gesamtentwicklung nach einem Jugendlichen entsprach oder bereits einem Erwachsenen, so muß in diesem Zweifelsfall das Jugendstrafrecht zur Anwendung kommen.

Der psychiatrische Sachverständige wird häufig herangezogen, um festzustellen, ob der Heranwachsende nach dem Jugendstrafrecht abzuurteilen ist. Fernerhin muß er eine Stellungnahme zur Prognose abgeben, damit weitere erzieherische Maßnahmen eingeleitet werden können.

11.1.4 Gesetz über die Unterbringung psychisch Kranker und deren Betreuung (Unterbringungsgesetz – UnterbrG.)

Durch Unterbringungsgesetze, die sich im Wortlaut von Land zu Land mehr oder weniger unterscheiden, sind in der BRD Einweisung und Unterbringung von psychisch Kranken gegen ihren Willen in die geschlossene Abteilung eines psychiatrischen Krankenhauses möglich. Bisher gibt es kein einheitliches Bundesgesetz; im wesentlichen unterscheiden sich die Unterbringungsgesetze der Länder aber kaum. Am 30.03.1982 hat der Bayerische Landtag das neue Bayerische Unterbringungsgesetz endgültig verabschiedet, und es trat am 01.07.1982 in Kraft.

Unterbringungsgesetz des Freistaates Bayern (auszugsweise)

Voraussetzung der Unterbringung

(1) Wer psychisch krank oder infolge Geistesschwäche oder Sucht psychisch gestört ist und dadurch in erheblichem Maße die öffentliche Sicherheit oder Ordnung gefährdet, kann gegen oder ohne seinen Willen in einem psychiatrischen Krankenhaus oder sonst in geeigneter Weise untergebracht werden. Unter den Voraussetzungen des Satzes 1 ist die Unterbringung insbesondere auch dann zulässig, wenn jemand sein Leben oder in erheblichem Maße seine Gesundheit gefährdet. Die Unterbringung darf nur angeordnet werden, wenn die Gefährdung nicht durch weniger einschneidende Mittel, insbesondere durch Hilfen nach Art. 3 (Hilfen) abgewendet werden kann.

(2) Die Unterbringung kann nur vollzogen werden, wenn keine Maßnahmen nach § 81, 126a der Strafprozeßordnung oder nach §§ 63 bis 65 und 67 a des Strafgesetzbuches

getroffen sind. Ist jemand aufgrund des Unterbringungsgesetzes untergebracht und werden Maßnahmen aufgrund der in Satz 1 genannten Bestimmungen getroffen, so ist die Unterbringungsanordnung nach diesem Gesetz außer Vollzug zu setzen; sie kann aufgehoben werden, wenn nach den Umständen nicht zu erwarten ist, daß die Unterbringungsanordnung später wieder vollzogen werden muß.

Unterbringungszweck
Zweck der Unterbringung ist, die Gefährdung der öffentlichen Sicherheit oder Ordnung zu beseitigen; zugleich ist der Untergebrachte nach Maßgabe dieses Gesetzes wegen seiner psychischen Erkrankung oder Störung zu behandeln, um ihm ein eigenverantwortliches Leben in der Gemeinschaft zu ermöglichen.

Hilfen
(1) Um eine Unterbringung nach diesem Gesetz zu vermeiden oder soweit wie möglich zu verkürzen oder den Betroffenen nach Beendigung der Unterbringung eine erforderliche Hilfestellung mit dem Ziel einer gesundheitlichen Wiederherstellung und sozialen Eingliederung zu gewähren, sind die vorhandenen vorsorgenden, begleitenden und nachsorgenden Hilfen auszuschöpfen.
(2) Zur Erreichung des in Abs. 1 aufgezeigten Zweckes haben die Gesundheitsämter mit den Ärzten, den psychiatrischen Krankenhäusern, den Trägern der Sozial- und Jugendhilfe, den Verbänden der freien Wohlfahrtspflege und allen anderen öffentlichen, frei gemeinnützigen und privaten Organisationen, Einrichtungen und Stellen, die vorsorgende, begleitende und nachsorgenden Hilfen zu gewähren, eng zusammenzuarbeiten.
(3) Die Hilfen ergeben sich insbesondere aus den Bestimmungen des Sozialgesetzbuches.

Allgemeine Verfahrensvorschriften
Anordnung der Unterbringung
Die Unterbringung wird auf Antrag der Kreisverwaltungsbehörde vom Amtsgericht angeordnet.

Vorbereitendes Verfahren
(1) Die Kreisverwaltungsbehörde führt die Ermittlungen von amtswegen durch. Ergeben sich gewichtige Anhaltspunkte für das Vorliegen der Voraussetzungen des Art. 1 Abs. 1, so hat sie ein schriftliches Gutachten eines Arztes am Gesundheitsamt darüber einzuholen, ob die Unterbringung aus medizinischer Sicht geboten ist oder ob und durch welche Hilfen nach Art. 3 die Unterbringung vermieden werden kann. Das nötigenfalls unter Beiziehung eines Nervenarztes zu erstellende Gutachten muß auf den gegenwärtigen Gesundheitszustand des Betroffenen abstellen und auf einer höchstens 14 Tage zurückliegenden persönlichen Untersuchung des Betroffenen beruhen. Zu diesem Zweck kann die Kreisverwaltungsbehörde den Betroffenen zu dem Arzt vorladen und, soweit erforderlich, durch die Polizei vorführen lassen..... Aus dem Gutachten muß hervorgehen, ob eine Verständigung mit dem Betroffenen möglich ist oder erhebliche Nachteile für seinen Gesundheitszustand oder eine Gefährdung Dritter (!) besteht. ...
(2) Der Betroffene ist verpflichtet, die Untersuchung nach Abs. 1 zu dulden. Der Arzt kann, soweit es erforderlich ist und keine Nachteile für die Gesundheit des Betroffenen zu befürchten sind, auch ohne dessen Einwilligung Blutproben entnehmen und andere einfache diagnostische Eingriffe vornehmen ...

Anhörung

(1) Vor Anordnung der Unterbringung hat das Gericht den Betroffenen mündlich zu hören, um sich einen persönlichen Eindruck von ihm zu verschaffen. Erscheint er auf Vorladung nicht, so kann seine Vorführung angeordnet werden.

(2) Hat der Betroffene einen gesetzlichen Vertreter in den persönlichen Angelegenheiten, so ist dieser daneben zu hören. Ist der Betroffene verheiratet, so ist, sofern die Ehegatten nicht dauernd getrennt leben, auch der Ehegatte zu hören.

(3) Die Anhörung des Betroffenen kann unterbleiben, soweit sie nach den Gutachten nach Art. 9 Abs. 1 erhebliche Nachteile für seinen Gesundheitszustand oder eine Gefährdung Dritter bedeutet und die Gefahr nicht auf andere Weise abgewendet werden kann. Anstelle des Betroffenen ist dann der beigeordnete oder beauftragte Rechtsanwalt oder Pfleger zu hören. Sieht das Gericht von einer Anhörung des Betroffenen ab, so sind die Gründe hierfür aktenkundig zu machen. Entfallen sie, so ist die Anhörung nachzuholen.

Entscheidung des Gerichts

(1) Das Gericht entscheidet über den Antrag auf Unterbringung durch einen mit Gründen und Rechtsmittelbelehrung versehenen Beschluß. Wird die Unterbringung angeordnet, so entscheidet es auch über die Art der Unterbringung.

(2) In dem die Unterbringung anordnenden Beschluß ist ein Zeitpunkt zu bestimmen, bis zu dem über die Dauer der Unterbringung von Amtswegen zu entscheiden ist. Der Zeitpunkt darf, wenn der Betroffene wegen einer Sucht untergebracht wird, höchstens 6 Monate, in den übrigen Fällen höchstens 2 Jahre nach Erlaß der Entscheidung liegen.

Vorläufige Unterbringung

(1) Sind dringende Gründe für die Annahme vorhanden, daß die Voraussetzungen für die Unterbringung nach Art. 1 Abs. 1 vorliegen, so kann das Gericht die vorläufige Unterbringung bis zu einer Dauer von 3 Monaten anordnen, wenn dies erforderlich ist...

Aufnahmepflicht

Krankenhäuser, in denen psychisch Kranke oder psychisch Gestörte behandelt werden oder behandelt werden können, sind verpflichtet, denjenigen aufzunehmen der nach Art. 12, 17 oder 18 untergebracht werden muß, soweit sie über die nötigen Sicherungseinrichtungen verfügen. Krankenhäuser, die nicht die nötigen Sicherungseinrichtungen besitzen oder in denen der psychisch Kranke oder psychisch Gestörte nicht behandelt werden kann, sind zur vorübergehenden Aufnahme verpflichtet, wenn aus zwingenden Gründen eine Unterbringung nach Satz 1 nicht rechtzeitig möglich ist.

Bemerkung: Das Unterbringungsgesetz des Freistaates Bayern vom 20.4.82 umfaßt 8 Abschnitte und 44 Artikel. Das Gesetz wurde hier nur auszugsweise in seinen wichtigen Punkten gebracht.

Grundsätzlich entscheidet nur der Richter des zuständigen Amtsgerichtes über die Zulässigkeit und Fortdauer einer Unterbringung. In allen Unterbringungsgesetzen der Länder ist auch die Mitwirkung des Amtsarztes vorgesehen, und Unterschiede liegen hauptsächlich in verfahrensrechtlicher Hinsicht vor.

Beachte: Die Unterbringung durch den Vormund ist nur mit Genehmigung des Vormundschaftsgerichts zulässig, wobei dieses aber vor der Entscheidung den Mündel zu hören hat. Aber auch ein unter Pflegschaft stehender Patient kann ausschließlich mit

Genehmigung des Vormundschaftsgerichts zur Unterbringung gebracht werden. Laut Bundesverfassungsgericht (vom 10.2.60, NJW 1960, 811) stellt eine zwangsweise Unterbringung eines psychisch Kranken in einer geschlossenen Anstalt einen Freiheitsentzug im Sinne Art. 104 GG dar. Zur Begründung, daß grundsätzlich immer eine richterliche Genehmigung notwendig ist, auch wenn der Vormund oder Pfleger in Ausübung seines Aufenthaltsbestimmungsrechtes seinen Pflegling (Mündel) in einer geschlossenen Anstalt unterbringen will, führte das Bundesverfassungsgericht aus, daß es nicht nur auf den Willen des gesetzlichen Vertreters ankomme, sondern vielmehr auf den „tatsächlichen, natürlichen Willen des Mündels".

11.2 DIE WICHTIGSTEN FORENSISCHEN BESONDERHEITEN EINZELNER PSYCHISCHER ERKRANKUNGEN

W. Mende schreibt hierzu: „Daß mit der Feststellung einer seelischen Krankheit oder Abnormität noch nichts Vollgültiges über die Schuldfähigkeit des Täters gesagt ist und die Tat zumeist weniger von einer Krankheit als von der Persönlichkeitsstruktur und Lebensgeschichte des Täters und der Tatsituation abhängt, bedarf besonderer Hervorhebung." (W. Mende, in Lehrbuch der Psychiatrie von M. Bleuler, Springer Verlag, Heidelberg, 1983)

Mit Sicherheit gibt es für Schizophrene, Epileptiker, Süchtige und Neurotiker keine generell gültigen Besonderheiten, so daß ein Gutachten nicht nach bewährten Schemen erstellt werden kann. Besonders betont werden muß auch, daß nur ein geringer Anteil strafbarer Handlungen Patienten mit geistigen Gebrechen anzulasten ist.

11.2.1 Schizophrenie

Schizophrene dürfen keinesfalls allgemein in den „Topf der Gemeingefährlichen" geworfen werden und die meisten Schizophrenen sind sozial angepaßt. Nur ein relativ kleiner Teil bedarf einer Unterbringung, und gefährlich sind gerade diejenigen, die unerkannt an einer Schizophrenie mit einem schleichenden Wahn leiden. Gewalttaten sind relativ selten (im Vergleich zu psychopathischen Persönlichkeiten) und werden allenfalls erst durch das Verhalten der Umwelt ausgelöst. Dabei darf jedoch nicht übersehen werden, daß Schizophrene von allen psychisch Kranken am wenigsten einschätzbar sind und daß Straftaten überraschend, grotesk anmutend, unvorhersehbar und zum Teil mit erheblicher Brutalität begangen werden. Hierin liegt die Gefährlichkeit. Ernstzunehmen ist auch eine zunehmende und sich über einen längeren Zeitraum hinweg entwickelnde paranoide Entwicklung, die auf dem Höhepunkt durchaus in Form eines Gewaltverbrechens entarten kann.

Bei Schizophrenen ist selbstverständlich der § 20 StGB anzuwenden und auch die Unterbringung bei bestehender Selbstgefährdung und Gefährdung Dritter in ein psychiatrisches Krankenhaus ist sinnvoll (§ 63 StGB).

Man kann aber nicht generell Schizophrene für jede Strafhandlung schuldfrei sprechen, dies gilt vor allem für remittierende Formen mit meist nur geringer oder nicht nennenswerter Beeinträchtigung der strafrechtlichen Verantwortlichkeit. Zu denken ist aber immer an die schizophrene Persönlichkeitsveränderung, die auf längere Sicht so massiv sein kann, daß praktisch jede Verhaltens- und Handlungsweise durch den Krankheitsprozeß beeinträchtigt ist und eine volle Verantwortlichkeit deshalb nicht besteht.

Für die meisten Schizophrenen finden die Paragraphen des BGB Anwendung und der knappe Wortlaut des § 6, Abs. 1 BGB macht beispielsweise die Entscheidung leicht. Nicht unberücksichtigt bleiben darf jedoch die Tatsache, daß eine Entmündigung zwar umfangreiche soziale Folgen nach sich zieht, der § 6, Abs. 1 BGB jedoch zum Schutze des Betroffenen geschaffen wurde. Trotz Entmündigung muß man alles tun, um eine Wiedereingliederung des Kranken in Beruf und Familie zu ermöglichen. Gedacht werden sollte auch an eine Entmündigung wegen „Geistesschwäche", die es dem Betroffenen ermöglicht, die Besorgung seiner Angelegenheiten weitgehend selbst zu tätigen. W.Mende meint dazu: „... Erfahrungsgemäß werden insbesondere von Anstaltpsychiatern Schizophrene eher zuviel als zuwenig entmündigt. Man sollte diese Maßnahme auf den engen Kreis der Personen beschränken, die aufgrund ihrer Kritiklosigkeit und Unberechenbarkeit, ihrer Verwahrlosungstendenz und ihres Persönlichkeitsabbaus unbedingt eines gesetzlich geregelten Schutzes bedürfen. Häufiger sollte man von der Bestellung eines Pflegers Gebrauch machen". (W. Mende, in Lehrbuch der Psychiatrie, M. Bleuler, Springer Verlag, Heidelberg 1983)

11.2.2 Depressionen

Bei depressiv Erkrankten spielt weniger die Fremdgefährdung als vielmehr die Eigengefährdung (Selbstmordabsichten!) eine Rolle. Allerdingt ist in den meisten Ländern der Welt der Selbstmord und der Selbstmordversuch keine strafbare Handlung mehr. Von erheblicher forensischer Bedeutung ist jedoch der erweiterte Suizid, bei dem eine oder mehrere Personen des engeren Lebenskreises mit in den Tod genommen werden. Nach Tötung des Angehörigen kann dann der eigene Suizid mißlingen und der depressive Mensch dann zur Verantwortung gezogen werden. Für Patienten, die an endogener Depression erkrankt sind, besteht nach § 20 StGB Schuldlosigkeit; möglich ist dies auch bei abnormen Erlebnisreaktionen sowie bei schweren neurotischen Depressionen (entweder verminderte Schuldfähigkeit oder gar Schuldunfähigkeit).

Von zunehmender Bedeutung ist auch der Suizid im Straßenverkehr, und es ist sicher nicht abwegig, anzunehmen, daß viele tödliche Verkehrsunfälle aus ungeklärter Ursache eigentlich aus Selbstmordabsicht heraus entstanden, weil sich auf diese Weise ein Selbstmord am besten verbergen läßt und zudem Versicherungsbedingungen — die Selbstmord zur Leistung ausschließen — umgangen werden.

Setzt sich ein Kraftfahrer, der in Suizidabsicht Medikamente in hoher Dosis einnahm, an das Steuer und kommen durch einen folgenden Verkehrsunfall Dritte zu Schaden, so muß in einem eingeleiteten Strafverfahren entschieden werden, ob vielleicht § 330a StGB Anwendung finden muß (wenn eine Person sich durch berauschende Mittel vorsätzlich bzw. fahrlässig in einen die Zurechnungsfähigkeit ausschließenden Zustand versetzte). Andererseits kann aber gerade durch die Tabletteneinnahme aufgrund eines depressiven Verstimmungszustandes die Schuldfähigkeit insofern aufgehoben sein, als ein „klares Denken" durch die Medikamente nicht mehr möglich war. Hier stößt der psychiatrische Sachverständige immer auf erhebliche Schwierigkeiten, da zum einen zum Zeitpunkt der Untersuchung sich das Befinden des Betroffenen bereits erheblich gebessert haben kann, zum anderen aber die Ernsthaftigkeit der Selbstmordabsichten und die Zielstrebigkeit zur Durchführung nach einem längeren Zeitraum nach Durchführung nur noch schwer einzuschätzen sind. Von Bedeutung kann dann für den Gutachter das Verhalten des Suizidenten Stunden oder aber Tage vor der Suizidhandlung sein.

Bei erlebnisreaktiven und neurotischen Depressionen spielt nicht selten die enthemmende Wirkung des Alkohols eine Rolle. Das klinische Ausmaß der Verstimmung und der Grad der Alkoholbeeinflussung sind dann für die Beurteilung der Schuldfähigkeit von Bedeutung. Auch kleinere Alkoholmengen können bei gleichzeitiger Zufuhr von Psychopharmaka eine erhebliche Verstärkung erfahren und somit von forensischer Bedeutung werden. Hier ist es Aufgabe des behandelnden Arztes, den Patienten entsprechend aufzuklären. Unterbleibt eine notwendige Aufklärung, so kann u.U. sogar der Arzt zur Verantwortung gezogen werden.

11.2.3 Schwachsinn

Intellektuell höherstehende Menschen sind häufiger in Vergehen und Verbrechen verwickelt als schwachsinnige. Bei den Schwachsinnigen wiederum sind die Debilen deutlich häufiger straffällig als die Imbezilen und Idioten. Bei schwererem Schwachsinn fehlt häufig die Möglichkeit, Delikte überhaupt zu begehen. Und gerade dies ist von erheblicher Bedeutung: Psychische Störungen stellen nicht immer eine Prädisposition für Straftaten dar, sondern sind u.U. in der Lage, diese zu verhindern, bzw. deren Ausführung zu verhindern.

Schwachsinnige neigen besonders dann zu strafbaren Handlungen, wenn Abstumpfung und Enthemmung besonders stark ausgeprägt sind, und dabei die Fähigkeit zu Eigenkontrolle und die Fähigkeit zur Steuerung eigener Handlungen fehlen.Dabei ist nicht von Bedeutung, ob es sich um eine angeborene, frühkindliche oder später erworbene Hirnschädigung handelt.

Häufige Straftaten bei Schwachsinnigen sind Diebstähle, Trieb- und Affekthandlungen und Fehlreaktionen in bestimmten Situationen. Besonders Schwachsinnige mit übermäßigem und unbefriedigtem Geltungs- und Kontaktbedürfnis sind anfällig: Hier finden sich dann häufig Exhibitionismus, Sodomie, Pädophilie und unsittliche Handlungen an Kindern und Jugendlichen.

Sind Schwachsinnige besonders reizbar und dabei auch uneinsichtig, so muß mit unvorhersehbaren Handlungen gerechnet werden. Dabei stehen dann die strafbaren Handlungen in keinem Verhältnis zum geringfügigen Anlaß der Reaktion. Gelegentlich werden Brandstiftungen von Patienten mit Epilepsie und auch von Schwachsinnigen begangen, wobei die Handlungen hier meist einer Ersetzbefriedigung dienen.

Bei Schwachsinnigen besteht meist beschränkte Geschäftsfähigkeit oder Geschäftsunfähigkeit, sowie eingeschränkte Prozeßfähigkeit; Entmündigung wird häufig nicht zu umgehen sein. Grundsätzlich dienen aber die gesetzlichen Bestimmungen dem Schutz schwachsinniger Menschen; keinesfalls soll die Entmündigung einer Entfernung aus der Gesellschaft dienen. Dennoch sollte man nur in besonders wichtigen und dringenden Fällen die gesetzlichen Bestimmungen anwenden und ggf. ausschöpfen. Dies ist beispielsweise bei Gefahr eines Existenzzusammenbruchs erforderlich. Dann reicht meist eine Pflegschaft aus. Ist eine Verständigung mit dem Betroffenen nicht möglich, so ist seine Einwilligung hierzu nicht erforderlich.

An dieser Stelle soll nochmals ausführlich betont werden, daß der Begriff „Geistesschwäche" des § 6, Abs. 1 BGB nicht gleichzusetzen ist mit dem Begriff „Schwachsinn". Bei dem Begriff „Geistesschwäche" handelt es sich um einen dem Grad nach geringen Schweregrad einer geistigen Störung.

11.2.4 Epilepsie

Epileptiker ohne Wesensveränderung unterscheiden sich (lt. MENDE) hinsichtlich der Kriminalität nicht von einer Kontrollgruppe und wesensveränderte Epileptiker nur sehr gering hinsichtlich Straffälligkeit. Dabei muß aber die Straffälligkeit eines Epileptikers unterschiedlich beurteilt werden, je nachdem, ob die Straftat während eines Dämmerzustandes, während psychomotorischer Entäußerungen oder im anfallsfreien Intervall begangen wurde. Ohne forensische Bedeutung ist das Grand mal, denn während des Krampfanfalles ist der Patient handlungsunfähig. Sehr wohl von forensischer Bedeutung ist jedoch das postparoxysmale Stadium, da es hier durchaus zu affektiven Entgleisungen und sexuellen Enthemmungen kommen kann.

Vorrangig aber kommt den epileptischen Dämmerzuständen erhebliche Bedeutung zu, da es hier zu sexueller Enthemmung mit entsprechenden Delikten, Gewalttätigkeiten u.ä. kommen kann. Einen Dämmerzustand zu erkennen ist nicht immer einfach, da die

Kranken nach außen geordnet erscheinen können und da trotz verändertem Bewußtseinszustand Delikte begangen werden, die geplant erscheinen.

§ 20 StGB kann nur dann Anwendung finden, wenn Grund zur Annahme besteht, daß ein Dämmerzustand vorlag. Andernfalls wird ein Epileptiker ohne höhergradige Demenz behandelt wie ein Gesunder. Besonderes Augenmerk wird heute in der forensischen Psychiatrie auch auf Dämmerattacken bzw. psychomotorische Anfälle gerichtet; da hier Delikte vorkommen können, die nicht immer den strafbaren Affekttaten zuzurechnen sind.

Von Interesse ist auch die strafrechtliche Verantwortlichkeit im Intervall; ein Epileptiker muß deshalb auch auf Wesensänderung und Demenz hin untersucht werden; denn ein im Intervall straffällig gewordener Epileptiker kann nicht einfach schuldfrei gesprochen werden. Die Verantwortung hängt genaugenommen davon ab, zu welchem Zeitpunkt innerhalb des einzelnen Anfallsrhythmus eine Straftat ausgeführt wurde. Je näher eine Straftat dem letzten oder aber dem nächstfolgenden Anfall steht, desto eher muß mit eingeschränkter oder gar ganz aufgehobener Verantwortlichkeit gerechnet werden.

Nur bei schwerer epileptischer Wesensänderung und bei Demenz besteht Geschäftsunfähigkeit nach § 104 Abs. 2 BGB. Während eine Entmündigung wegen Geistesschwäche nur selten in Betracht kommt, wird eine Pflegschaft wohl sinnvoll sein.

Nach § 32 EheG kann eine Ehe für ungültig erklärt werden, wenn ein Epileptiker bei der Eheschließung seine Krankheit dem Partner nicht angegeben hat.

11.2.5 Forensische Psychopathologie und Neurosen

Früher billigte man Psychopathen, Neurotikern und abnormen Persönlichkeiten volle Verantwortlichkeit zu und hielt einen Krankheitswert im forensisch-psychiatrischen Sinne nicht für gegeben. Nun werden in den §§ 20 und 21 StGB deutlich „schwere seelische Abartigkeiten" als schuldmindernde Gründe angegeben. Damit wird eine erheblich verminderte Schuldfähigkeit bei schweren abnormen Persönlichkeitsformen sowie bei sehr auffälligem neurotischen Verhalten angenommen. Sehr schwierig ist jedoch zu entscheiden, ob „normal" oder „nicht normal". Sicher kann nicht jeder neurotischen Eskalation ebensowenig wie jeder abnormen Persönlichkeit ein besonderer Krankheitswert eingeräumt werden. Nachgewiesen werden müssen die Unabweichlichkeit des Ablaufs und die Unfähigkeit zur eigenen Willensentfaltung, ferner Zeichen eines sozialen Niedergangs.

Bei abnormen Persönlichkeiten und neurotischen Störungen kann Schuldunfähigkeit nur äußerst selten angenommen werden; weit häufiger aber kommt eine verminderte Schuldfähigkeit in Betracht.

11.2.6 Rechtsfolgen bei Alkoholeinfluß

Als unterste Gefährdungsgrenze werden Alkoholkonzentrationen von 0,5 – 0,8 Promille angesehen. In diesem Bereich sind meist erste Alkoholwirkungen bemerkbar und man findet in diesen Frühstadien
* Euphorie mit erhöhtem Selbstwertgefühl
* Rededrang bei gesteigerter Lautstärke
* Distanzlosigkeit und Bewegungsdrang
* Unternehmungslust und Schwächung des Verantwortungsgefühls

Bei Blutalkoholkonzentrationen von 1 Promille kommt es dann zu
* Verlust ethischer Hemmungen mit Rücksichtslosigkeit und leichtsinniger Wagnisbereitschaft,
* euphorischer Kritikschwäche, Täuschung des Ermüdungsgefühls, Schädigung der Willenssphäre, Aufmerksamkeitsstörungen, Konzentrations- und Geschicklichkeitsminderung,
* beginnender Herabsetzung perzeptiver Leistungen der Sinnesorgane,
* Versagen der sicheren Fixation während eigener Bewegung durch vestibulooculomotorischen Ausgleich der Bewegungsschärfe

Ab 2 Promille kommt es zu
* Gleichgewichtsstörungen und Störungen der Bewegungskoordination
* Störungen der Tiefensensibilität und der Artikulation

Ab 3 Promille sind wahrscheinlich
* motorische Lähmung und
* Bewußtlosigkeit

Im steigenden Teil der Blutalkoholkurve sind die Auswirkungen größer als während der Eliminationsphase (bei gleichem Spiegel).

Subjektive Symptome können durch Stimulation zwar vorübergehend gebessert werden, nicht aber die objektiven Ausfälle. Enthemmung spielt grundsätzlich eine größere Rolle als die Störung der Urteilsfähigkeit.

Grundsätzlich darf man Zurechnungsfähigkeit und Amnesie nicht gleichsetzen; denn es gibt Fälle erhaltener Zurechnungsfähigkeit trotz späterer Erinnerungslosigkeit. Mit 3,2 Promille können Täter zurechnungsfähig sein und mit 1,7 Promille sinnlos betrunken. Grundsätzlich gilt daher für das Ausmaß der Alkoholwirkung eine individuelle Begutachtung aufgrund einer möglichst genauen Handlungsanalyse. Dabei ist die Wechselwirkung zwischen Primärpersönlichkeit und Alkohol zu berücksichtigen und der Komplex Urteilsfähigkeit/Verhaltensstörung ist aufgrund von Zeugenaussagen, Einlassungen des Täters und kleinen Details, Überlegungen und Äußerungen zu beurteilen.

Eine alkoholbedingte Amnesie beginnt unscharf mit einzelnen verschwommenen Erinnerungslücken. Völlige Amnesie über mehrere Stunden hinweg oder auch nur eine kurze Lücke für Minuten der strafbaren Handlung ist unglaubwürdig.

Straftaten unter akutem Alkoholeinfluß sind verhältnismäßig häufig und dies vor allem bei Personen zwischen dem 18. und 24. Lebensjahr. Dennoch gibt es nicht den „speziellen Alkoholtäter".

Man hat zu unterscheiden zwischen Straffälligen, die zufällig unter Alkoholwirkung standen und chronischen Alkoholikern, die straffällig wurden. Bei letzteren sind die Handlungen eher einförmig und es kann durchaus notwendig werden, chronische Alkoholiker, die wiederholt zu Straftaten neigen, zu entmündigen oder dauernd in einer Anstalt unterzubringen.

Selbstverständlich wird nicht jeder Alkoholtäter schuldfrei gesprochen, und bei Bewußtseinsstörungen infolge Alkoholzufuhr werden andere Maßstäbe angelegt, da ein gesunder Erwachsener den Rauschzustand aus freiem Entschluß herbeigeführt hat.

§ 330a StGB. Begriff der Rauschtat.

(1) Wer sich vorsätzlich oder fahrlässig durch den Genuß geistiger Getränke oder durch andere berauschende Mittel in einen die Zurechnungsfähigkeit (§ 20 StGB) ausschließenden Rausch versetzt, wird mit Gefängnis oder mit Geldstrafe bestraft, wenn er in diesem Zustand eine mit Strafe bedrohte Handlung begeht.
(2) Die Strafe darf jedoch nach Art und Maß nicht schwerer sein, als die für die vorsätzliche Begehung der Handlung angedrohte Strafe.
(3) Die Verfolgung tritt nur auf Antrag ein, wenn die begangene Handlung nur auf Antrag verfolgt wird.

Nicht die Rauschtat selbst, sondern das Sich-Berauschen wird beim § 330a StGB bestraft. Es muß sich bei der Erfüllung der Voraussetzungen des § 330a StGB um einen die Zurechnungsfähigkeit ausschließenden Rauschzustand handeln, für den die Aufnahme von Alkohol oder anderer berauschender Mittel kausal gewesen ist. Unter Rauschzustand ist dabei die juristische Volltrunkenheit als vorletzter Berauschungsgrad (letzter Berauschungsgrad: sinnlose Trunkenheit, in der aktive Straftaten nicht mehr begangen werden können) gemeint. Selbstverständlich können auch innere Ursachen (z.B. zusätzliche Medikamente, Alkoholintoleranz) mitgewirkt haben, dürfen aber nicht der ausschlaggebende Anteil am Eintritt der Bewußtseinsstörung gewesen sein; andernfalls erfolgt Freispruch.

Grundsätzlich spielt im Rahmen der Alkoholwirkung die Steuerungsunfähigkeit (Enthemmung) eine größere Rolle als die Störung der Einsichtsfähigkeit.

Bekanntlich besteht zwischen der Höhe des Blutalkoholspiegels und dem Berauschungsgrad keine absolute Proportionalität, weshalb die Beurteilung des Promillesatzes nur im Hinblick auf die Tatsituation erfolgen kann. Für die Frage der Zurechnungsfähigkeit ist vorrangig das Verhalten entscheidend. Wenn auch die Rechtsprechung dazu neigt, Blutalkoholpromillesätze von 2,5 − 3,0 Promille als Grenze der Zurechnungsfähigkeit zu werten, so ist dies eigentlich nicht zulässig.

Wird eine Straftat im Rausch als persönlichkeitsfremde Tat bezeichnet, so ist dies meist die Folge mangelhafter Persönlichkeitsanalyse. Amnesie ist Kennzeichen des Vollrausches und wird oft als Schutzbehauptung aufgestellt.

Ist aufgrund der Alkoholwirkung die Zurechnungsfähigkeit infrage gestellt, so kann ein Straftäter dennoch wegen der von ihm begangenen Straftat und nicht nach § 330a StGB bestraft werden. Mit anderen Worten: Es wird die Straftat selbst und nicht das Sich-Berauschen bestraft. Dies ist dann der Fall, wenn das Verschulden sich nicht auf das Sich-Berauschen, sondern sich von vornehrein auf die betreffende Tat erstreckt. Dies ist beispielsweise dann der Fall, wenn jemand sich Mut antrinkt, in der Absicht, eine Körperverletzung zu begehen.

Leicht zu kurzschlußartigen Gewalttaten kommt es beim komplizierten Rausch, der vom gewöhnlichen quantitativ unterschieden werden muß. Voraussetzungen für einen komplizierten Rausch sind meist zerebrale oder andere körperliche Erkrankungen, aber auch Schwachsinn oder eine abnorme Persönlichkeitsstruktur. Im komplizierten Rausch ist die Schuldfähigkeit in der Regel erheblich vermindert, evtl. sogar völlig aufgehoben.

Von anderen Rauschformen unterscheidet sich qualitativ der pathologische Rausch, der verhältnismäßig eigengesetzlich abläuft. Bei himorganisch Geschädigten kann bei niedriger Alkoholtoleranz schon nach geringen Alkoholmengen urplötzlich ein Dämmerzustand einsetzen, der mehrere Stunden, höchstens aber wenige Tage dauert. Ein Dämmerzustand bei pathologischem Rausch kann durchaus mit gefährlichen Affektentladungen einhergehen. Schwerste Gewalttakte beobachtet man dann, wenn es zu Erregungszuständen kommt. Auch wenn die Tat nicht völlig persönlichkeitsfremd wirkt, findet beim pathologischen Rausch der § 20 StGB Anwendung.

Völlige Abstinenz wird von einem Täter erwartet, der bereits einmal eine Tat im pathologischen Rauschzustand beging; trinkt er jedoch wieder und kommt es erneut zu einer Straftat in einem pathologischen Rauschzustand, so würde der § 330a StGB Anwendung finden, selbst wenn der Alkoholgenuß noch so gering war.

11.2.7 Hirnorganische Erkrankungen und forensische Geriatrie

Bei hirnorganischen Erkrankungen stehen im Vordergrund Enthemmung, verminderte Kritikfähigkeit, Aggressivität und leichte Reizbarkeit.

Eigentlich nimmt die Kriminalität im Greisenalter eher ab als zu; der Anstieg von Sittlichkeitsverbrechen im höheren Alter ist doch eher relativ zu sehen, da die übrigen Delikte beim älteren Menschen seltener sind. An Sittlichkeitsverbrechen stehen im Vordergrund die unzüchtigen Handlungen an Kindern, wobei dies für ältere Männer weitaus häufiger zutrifft als für ältere Frauen. Ursache für solche Handlungen ist nicht eine gesteigerte Sexualität, sondern vielmehr eine Abstumpfung der ethisch-ästhetischen

Gefühlswelt bei zugleich relativer sexueller Insuffizienz. Man kann eigentlich von einer „Kriminalität aus Schwäche" sprechen. Nicht außer Acht zu lassen ist jedoch, daß Kinder Greisen gegenüber Verführungskünste entfalten können, so daß letztlich nicht selten alte Menschen zu Opfern verwahrloster Kinder werden können.

Unzüchtige Handlungen an Kindern im Greisenalter bedeutet nicht generell Schuldunfähigkeit oder verminderte Schuldfähigkeit. Sind aber die Täter bisher in dieser Hinsicht noch nie aufgefallen, so muß doch ein pathologisches Geschehen angenommen werden, ja selbst dann, wenn noch keine schwereren dementiellen Zeichen festzustellen sind. In der Regel tritt dann § 21 StGB in Kraft, in ausgeprägten Fällen, evtl. auch § 20 StGB. Eine Unterbringung ist meist nicht notwendig.

Bei hirnorganisch Kranken besteht in der Regel Geschäftsunfähigkeit. Eine Entmündigung erfolgt dann, wenn der Kranke nicht mehr in der Lage ist, seine Angelegenheiten selbst zu besorgen (§ 6, 1 BGB). Handelt es sich um eine dringliche Angelegenheit, so kann auch eine vorläufige Vormundschaft errichtet werden (§ 1906 BGB). In den meisten Fällen wird aber eine Pflegschaft genügen.

11.3 SPEZIELLE DELIKTE IN DER FORENSISCHEN PSYCHIATRIE

11.3.1 Homosexualität

Wie bereits im Kapitel 8 erwähnt, muß man bei „Homosexualität" verschiedene Formen unterscheiden. W. Bräutigam unterscheidet:
* Entwicklungshomosexuelles Verhalten
* Pseudohomosexuelles Verhalten
* Hemmungshomosexualität
* Neigungshomosexualität (genuine Homosexualität)

Diese Unterscheidung ist auch von besonderer Bedeutung für die forensische Psychiatrie.

Entwicklungshomosexuelles Verhalten: Dieses wird meist völlig zu Unrecht überbewertet und eine Gefahr der Verführung ist verhältnismäßig gering. Insgesamt ist der Entwicklungshomosexualität wenig Bedeutung beizumessen, und angeblich wirken polizeiliche Erhebungen und Gerichtsverfahren erheblich belastend auf die meist jungen Menschen (Näheres im Kap. 8).

Pseudohomosexuelles Verhalten: Hier handelt es sich ebenso, wie bei der Entwicklungshomosexualität, um keine „echte" Homosexualität, da sich in diesem Fall die meist jungen Menschen homosexuellen Handlungen hingeben, ohne eigentlich „homosexuell" zu empfinden. Häufig handelt es sich um labile, affektiv reduzierte und gefühlskalte Persönlichkeiten, die zu Gleichgültigkeit, sozialer Isolation und Kriminalität neigen.

Hemmungshomosexualität: Diese Form der Homosexualität ist von weit größerem forensischen Interesse. Dies betrifft vor allem Männer, die dem anderen Geschlecht gegenüber gehemmt auftreten und in Bezug auf Sexualität nicht über ihr eigenes, vertrauteres Geschlecht hinauskommen. In vielen Fällen handelt es sich um intellektuell Retardierte oder um Hirngeschädigte. Allerdings können auch neurotische Grundstörungen vorliegen. Möglich ist bei Hemmungshomosexualität ein Strafaufschub, wenn sich die straffällig gewordene Person einer psychotherapeutischen Behandlung unterzieht.

Neigungshomosexualität (genuine Homosexualität): Hier handelt es sich um die Homosexualität schlechthin. Es besteht eine schwach männliche und narzißtische Grundeinstellung, keinesfalls aber die so häufig angenommene Feminität. Da der Leidensdruck und die Bereitschaft zur Wandlung meist gering sind, haben psychotherapeutische Verfahren meist wenig Aussicht auf Erfolg. Da Homosexuelle von der Gesellschaft weitgehend „ausgestoßen" werden, sind meist psychotherapeutische-ärztliche Führung und Betreuung notwendig.

Seit langem abgeschafft wurde der § 175 StGB. Danach wurde einst jegliche sexuelle Beziehung zwischen Männern bestraft. In Justizvollzugsanstalten kann wohl kaum eine homosexuelle Triebrichtung beseitigt werden. Unabhängig von der Abschaffung des § 175 StGB wird allerdings die Verführung von Jugendlichen sowie der Mißbrauch von Abhängigkeitsverhältnissen und auch die gewerbsmäßige Homosexualität bestraft. Im neuen § 175 ist dies festgehalten:

§ 175. Homosexuelle Handlungen
(1) Ein Mann über 18 Jahren, der sexuelle Handlungen an einem Mann unter 18 Jahren vornimmt oder von einem Mann unter 18 Jahren an sich vornehmen läßt, wird mit Freiheitsstrafe bis zu 5 Jahren oder mit Geldstrafe bestraft.
(2) Das Gericht kann von einer Bestrafung nach dieser Vorschrift absehen, wenn
1. Der Täter zur Zeit der Tat noch nicht 21 Jahre alt war oder
2. bei Berücksichtigung des Verhaltens desjenigen, gegen den sich die Tat richtet, das Unrecht der Tat gering ist.

Weiteres zur Homosexualität im Kapitel 8.

11.3.2 Notzucht

Nach § 177 StGB ist Notzucht: Nötigung durch Gewalt oder durch Drohung mit gegenwärtiger Gefahr für Leib oder Leben einer Frau zur Duldung außerehelichen Beischlafes oder Mißbrauch zum außerehelichen Beischlaf einer Frau, nachdem sie zu diesem Zweck in einen willenlosen oder bewußtlosen Zustand versetzt wurde.

Der Täter muß sich der Gewaltanwendung bewußt sein. Dies ist jedoch nicht der Fall, wenn sich die Frau nur schamvoll sträubt und der Täter bei deutlich werdendem ernsthaften Widerstand abläßt.

Aber auch hier können die §§ 20 und 21 StGB Anwendung finden, falls die Voraussetzungen zur Tatzeit hierfür gegeben waren (z.B. geistige Behinderung, Hirnschaden, Alkohol- oder Drogenrausch).

11.3.3 Unzucht mit Kindern und Abhängigen

Von Unzucht spricht man bei einer objektiven Verletzung des Scham- und Sittlichkeitsgefühls und subjektiv bei einer Handlung mit wohllüstiger Absicht, d.h. zur Erregung oder Befriedigung eigener oder fremder Geschlechtslust.

Nach § 176 StGB wird Unzucht mit Kindern (Pädophilie) bestraft: Unzüchtige Handlungen mit Personen unter 14 Jahren oder Verleitung dieser zur Verübung oder Duldung unzüchtiger Handlungen.

Nach § 174 Abs. 1 und 2 StGB wird die Unzucht mit Abhängigen bestraft (z.B. Ärzte, Lehrer, usw.). Dabei braucht der Abhängige aber nicht minderjährig zu sein. Hat die abhängige Person das Volljährigkeitsalter überschritten, so erfolgt eine Bestrafung bei Gewaltanwendung oder gegenwärtiger Gefahr für Leib und Leben. Beim Arzt sind Abhängige z.B. medizinisch-technische Assistentinnen, Sprechstundenhilfen.

Nach § 173 StGB wird der Beischlaf zwischen Verwandten auf- und absteigender Linie bestraft (Inzest), wenn diese das 18. Lebensjahr noch nicht vollendet haben. Bei Geschwistern ist hierbei die Blutsverwandtschaft entscheidend.

Unter Beischlaf zwischen Verschwägerten fällt auch der Verkehr zwischen Schwiegermutter und Schwiegersohn, Stiefvater und Stieftochter.

Strafbar ist auch die Verführung von Minderjährigen unter 14 Jahren. Im Alter bis 16 Jahren erfolgt Bestrafung nur dann, wenn die Verführung einseitig erfolgte.

11.3.4 Exhibitionismus

Hierunter versteht man das öffentliche Entblößen der Genitalien mit oder ohne Masturbation. Eine Bestrafung kann erfolgen nach § 183 StGB:

(1) Wer durch eine unzüchtige Handlung öffentlich ein Ärgernis gibt, wird mit Gefängnis bis zu 1 Jahr oder mit Geldstrafe bestraft.

Von Bedeutung ist, daß sich Exhibitionisten in nahezu allen sozialen Bereichen der Gesellschaft finden, selbst unter Personen mit differenzierten Berufen und ansonsten weitgehend geordneter sozialer Stellung. Keinesfalls finden sich unter Exhibitionisten nur abgebaute Persönlichkeiten, Geisteskranke, Alkoholiker, Epileptiker, usw.

Exhibitionistische Handlungen basieren ausschließlich auf sexueller Befriedigung, die anderweitig nicht erreicht werden kann. Der Lustgewinn ergibt sich aus dem Verhalten der jeweiligen weiblichen Person (entweder Neugier und Erregung oder aber Empörung und Angst).

Unter den Exhibitionisten gibt es – grob eingeteilt – zwei Gruppen von Tätern: neurotisch gehemmte Persönlichkeiten ohne natürliche Beziehung zum anderen Geschlecht und aggressive und draufgängerische Exhibitionisten.

Die Bedeutung des Exhibitionismus wurde bisher doch vermutlich überschätzt und eine psychische Traumatisierung der „Opfer" ist nicht sehr hoch.

Exhibitionisten bedauern ihre Handlungen meist mit Nachdruck und beteuern, in Zukunft exhibitionistische Handlungen zu unterlassen. Dennoch ist die Rückfalltendenz groß und selbst schwerere Strafen waren nicht in der Lage, hier etwas zu verändern. Weit erfolgreicher zeigt sich hier die psychotherapeutische Behandlung, evtl. kombiniert mit einer medikamentösen Schutzbehandlung (Cyproteronacetat). Eine chirurgische Kastration erscheint doch etwas übertrieben, wird aber auf Wunsch des Patienten durchgeführt, eine Strafaussetzung auf Bewährung ist dann möglich.

W. Mende schreibt hierzu: „Im ganzen sollte aber, so verständlich auch die Entrüstung ist, die Reaktion von Seiten der Öffentlichkeit einschließlich der gesetzlichen Maßnahmen nach Möglichkeit entschärft werden. Je weniger Beachtung man diesen Handlungen entgegenbringt, um so besser wird sich das voraussichtlich auswirken." (W. Mende in Lehrbuch der Psychiatrie von M. Bleuler, Springer-Verlag, Heidelberg, 1983).

Liegen keine hirnorganischen Schädigungen oder andere schwerwiegende neurotische Fehlhaltungen vor, so werden sich die §§ 20 und 21 StGB nicht anwenden lassen.

11.3.5 Brandstiftung

Hier unterscheidet man
* Spekulationsbrand (zum Zwecke des Versicherungsbetruges, in Bereicherungsabsicht)
* Deckungsbrand, um andere Straftaten zu vertuschen
* Brandstiftung aus Sensationslust (häufig Psychopathen)
* Brandstiftung aufgrund affektbestimmter Motivationen (Kurzschlußhandlung aus Wut, Neid, Rache, Ärger)
* Grundlose Brandstiftung, z.B. aus „Lust am Feuer" und aus einem „unwiderstehlichen Drang" heraus). Früher sprach man von „Pyromanie"; dieser Begriff wurde inzwischen aufgegeben.
* Brandstiftung bei Geisteskranken (relativ selten)

Von forensischer Bedeutung sind vor allem die letzten drei Gruppen der Brandstiftung. Die Rückfallquote ist vor allem bei „unmotivierten" Brandstiftungen groß und zu rechnen ist auch immer mit einer sog. „psychischen Ansteckung".
Für die strafrechtliche Verantwortlichkeit ist festzustellen, welche der genannten Brandstiftungsformen vorliegt, aus welcher Motivation heraus die Brandstiftung erfolgte.

11.3.6 Kindestötung

Bei der Kindestötung handelt es sich um die Sonderform einer Straftat, da angeblich der seelische Zustand einer Gebärenden eine Ausnahmesituation darstellt. Zu diskutieren ist dabei jedoch die Dauer des abnormen Gemütszustandes der Mutter, was von erheblicher Bedeutung ist.

§ 217 StGB Kindestötung
(1) Eine Mutter, welche ihr uneheliches Kind in oder gleich nach der Geburt vorsätzlich tötet, wird mit Freiheitsstrafe nicht unter drei Jahren bestraft.

(2) Sind mildernde Umstände vorhanden, so ist Freiheitsstrafe von 6 Monaten bis zu 5 Jahren.

In der Regel ist im Falle einer Kindestötung bei der Schwangeren das Kind unerwünscht. Häufig wurde dabei auch die Schwangerschaft „verdrängt" und von der Schwangeren verheimlicht, so daß für die Umwelt die Schwangerschaft meist unerkannt bleibt. Häufig sind solche Mütter sensitive Persönlichkeiten mit moralistischer Weltanschauung. Eine solche Persönlichkeitsstruktur gerät dann mit einer unerwünschten Schwangerschaft in einer schier unlösbaren Konflikt. So wird dann die Kindestötung aus Furcht vor Schande und Vorwürfen der Mitmenschen durchgeführt. Ein großer Anteil der meist jungen Mütter zeigt eine mitunter erheblich verzögerte Persönlichkeitsentwicklung. Bei Gleichgültigkeit und allgemeiner Passivität werden keine frühzeitigen Versuche unternommen, die Schwangerschaft auf legalem Wege vorzeitig zu beenden. So kommt es bei bestehender Hilflosigkeit, überrascht vom Geburtsereignis, zur panikartigen Kindestötung.

Eine andere Gruppe von Müttern versucht aber gezielt und entschlossen die Schwangerschaft zu unterbrechen.Gelingt dies nicht, so scheuen sie nicht davor zurück, das Kind nach der Geburt zu töten. Während die erstere Gruppe häufig die Tat bereut, neigt die letztgenannte zur Tatwiederholung.

Je nach Einzelfall muß beurteilt werden, inwieweit körperliche Faktoren eine Rolle spielten (z.B. Blutverlust während der Geburt, hypotone Kreislauflage, usw.). Obwohl es sich hier um eine geplante Tötung (eigentlich "Mord") handelt, fällt die Bestrafung nach § 217 StGB doch relativ niedrig aus, da dieser Paragraph die Ausnahmesituation und die gesteigerte psychovegetative Labilisierung der Mutter zum Tatzeitpunkt berücksichtigt. Ob darüber hinaus auch noch die §§ 20 und 21 StGB Anwendung finden können, muß der psychiatrische Sachverständige beurteilen (z.B. bei hirnorganischen Erkrankungen, Schwachsinn, Psychosen, usw.).

11.3.7 Straftaten im Affekt

Die §§ 20 und 21 StGB treten dann in Kraft, wenn der Affektzustand zum Zeitpunkt der Tat derart hochgradig war, daß eine „tiefgreifende Bewußtseinsstörung" angenommen werden muß. Schwierig ist dabei die Beurteilung, ob „tiefgreifend" auch wirklich zutrifft. W. Mende führt als Leitsymptome für eine „tiefgreifende Bewußtseinsstörung" folgende Charakteristika an: „Zeitlich scharfe Begrenzung mit plötzlichem Beginn und Ende; mehr oder minder deutliche Abkehr von der Außenwelt; Einengung des Bewußtseinsfeldes auf einen bestimmten Erlebnisbereich, wodurch andere Erlebnisreize nicht mehr durchdringen können; Unklarheit und bis zur Verwirrtheit reichende Veränderung des Denkens; Zuammenhanglosigkeit des Verhaltens; nachfolgende, mehr oder minder totale Amnesie." (W. Mende, in Lehrbuch der Psychiatrie von M. Bleuler, Springer-Verlag, Heidelberg, 1983)

Eine „tiefgreifende Bewußtseinsstörung" ist doch eher die Ausnahme. Eine „tiefgreifende Bewußtseinsstörung" wird aber gesicherter durch Alkoholeinfluß zur Tatzeit, durch frühkindliche Hirnschäden, neurotische Fehlhaltungen und abnorme Persönlichkeitsentwicklung. Extrem selten ist die völlige Schuldunfähigkeit zur Tatzeit.

11.4 MEDIZINISCHE INDIKATION ZUM SCHWANGERSCHAFTSABBRUCH

Im Juni 1976 trat die gesetzliche Neuregelung des Schwangerschaftsabbruches in Kraft, wonach der Schwangerschaftsabbruch bis auf wenige Sonderfälle unter Strafe gestellt wird (§ 218 StGB).

§ 218 StGB. Schwangerschaftsabbruch
(1) Eine Frau, die ihre Leibesfrucht abtötet oder die Abtötung durch einen anderen zuläßt, wird mit Freiheitsstrafe bis zu 5 Jahren bestraft.
(2) Wer sonst die Leibesfrucht einer Schwangeren abtötet, wird mit Freiheitsstrafe bis zu 5 Jahren, in besonders schweren Fällen mit Freiheitsstrafe von 1 Jahr bis zu 10 Jahren bestraft.
(3) Der Versuch ist strafbar.
(4) Wer einer Schwangeren ein Mittel oder einen Gegenstand zur Abtötung der Leibesfrucht verschafft, wird mit Freiheitsstrafe bis zu 5 Jahren, in besonders schweren Fällen mit Freiheitsstrafe von 1 Jahr bis zu 10 Jahren bestraft.

§ 219 StGB.
(1) Wer zu Zwecken der Abtreibung Mittel, Gegenstände oder Verfahren öffentlich ankündigt oder anpreist oder solche Mittel oder Gegenstände an einem allgemein zugänglichen Ort ausstellt, wird mit Freiheitsstrafe bis zu 2 Jahren oder mit Geldstrafe bestraft.

§ 220 StGB.
Wer öffentlich seine eigenen oder fremde Dienste zur Vornahme oder Förderung von Abtreibungen anbietet, wird mit Freiheitsstrafe bis zu 2 Jahren oder mit Geldstrafe bestraft.

Strafbar sind also alle Handlungen gegen die Leibesfrucht; der Versuch, die Beihilfe, der Versuch am untauglichen Objekt.

Strafrechtlicher Begriff der Leibesfrucht (B. Müller): Die Leibesfrucht hat beschränkte Rechte und nur beschränkten Schutz. Tötung gilt als Abtreibung und nicht als Mord; denn die Leibesfrucht ist keine juristische Person, nicht erbberechtigt, nicht im Personenstandsregister. Sie ist aber auch keine Sache und kann daher nicht beschädigt, nur abgetrieben werden. Die volle Rechtsfähigkeit im Sinne des § 1 BGB beginnt mit der Vollendung der Geburt. Strafrechtlich beginnt das Leben mit Geburtsbeginn. Nach § 217 StGB ist Tötung während der Geburt gleich Kindestötung.

Der Schwangerschaftsabbruch durch einen Arzt ist in folgenden Fällen jedoch legal:
* Aus medizinischer Indikation nach § 218a Abs. 1 Nr. 2., wenn also Gefahr für das Leben oder wenn Gefahr einer schwerwiegenden Beeinträchtigung des körperlichen oder seelischen Gesundheitszustandes der Schwangeren bestehen.
* Aus kindlicher/genetischer Indikation nach § 218a Abs. 2 Nr. 1, wenn also angenommen werden muß, daß infolge Erbanlage oder schädlicher Einflüsse vor der Geburt nicht mehr behebbare und schwerwiegende Gesundheitsschäden des Kindes vorliegen werden.
* Aus kriminologischer/ethischer/Vergewaltigungs-Indikation nach § 218a Abs. 2, Nr. 2, wenn eine aufgezwungene Schwangerschaft vorliegt.
* Bei Notlagenindikation nach § 218a Abs. 2 Nr. 3, wenn man durch den Schwangerschaftsabbruch von der Schwangeren die Gefahr einer schwerwiegenden Notlage abwenden will, sofern dies nicht auf andere zumutbare Weise möglich ist (nach MENDE).

Von Bedeutung ist die Tatsache, daß das Gesetz für die kindliche Indikation und die Notlagenindikation Fristen setzt, innerhalb derer ein Schwangerschaftsabbruch noch legal ist (kindliche Indikation: 22 Wochen; Notlagenindikation: 12 Wochen; nach § 218a Abs.3). Keine Frist setzt der Gesetzgeber hingegen für die medizinische Indikation. Nicht beantwortet ist durch das Gesetz, ob ein Arzt bei Fristüberschreitungen strafrechtlich verfolgt werden kann.

Nach § 219a wird auch ein Arzt bestraft, wenn er „wider besseres Wissen" eine Indikation bescheinigt.

11.5 DAS BORDERLINE-SYNDROM IN DER FORENSISCHEN PSYCHIATRIE

Basierend auf Erfahrungen zahlreicher Kliniker, daß sich immer wieder einmal krankhafte Störungen in keiner der drei relativ gut definierbaren Kategorien Psychose, Neurose oder Persönlichkeitsstörung einreihen lassen, entstand in den 60er Jahren der Begriff „Borderline-Syndrom". Inzwischen hat sich aus dieser Restkategorie ein eigenständiges psychisches Syndrom entwickelt, welches sich phänomenologisch im Grenzbereich zwischen Neurose, Psychose und Persönlichkeitsstörung bewegt, also von jedem dieser drei verschiedenen Bereiche einen Anteil hat. Das Borderline-Syndrom steht somit in der Überlappungszone zwischen Psychose, Neurose und Persönlichkeitsentwicklung. Über Ätiologie und Pathogenese dieses Syndroms gibt es aus psychoanalytischer Sicht zwei Hypothesen, die beide empirisch nicht belegbar sind, in der wissenschaftlichen Literatur aber eine große Rolle spielen: Das Borderline-Syndrom ist eine spezifische Entwicklungsstörung des 2. und 3. Lebensjahres oder aber das Borderline-Syndrom ist als eine Folge des Verzichtes auf Autonomie anzusehen. Daneben gibt es auch einige weitere anzunehmende Ursachen.

Relativ häufig geraten Menschen mit einer „Borderline-Persönlichkeit" mit dem Gesetz in Konflikt. Dabei gewinnt das Borderline-Syndrom forensische Bedeutung bei der Frage, ob das Jugendstrafrecht (§ 105 JGG) anzuwenden ist und ob eine verminderte Schuldfähigkeit oder gar Schuldunfähigkeit angenommen werden kann. Wegen der erheblichen diagnostischen Unsicherheit bei der im § 105 JGG geforderten „Reifebeurteilung" kommt bei Heranwachsenden in der Regel das Jugendstrafrecht zur Anwendung. So gut wie nie dürfte Schuldunfähigkeit vorliegen und auch verminderte Schuldfähigkeit gem. § 21 StGB kann nur in Sonderfällen unter Berücksichtigung der Gesamtsituation, der Tatumstände und der Persönlichkeitsstruktur des Heranwachsenden zugestanden werden (nach REMSCHMIDT, H., 1987).

ANHANG

DIAGNOSESCHLÜSSEL PSYCHIATRISCHER KRANKHEITEN NACH DER INTERNATIONALEN KLASSIFIKATION DER KRANKHEITEN DER WHO (ICD = International Classification of Diseases)

Psychiatrische Diagnose	ICD-Nummer
Psychosen	290 – 299
Organische Psychosen	290 – 294
Senile und präsenile organische Psychosen	290
einfache senile Demenz	290.0
präsenile Demenz	290.1
senile Demenz mit depressivem oder paranoidem Erscheinungsbild	290.2
senile Demenz mit akutem Verwirrtheitszustand	290.3
arteriosklerotische Demenz	290.4
andere senile und präsenile organische Psychosen	290.8
nicht näher bezeichnete senile und präsenile organische Psychosen	290.9
Alkoholpsychosen	291
Delirium tremens	291.0
Korsakow-Psychose	291.1
andere Alkoholdemenz	291.2
Alkohol-Halluzinose	291.3
pathologischer Rausch	291.4
alkoholischer Eifersuchtswahn	291.5
andere Alkoholpsychosen	291.8
nicht näher bezeichnete Alkoholpsychosen	291.9
Drogenpsychosen	292
Drogenentzugssyndrom	292.0
Drogenenduzierte paranoide und/oder halluzinatorische Zustandsbilder	292.1
pathologischer Drogenrausch	292.2
andere Drogenpsychosen	292.8
nicht näher bezeichnete Drogenpsychosen	292.9
Vorübergehende organische Psychosen	293
akuter Verwirrtheitszustand	293.0
subakuter Verwirrtheitszustand	293.1
andere vorübergehende organische Psychosen	293.8
nicht näher bezeichnete vorübergehende organische Psychosen	293.9

Psychiatrische Diagnose	ICD-Nummer
Andere chronische organische Psychosen	294
nicht-alkoholbedingte Korsakow-Psychose, Korsakow-Syndrom	294.0
Demenz bei an anderer Stelle klassifizierten Krankheitsbildern	294.1
andere chronische organische Psychosen	294.8
nicht näher bezeichnete chronische organische Psychosen	294.9
Andere Psychosen	295 – 299
Schizophrene Psychosen	295
Schizophrenia simplex	295.0
Hebephrene Form der Schizophrenie	295.1
Katatone Form der Schizophrenie	295.2
Paranoide Form der Schizophrenie	295.3
Akute schizophrene Episode	295.4
Latente Schizophrenie	295.5
Rest- und Defektzustände einer Schizophrenie	295.6
Schizoaffektive Psychose	295.7
Andere Formen der Schizophrenie	295.8
Nicht näher bezeichnete Formen einer Schizophrenie	295.9
Affektive Psychosen	296
Endogene Manie (bisher ausschließlich monopolar)	296.0
Endogene Depression (bisher ausschließlich monopolar)	296.1
Manie im Rahmen einer zirkulären Verlaufsform einer manisch-depressiven Psychose	296.2
Depression im Rahmen einer zirkulären Verlaufsform einer manisch-depressiven Psychose	296.3
Mischzustand im Rahmen einer zirkulären Verlaufsform einer manisch-depressiven Psychose	296.4
Zirkuläre Verlaufsform einer manisch-depressiven Psychose ohne nähere Angaben über das vorliegende Zustandsbild	296.5
Andere und nicht näher bezeichnete manisch-depressive Psychosen	296.6
Andere affektive Psychosen	296.8
Nicht näher bezeichnete affektive Psychosen	296.9
Paranoide Syndrome	297
Einfache paranoide Psychose	297.0
Paranoides Kranksein (Paranoia)	297.1
Paraphrenie	297.2
Induzierte Psychose	297.3
Weitere paranoide Syndrome	297.8
Nicht näher bezeichnete paranoide Syndrome	297.9

Psychiatrische Diagnose	ICD-Nummer
Weitere nicht organische Psychosen	298
Reaktive depressive Psychose	298.0
Reaktiver Erregungszustand	298.1
Reaktiver Verwirrtheitszustand	298.2
Akute paranoide Reaktion	298.3
Psychogene Psychose mit paranoider Komponente	298.4
Weitere, nicht näher bezeichnete reaktive Psychosen	298.8
Nicht näher bezeichnete Psychosen	298.9
Psychosen des Kindesalters	299
Frühkindlicher Autismus (Kanner)	299.0
Desintegrative Psychose	299.0
Weitere Psychosen des Kindesalters	299.8
Nicht näher bezeichnete Psychosen des Kindesalters	299.9
Neurosen, Psychopathien und andere nicht psychotische Störungen	300 – 316
Neurosen	300
Angstneurose	300.0
Hysterische Neurose	300.1
Phobien	300.2
Zwangsneurose	300.3
Neurotische Depression	300.4
Neurasthenisches Syndrom	300.5
Neurotisches Depersonalisationssyndrom	300.6
Hypochondrische Neurose	300.7
Weitere Neurosen	300.8
Nicht näher bezeichnete Neurosen	300.9
Persönlichkeitsstörungen (Psychopathien, Charakterneurosen)	301
Paranoide Persönlichkeit	301.0
Zyklothyme Persönlichkeit	301.1
Schizoide Persönlichkeit	301.2
Erregbare Persönlichkeit	301.3
Zwanghafte Persönlichkeit	301.4
Hysterische Persönlichkeit	301.5
Asthenische Persönlichkeit	301.6
Soziopathische und/oder asoziale Persönlichkeit	301.7
Andere Persönlichkeitsstörungen (z.B. sensitive Persönlichkeit)	301.8
Nicht näher bezeichnete Persönlichkeitsstörungen	301.9

Psychiatrische Diagnose	ICD-Nummer
Sexuelle Verhaltensabweichungen und Sexualstörungen	302
Homosexualität	302.0
Sodomie	302.1
Pädophilie	302.2
Transvestismus	302.3
Exhibitionismus	302.4
Transsexualität	302.5
Psychosexuelle Identitätsstörungen	302.6
Frigidität und Impotenz	302.7
Andere sexuelle Verhaltensabweichungen und Störungen (z.B. Sadismus, Masochismus, Fetischismus)	302.8
Nicht näher bezeichnete sexuelle Verhaltensabweichungen und Sexualstörungen	302.9
Alkoholabhängigkeit (ohne Alkoholpsychosen)	303
Medikamenten- und/oder Drogenabhängigkeit	304
Abhängigkeit vom Morphintyp	304.0
Abhängigkeit vom Barbiturattyp	304.1
Kokainabhängigkeit	304.2
Cannabisabhängigkeit	304.3
Abhängigkeit vom Amphetamintyp und Abhängigkeit von anderen Psychostimulantien	304.4
Halluzinogenabhängigkeit	304.5
Abhängigkeit von anderen Drogen und Medikamenten	304.6
Polytoxikomanie einschließlich des Morphintyps	304.7
Polytoxikomanie ohne Morphintyp	304.8
Nicht näher bezeichnete Medikamenten- und/oder Drogenabhängigkeit	304.9
Drogen- und Medikamentenmißbrauch ohne Abhängigkeit	305
Alkoholmißbrauch	305.0
Nikotinmißbrauch	305.1
Cannabismißbrauch	305.2
Halluzinogenmißbrauch	305.3
Barbiturat- und Tranquilizermißbrauch	305.4
Morphinmißbrauch	30.5.5
Kokainmißbrauch	305.6
Amphetaminmißbrauch	305.8
Weitere nicht näher bezeichnete Mißbrauchsformen	305.9

Psychiatrische Diagnose	ICD-Nummer
Körperliche Funktionsstörungen psychischen Ursprungs	306
Muskulatur und Skelett	306.0
Atmungsorgane	306.1
Herz- und Kreislaufsystem	306.2
Haut	306.3
Magen-Darm-Trakt	306.4
Urogenitalsystem	306.5
Endokrinium	306.6
Sinnesorgane	306.7
Weitere funktionelle Störungen psychischen Ursprungs	306.8
Nicht näher bezeichnete funktionelle Störungen psychischen Ursprungs	306.9
Spezielle, nicht anderweitig zu klassifizierende Symptome oder Syndrome	307
Sprachstörungen (z.B. Stammeln und Stottern)	307.0
Anorexia nervosa	307.1
Tics	307.2
Stereotype Bewegungswiederholungen	307.3
Spezifische Schlafstörungen	307.4
Andere, nicht näher bezeichnete Eßstörungen (z.B. Bulimie)	307.5
Enuresis	307.6
Enkopresis	307.7
Psychalgie	307.8
Andere, nicht näher bezeichnete spezifische, anderweitig nicht klassifizierbare Symptome oder Syndrome	307.9
Psychogene Reaktionen (akute Belastungsreaktion)	308
Akute Belastungsreaktion, vorrangig mit emotionaler Störung	308.0
Akute Belastungsreaktion vorrangig mit Bewußtseinsstörung	308.1
Akute Belastungsreaktion vorrangig mit psychomotorischer Störung	308.2
Weitere akute Belastungsreaktionsformen	308.3
Mischformen	308.4
Nicht näher bezeichnete akute Belastungsreaktionen	308.9
Psychogene Reaktion (Anpassungsstörung)	309
Kurzzeitige depressive Reaktion	309.0
Länger dauernde depressive Reaktion	309.1
Anpassungsstörung, vorrangig mit emotionaler Symptomatik	309.2

Psychiatrische Diagnose	ICD-Nummer
Anpassungsstörung vorrangig mit gestörtem Sozialverhalten	309.3
Anpassungsstörung im Sozialverhalten, vorrangig mit emotionaler Symptomatik	309.4
Andere Anpassungsstörungen	309.8
Weitere nicht näher bezeichnete Anpassungsstörungen	309.9
Spezifische, nicht psychotische Störungen im Anschluß an Hirnschädigungen	**310**
Frontalhirnsyndrom	310.0
Intelligenz- und/oder Persönlichkeitsveränderung anderer Form	310.1
Syndrom nach Contusio cerebri	310.2
Andere spezifische, nicht psychotische Störungen nach Schädigungen des Gehirns	310.8
Nicht näher bezeichnete spezifische, nicht psychotische, psychische Störungen nach Schädigung des Gehirns	310.9
Anderweitig nicht zu klassifizierende depressive Zustandsbilder	**311**
Anderweitig nicht zu klassifizierende Sozialverhaltensstörungen	**312**
Störungen des Sozialverhaltens mit Sozialisation (ohne Gruppe)	312.0
Störungen des Sozialverhaltens mit Sozialisation (in Gruppe)	312.1
Störungen des Sozialverhaltens mit Zwangscharakter	312.2
Störungen des Sozialverhaltens mit emotionaler Symptomatik	312.3
Andere Sozialverhaltensstörungen	312.8
Nicht näher bezeichnete Sozialverhaltensstörungen	312.9
Spezifische emotionale Störungen des Kindes- und Jugendalters	**313**
Kombiniert mit Angst und Furchtsamkeit	313.0
Kombiniert mit Niedergeschlagenheit und Depressivität	313.1
Kombiniert mit Empfindsamkeit, Scheu und Neigung zur Abkapselung	313.2
Kombiniert mit Beziehungsschwierigkeiten	313.3
Andere Formen spezifischer emotionaler Störungen des Kindes- und Jugendalters und Mischformen	313.8
Nicht näher bezeichnete spezifische emotionale Störungen des Kindes- und Jugendalters	313.9
Hyperkinetisches Syndrom des Jugendalters	**314**
Störung der Aktivität und Aufmerksamkeit	314.0
Hyperkinetisches Syndrom mit Entwicklungsrückstand	314.1

Psychiatrische Diagnose	ICD-Nummer
Hyperkinetisches Syndrom mit Sozialverhaltensstörung	314.2
Andere hyperkinetische Syndrome des Kindesalters	314.8
Nicht näher bezeichnete hyperkinetische Syndrome des Kindesalters	314.9
Umschriebene Entwicklungsrückstände	**315**
Lese-Rechtschreibschwäche (z.B. Legasthenie)	315.0
Rechenschwäche	315.1
Andere umschriebene Lernschwächen	315.2
Rückstand in Sprech- und Sprachentwicklung	315.3
Rückstand in der motorischen Entwicklung	315.4
Mischformen	315.5
Andere umschriebene Entwicklungsrückstände	315.8
Nicht näher bezeichnete umschriebene Entwicklungsrückstände	315.9
Anderweitig klassifizierbare Erkrankungen, bei denen psychische Faktoren beteiligt sind (psychosomatische Erkrankungen)	**316**
Oligophrenien	**317 – 319**
Leichter Schwachsinn	**317**
Andere Ausprägungsgrade des Schwachsinns	**318**
Deutlicher Schwachsinn	318.0
Schwerer Schwachsinn	318.1
Hochgradiger Schwachsinn	318.2
Nicht näher bezeichneter Schwachsinn	**319**

ANAMNESEERHEBUNG UND PSYCHISCHER BEFUND IN DER PSYCHIATRIE

Der vorliegende Abschnitt ist als Hilfe für den angehenden psychiatrisch tätigen Arzt und den Studenten im praktischen Jahr gedacht und soll ihm das Erheben einer psychiatrischen Anamnese und eines psychischen Befundes erleichtern. Mit der Zeit wird aber doch wohl jeder seine eigene Form entwickeln.

1. Familiäre und persönliche Grunddaten

Familie: Vater, Mutter, Geschwister, andere Familienangehörige (Angaben über Name, Alter, Beruf, Familienstand, Todesjahr, Todesursache)

Patient: Geburtsangaben, Geschwisterzahl, Stellung in der Geschwisterreihe, Kindheit, Schule, Beruf, Ausbildung, Ehe, Kinder, usw.

2. Biographische Anamnese („Werdegang")

a) Kindheit, Pubertät, Adoleszenz: Geburt, frühe Kindheit, Verhalten als Säugling und Stillverhalten der Mutter, Entwicklungsphasen, Gehen- und Sprechenlernen, Reinlichkeitserziehung, Familienatmosphäre, Kindheitserinnerungen, pathogene Umweltfaktoren und neurosefördernde Frühbedingungen, Heimerziehung, Verwöhnungen und Versagungen, neurotische Symptome im Kindesalter (z.B. Nägelbeißen, Enuresis, Enkopresis), Ängste in der Kindheit, spätere Kindheit bis zur Adoleszenz.

b) Sexualanamnese: Menarche, Menstruation, Menopause, Schwangerschaften, Fehlgeburten; infantile Sexualphantasien, Masturbation, sexuelle Aufklärung (wann, wie?), Doktorspiele, Perversionen, sexuelle Beziehungen, Einstellung zur Sexualität, Ehe, Familienplanung, usw.

c) Soziale Entwicklung: Alter, Beruf, schulische Ausbildung, sozialer Status der Eltern, soziales Milieu während des Heranwachsens, Einschulung (wann?), sonstige Ausbildung, Wehrdienst; soziale Anpassung und Bewährung, Muttersprache und sprachliche Einordnung, Rollenübernahme, Freundschaften und Lebensstil, religiöse und ethische Orientierung, Weltanschauung, bisherige Lebensbewältigung und Bewältigung von Schwellensituationen.

d) Jetziger sozialer Status: Berufliche Stellung, Beschäftigungsdauer, finanzielle Gegebenheiten, Wohnverhältnisse, Zivilstand, Kinderanzahl, Schulden, Vorstrafen, Einkommen usw.

e) Selbstcharakterisierung

f) Charakterisierung weiterer Bezugspersonen: Ehefrau, Ehemann, Kinder, Freund/in, stabile Objektbeziehungen

3. Familienanamnese und Familienerkrankungen

Frage nach psychischen Erkrankungen und Auffälligkeiten bei Verwandten 1. Grades und bei ferneren Verwandten. Somatische (vor allem neurologische) Erkrankungen und Frage nach Erkrankungen der Mutter in der Gravidität.

4. Somatische Anamnese

Kinderkrankheiten, ZNS-Erkrankungen, frühkindliche Hirnschäden, zerebrale Anfälle, Schädel-Hirn-Traumen, zerebrale Durchblutungsstörungen, delirante Syndrome, Geschlechtserkrankungen, endokrine Erkrankungen, weitere Hirnerkrankungen. Gefragt werden sollte auch nach sonstigen somatischen Erkrankungen, Operationen, Unfällen (mit zerebraler Beteiligung?), gynäkologischen Erkrankungen und Operationen, vegetativen Funktionen.

Derzeitiger Gesundheitszustand, Schlaf, Appetit, Verdauung, Speichelfluß, Schweißsekretion, Miktion.

Einnahme von Genußmitteln und welche?

Medikamente und Drogen in der letzten Zeit (Art, Dosis und Dauer); Arztbesuche in der letzten Zeit.

5. Frühere psychische Erkrankungen

Zeitpunkt und Beginn, Dauer, Art und Behandlungsweise früherer psychischer Störungen; vorausgegangene Suizidversuche (Zahl, wie, warum, usw.).

Anzahl bisheriger abgrenzbarer Erkrankungsmanifestationen, Anzahl stationärer Aufnahmen in psychiatrischen Abteilungen (wann, warum und wo).

Bisherige Vorbehandlungen; somatische Therapie (Psychopharmaka, Heilkrampf) und Psychotherapie, Verhaltenstherapie.

6. Jetzige Erkrankung

Symptomatik (psychische und somatische): Schilderung der Beschwerden und Anlaß der Aufnahme; eingehende Symptomdarstellung, auch an Hand von konkreten Beispielen und Situationen; Wiedergabe spontaner Äußerungen. Beschreibung des Verhaltens des Patienten während des Aufnahmegesprächs und Charakterisierung der Gesprächssituation.

Auslösende Situation: Beginn und Entwicklung der jetzigen Symptomatik, Reaktion auf Symptome und Verarbeitung.

7. Psychischer Befund

Äußere Erscheinung: Vigilanz und Orientiertheit, Antrieb und Psychomotorik, interpersonaler Kontakt, Stimmung und Gefühle, Wahrnehmungen und Wahrnehmungsstörungen, Konzentration und Gedächtnis, Wahn, Denken und Denkstörungen, Intelligenz und Intelligenzstörungen, Ich- und Persönlichkeitsstörungen, subjektives Erleben der Krankheit, Suizidalität, Vitalstörungen, Psychodynamik, Persönlichkeitsstruktur, Neurosenstruktur, Glaubwürdigkeit, Affektivität, Bewußtseinslage, Orientierung zur Person, zur Zeit und zum Ort; Stimmungslage, Sprachstörungen, Sexualität, Charakterzüge, Sozialverhalten.

8. Körperlich-neurologischer Aufnahmebefund

9. Fremdanamnese

Kurze Schilderung des Berichtenden, Angaben zur Person und zu seiner Beziehung zum Patienten. Angaben, zu welchen Abschnitten der Krankheitsgesichte der Berichtende Angaben machte.

Die Fremdanamnese sollte in keiner psychiatrischen Anamnese fehlen!

10. Diagnosestellung

Es hat sich bewährt, beim ersten Gespräch lediglich von „vorläufiger Diagnose" zu sprechen.

Angaben zu Verlauf und Verlaufsanalyse, Ätiologie, Differentialdiagnose, Syndrom.

Eine endgültige Diagnose sollte erst am Ende des stationären Aufenthaltes gestellt werden (sog. „Entlassungsdiagnose").

11. Therapie und Verlauf

Während des stationären Aufenthaltes in entsprechenden Zeitabständen sollten Eintragungen über den Krankheitsverlauf gemacht werden. Ferner: Begründung diagnostischer und therapeutischer Maßnahmen, Gegenüberstellung von Änderungen des psychopathologischen Befundes während des Klinikaufenthaltes unter besonderer Berücksichtigung der Therapie; Begründung für die Beendigung eines stationären Aufenthaltes, Wiedergabe wichtiger Punkte des Entlassungsgespräches mit dem Patienten, dessen Angehörigen oder anderen Personen; Stellungnahme zu weiteren Therapiemöglichkeiten, zur Betreuung und zur Prognose.

12. Epikrise oder Arztbrief

Name, Geburtsdatum, Aufenthaltsdauer; Entlassungsdiagnose mit ICD-Nummer, evtl. Angabe mehrerer Diagnosen; Anlaß zur stationären Aufnahme und kurze Zusammenfassung wichtiger anamnestischer Angaben, ferner somatischer Status bei der Aufnahme; Untersuchungsbefunde (Neuroradiologie, Neurophysiologie, Labor, EKG usw.)

Psychischer Status und Exploration bei der Aufnahme, evtl. Daten aus tiefenpsychologischer Exploration;

Angaben zur Behandlung und zum Verlauf während des stationären Aufenthaltes, diagnostische Überlegungen, Angaben zur Diagnose und Therapievorschlag für den weiterbehandelnden Arzt.

In geschlossenen psychiatrischen Anstalten wird als weiterer Punkt „die Rechtsgrundlage zur Aufnahme in einer geschlossenen Anstalt" hinzukommen: z.b. freiwillig gegen Unterschrift, Unterbringungsgesetz.

BEEINFLUSSUNG DER NEUROLEPTIKAWIRKUNG DURCH ANDERE MEDIKAMENTE

Wirkungsverstärkung

Östrogene Kontrazeptiva	Wahrscheinlich Hemmung der Phenothiazin-Elimination durch Östrogene: Verstärkung der Neuroleptikawirkung
MAO-Hemmer	Wirkungsverlängerung durch Hemmung des metabolischen Abbaus der Neuroleptika
Zentraldämpfende Pharmaka: (Analgetika, Alkohol, Antidepressiva, Hypnotika, Tranquilizer)	Wechselseitige Verstärkung des zentraldämpfenden Effektes
Anticholinergika Antidepressiva	Verstärkung peripherer, aber auch zentraler anticholinerger Wirkungen bis hin zu deliranten Zuständen
Metoclopramid	Verstärkung der extrapyramidalen Eigenschaften

Wirkungsabschwächung

Antazida, Milch, Kaffee, Tee, Fruchtsäfte	Wirkungsabschwächung durch Bildung schwerlöslicher nicht resorbierbarer Verbindungen
Barbiturate Phenytoin	Verstärkung des Metabolismus durch Induktion oxydativer Enzyme: Verminderung der neuroleptischen Wirkung
Rauchen	Bei Rauchern (mind. 20 Zigaretten/d) doppelt so hohe Fluphenazin-Clearance wie bei Nichtrauchern. Anpassung von Dosis und Dosisintervall!
Levodopa, Amantadin, Bromocriptin, Amphetamin	Antagonisierung der Neuroleptikawirkung durch Wirkung auf Dopaminrezeptoren bzw. Freisetzung von Dopamin
Anticholinergika	Resorptionsverminderung durch Hemmung der Motilität des Gastrointestinaltraktes
Lithium	Möglicherweise Verminderung der Neuroleptikawirkung durch gleichzeitige Lithium-Gabe. (Kombinierte Gabe von Chlorpromazin und Lithium führte in Einzelfällen zu erniedrigten Chlorpromazinspiegeln.)

BEEINFLUSSUNG DER WIRKUNG ANDERER MEDIKAMENTE DURCH NEUROLEPTIKA

Wirkungsverstärkung

Alkohol, Analgetika, Antidepressiva, Antihistaminika, β-Blocker, Hypnotika, Tranquilizer	Verstärkung des sedativen Effekts
Antihypertensiva (Reserpin, Clonidin, a-Methyl-Dopa, Guanethidin)	Orthostatische Blutdruckregulationsstörungen, Kollapsgefahr (Addition der peripher sympathikolytischen Wirkung der Neuroleptika und der zentralen Wirkung der Antihypertensiva). Verstärkung des sedativen Effekts der Antihypertensiva.
Anticholinergika trizykl. Antidepressiva	Wirkungssteigerung, evtl. Provokation von anticholinergen Begleitwirkungen wie Harnverhalten oder Glaukomanfall
Antikoagulantien Diphenylhydantoin Propranolol	Wirkungsverstärkung. (Als Mechanismus wird eine Hemmung der abbauenden Enzyme durch Phenothiazine diskutiert.)
Muskelrelaxantien (Suxamethoniumchlorid)	Wirkungverstärkung, verlängerte Apnoe
Krampffördernde Stoffe (Pentetrazol)	Senkung der Krampfschwelle, Auslösung von Konvulsionen
Chinidin	Wirkungsverstärkung, Gefahr von Reizleitungsstörungen am Herzen
Digoxin	Gesteigerte Bioverfügbarkeit, eventuell Intoxikationsgefahr
Corticosteroide	Wirkungsverstärkung durch erhöhte Resorption möglich

Wirkungsabschwächung

Antihypertensiva (Reserpin, Clonidin, a-Methyl-Dopa, Guanethidin)	Abschwächung der blutdrucksenkenden Wirkung bei gleichzeitiger Verstärkung orthostatischer Kreislaufregulationsstörungen, d.h. Verringerung der „therapeutischen" Breite. Verstärkung des sedativen Effekts

Levodopa, Amantadin, Bromocriptin	Wirkungsverminderung durch dopaminantagonistische Wirkung der Phenothiazine
Insulin orale Antidiabetika	Nach Berichten aus der Literatur wird bei insulinbedürftigen Diabetikern die Stoffwechsellage unter Chlorpromazinbehandlung instabil. Bei hohen Dosen von Phenothiazinen sollte deshalb auf eine Verschlechterung der Stoffwechsellage (Hyperglykämie) geachtet und die Antidiabetikaeinstellung angepaßt werden
Antikonvulsiva	Neuroleptika führen zu mehr oder minder starken EEG-Veränderungen und einer Senkung der Krampfschwelle. Im Einzelfall kann deshalb eine höhere Dosierung der Antikonvulsiva notwendig werden. Senkung des Antikonvulsivadosis bei Beginn einer Neuroleptikabehandlung sollte vermieden werden

Die klinische Bedeutung der aufgeführten Wechselwirkungen kann nicht in jedem Fall abgeschätzt werden, da sie zum Teil auf Einzelfallbeobachtungen oder nur auf tierexperimentellen Untersuchungen basieren.

Sollte es jedoch bei gleichzeitiger Verabreichung der exemplarisch aufgeführten Substanzen zu einer unerwarteten Reaktion im Sinne von Nebenwirkungen, aber auch im Sinne von zu schwacher oder zu starker Wirkung einer der Substanzen kommen, so könnte unter anderem eine der aufgeführten Interaktionen dafür verantwortlich sein.

LITERATURVERZEICHNIS

Altenkirch, H., Schnüffelstoffe: Lösemittelhaltige Produkte als Rausch- und Suchtmittel. Deutsches Ärzteblatt, Heft 3 vom 18.1.1985
Armbruster, B., Diagnostik der Schizophrenie. Therapiewoche 33, 2939 - 2944/1983
Bader, H., Lehrbuch der Pharmakologie und Toxikologie. Verlag Edition Medizin, Weinheim–Basel 1982
Balint, E. und Balint, M., Psychotherapeutische Techniken in der Medizin. Klett-Verlag, Stuttgart 1976
Bateson, G., Foudrain, J., Schizophrenie und Familie. Suhrkamp-Verlag, Frankfurt a.M. 1977
Bauer, M. et al., Psychiatrie, Psychosomatik-Psychotherapie. Georg Thieme-Verlag, Stuttgart 1976
Bayerisches Gesetz- und Verordnungsblatt Nr. 9/1982; Gesetz über die Unterbringung psychisch Kranker und deren Betreuung (Unterbringungsgesetz vom 20.4.1982)
Bayerisches Staatsministerium für Arbeit und Sozialordnung, Alkoholismus-Report. Eigenverlag 1983
Benkert, O., Depressive Syndrome erkennen. Institut Mensch und Arbeit, Robert Pfützner GmbH, München 1977
Bergener, M., Psychiatrie der 80er Jahre. Verlag Karl Thiemig, München 1982
Bericht zur Lage der Psychiatrie in der Bundesrepublik Deutschland – Enquete-Bericht, 1975
Binder, M.A., Haschisch und Marihuana. Deutsches Ärzteblatt Heft 4 vom 22.1.1981
Blaha, L., Zur Therapie des hirnorganischen Psychosyndroms. Therapiewoche 33, 4174 - 4180/1983
Bleuler, E., Bleuler, M., Lehrbuch der Psychiatrie, 15. Aufl., Springer-Verlag, Heidelberg 1983
Boehme, K., Mittel und Methoden bei Selbstmordversuchen. Aus: Der Nervenarzt 47, 201/1976
Bräutigam, E., Reaktionen – Neurosen – Abnorme Persönlichkeiten, 4. Aufl., G. Thieme-Verlag, Stuttgart 1978
Brücher, K., Die Spätdyskinesien – eine Übersicht über Klinik, Pathogenese, Prophylaxe und Therapie eines späten neuroleptischen Seiteneffekts. Fortschr. Neurol. Psychiat. 51, 183 - 199/1983
Brückle, H., Schad, W., Psychosomatik, Psychotherapie, Neurosenlehre. Verlag Jungjohann, Heidelberg 1977
Chusid, J.G., Funktionelle Neurologie. Springer-Verlag, Heidelberg 1978
Deutsche Hauptstelle gegen die Suchtgefahren e.V., DHS; Alkoholismus: Eine Information für Ärzte. Im Auftrag des Bundesministers für Jugend, Familie und Gesundheit, 1981

Dietrich, H., Psychiatrie in Stichworten. Enke-Verlag 1975
Eichert, V., Verlauf und Ausgang (Langzeitprognose) schizophrener Erkrankungen, Therapiewoche 33, 2947 - 2954/1983
Erste Verordnung zur Änderung betäubungsmittelrechtlicher Vorschriften (Erste Betäubungsmittelrechts-Änderungsverordnung vom 6.8.84)
Eysenck, H.J., Intelligenztest. Rowohlt-Verlag GmbH, Reinbek 1972
Feuerlein, W., Alkoholismus — Mißbrauch und Abhängigkeit, 2. Aufl., G. Thieme-Verlag, Stuttgart 1979
Feuerlein, W., Probleme der Therapie des chronischen Alkoholismus. Therapiewoche 33, 3242 - 3251/1983
Finzen, A., Medikamentenbehandlung bei psychischen Störungen. Psychiatrie-Verlag, Rehburg-Loccum 1981
Frank, W., Antwortkatalog Humangenetik. Jungjohann-Verlag, Neckarsulm 1982
Frankl, V.E., Ärztliche Seelsorge. Verlag Franz Deuticke, Wien 1971
Frankl, V.E., Anthropologische Grundlagen der Psychotherapie. Verlag Hans Huber, Bern 1975
Frankl, V.E., Der Mensch auf der Suche nach Sinn. Herder-Verlag, Freiburg 1973
Frankl, V.E., Die Psychotherapie in der Praxis. Verlag Franz Deuticke, Wien 1975
Frankl, V.E., Der Wille zum Sinn. Verlag Hans Huber, Bern 1972
Gaertner, H.J. und Hörner, W., Katatoniforme Symptome als Nebenwirkung neuroleptischer Behandlung, Nervenarzt, 250 - 254, 54/1983
Gastpar, M., Therapie der Depressionen mit Psychopharmaka. Schweiz. Rundschau, Med. (Praxis) 70/1981
Gjerris, A., Rafaelsen, O.J., MAO-Hemmer in der Behandlung von Depressionen. Schwerpunktmedizin, Selecta 2/1984
Gross, G., Uncharakteristische Verlaufsstadien schizophrener Erkrankungen und ihre Therapie. Therapiewoche 33, 2957 - 2965/1983
Haase, H.-J., Therapie mit Psychopharmaka und anderen seelisches Befinden beeinflussenden Medikamenten, 5. Aufl., F.K. Schattauer-Verlag, Stuttgart 1982
Haase, H.-J., Linde, O.K., Therapeutische Aspekte zur Anwendung von Benzidiazepinen als Tranquilizer. Psycho 4/1981, Perimed-Verlag
Heinrich, K., Psychopharmaka in Klinik und Praxis. Georg Thieme-Verlag, Stuttgart 1983
Heizer, M. und Wedler, H.L., Gruppentherapie in der medizinischen Klinik. M.M.W. 118/1976
Hertrich, O., Depressionen behandeln. Hoechst Aktiengesellschaft 1979
Hesse, C., Diagnose und Therapie endogener Psychosen — biochemische und pharmakologische Aspekte. M.M.W. 122/1980
Hippius, H., Klein, H.E., Therapie mit Neuroleptika. Perimed Fachbuch-Verlagsgesellschaft mbH, Erlangen 1983

Hirschfeld, M., Geschlechtsanomalien und Perversionen. Ernst Pfister-Verlag GmbH, Konstanz a.B.
Hofstätter, P., Psychologie. Fischer-Verlag 1965
Huber, G., Pharmakopsychiatrie und Psychopathologie. G. Thieme-Verlag, Stuttgart 1967
Huber, G., Psychiatrie. F.K. Schattauer-Verlag, Stuttgart—New York 1976
Huber, G., Psychiatrie, systematischer Lehrtext für Studenten und Ärzte, 3. Aufl., Schattauer-Verlag, Stuttgart—New York 1981
Huber, G., Verlaufsgestalt psychiatrischer Krankheitsbilder und Pharmakotherapie. Med. Welt 18, 1517/1967
Huber G. und Gross, G., Langzeittherapie der endogenen Depression. Med. Klin. 77/ 1982
Huber, G., Gross, G., Schüttler, R., Nosologie der Schizophrenie. M.M.W. 118/1976
Janssen, P.L., Stationäre Psychotherapie als angewandte Psychoanalyse. Habilitationsschrift 1980
Janssen, P.L., Welche Aufgaben und Perspektiven hat die Psychotherapie heute. Psycho 9/1983
Janzarek, W., Psychopathologie als Grundlagenwissenschaft. Ferdinand Enke-Verlag, Stuttgart 1979
Jung, C.G., Welt der Psyche. Kindler-Verlag GmbH, München
Kellermann, B., Der Alkohol- und Drogennotfall aus psychiatrischer Sicht. natabene medici 3/1983
Kerekjarto, V.M., Medizinische Psychologie. Springer-Verlag, Heidelberg 1974
Keutz, V.P., Bemerkungen zur Psychotherapie im Bereich der Schizophrenie. Therapiewoche 33, 2978 - 2981/1983
Kielholz, P., Drogenabhängigkeiten. Springer-Verlag, Heidelberg 1972
Kleineidam, B., Die larvierte Depression, ein diagnostisches Problem in der täglichen Praxis. Z. Allg. Med. 54, 1385 - 1390/1978
Knapp, W.Th., Verhaltenstherapie der Bulimia nervosa/Bulimarexia: Eine kontrollierte Fallstudie. Dieterichsche Universitäts-Buchdruckerei, W.Fr. Kästner GmbH
Lauter, H., Psychische Störungen im höheren Lebensalter. Therapiewoche 28, 3060 - 3073/1978
Lazarus, A.A., The treatment of a sexually inadequate man. Ulmann-Verlag 1965
Linde, O.K., Benzodiazepine: Viel zu viel Emotion. Werk-Verlag, Dr. Edmund Banaschewski GmbH, München-Gräfelfing, Sonderdruck 1984
Linde, O.K., Psychothek 1982/83, Eigenverlag 1982
Linde, O.K., Der schlafgestörte Patient. Eigenverlag 1983
Loch, W., Die Krankheitslehre der Psychoanalyse. S. Hirzel-Verlag, Stuttgart 1983
Lungershausen, E., Ursachen des Alkoholmißbrauchs. Therapiewoche 33, 3203 - 3208/ 1983
Masters, W.H., Johnson, V.E., Die sexuelle Reaktion. Frankfurt 1977

Matussek, P., Psychotherapie schizophrener Psychosen. Hoffmann und Campe-Verlag, Hamburg 1976
Matussek, P., Triebel, A., Die Wirksamkeit der Psychotherapie bei 44 Schizophrenen. Nervenarzt 45, 569 - 575/1974
Mayer, H., Psychopharmakotherapie der akuten schizophrenen Psychosen. Therapiewoche 33, 2966 - 2971/1983
Meerwein, F., Das ärztliche Gespräch. Hans Huber-Verlag, Bern 1974
Müller, C., Die Psychotherapie Schizophrener an der Züricher Klinik. Nervenarzt 32, 354 - 368/1961
Müller, Ch., Lexikon der Psychiatrie. Springer-Verlag, Heidelberg 1973
Müller, R., DRT 2, Diagnostischer Rechtschreibtest für 2. Klassen; DRT 3, Diagnostischer Rechtschreibtest für 3. Klassen. Beltz-Test-GmbH, Weinheim 1966
Müller, R., Gezielte Legasthenietherapie. Therapiewoche 28, 5250 - 5258/1978
Müller, R., Leseschwäche–Leseversagen–Legasthenie. 2 Bände, Beltz-Verlag, Weinheim–Basel 1974
Müller-Oerlinghausen, B., et al., Lithiumtherapie, Nervenarzt 52/1981, 113
Mumenthaler, M., Neurologie. Thieme-Verlag, Stuttgart 1981
Nachrodt, H.W., Auf Lebenskrisen achten. Der Niedergelassene Arzt 20/1984
Neuhäuser, G., Legasthenie. M.M.W. 118/1976
Otte, H. und Basler, H.D., Zur Theorie und Behandlung der Anorexia nervosa aus verhaltenstherapeutischer Sicht. Therapiewoche 28, 8037 - 8055/1978
Platz, W. und Bartsch, H., Heroin-Abhängigkeit: Klinisches Erscheinungsbild. Tempo medical 22/1982
Poeck, K., Einführung in die klinische Neurologie, Springer-Verlag, Heidelberg 1980
Pöldinger, W., Sexuelle Störungen aus psychosomatischer Sicht. Zeitschrift für Allgemeinmedizin 5/1983
Poser, W., Roscher, D., Poser, S., Ratgeber für Medikamenten-Abhängige und ihre Angehörigen. Deutscher Caritasverband e.V. und Kreuzbund e.V., 1981
Pschyrembel, W., Klinisches Wörterbuch. De Gruyter-Verlag 1977
Reimer, F. und Lorenzen, D., Verzeichnis von Behandlungseinrichtungen für psychisch Kranke. Enke-Verlag, Stuttgart 1979
Rorschach-Psychodiagnostics, Verlag Hans Huber, Bern 1947
Rüther, E., Schlafmittel — Ja oder Nein? M.M.W. 126/1984
Schneider, K., Klinische Psychopathologie, 12. Aufl., G. Thieme-Verlag, Stuttgart 1980
Schou, M., Lithium-Behandlung der manisch-depressiven Krankheit. Georg Thieme-Verlag, Stuttgart 1980
Schou, M., Prophylaktische Lithiumbehandlung bei manisch-depressiver Krankheit: Erfahrungen und Fortschritte der letzten Jahre. Nervenarzt 54, 331 - 339/1983
Schüttler, R., Schizophrenie: Rehabilitation. Therapiewoche 33, 2982 - 2988/1983

Schuhmacher, W., Depressive Erkrankungen in der allgemein-ärztlichen und internistischen Praxis. Med. Welt 34, Heft 6/1983

Schuler, S., Drogenabhängigkeit. Z. Allg. Med. 58, 1931 - 1934/1982

Schultz, H., Lehrbuch der analytischen Psychotherapie. G. Thieme-Verlag, Stuttgart 1970

Stierlin, H., Überlegungen zur Entstehung schizophrener Störungen. Aus: Der Nervenarzt 49, 50/1978

Strotzka, H. (Hrsg.), Psychotherapie: Grundlagen, Verfahren, Indikationen. Urban und Schwarzenberg-Verlag, München–Berlin–Wien 1975

Tegeler, J., Klinik und Therapie später extrapyramidaler Hyperkinesen. Eigenverlag 1983

Terwellen, M. und Schüttler, R., Erhaltungs- und Langzeitbehandlung schizophrener Psychosen. Therapiewoche 33, 2972 - 2977/1983

Tölle, R., Schulte, W., Psychiatrie, 4. Aufl., Springer-Verlag, Heidelberg 1977

Vogel, R., Häufigkeit, Verteilung und volkswirtschaftliche Bedeutung des Alkoholismus. Therapiewoche 33, 3210 - 3218/1983

Werner, W., Lithium in der Psychiatrie. Z. Allg. Med. 54, 1391 - 1398/1978

Wieck, H.H., Lehrbuch der Psychiatrie, 2. Aufl., Schattauer-Verlag, Stuttgart–New York 1977

Wittchen, H.-U. und Fichter M.M., Psychotherapie in der Bundesrepublik. Beltz-Verlag, Weinheim–Basel 1980

Woelck, H., Neurobiologische Grundlagen des hirnorganischen Psychosyndroms. Therapiewoche 33, 4153 - 4156/1983

Wörtz, R., Medikamentöse Therapie alkoholbedingter Psychosen. Therapiewoche 33, 3239 - 3241/1983

Wolf, B., Rüther, E., Benzodiazepin-Abhängigkeit. M.M.W. 126/1984

Wolf, H., Gesetzliche Hilfen für das behinderte Kind. Therapiewoche 28, 5239 - 5249/1978

Wolf, R. und Gräf, Th., Über die Änderung der Lebenssituation nach Suizidversuchen. Med. Welt 30 /Heft 39/ 1979

VERZEICHNIS WICHTIGER ADRESSEN

Bundeszentrale für gesundheitliche Aufklärung, Ostmerheimer Str. 200, 5000 Köln 91
Deutsche Hauptstelle gegen die Suchtgefahren (DHS), Westring 2, 4700 Hamm, Tel. (02381) 25855
Katholische Arbeitsgemeinschaft für Abwehr der Suchtgefahren, Jägerallee 5, 4700 Hamm 1
Deutscher Caritasverband e.V., Referat Gefährdetenhilfe/Suchtkrankenhilfe, Karlstr. 40, 7800 Freiburg
Kreuzbund e.V., Jägerallee 5, 4700 Hamm 1
Gesamtverband für Suchtkrankenhilfe im Diakonischen Werk der Evangelischen Kirche in Deutschland e.V., Brüder-Grimm-Platz 4, 3500 Kassel
Blaues Kreuz in Deutschland e.V., Freiligrathstr. 27, 5600 Wuppertal-Barmen
Blaues Kreuz in der Evangelischen Kirche e.V., Mathiasstr. 1, 4630 Bochum-Linden
Bundesarbeitsgemeinschaft der Freundeskreise, Brüder-Grimm-Platz 4, 3500 Kassel
Deutscher Guttempler-Orden (I.O.G.T.) e.V., Adenauerallee 45, 2000 Hamburg 1
Anonyme Alkoholiker (AA), Postfach 422, 8000 München 1
Verband ambulanter Beratungs- und Behandlungsstellen für Suchtkranke/Drogenabhängige e.V., Karlsruherstr. 40, 7800 Freiburg
Verband der Fachkrankenhäuser für Suchtkranke, Brüder-Grimm-Platz 4, 3500 Kassel

Landesstellen gegen die Suchtgefahren:
Badischer Landesverband gegen die Suchtgefahren e.V., Renchtalstr. 14, 7592 Renchen
Landesstelle gegen die Suchtgefahren in Baden-Württemberg der Liga der freien Wohlfahrtspflege, Falkertstr. 31, 7000 Stuttgart 1
Bayerische Landesstelle gegen die Suchtgefahren, Lessingstr. 1, 8000 München 2
Landesstelle Berlin gegen die Suchgefahren e.V., Gierkezeile 99, 1000 Berlin 10
Bremische Landesstelle gegen die Suchtgefahren e.V., Postfach 106925, 2800 Bremen
Hamburgische Landesstelle gegen die Suchtgefahren e.V., Brennerstr. 81, 2000 Hamburg 1
Hessische Landesstelle gegen die Suchtgefahren e.V., Metzlerstr. 34, 6000 Frankfurt/M
Niedersächsische Landesstelle gegen die Suchtgefahren, Erwinstr. 8, 3000 Hannover 1
Nordrhein-Westfälische Landesstelle gegen die Suchtgefahren, Rotdornstr. 8, 4000 Düsseldorf
Landesstelle gegen die Suchtgefahren in Rheinland-Pfalz, Bahnhofstr. 31, 6720 Speyer
Landesstelle gegen die Suchtgefahren für Schleswig-Holstein e.V., Flämische Str. 6-10, 2300 Kiel

SACHWORTVERZEICHNIS

A
Abasie 308, 309, 360
Abbrucheffekt, bei Neuroleptika 179
Abendhoch 70, 374
Abgespanntheit 68
Abhängigkeit 199
Abhängigkeit, körperliche Auswirkungen 208f
Abhängigkeit, psychische Auswirkung 207f
Abhängigkeit, soziale Folgen 209
Abhängigkeitsentstehung 199f
Abhängigkeitsentwicklung 206f
Abhängigkeitsgrad 206
Abkapselung, hochgradige 370
Abmagerungskuren 64
Abnorme Erlebnisreaktion, Entstehungsbedingungen 266f
Abstieg, sozialer 64
Abstinenz-Delir 258
Abstinenzkulturen 202
Abulie 135
Abwehrformen 283ff
Abwehrmechanismus 283
Achtmonatsangst 356
Actualizing-Therapy 417
Adipositas, kindliche 365
Adnexalgie 195
Adoleszentenkrise 112, 138
Adoleszenz 280
Aerophagie 196
affective disorders 57
Affekt, inadäquater 35, 134
Affektausbruch 21, 34
Affektdelinquenz 35
Affekthandlungen 34, 35, 462
Affektillusion 1, 5
Affektkontinenz 36, 53, 54
Affektivität, Störungen der 34
Affektkrämpfe, respiratorische 359
Affektlabilität 36
Affektstauung 319
Affektstörungen 54
Affektstupor 296
Aggressivität 362
Aggressivität, krankhafte 363
Aggressionshemmung 83, 295, 319
Agitiertheit 68
Agnosie 20
Agoraphobie 38
Agrammatismus 350
Agranulozytose 172, 175
Agraphie 344
Aichmophobie 38, 39

Akathisie 162, 169, 176
Akinesie 168, 173
Akineton 167, 173, 176
Akkommodationsstörungen 171
Akoasmen 47
Akrophobie 38
Aktionsgruppen, kreative 434
Aktivhypnose, gestufte 304, 429
Aktivität, erhöhte 71
Alexie 344
Alfentanil 228
Alibidinie 384
Alkohol-Entzugs-Syndrom 258
Alkohol-Hepatitis, chronische 262
Alkohol-Psychosen 259
Alkohol-Typ 199, 228
Alkoholembryopathie 265
Alkoholentzug 47
Alkoholentzugserscheinungen 216
Alkoholhalluzinose 4, 43, 48, 260
Alkoholhepatitis, akute lebensbedrohliche 263
Alkoholiker, anonyme 434
Alkoholtoleranz 20, 455
Alkoholintoxikation 47
Alkoholismus 11, 20, 48, 50, 214ff 403
Alkoholismusformen 216
Alkoholismus, chronischer 24
Alkoholismus, Erbfaktoren bei 217
Alkoholismus, Folgen des 255ff
Alkoholismus, Folgezustände des 262ff
Alkoholismus, Früherkennung des 217
Alkoholismus, Ich-Störung 217
Alkoholismus, in der forensischen Psychiatrie 224
Alkoholismus, Schuldunfähigkeit bei 225
Alkoholismus, Straftaten bei 225
Alkoholismus und Recht 454f
Alkoholismus, Verbreitung des 214
Alkoholismus, Begleiterscheinungen 221f
Alkoholkrankheit, Verlauf der 218
Alkoholmißbrauch 199ff
Alkoholpolyneuropathie 263
Alkoholpsychose 32
Alkoholrausch, einfacher 222
Alkoholtoleranz 222
Alkoholtoleranz, Abnahme der 219
Alkoholvergiftungen 262

Allgemeinstörungen, psychovegetative 293
Alpha-Alkoholismus 219
Alprazolam 237
Altersschizophrenie 150
Alzheimer-Krankheit 52
Ambitendenz 134, 320
Ambivalenz 134, 274, 301, 320
Ambivalenzkonflikt 266
Ambivalenzkulturen 202
Amblyopie 360
Amenorrhoe 67
Amimie 168
Amitriptylin 93
Amitriptylin-Typ 93, 95
Amnesie 18
Amnesie, anterograde 23
Amnesie, emotionell begründete 21
Amnesie, komplette 223
Amnesie, kongrade 20
Amnesie, retrograde 19, 21f
Amnesie, transitorische globale 20
Amnesieschema 22
Amnestisches Syndrom, bei Alkoholismus 259
Amphetamin 240
Amphetamin-Abusus 4
Amphetamin-Typ 199
Amphetaminil 241
Analgetika-Kombinationspräparate 229
Analgetika- und Abhängigkeit 229ff
Analyseschwäche 344
Analysetraining 345
Anamnese, biographische 472
Anamnese, somatische 473
Anamnese, psychiatrische 472ff
Anankasmus 27, 301
Anankasten 319
Androphile 396
Anfälle, cerebrale 329
Anfall, psychogener 308, 309, 360
Anfälle, psychomotorische 360
Angles dust 199
Angst 37, 88
Ängste, hypochondrische 312, 314
Angst, induzierte 356
Angst, maskierte 296
Angstabwehr 37
Angstanfälle 296
Angstbildung, verminderte 339
Angsthierarchie 426
Angstneurose 38, 295ff
Angstneurose, Differentialdiagnostik 296f

Sachwortverzeichnis

Angstneurose, Symptomatik 296f
Angstneurose, Therapie 297
Angstzustände 83
Angstträume 264, 267, 272
Anhörung 448
Anklammerungsneigung 295
Anonyme Alkoholiker 212
Anorchie 378
Anorexia nervosa 280, 364, 434
Anorgasmie 383
Anosognosie 55
Anstaltsartefakte 190
Antiandrogen-Medikation 393
Antidepressiva 92ff
Antidepressiva, Kontraindikation der 98f
Antidepressiva, Nebenwirkungen der 97f
Antidepressiva, nicht-klassifizierte 92
Antidepressiva, tetrazyklische 92
Antidepressiva, trizyklische 92, 96
Antikonzeption 385
Antiparkinsonmittel 167, 168, 173 176ff
Antrieb, herabgesetzter 32f
Antriebshemmung 33f
Antriebsmangel 32
Antriebsminderung 32
Antriebsschwäche 32
Antriebssperre 33
Antriebssteigerung 71f
Antriebsstörungen 32, 54, 55, 133, 276
Antriebsverarmung 32
Anxiolytika 297
Anziehzwang 30
Aphasie 20, 348
Aphonie 360
Aphrodisiaka 383
Apperzeptionsverfahren, thematisches 352, 354
Appetitlosigkeit 66
Appetitstörungen 364
Appetitzügler 241
Apraxie, ideatorische 20
Arc de cercle 308, 310
Arbeitsfähigkeit 161, 163
Arbeitstherapie, bei Schizophrenie 188
Arzneimittelabusus 152
Arzneimittelexantheme 172
Arzneimittelunverträglichkeit 152
Arztbrief 474
Arzt-Patient-Dialog 424
Assertive-Training 426
Astasie 308, 309, 360
Astroglia 53
Ataxie 338

Atemdepression, bei Opiatintoxikation 253
Athetose 338
Athymie 36, 134
Amnesie 19ff
Amnesie, anterograde 20
Amphetamin-Typ 228
Aufdringlichkeit, sexuelle 71
Auffassungsfehler 72
Auffassungsstörung 42, 54
Aufmerksamkeitsschwäche 339
Aufmerksamkeitsstörung 42, 355
Aufstieg, sozialer 64
Augenstörungen 90
Ausdruckssymptome der Schizophrenie 151, 152
Auslöser, psychosoziale 64
Auslöser, somatische 64
Auslösung der Phasen 64
Auslösung, psychoreaktive der Schizophrenie 119
Auslösung, somatische der Schizophrenie 119
Autismus 16, 134, 136f, 140, 143, 276, 361
Autismus, frühkindlicher 111, 112, 332, 369ff, 371, 150
Autismus nach Asperger 371
Autismus nach Kanner 369, 371
Autismus, somatogener 369ff
Autogenes Training 297
Autohypnose 427, 428
Automatismen 152
Automutilatio 358
Aversionstherapie 426

B

Bailey Scales for Infant Development 354
Balint-Gruppen 434
Ballismus 169
Barbiturat-Typ 199, 228
Barbituratabhängigkeit 199
Barbituratabusus 232
Barbiturate 229, 231
Barbituratentzug 239
Baum-Test 352, 354
Bedrohung, existentielle 267
Beeinflussung, sexuelle 124
Beeinflussungserlebnisse, leibliche 124, 151
Beeinflussungssymptome, leibliche 121
Beeinträchtigungswahn 10
Befehlsautomatie 135, 147, 152
Befehlsnegativismus 146
Befürchtungen, hypochondrische 312

Befund, psychischer 473
Begehrungsneurotiker 21
Begriffszerfall 14
Begriffsverfall des Denkens 126, 127
Begriffsverschiebung 126ff
Begutachtung, forensisch-psychiatrische 74
Behandlungsfrequenz 421
Behaviorismus 415
Beidhänder 351
Beklemmungsgefühl 70
Belastungen, aktuelle 61
Bender-Gestalttest 45
Benperidol 163
Benton-Test 45, 340
Benzoctamin 237
Benzodiazepine 103, 228, 232ff
Benzodiazepine, Abhängigkeit bei 234f
Benzodiazepine, Entzug bei 235
Benzodiazepine, Halbwertszeiten der 238f
Benzodiazepine mit kurzer Wirkdauer 237
Benzodiazepine mit langer Wirkdauer 237
Benzodiazepine mit mittellanger Wirkdauer 237
Benzodiazepine und Suchtpersönlichkeit 236
Benzodiazepine, Wirkungsmechanismus der 233f
Benzodiazepinentzug 239
Benzodiazepingebrauch, bestimmungsgemäßer 236
Beratung, psychologische 432
Berauschungsgrad 455
Berufsfördernde Maßnahmen, bei schizophrenen Patienten 193
Berufungshahn 11
Beschäftigungstherapie bei Schizophrenie 188
Beschwerden, gastrointestinale 90
Besinnungsunfähigkeit 20
Bestrahlung 124
Beta-Alkoholismus 219
Betätigungen, exzessive autoerotische 277
Betäubungsmittel 228
Betriebsamkeit, unermüdliche 71
Bettnässen 277, 363
Bewegungsarmut 168
Bewegungsdrang 71, 355
Bewegungsstereotypien 146, 152
Bewegungsstörungen, hyperkinetische 165
Bewegungsstörung, zerebrale 337
Bewegungsunruhe 169

Sachwortverzeichnis 487

Bewußtlosigkeit 44
Bewußtlosigkeitsdauer 23
Bewußtseinsminderung, pathologische 43
Bewußtseinsstörung, tiefgreifende 437
Bewußtseinseintrübung 41ff, 49
Beziehungswahn 10
Bezugsperson 269
Bezugsperson-Verlust 64
Biglmair's Lesetestserie 354
Bilanzselbstmorde 403
Bioenergetik 417
Biofeedback 426
Biometereologie 62
Biorhythmik 61
Biperiden 176
Blasenstörungen 90
Blaues Kreuz 212
Blickkrämpfe 166
Blindheit, psychogene 309
Blutalkoholspiegel 455
Blutbildkontrolle 175
Blutbildveränderungen 98, 172
Blutdruckabfall 98
Blutdrucksenkung 171
Blutveränderungen 164
Borderline-Schizophrenie 149
Borderline-Syndrom 417, 464
„broken home"-Situation 274
Bromazepam 237
Bromharnstoffe 229
Bromocriptin 176
Bromperidol 163, 177
Bromureide 231
Brückensymptome, neurotische 83
Brutalität 322
Bulimarexia 365
Bulimia nervosa 365
Buprenorphinhydrochlorid 249
Butyrophenon-Derivate 158, 178

C
Camazepam 237
Cannabis 242ff
Cannabis-Typ 199, 228
Charakter, masochistischer 315
Charakteranalyse 416
Charakterneurose 287f, 307ff
Charakterneurose, hysterische 307ff, 310
Charakterstruktur, hysterische 310
Chicago-Schule 416
Chinazolinon-Derivate 231
Chlordiazepoxid 237
Chlorpromazin 155, 160, 161
Chlorprothixen 161

Chorea Huntington 55, 165, 329
Chromosomen-Strukturschaden 328
Chromosomenaberration, autosomale 328
Chromosomenaberration, gonosomale 328
Chronifizierung, symptomarme 77
Chronischer Alkoholismus, irreversible psychische Folgen des 264
Chronischer Alkoholismus, soziale Folgen des 264
Chronische Phase der Alkoholkrankheit 218f
Cis-Clopenthixol-Decanoat 185
Clobazam 237
Clomethiazol 174, 212, 240
Clotiazepam 237
Clopenthixol 161
Clozapin 159, 161, 172
Cluster-headache 106
CO-Vergiftung 24
Cocain-Typ 199, 228
Codein 229, 249, 250
Coffein 229, 241
Coffeinvergiftungen 242
Colitis ulcerosa 195, 298, 315
Commotio cerebri 19
Compressio cerebri 19
Conjoint Family Therapy 417
Contusio cerebri 19, 53
Corophile 396
Corpora mamillaria 24, 262
Corpora mamillaria, Degeneration der 264
Corpus striatum 53
Cyclothymie 12
Cyproteronacetat 393

D
Dämmerzustand 43ff, 47
Dämmerzustand, besonnener 20, 21
Dämmerzustand, geordneter 20
Dämmerzustand, orientierter 20
Dämmerzustand, psychogener 309
Dämmerzustand, ungeordneter 21
Darmträgheit 172
Daseinsanalyse 416
Dauerverstimmungen, hypomanische 77
Daumenlutschen 357
Debilität 327, 330
Defekt, reiner 143
Defektpsychose, schizophrene 143
Definition der Neuroleptika 157
Degeneration, hepatolentikuläre 19, 53, 329

Déjà-vu-Erlebnis 2
Dekompensation, neurotische 198
Delir 43f, 47, 255ff
Delir bei Neuroleptika 174
Delirbehandlung 257
Delirium tremens 256, 258
Delta-Alkoholismus 220
Dementia simplex 52
Dementia praecox 111
Demenz 16, 18f, 51ff, 55, 140, 327ff, 451f
Demenz, Diagnostik 331f
Demenz, Genese der 329
Demenz, infantile 52
Demenz, Prognose 333
Demenz, senile 24, 51, 55, 329
Demenz, Therapie 333
Denken, abstraktes 127
Denken, autistisches 136
Denken, autistisch-undiszipliniertes 126, 137
Denken, gehemmtes 67
Denken, ideenflüchtiges 72
Denken, inkohärentes 15
Denken, logisches 55
Denken, magisches 301
Denken, zerfahrenes 14, 126f
Denkdissoziation 14
Denkhemmung 66f
Denkinhaltsstörungen 67
Denkstörungen 13ff, 16, 54, 121, 140
Denkstörung, formale 13, 14ff, 125
Denkstörung, inhaltliche 13, 121
Denkstörung, latente 128
Denkstörung, uncharakteristische 128
Denkzerfahrenheit 140
Denver development screening Test 354
Depersonalisation 25, 26ff, 89, 135
Depersonalisation, allopsychische 26
Depersonalisation, autopsychische 26
Depersonalisationserscheinung, somatopsychische 26
Depersonalisationssyndrom der Pubertät 27
Depot-Neuroleptika 184
Deprivation, frühkindliche 274f
Depression, agitierte 37
Depression, anaklitische 277, 373
Depression bei Schizophrenen 87
Depression, chronisch-reaktive 82
Depression, endogene 57, 81, 133, 314

Depression, endomorphe 57
Depression, endoneurotische 88
Depression, endoreaktive 88
Depression, existenzielle 82
Depression, hysterische 83
Depression, klimakterische 65, 82, 86
Depression, larvierte 70f.
Depression, mehrschichtige 81, 88
Depression, nervöse 83
depression, neurotic 83
Depression, neurotische 80, 83, 298ff, 314
Depression, neurotische, Therapie 300
Depression, organische 85
Depression, periodische 57
Depression, pharmakogene 173
Depression, postpartale 82, 86
Depression, primäre 57
Depression, psychogene 81
Depression, psychoreaktive 82
Depression, psychotische 57
Depression, reaktive 80, 82, 269
Depression, somatogene 81
Depression, Sonderformen der 82
Depression, symptomatische 85
Depression, vegetative 70f
Depression, vitale 67
Depression, zirkuläre 57
Depressionen 450f
Depressionssymptomatik 88f
Derealisation 26, 89
Dermatozoenwahn 242
Desensibilisierung, systematische 416, 426
Desensitivierung 307
Desintegration 135
Desintegration im Erleben 134
Desinteresse, sexuelles 365
Desipramin-Typ 93, 95
Desorientiertheit 24, 54
Desorientiertheit, zeitliche 24
Desynchronisation, chronobiologische 61
Deutscher Rechtschreibtest 354
Deutung 419
developmental dyslexia 341
Dextromoramid 249
Dexitimide 176
Diagnostik der endogenen Depression 77
Diagnostik der Schizophrenie 150ff
Diarrhoe 70
Diazepam 237
Diazetylmorphin 249
Differentialdiagnose der Schizophrenie 150ff, 152f

Differenzierungsschwäche 344
Differenzierungsstörungen 339
Dihydromorphin 249
Dikaliumchlorazepat 237
Diphenylmetanderivate 233
Diplo-Y-Männer 328
Dipsomanie 220
Disposition, anankastische 302
Distanzlosigkeit 40
Distanzunsicherheit 339
Distraneurin 174, 210, 212, 240, 257
Dixyrazin 161
Don Juan-Typ 311
Dopamin 62
double-blind 116f
Down-Syndrom 328
Drogen, harte 227
Drogenabhängigkeit 199ff, 226ff
Drogenabhängigkeit, Folgezustände der 262ff
Drogenabhängigkeit, Risikopersönlichkeit bei 227
Drogenabhängigkeit, soziale Folgen der 264
Drogenabhängigkeit, Typen der 228
Drogenvergiftung 209
Drogenentwöhnung 209f
Drogenmißbrauch 226ff
Drogenmißbrauch, Folgen des 255ff
Drogensequenz 226ff
Droperidol 162
Druckgefühl 70
Drucksen 358
Durchgangssyndrom 41ff, 49
Durchgangssyndrom, affektives 33
Durchhaltevermögen, vermindertes 339
Durchschlafstörungen 70, 267, 272
Dysarthrie 348
Dysfunktionen, minimale zerebrale 335
Dyskinese, tardive 169ff
Dyskinesie, terminale 169ff
Dyslalie 350
Dysmenorrhoe 196
Dyspareunie 384
Dysthymie 143
Dystonie, funktionelle 197
Dystonie, neurozirkulatorische 270
Dystonie, vegetative 195, 197, 270

E
Echokinese 359
Echolalie 135, 147, 152, 359, 370
Echopraxie, 135, 147, 152
Ehe-Therapie 435

Eherecht 443
Ehereformgesetz 444
Einfallsreichtum 72
Eifersuchtswahn 11, 218, 259, 261
Einfühlungsvermögen, herabgesetztes 339
Eingriffe, psychochirurgische 304
Einnässen 363
Einschlafstörungen 70
Einzeltherapie 387
Einzeltherapie, psychoanalytische 421
Ejaculatio praecox 381
Ejaculatio retarda 382, 386
Ejakulation, verzögerte 386
Ekphorie 17
Elektrisierung 124
Elektrokonvulsionstherapie 155
Elektrokrampfbehandlung 183
Elektrokrampftherapie 92, 101, 179
Elementarsyndrom, psychoreaktives 270
Eltern-Kind-Beziehung 274
Empfindlichkeit 89
Endokrinopathien 152
Energielosigkeit 89
Energieverlust 77
Engelsstaub 199
Engramm 18
Enkopresis, primäre 364
Enkopresis, sekundäre 364
Entblößungsphantasien 39
Entdifferenzierung der Persönlichkeit 77
Entfremdungserleben 26
Entfremdungserlebnisse 25ff, 89
Entgiftung 210
Enthemmung 147
Entlastungsdepression 82, 85
Entmündigung 74, 441
Entschädigungsneurose 289
Entscheidungsunfähigkeit 89
Entschlußlosigkeit 68
Entspannung, progressive, nach Jacobson 427
Entspannungsübungen zur Geburtserleichterung nach Dick-Read 429
Entspannungsverfahren 433
Entwicklungen, hypochondrische 312
Entwicklung, verzögerte kindliche 332
Entwicklungshomosexualität 399
Entwicklungsschritte, biologischpsychosoziale 276
Entwicklungsstörungen der Keimdrüsen 378

Sachwortverzeichnis

Entwicklungsstörungen der Sprache 348, 370
Entwicklungstest 354
Entwöhnungsphase 211
Entwurzelungsdepression 82
Entzugsdelir 216, 258
Entzugsphase 210
Enuresis 83, 277
Enuresis diurna 363
Enuresis nocturna 363
Enuresis, primäre 363
Enuresis, sekundäre 363
Enzephalitis 20
Enzephalomyelitis disseminata 54
Enzephalopathie, hepatische 262
Eosinophilie 175
Ephebophile 396
Epidemien, hysterische 310
Epikrise 474
Epilepsien 50, 452
Episode, akute schizophrene 149
Episode, schizophreniforme 150
Episodenalkoholismus 220
Epsilon-Alkoholismus 220
Erbfaktoren, bei Alkoholismus 217
Erbrechen, psychogenes 309
Erbschwachsinn 329
Erbsystem, multifaktorielles 59
Erektionen, andauernde 382
Erektionsschwäche 380f
Erektionsstörungen 386
Erektionsunfähigkeit 381
Ergotherapie 188
Erholung, körperliche 211
Erholungsaufenthalte 64
Erinnerung, Illusionen der 17
Erinnerung, ungenaue 17
Erinnerungsfähigkeit 17
Erinnerungslücken 18, 22
Erinnerungstäuschung 17
Erinnerungsstörungen 16f
Erinnerungsverfälschung 17
Erinnerungsverlust, totaler 23
Erklärungsmodelle, lerntheoretische 298
Erklärungswahn 9, 12
Erkrankungen, heredodegenerative 329
Erkrankungen, psychosomatische 422
Erkrankungsalter der Depression 65
Erlebnisproduktion, psychotische 160
Erlebnisreaktionen, abnorme 266ff 293
Erlebnisreaktion, abnorme depressive 82
Erlebnisreaktionen, abnorme, Therapie 272

Erlebnissucht 324
Erlebnisweisen, abnorme 151
Erleichterungstrinker 219
Erregung 146
Erotomanie 384
Erregung, hochgradige 160
Erregung, manische 71
Erregungszustände, katatone 146
Erröten 195
Errötungsfurcht 39
Erscheinungen, paranoide 89
Erschöpfung, chronische nervöse 84
Erschöpfung, neurasthenische 83
Erschöpfungsdepressionen 80, 84, 198
Erschöpfungsreaktion 270
Erschöpfungssituation, psycho-physische 84
Erschöpfungssyndrom 270
Erschöpfungssyndrom, Behandlung des 271
Erschöpfungssyndrom, postremissives 133
Erschöpfungszustände, infektiöse 31
Erwartungsangst 380, 386
Erwartungsspannung, gesteigerte 386
Erythrophobie 39, 195
Erziehungsberatung, pädagogische 376
Euphorie 55, 71
Es-Kontrolle 277
Essen, verspätetes selbständiges 371
Experimental Therapy 417
Exhibitionismus 50, 388f, 459f
Existenzanalyse 416
Exopraxie 147
Explosibilität 34
Extrembelastung 271f

F
Fähigkeitstest 354
Familienanamnese 473
Familienerkrankungen 473
Familienkonflikte 64
Familienneurose 282
Familientest 352, 354
Familientherapie 282, 365, 417, 434f
Familienuntersuchungen 112
Familienzerrüttung 116
Farbhalluzinationen 248
Farbigsehen 6
Feeling Therapie 417
Fehlhaltung, hypochondrische 313

Fehlleistung 418
Fehlverhalten, gelerntes 425
„femininer Masochismus" 278
Fernbeeinflussung 26
Fertilitätsstörung 282
Fetischismus 390f
Fettkörnchenzellen 52
Fettleber 262
Fibrillenveränderung 52
Fieber 47
Fixed Role 416
Fixierung, anale 301
Fixierung, iatrogene 292, 294
Fixierung, orale 298
Flachwellen, zoenästhetische 143
flash back 247
„Flapping-Tremor" 262
Fleckfieberinfektion 24
Flockenlesen 47
Fluanison 161
Fluphenazin 163
Fluphenazin-Decanoat 185
Flupentixol 163, 237
Flupentixol-Decanoat 185
Flurazepam 237
Fluspirilen 185, 237
Fokaltherapie 421
Folgen, psycho-soziale 91
Folie a deux 13
Form, hebephrene 144
Form, hebephrene, der Schizophrenie 147
Form, katatone 144
Form, katatone, der Schizophrenie 145ff
Form, paranoid-halluzinatorische 144
Form, paranoid-halluzinatorische, der Schizophrenie 147
Form, schizo-affektive 144
Form, zoenästhetische 144
Formen des Wahns 8
Forschung, chronobiologische 61
Fortlaufen 362
Frau, phallische 311
Fremdanamnese 54, 474
Fremdhypnose 427, 428
Freßattacke 365
Freudlosigkeit 88
Friedrich'sche Erkrankung 329
Frigidität 311, 386
Frontalhirnschäden 40
Frotteurismus 391
Frühdyskinesie 166ff
Früherkennung, des Alkoholismus 217
Frühreife, genitale 379
Frühreife, psychische 379
Frühreife, psycho-sexuelle 379
Frühreife, somatische 379

Frühschizophrenie 371
Frustrationen 287
Frustrationstoleranz, herabgesetzte 227
5-Hydroxytryptamin 103
Funktionspsychosen 41
Funktionsstörungen, kardiale 306
Funktionsstörungen, sexuelle 377ff, 380ff
Funktionsstörungen, sexuelle, Therapie 387ff
Furcht 37

G
GABA 233
Galaktorrhoe 172
Gamma-Alkoholismus 219
Gammazismus 350
Gastritis, akute 262
Gedächtnis, Definition 17
Gedächtnisausfälle 45
Gedächtnishalluzination, negative 24
Gedächtsnisleistungen, Nachlassen von 50
Gedächtnislücken, umschriebene 21
Gedächtnisstörungen 16ff
Gedankenabbrechen 126, 152
Gedankenabreißen 14, 126f
Gedankenausbreitung 135, 151
Gedankeneingebung 135, 151
Gedankenenteignung 135
Gedankenentzug 14, 135, 151
Gedankenlautwerden 124, 151
Gefühl der Gefühllosigkeit 67
Gefühllosigkeit 89
Gefühlsverarmung 50
Gegengreifen 152
Gegenübertragung 419
Gegenübertragung, unkontrollierte 420
Gehörhalluzinationen 47
Gehirndegeneration 53
Geistesschwäche 437
Gelegenheits-Delir 258
Gelegenheitstrinker 219
Geltungsbedürfnis, egozentrisches 311
Geltungssucht 324
Gemeinschaft, therapeutische 433
Gemütsabstumpfung 143
Gemütsverödung 36, 134
Geriatrie, forensische 456
Gerontophilie 396
Geruchshalluzination 1
Geschäftsunfähigkeit 75, 440

Geschlechtsdrüsen 378
Geschlechtsorganentwicklung 377f
Geschlechtspotenzförderer 383
Geschlechtsumwandlung, operative 402
Geschlechtsverteilung 58
Geschmackshalluzination 1, 123f
Gesichtsausdruck 67
Gespaltenheit der Persönlichkeit 25
Gespräch, ärztlich-psychotherapeutisches 430f
Gesprächspsychotherapie 415, 423ff
Gesprächspsychotherapie, klientzentrierte 416
Gestalttherapie 415, 417
Gewalttätigkeit bei Alkoholismus 456
Gewaltverbrecher 322
Gewichtsabnahme 67
Gewöhnung 199
Gewohnheits-Alkoholismus 220
Gewohnheitstrinker 203, 220
Gewohnheitstyp 201
Giessen-Test 45
Gliavermehrung 52
Glykogenose 52
Goodenough-Mann-Zeichen-Test 45
Grand mal 20
Grand mal-Anfall 360
Graophile 396
Gravidität 31, 87
Größenwahn 11, 147
Großhirnatrophie, alkoholtobische 259
Grübelneigung 89
Grundhaltung, mißtrauische 276
Grundregel, analytische 418
Grundsymptome, affektive der Schizophrenie 141
Grundsymptome der Schizophrenie 125, 150ff, 153
Grundtraining 345
Grundvertrauen 276
Gruppen, halb offene 434
Gruppenkohäsion 434
Gruppenlabors 434
Gruppenmechanismen, neurotische 282
Gruppenneurose 281
Gruppenpsychotherapie, analytisch orientierte 419, 433
Gruppenpsychotherapien 432ff, 435
Guttempler 212
Gynäkomastie 393
Gynäkophile 396

H
Haareausreißen 358
Haftenbleiben 53
Haldol 163
Haldol-Decanoat 185
Halluzination 1ff, 3ff, 123ff
Halluzination, akustische 1, 3, 123, 151
Halluzination, gustatorische 4
Halluzination, haptische 4
Halluzination, kinästhetische 1
Halluzinationen, leibliche 123
Halluzinationen, negative 24
Halluzination, optische 1, 4, 43, 47
Halluzination, osmische 4
Halluzination, taktile 1, 4
Halluzination, teleologische 1
Halluzination, vestibuläre 4
Halluzinogene 48, 242ff, 247
Halluzinogenrausch 248
Halluzinogen-Typ 199, 228
Halluzinose 4, 42, 44, 48ff, 260ff
Halluzinose, akustische 4, 48
Halluzinose, optische 4, 48
Halluzinose, taktile 4, 48, 260
Haloperidol 166
Haltungsstereotypien 152
Hamburg-Wechsler-Intelligenztest 45, 332, 352
Handlungen, exhibitionistische 388
Handlungen, unzüchtige 459
Haschisch 242ff
Haschisch-Öl 244
Haschischeigenschaften, gefährliche 246
Haschischrausch 245
Haschischpsychose 247
HAWIK 331, 352, 354
Heller'sche Demenz 332
Heilung, soziale, der Schizophrenie 141
Heimerziehung 354
Heißhungeranfälle 365
Hemmung, extrapyramidale 159
Hemmung, psychomotorische 66, 68
Hemmungshomosexualität 399, 457
Hepatose, cholestatische 98
Heredoataxien, zerebrale 329
Hermaphroditen 401
Heroin 199, 227, 249
Herzangst, neurotische 37
Herzfrequenzzunahme 171
Herzhypochondrie 306
Herzneurose 37, 292
Herzphobie 292, 306
Herzrhythmusstörungen 67
Hirnarteriosklerose 53, 152

Sachwortverzeichnis

Hirnatrophie 314
Hirnfunktionsstörungen, kindliche 335ff
Hirnkrankheiten 80
Hirnkrankheiten, primäre 152
Hirnleistungsschwäche, organische 51
Hirnlues 53
Hirnschädigung 18
Hirnrinde 53
Hirnschäden, frühkindliche erworbene 317
Hirnschädigung, Diagnostik 338
Hirnschädigung, erworbene 268
Hirnschädigung, frühkindliche 354, 375
Hirnschädigung, kindliche 335ff
Hirnschädigung, kindliche, Ursachen 336
Hirnschädigung, organische 8, 152
Hirnschädigung, Therapie 339
Hirntumoren 53
Hochdruck, transitorischer juveniler 196
Hodenhypoplasie 378
Hoffnungslosigkeit 68
Höhenangst 38
Homoerotismus 394
Homophilie 394
Homosexualität 394ff, 457f
Homosexualität bei der Schizophrenie 399
Homosexualität der Frau 399
Homosexualität, Gegenübertragungsgefahr bei 398
Homosexualität, genuine 397, 457
Homosexualität, im Alter 399
Homosexualität, passive 278
Homosexualität, Psychodynamik der 397
Homosexualität, Therapie 398
Hormonhaushalt 87
„Horrortrip" 248
Hörstummheit 361
Hospitalismus 348
Hospitalismus, psychischer 269, 277, 332, 390
Hydrocephalus 314
Hydrocephalus externus e vacuo 52
Hydroxyzin 237
Hyperaktive Syndrome 354ff
Hyperaktivität, auffällige 355
Hypererotismus 377, 382
Hyperkinesen 338
Hyperkinesen, extrapyramidale 170

Hypermnesie 17
Hypermotorik 355
Hyperphagie 285
Hypersexualität der Frau 386
Hyperthermie 171
Hyperthyreose 47
Hypertonus, labiler 196
Hypertriglyzeridämie, exogene 263
Hyperventilationssyndrom 310
Hypnose 22
Hypochondrie 89, 312
Hypochondrie, iatrogene 312
Hypochondrie, monosymptomatische 313
Hypochondrie, organische 314
Hypochondrie, Symptomatik 313
Hypochondrie, Therapie 314f
Hypomnesie 17
Hypophysentätigkeit 378
Hysteriker 40

I
ICD-Nomenklatur 465ff
Ich-Analyse 416
Ich-Desintegration 26
Ich-Entwicklung 274
Ich-Schwäche 25
Ich-Störungen 25ff
Ich-Störung bei Alkoholismus 217
Ich-Störungen, schizophrene 135, 151
Ideenflucht 15, 71, 72f
Identifikationstendenz 312
Identitätsfindung, kindliche 277
Idiotie 327, 331
Idiotie, amaurotische 52
Identifikation 286
Ileus, paralytischer 98
Illusion 1ff, 5
Imbezillität 327, 331
Imipramin 93
Imipramin-Typ 93
Imitation 425
Impotentia coeundi 380f
Impotentia concupiscentiae 381
Impotentia generandi 382
Impotentia satisfactionis 382
Impotenz 311
Impulsaktivität 355
Incontinentia alvi 364
Individualtherapie 416
Indol-Derivate 158
Infantilismus, genitaler 379
Infantilismus, psychischer 377, 379
Infantilismus, psycho-sexueller 379

Infantilismus, somatischer 379
Infantilphasen 276f
Infektionskrankheiten 196
Insulinschock-Therapie 183
Intellektschwäche 57
Intelligenz 55, 329
Intelligenzdefekte 55, 348
Intelligenzmangel, erworbener 51, 327
Intelligenzminderung 370
Intelligenzminderung, Vortäuschung einer 55
Intelligenzquotient 331
Intelligenztest 153
Intention, paradoxe 304, 432
Interesselosigkeit 50
International Classification of Diseases 465ff
Intervalldauer 77
Intoxikation 70
Inversion 394
Involutionsdepression 65
Involutionsmelancholie 65
Inzest 459
Ipsationen 358
Irritierbarkeit 339
Isolierung 143, 284, 302

J
Jahreszeiten 61
Jaktationen 358, 371
Jammerdepression 68
Jellinek-Einteilung 219f
Jugendgerichtsgesetz 444
Jugendstrafanstalten 445
Jugendstrafe 445

K
Karbinole 233
Kastration 377
Kastration, medikamentöse 393
Kastrationsangst 278f
Kastriertwerden-Angst 393
Kastrationskomplex 277
Kastrationswunsch 278
Katalepsie 134, 146, 152
Katastrophen, schizophrene 138
Katastrophensituationen 119
Katathymes Bilderleben 416
Katatonie 33
Katatonie, episodische 145
Katatonie, perniziöse 145, 182
Katecholamine 62
Katharsis 434
Katzenschreisyndrom 328
Kehle, zugeschnürte 70
Keimdrüsentätigkeit 378
Kellerphobie 38

Kernneurose 288
Ketazolam 237
Khat-Typ 199, 228
Kielholzschema 94
Kinderschizophrenie 150, 372
Kindestötung 461
Klassifizierung, nosologische 81
Klaustrophobie 38
Kleinheitswahn 12, 69
Kleinhirnrindenatrophie, alkoholtoxische
Kleptomanie 31, 392
Klimakterium 31, 60
Klinefelter-Syndrom 328
Körperbau der Schizophrenen 113
Körperhaltungen, abstruse 134
Kohlenmonoxid 53
Kokain 248ff, 250
Kollusion 434
Kollusionstherapie 416
Koma 44
Kommunikationstherapie 417
Kompromißbildungen 275
Konditionierung, klassische 425
Konditionierung, operante 425ff
Konfabulation 18, 24, 361
Konfabulationsneigung 54
Konflikt, frühkindlicher 275
Konflikt, unbewußter intrapsychischer 273
Konflikt, ungelöster 274
Konfliktaufdeckung 418
Konfliktbearbeitung 418
Konfliktreaktion 266
Konflikttrinker 219
Konstitution 59
Kontaktfähigkeit 39
Kontaktmangelparanoid 150
Kontaktphase 209f
Kontaktstörungen 39, 140
Kontaktstörungen, qualitative 40
Kontaktstörungen, quantitative 40
Kontaktsucht 324
Kontakttraining 426
Kontaminationen 14, 127, 129, 130
Kontinuitäts-Delir 258
Kontraindikationen für Neuroleptika 174
Kontrollverlust 214, 217
Kontrollverlust-Alkoholismus 219
Kontrollzwang 29
Konversion 286
Konversionshysterie 308
Konversionsreaktionen 307ff
Konversionssymptome 324
Konzentrationslagerhaft 267
Konzentrationsschwäche 339
Konzentrationsstörung 89, 355

Kopfschmerzen 90
Kopfschmerzen, kindliche 366
Koprolalie 359
Koprolangismus 391
Korsakow-Patienten 3
Korsakow-Syndrom 18, 24, 261
Korsakow-Syndrom, alkoholisches 257
Korsakow-Syndrom, amnestisches 20
Krampfanfälle, hirnorganische 264
Krampfschwelle 98
Krankheitseinsicht, fehlende 73, 143
Krankheitseinsicht, mangelnde 89
Krampfschwellensenkung 172
Krankheitsfurcht 312
Krankheitsgewinn 275
Krankheitsgewinn, primärer 288f, 308. 405
Krankheitsgewinn, sekundärer 288f, 308, 405
Kreislaufstörungen 90
Kreuzbund 212
Kriegszeiten 224
Krise, hypochondrische 66
Kritikfähigkeit, eingeschränkte 24
Kritische Phase der Alkoholkrankheit 218
Kryptomnesie 2
Kryptorchismus 378
KTSA 154
Kündigung 83, 269
Kurzpsychotherapie, analytische 430
Kurzschlußreaktion 403, 409
Kurztherapie, psychoanalytische 421
Kurzzeitgedächtnis 16, 24
KZ-Syndrom 82, 267, 271

L
Labilität des Affekts 36
Lähmung, psychogene 311, 360
Lampenfieber 296
Langzeitgedächtnis 16
Langzeitmedikation, neuroleptische 180
Langzeitneuroleptik 164
Langzeitprognose der Schizophrenie 142f
Langzeittherapie, medikamentöse mit Neuroleptika 183ff
Latenzzeit 279
Laufenlernen, verspätetes 371
L-DOPA 176
Lebensmitteladditive 355
Leberzirrhose 51, 222, 262

Legasthenie 332, 339, 341ff
Legasthenie, Definition 342
Legasthenie, Diagnose 344f
Legasthenie, Diagnostik 344f
Legasthenie, Prognose 345f
Legasthenie, Symptomatik 343f
Legasthenie, Therapie 345ff
Legasthenie, Ursache 342f
Legasthenie, Verbreitung 342f
Legasthenikerunterricht 345
Leibhalluzination 4, 124, 125, 151
Leidensdruck 421
Leistungshemmung, neurotische 353
Leistungsinsuffizienz, asthenische 272
Leistungsminderung, organische 51
Leistungsunfähigkeit, intellektuelle 351f
Lernen am Erfolg 425
Lernen, therapeutisches 416
Lernpsychologie 291
Lerntheorie 305
Lerntheorie, soziale 416
Lerntherapie, strukturierte 416
Lese-/Rechtschreibschwäche 341ff
Leukopenie 172, 175
Levallorphan 253
Levopromazin 161
Levorphanol 249
Libidominderung 172
Libidoverlust 67
Liebe, lesbische 394, 399
Liebeswahn 285
Linkshändigkeit 351
Liquorbefunde 80
Lispeln 350
Lithium 104
Lithium, Kontraindikationen 109
Lithium-Ausweis 108
Lithiumbehandlung 184
Lithiumdosierung 107
Lithiumintoxikation 109
Lithiumkarbonat 105
Lithium-Prophylaxe 80, 105
Lithiumspiegel 107
Lösungen, unteroptimale 275
Logopädie 347
Logorrhoe 71
Logotherapie 304, 416, 432
Lorazepam 237
LSD 48, 247
Lügen 361, 376
Lunitrazepam 237
Lustgewinn durch Saugen 276
Lustgewinn, sekundärer 288

Sachwortverzeichnis 493

M
maior depression 57
maior depressive episode 57
Major Tranquilizer 164
Make-a-Picture-Story-Test 45
Makropsie 6
Mangelzustände, emotionale 354
Manie 57, 71
Manie, endogene 57ff, 71
Manie, geordnete 16
Manie, progressive 77
Manie, Therapie der 104
Manieriertheit 130, 140
Manierismen 152
Manifestationsalter der Schizophrenie 111
Maniker 15
Manipulationen, ausgeprägte habituelle 371
Manipulationen, genitale 358
Manipulationen, habituelle 357ff
Mann, phallisch narzißtischer 311
MAO-Hemmer 92, 99
Markscheidenschwund 52
Masochismus 315ff, 392
Maßnahmen, psychagogische 326
Maßnahmen, psychotherapeutische, bei Schizophrenie 186f
Maßregeln der Besserung und Sicherung 438
Masturbation 376, 388
Masturbation, exzessive 313
Masturbation, gegenseitige 394
Matrices, progressive 352, 354
Mechanismen der Abwehr 283
Medazepam 237
Medikamentenabusus 53
Medizin, forensische 23
Megakolon, idiopathisches 364
Megalomanie 11
Melancholie 57, 298, 314
Melancholie, Therapie der 91f
Melancholien, mehrphasische 76
Melancholiesymptome 77
Melperon 161
Meprobamat 233, 237
Merkfähigkeit 17
Merkfähigkeit, gestörte 23
Merkfähigkeitsstörung 17, 42, 67
Merkschwäche 18
Merkstörungen 16f, 54
Mescalin 48, 247
Metamorphopsie 6
Metamphetamin 240
Metatropismus 392
Methadon 249
Methylperidol 162
Methylphenidat 240
Mianserin 93

Migräne 196
Mikropsie 6
Miktionsstörungen 98, 171
Milieubedingungen, pathogene 354
Milieugestaltung bei Schizophrenie 189
Milieugruppen 434
Minderbegabung, forensische Bedeutung der 334
Minderwertigkeitsgefühl 89
minimal-brain-demage 339
Minnesota Multiphasic Personality Invertory 45
Minor Tranquilizer 164
Minussymptomatik 165, 180
Minussymptomatik, schizophrene 181
Mißbrauchtyp 201
Mißempfindungen, leibliche 66, 68ff, 71
Modulationsarmut 36
Monaminooxidase-Hemmer 63
Moralismus 320
Morbus Alzheimer 19, 51, 55, 329
Morbus clinicus 312
Morbus Pick 40, 51, 329
Morbus Wilson 19, 53, 329
Morgentief 61, 70, 374
Morphium 199, 249
Morphin, Nachweis von 252
Morphin-Antagonisten 253
Morphin-Typ 199, 228
Morphinentzug 253
Müdigkeit, andauernde 70
Münchhausen-Syndrom 326
Mütter, perfektionistische 363
Multiple Sklerose 54
Mundtrockenheit 98, 171
Muskelanspannung 429
Muskelhypotonie 338
Muskelstarre 168
Muskeltonusabnahme 67
Mutismus 143, 136, 145, 152, 360
Mutismus, elektiver 350, 360
Mutismus, partieller 350
Mutlosigkeit 88
Mydriasis 98
Myokardiopathie, alkoholische 262
Myokardschäden 98
Myopathien, alkoholische 262

N
Nachahmungsverhalten 434
Nachrausch 247
Nachschwankung, hypomanische 76, 78

Nachschwankungen, subdepressive 77
Nachsorgeambulanz 191
Nachsorgephase 211
Nachsorgeorganisation für Drogenabhängige 211f
Nachtangst 277
Nachtklinik 189
Nägelbeißen 357
Näseln 348
Nalorphin 253
Naloxon® 253
Narkoanalyse 22
Narzißmus 311
Nebenwirkungen der Neuroleptika 166ff
Nebenwirkungen, extrapyramidale 163
Nebenwirkungen, extrapyramidalmotorische 166
Nebenwirkungen, psychische, bei Neuroleptika 173
Nebenwirkungen, somatische der Neuroleptika 172
Nebenwirkungen, vegetative, der Neuroleptika 171
Negativismus 135, 145, 152
Negativismus, aktiver 146
Negativismus, intellektueller 146
Negativismus, passiver 145
Neigungshomosexualität 397, 457
Neoanalyse 416
Neologismen 129
Nervenfaseruntergang 52
Nervosität 270
Neurasthenie 270
Neuroleptika 155f, 272, 304, 356
Neuroleptika, als Schlafmittel 231
Neuroleptika, antidepressive Wirkung 165
Neuroleptika, Definition 157
Neuroleptika, Einteilung 157
Neuroleptika, hochpotente 104, 168
Neuroleptika, mittelstark potente 162
Neuroleptika, nicht klassifizierbare 158, 178
Neuroleptika, niederpotente 92, 104
Neuroleptika, schwach potente 99, 161
Neuroleptika, sehr stark potente 163
Neuroleptika, Senkung der Krampfschwelle 172
Neuroleptika, starkpotente 162
Neuroleptika, trizyklische 157
Neuroleptika, Wirkung 157

Neuroleptika-Abbrucheffekt 179
Neuroleptika-Dauertherapie 169
Neuroleptika-Nebenwirkungen 166ff
Neuroleptikadelir 174
Neuroleptikagruppe 177f
Neuroleptikakontraindikationen 174f
Neuroleptikatherapiekontrollen 175f
Neuropathie 270
Neurose 266ff
Neurose, charakterneurotisch fixierte 422
Neurose, chronifizierte 422
Neurose, depressive 83, 298
Neurose, hysterische 422
Neurose, hysterische, Therapie 311f
Neurose, Prognose 294f
Neurose, traumatische 289
Neurose, vegetative 270
Neurosen, Pathogenese der 273f
Neurosen, Verlauf 294f
Neurosenlehre, allgemeine 273ff
Neurosenlehre, spezielle 295ff
Neurosenübertragung 281f
Neurosestruktur 288
Neurosesymptome, charakteristische 291
Neurosesymptome, unspezifische 291
neurotic disorder 266
Neurotiker, anonyme 434
Neurotiker, hysterischer 311
Nicht-Benzodiazepine 237
Nichtigkeitswahn 12
Nitrazepam 237
Noktambulismus 361
Nomifesin
Nonne Marie'sche Krankheit 329
Noradrenalin 62
Notlagenindikation 463
Notsituationen 114
Notzucht 458f
Nymphomanie 386

O
Objektverlust, primärer 268
Obstipation 66, 70, 98
Obstipation, kindliche 366
Ödipuskomplex 266, 277
Ödipuskomplex, ungelöster 308
Ödipuskrise, negative 278
Ödipuskrise, positive 277
Östrogen 87
Oligophrenie 57, 327ff
Oligophrenie, Ausprägungsgrade 330f
Oligophrenie, chromosomal bedingte 328

Oligophrenie, Diagnostik 331f
Oligophrenie, exogen bedingte 329
Oligophrenie, metabolisch bedingte 328
Oligophrenie, Prognose 330, 333
Oligophrenie, Therapie 333
Oneiroid 47
Oneirophrenie 150
Onychophagie 357
Operationen, stereotaktische 304
Opiat 248ff
Opiat, Überdosierungen 252
Opiatabhängigkeit, Entziehungserscheinungen bei 251
Opiatabhängigkeit, Symptomatik der 251f
Opiat-Antagonist-Typ 199, 228
Opiatintoxikation 253
Opiatrausch 251
Opioide 248ff
Opiumkur 92, 102
Organstörungen, funktionelle 300
Orgasmus 358
Orgasmusfähigkeit 379
Orgasmusstörung, Psychodynamik 385f
Orgasmusunfähigkeit 383
Orientierungsstörung 42
Ovulationshemmer 386
Oxazepam 237
Oxazolam 237
Oxypertin 161

P
Paarsuizide 403
Paartherapie 387, 434f
Päderastie 391, 394
Pädophilie 391, 459
Pancytopenie 175
Panik 296
Paniksyndrom 296
Pankreasinsuffizienz 263
Pankreatitis, akute 263
Pankreatitis, chronische 263
Pankreatitis, rezidivierende akute 263
Paragrammatismus 131
Paralyse, progressive 55
Paranoid-halluzinatorische Syndrome 182
Parathymie 35, 133
Pareidolie 2
Parkinson-Syndrom, medikamentöses 168
Parkinsonoid 168
Parthenophile 396
Partnerverlust 83
Patientenclubs 192
Pauli-Test 354
Pavor nocturnus 83, 361

Pelvopathia dolorosa 195
Penfluridol 185
Pensionierung 83
Penisneid 279
Pentazocin 228, 249
Perazin 161
Periciazin 161
Perivitin 241
Perphenazin 162
Perphenazinönanthat 185
Permissivkulturen 203, 215
Perseveration 15, 53, 54
Persönlichkeiten, abnorme 316ff
Persönlichkeiten, anankastische 302, 319
Persönlichkeiten, anankastische, Therapie 325
Persönlichkeiten, asthenische 198, 318
Persönlichkeiten, asthenische, Therapie 325
Persönlichkeiten, depressive 198, 320
Persönlichkeiten, depressive, Therapie 325
Persönlichkeiten, erregbare 198, 322
Persönlichkeiten, erregbare, Therapie 325
Persönlichkeiten, explosive 322
Persönlichkeiten, gefühlskalte 322
Persönlichkeiten, gemütsarme 322
Persönlichkeiten, gemütsarme, Therapie 325
Persönlichkeiten, haltschwache 198, 321
Persönlichkeiten, haltschwache, Therapie 325
Persönlichkeiten, hyperthyme 321
Persönlichkeiten, hyperthyme, Therapie 325
Persönlichkeiten, hysterische 198, 323
Persönlichkeiten, hysterische, Therapie 325
Persönlichkeiten, perfektionistische 319
Persönlichkeiten, querulatorische 322
Persönlichkeiten, querulatorische, Therapie 325
Persönlichkeiten, schizoide 320
Persönlichkeiten, schizoide, Therapie 325
Persönlichkeiten, sensitive (selbstunsichere) 198, 319
Persönlichkeiten, sensitive, Therapie 325
Persönlichkeiten, zwanghafte 319f
Persönlichkeitsspaltung 25, 135

Persönlichkeitsstörungen 266ff, 316ff
Persönlichkeitsstörungen, Einteilung der 316
Persönlichkeitsstruktur bei Abhängigkeit 201
Persönlichkeitsstruktur, depressive 296
Persönlichkeitsstruktur, neurotische 288
Persönlichkeitstyp, abnormer 318ff
Persönlichkeitstyp bei Abhängigkeit von Drogen 206
Persönlichkeitsvarianten 57
Persönlichkeitsveränderungen 55, 271f
Persönlichkeitsveränderungen, schizophrene 143f, 190
Persönlichkeitswandlung, schizophrene 143
Personenverkennung, wahnhafte 9
Perversionen 388ff
Pethidin 249
Pflegschaft 74, 440
Phänomen, eidetisches 2
Phantasielügen 361
Phase, anale 266, 277f, 298, 301
Phase, infantil-sexuelle 277f
Phase, manische 58
Phase, melancholische 58
Phase, ödipale 266, 277f, 301
Phase, orale 266, 268, 276f, 298
Phase, phallische 266, 277f
Phase, remittierte 77
Phase, zyklothyme 60
Phasendauer 76, 77
Phasenverlauf der Depression 76
Phasenwechsel, rascher 66
Phenacetin 229
Phencyclidin 199
Phenethylin 240
Phenmetrazin 240
Phenothiazin-Derivate 157, 172, 177
Phenylketonurie 53
Phobie 38, 285, 291, 305ff, 422
Phobie, Therapie 307
Phobieentstehung 305
Phobophobie 39, 306
Photosensibilisierung 172
Pigmentablagerung 172
Pigmentstörung 161
Pimozide 163, 185
Pipamperone 161
Piperidine 231
Pisa-Syndrom 169
Placebo-Effekt 427
Platzangst 38

Plussymptomatik 165, 180
Plussymptomatik, schizophrene 181
Polioenzephalitis haemorrhagica superior
Polioenzephalopathie Wernicke 261f
Poltern 350
Poly-X-Frauen 328
Polytoxikomanie 241
Porphyrie, alkohol-induzierte hepatische 263
Porphyrie, intermittierende 41
Potentialreduktion 144
Potenz, mittelstarke neuroleptische 161
Potenz, neuroleptische 160
Potenz, schwache neuroleptische 161
Potenz, sehr stark neuroleptische 163
Potenzstörungen 385
Potenzstörungen, psychogene 196
Potenzverlust 67
Prädelir 255f
Präparate, codeinhaltige 229
Prävention der Zyklothymien 91ff
Präventive Maßnahmen der Sucht 204f
Prazepam 237
Preludin 241
Presbyophrenie 19
Priapismus 382f
primärer Krankheitsgewinn 289
Primärgruppe 434
Primärpersönlichkeit bei Schizophrenie 120f
Primär-Prozesse 290
Primärtherapie 417
Prinzipienreiterei 320
Prodromalphase der Alkoholkrankheit 218
Prodrome der Schizophrenie 137
Progesteron 87
Prognose der Drogenentwöhnung 212
Prognose der Schizophrenie 139, 142f
Projektion 284
Promazin 161
Promethazin 184
Prostitution 399
Prostitutionsphantasien 39
Proteus-Labyrinth-Test 45
Prothipendyl 161
Pseudodebilität 332
Pseudodemenz 55f
Pseudoerinnerung 18
Pseudohalluzination 1, 3, 5

Pseudohomosexualität 395, 399
Pseudohypersexualität 323
Pseudologia phantastica 323, 361
Pseudomnesie 34
Pseudopathie, Therapie 324
Pseudosexualisierung 311
Psilozibin 247
Psychiatrie, dynamische 416
Psychiatrie, forensische 436
Psychiatrie, interpersonale 416
Psychische Symptomatik der zyklothymen Depression 66
Psychoanalyse bei Schizophrenie 187
Psychoanalyse, Indikation 422
Psychoanalyse, klassische 420, 421
Psychoanalyse, Prognose 422
Psychoanalyse, Ziel 418
Psychodiagnostische Testverfahren bei der Schizophrenie 153f
Psychodrama 416, 433
Psychodynamik der Sucht 203f
Psychoneurosen 314, 417
Psychopathen, willensschwache 321
Psychopathie 293, 316ff
Psychopathien, Differentialdiagnose 318
Psychopathien, Pathogenese der 317f
Psychopathologie, forensische 453
Psychose, affektive und Therapie 91ff
Psychose, akute schizophrene 160, 182
Psychose, endogene 57ff
Psychose, endogene, im Kindesalter 372ff
Psychose, exogene 41
Psychose im Kindes- und Jugendalter 369ff
Psychose, körperlich begründbare 4, 41
Psychose, manische 160
Psychose, organische 2ff, 41ff, 44, 48, 51ff
Psychose, paranoide 160
Psychose, paranoid-halluzinatorische 160
Psychose, reversible organische 42
Psychose, schizoaffektive 87, 148
Psychose, schizophrene 9, 111
Psychose, schizophreniforme 150
Psychose, symptomatische 1, 41ff, 48
Psychosoziale Abwehr 281ff
Psychostimulation 92, 103, 240f
Psychostimulantienabusus 241
Psychostimulantienentzug 242

Psychosyndrom, frühkindliches exogenes 354
Psychosyndrom, frühkindliches hirnorganisches 339f
Psychosyndrom, hirnlokales 51, 54, 152
Psychosyndrom, organisches 15, 18, 36, 42, 43, 51ff
Psychosynthesis 417
Psychotherapie 92, 326, 414ff
Psychotherapie, analytisch orientierte 381
Psychotherapie bei endogenen Depressionen 102
Psychotherapie, Definition 414f
Psychotherapie, eklektische 416
Psychotherapie, erlebnisorientierte 416
Psychotherapie, Formen 414ff
Psychotherapie, führende und stützende 429ff
Psychotherapie, initiatische 417
Psychotherapie, integrative 417
Psychotherapie, klientzentrierte 423ff
Psychotherapie, kommunikationsorientierte 417
Psychotherapie, niederfrequente 297
Psychotherapie, psychoanalytisch orientierte 420
Psychotherapie, stationäre 297
Psychotherapie, supportive 183, 187
Psychotherapie, tiefenpsychologische 416
Psychotherapie, verhaltensorientierte 416
Psychotherapieverfahren, suggestive 427
Psychovegetative Allgemeinstörungen 195ff
Pubertät 279f
Pubertätskrisen 112, 138, 281, 372
Pubertätsmagersucht 364
Purinderivate 241
Pyrazolon-Verbindungen 229

Q
Quartalsäufer 220
Quasi-Analphabet 343
Querulantenwahn 10

R
Rabbit-Syndrom 169
Rational-Emotive-Therapie 416
Rationalisierung 286, 302
Rationalisierung, übertriebene 301

Rausch, komplizierter 223
Rausch, pathologischer 20, 223
Rauschgifthandel 227
Rauschgiftkriminalität 226
Rauschtat 455
Rauwolfia-Alkaloide 158, 178f
Reaktion, abnorme seelische 266
Reaktion, allergische 172
Reaktion, depressive 82, 269
Reaktion, extrapyramidale dyskinetische 162
Reaktion, hypochondrische 312
Reaktion, masochistische 315ff
Reaktion, neurotische 266
Reaktion, obsessiv-konvulsive 27
Reaktion, psychogene 266
Reaktion, psychopathische 80
Reaktionsbildung 285, 302
Reaktionstypen, akut-exogene 41
Realtherapie 416
Rechenschwierigkeiten 45
Recht, bürgerliches 440
Rechtsfolgen bei Alkoholeinfluß 454f
Rechtsgrundlagen 436ff
Rededrang 16
Redseligkeit, gesteigerte 71
Regelanomalien 172
Regelschwäche 344
Regression 285, 420
Rehabilitation bei Schizophrenie 189, 190ff
Reifungskrise, neurotische 372
Reifungsstörung, psychosoziale 201
Reinlichkeitsdressur 277
Reinlichkeitserziehung 363
Reinlichkeitstraining 363
Reizbarkeit 89
Reizbarkeit, erhöhte 55
Reizüberempfindlichkeit 339
Relativierung, egozentrische 311
Relaxation, progressive 427, 429
REM-Phasen 101
Remission, vollständige 77
Renifleurismus 391
Rentenbegehren 289
Rentenneurose 289
Rentenneurotiker 21
Rententendenz 289
Reserpin 62, 85, 163
Residualzustand, schizophrener 140ff, 143
Residuen, asthenische 77
Resynchronisation 62
Retardformen der Neuroleptika 185
Rezeptorempfindlichkeit, alpha-adrenerge 63
Rezeptorsensibilität, veränderte 63

Reziprok-Übertragung 420
Rigidität 337
Rinitis, psychogene 196
Ritalin 241
Rorschach-Formdeuteversuch 352, 354
Rorschachs' Psychodiagnostics 46
Rorschach-Test 45, 154, 340
„Rotes Öl" 245
Rückbildungsmelancholie 65
Rückbildungspsychose, depressive 65
Rückbildungspsychose, paranoide 150
Rückdatierung, psychotische 9

S
Sadismus 322, 392
Salicylate 229
Salonblödsinn 332
Sapphismus 394
Satzvervollständigungstest 45
Sauberkeitserziehung, übertriebene 277
Satyriasis 384
Sceno-Test 352, 354
Schädel-Hirntraumata 64
Schäden, hirnorganische 348
Schädigung der Sprachregion 348
Schiefhalsbildung 162
Schizoaffektive Form der Schizophrenie 148f
Schizophrenia simplex 144, 148
Schizophrenie 3, 31, 111, 314, 449f
Schizophrenie, chronische 160
Schizophrenie, kindliche 372
Schizophrenie, Psychoanalyse 187
Schizophrenie, Psychotherapie 186f
Schizophrenie, remittierende 190
Schizophrenie, Soziotherapie 188
Schizophrenie, symptomatische 152
Schizophrenie, Verhaltenstherapie 187
Schizophrenieforschung, sozialpsychiatrische 118
Schizophrenie-Langzeitmedikation 183f
Schizophrenie-Rehabilitation 190ff
Schizophreniesymptome, psychopathologische 121
Schizophrenieursache 120
Schlafentzug 62, 92
Schlafentzug, partieller 101
Schlafentzug, selektiver 101
Schlafentzug, therapeutischer 101
Schlafentzug, totaler 101
Schlafmittel 206, 231
Schlafmittel, Abhängigkeit 229ff

Sachwortverzeichnis 497

Schlafmittelabusus, chronischer 232
Schlafstörungen 66, 70, 73, 90, 103, 361
Schluckstörung 308, 310
Schlüsselfiguren 295
Schlundkrämpfe 166
Schmerzbehandlung 249
Schnüffelstoffe 255
Schnüffelsucht 254
Schock, hypoglykämischer 183
Schreibdrang 16, 72
Schübe, perakute schizophrene 198
Schulangst 353
Schuldfähigkeit 436f
Schuldfähigkeit, verminderte 437
Schuldfähigkeitsbeurteilung 437
Schuldgefühl 89
Schuldgefühle, pathologische 28
Schuldunfähigkeit 74, 437
Schuldwahn 87
Schulische Maßnahmen, bei schizophrenen Patienten 193
Schulphobie 353
Schulreifetests 354
Schulschwänzen 353
Schulversagen, generalisiertes 340
Schutzfiguren 295
Schwachsinn 140, 327, 451f
Schwachsinn, angeborener 16
Schwangerschaftsabbruch 462f
Schwelle, neuroleptische 159, 166
Schwerbesinnlichkeit 42
Scopophilie 389
Sehstörungen 310
Sekundär-Prozesse 290
Selbstbehandlungstraining 426, 433
Selbstbeherrschung 277
Selbstbeobachtung, ängstliche 312
Selbstbeobachtung, hypochondrische 312
Selbstbestimmung 277
Selbstentspannung, konzentrative 428
Selbstentwertungstendenzen 67
Selbsthilfegruppen 434
Selbstkastration 402
Selbstkontrolle 416
Selbstmord 74, 300, 403f, 450
Selbstmordversuch 74, 300, 405, 450
Selbstmordversuch, kindlicher 362
Selbstüberschätzung 72f
Selbstunsicherheit 83
Sensibilitätsausfälle 310
sensitive Persönlichkeitsstrukturen 313
Serotonin 62

Serotonin-Defizit 103
Serotoninmangel
Sexualabweichungen 377ff
Sexualbetätigung, perverse 388
Sexualempfindung, konträre 394
Sexualentwicklung, unregelmäßige 377
Sexualität, gesteigerte 456
Sexualität, kindliche 275
Sexualleben, konfliktreiches 320
Sexualpraktiken, ungewöhnliche 388
Sexualstörungen 377ff
Sexualstörung, Psychodynamik 385f
Sexualitätsstörungen 276
Sexuelles Verhalten, abweichendes 388ff
SHD-Symptomatik 223
Sigmatismus 350
Simulation 310
Sinnestäuschungen 1ff, 3ff, 121
Sinnestäuschung, akustische 48
Sinnestäuschung, hypnagoge 3
Sittlichkeitsdelikte 74
Sittlichkeitsverbrechen 456
Situation, positiv-ödipale 277
Situation, präschizophrene 115, 120
Sodomie 392
Somnambulismus 361
Somnolenz 43f
Sonderkindergärten 334
Sonderschulen 334
Sopor 43
Sozialverhaltensstörungen 374ff
Sozialversagen 375
Soziotherapie 33, 326
Soziotherapie bei Schizophrenie 188
Spätdepression 61, 65
Spätdyskinesie 169ff 176
Spätschizophrenien 147
Spätzyklothymie 65
Spastik 338
Speichelfluß, vermehrter 171
Speichelsekretion 69
Speicherschwäche 343
Speichertraining 345
Sperrung 135, 145, 152
Sperrung des Denkens 14, 126, 127
Spinnenangst 39
Spranregung, fehlende 348
Sprache des Schizophrenen 129
Sprache, monotone 348
Sprache, skandierte 348
Sprachdynamik 348
Sprachentwicklung, normale 347

Sprachentwicklung, verzögerte 371
Sprachentwicklungsstörungen 339
Sprachentwicklungsstörungen, schwere 370
Sprachschwäche, familiäre 348
Sprachstereotypien 146, 152
Sprachstil, manierierter 129
Sprachstörungen 83
Sprachstörungen, zentrale 348
Sprachtherapie 347
Sprachverfall, allmählicher 348
Sprachverweigerung 350
Sprechen, Störungen des 349ff
Stammeln 350
Standardmethode, psychoanalytische 420
Stanford-Binet-Intelligenztest 45, 352, 354
Stehlen 362
Stehlsucht, krankhafte 392
Steifigkeit, affektive 36
Stelzensprache 130
Stereotypie 45, 135, 146
Stimmen, dialogische 123, 151
Stimmen, imperative 124
Stimmen, kommentierende 123, 151
Stimmlähmung 310
Stimmung, gehobene 71
Stimmungsänderungen 54
Stimmungslabilität 53
Stimmungswechsel, überschießender 36
Störungen der Meinhaftigkeit 135
Störungen des Icherlebens 26, 121, 135
Störungen, dyspraktische 351
Störungen, emotionale 133ff
Störungen, häufige emotionale 356
Störungen, katatone 152
Störung, psychoreaktive 266
Störungen, sensorisch-expressive 351
Störungen, vegetative 68, 272
Stoffwechselstörungen 329
Stottern 277, 349f
Stottern, klonisches 349
Stottern, psychogenes 349
Stottern, tonisches 349
Strafmündigkeit 444
Strafrecht (StGB) 436ff
Straftaten im Affekt 462
Straßenverkehrstauglichkeit 161
Strategien für Psychotherapie 417
Stressoren 198
Streß 198
Streßforschung, empirische 198
Strukturveränderung in der Persönlichkeit 417

Strukturanalyse 417
Stufenrehabilitation bei Schizophrenie 191
Stummheit 347
Stupor 134, 136, 145, 152
Stupor, depressiver 33
Stupor, katatoner 182
Sublimierung 286
Submanie 72
Substitutionstherapie 92, 103
Sucht 31, 199, 303
Sucht, präventive Maßnahmen 204f
Sucht, Psychodynamik 203f
Sucht, soziokulturelle Faktoren 202
Sucht, tiefenpsychologische Theorie 203f
Suchtgefährdung 202
Suchtpersönlichkeit 202
Suggestibilität 323
Suggestive Verfahren 427
Suggestivmaßnahmen 312
Suggestivtherapie 427
Suizid 74
Suizid, erweiterter 87, 403
Suizidabsicht, Ankündigung der 406
Suizidalität 89, 297, 403ff
Suizidalität bei Alkoholismus 406
Suizidalität, Einflußfaktoren 405f
Suizidalität, Epidemiologie der 404f
Suizidalität, Ernsthaftigkeit 405
Suizidalität, Formen der 403f
Suizidalität, latente 410
Suizidalität, Prophylaxe der 407f, 409
Suizidalität, Psychodynamik der 407f
Suizidalität, Therapie der 413
Suiziddrohungen 408
Suizidgefährdung 407f
Suizidgefahr, Hinweise auf 407
Suizidhandlungen, wichtigste 403
Suizidphantasien 406
Suizidprophylaxe 411
Suizidquoten 405
Suizidrisiko 410
Suizidversuch 18, 74, 403f
Suizidversuche bei Kindern 362
Suizidversuch, Wiederholungsrisiko 411f
Sulforidazin 161
Sulpirid 161
Symboldenken 126, 128
Sympathomimetika 240
Symphysenschmerzen 195
Symptomatik der Zyklothymie 66ff

Symptomatik, hebephrene 147
Symptomatik, hypochondrische 313
Symptomatik, paranoid-halluzinatorische 147
Symptomatik, schizophrenieartige 112
symptomatische Psychosen 314
Symptombildung, hysterische 310
Symptome, akzessorische, der Schizophrenie 125, 151
Symptome 1. Ranges 135
Symptome 1. Ranges der Schizophrenie 151
Symptome, katatone 33, 121, 134, 145
Symptome, vegetative 300
Symptome 2. Ranges der Schizophrenie 151
Symptomenkomplex, psychischer 88
Symptomenkomplex, somatischer 90
Symptomminimalisierung 417
Symptomneurose 287f
Symptomneurose, hysterische 307
Syndrom, allgemeines psychosomatisches 270
Syndrom, amentielles 43, 47
Syndrom, amnestisches 24, 51
Syndrom, anankastisches 27, 301f
Syndrom, hyperkinetisches 339, 355
Syndrom, malignes-neuroleptisches 169
Syndrom, neurasthenisches 270
Syndrom paranoid-halluzinatorisches 124
Syndrom, präsuizidales 406
Syntheseschwäche 343
Szenenjargon 244

T
Tabuisierung, ödipale 311
Täuschung, arglistige 444
Tagesbildungsstätten 334
Tagesklinik 189
Tagesschwankungen 61, 68, 70
Tagesschwankungen, fehlende 83
Taubheit, psychogene 309
Taubstummheit 347
Tauschpfand-System 427
Tegretal®-Prophylaxe 110
Teilleistungsstörungen 339
Temazepam 237
Temper tantrums 359
Temperaturregulationsstörung 171
Test, objektiver 45
Test, projektiver 45

Test, psychometrischer 44
Testierfähigkeit 442f
Testierunfähigkeit 75
Tetobemidon 249
Tetrahydrocannabinol 243
Thematischer Apperzeptionstest 45
Theobromin 241
Therpie der Manie 104
Therapie der Schizophrenie 155ff
Therapie der Zyklothymien 92ff
Therapie, klientenzentrierte 300, 423
Therapie, psychoanalytische 326
Thioridazin 161
Thioxanthen-Derivate 157, 177
Thrombosegefahr 171
Thrombozytopenie 175
Thymoleptikum 92, 300
Thyphusinfektion 24
Tic 359
Tic de Gilles de la Tourette 359
tiefenpsychologische Theorie der Sucht 203f
Tierphobie 38
Tilidin 199, 249
Tiotixen 162
Tobsucht 71
Todesfälle 83
Toilettencopophilie 389
token-economy 427
Tonusregulierung, aktive, nach Stokvis 429
Training, autogenes 304, 427f, 433
Tranquilizer 159, 206, 232ff, 272, 300, 304, 356, 393
Tranquilizer-Abhängigkeit, Entzug der 238
Tranquilizer, Entzugssymptomatik der 239
Tranquilizerentzug 239
Tranquillantien 92, 103, 232ff
Transaktionsanalyse 416
Transmittersysteme, neuronale 165
Transsexualismus 400ff
Transvestismus 400ff
Trauer 67
„Trauerarbeit" 269, 298
Trauerreaktion 298
Traurigkeit 88
Tremor 168
Tremor, feinschlägiger 98
Trennungsängste 295
Triazolam 237
Trichotillomanie 358
Triebbefriedigung 276
Trifluoperazin 162
Trifluophenothiazin 161
Trifluperidol 163
Triflupromazin 161

Sachwortverzeichnis

Trinker, episodischer 220
Trinker, süchtiger 219
Trinkgewohnheiten 215
Trinkverhalten der Jugendlichen 214
Tranylcypromin 92
Tribadie 394
„Trip" 248
Trismus 166
Trisomie 13 328
Trisomie 18 328
Trisomie 21 328
Trotzalter 361
Trotzphase 277, 376
Trugwahrnehmung 3ff
Trunkenheit am Steuer 226
Trunkenheit, sinnlose 455
Tryptophan 103
Tryptophan-Plasmaspiegel
Tumoren 50
Turnen, psychomotorisches 356

U
Üben, negatives 426
Überforderungssituation 83
Überfürsorglichkeit 298
Übergangseinrichtungen 192
Übergangsheim 191
Überlebenden-Syndrom 267, 271
Übermüdung 2, 5
Übertragung 419
Übertragung, multilaterale 433
Übertragungsanalyse 419
Übertragungsneurose 419f
Umstellungserschwerung 53
Umwelteinflüsse 57
Umzüge 83
Umzugsdepression 82, 86
Uncinatusanfall 3
Unfallneurose 289
Unfallreaktion, tendenziöse 289
Ungeschehenmachen 285, 302
Unruhe, innere 66, 68, 88
Unruhegefühl 70
Unterbringung 446
Unterbringung, vorläufige 448
Unterbringungsgesetz 438, 446f
Unterbringungszweck 447
Unterformen der Schizophrenie 144
Unterschenkelödeme 172
Unzucht mit Kindern und Abhängigen 459
Uranismus 394
Urlaubsreisen 64, 83
Urmißtrauen 276
Urning 394
Urteilsschwäche 55

Urvertrauen 276

V
Vaduxan 162
Vaginismus 384
vegetative Symptome der zyklothymen Depression 66
Vegetativum, psychogenes 197
Veränderungen, soziale 64
Verantwortlichkeit, verminderte 455
Verarmung, affektive 36
Verarmung an Affektivität 140
Verarmungsidee 89
Verarmungswahn 12, 68
Verbalexhibitionismus 389
Verbalhalluzinose 259
Verbigeration 146
Verblödung, erworbene 327
Verdrängung 283f
Vererbung, multifaktorielle 60
Vererbung, soziale 268
Verfahren, psychoanalytisches 418
Verfahren, psychopathometrisches 49
Verflachung, affektive 147
Verfolgungsideen 89
Verfolgungswahn 10f, 147
Verführung von Minderjährigen 459
Vergiftungswahn 11
Verhalten, demonstrativ-theatralisches 311
Verhalten, homosexuelles 394ff
Verhalten, impulsiv-aggressives 355
Verhalten, sozial unsicheres 368
Verhaltensabweichungen 50
Verhaltensbeobachtung 54
Verhaltensanalyse 416
Verhaltensdefekt 374
Verhaltensmodifikation 425
Verhaltensstörungen, kindliche 368
Verhaltensstörungen labiler Kinder 353
Verhaltenstherapie 187, 291, 297, 304f, 307, 326, 381, 393, 415f, 425, 433
Verhaltenstherapie, kognitive 416
Verhaltenstherapie, multimodale 416
Verhaltensweisen, phobische 277
Verlangsamung 53
Verlauf der Schizophrenie 138f
Verlaufsformen, bipolare 76
Verlaufsformen der Zyklothymie 75ff
Verlaufsformen, monopolare 76
Verleugnen 284

Verlusterlebnisse 83
Verlustreaktion, abnorme 268f
Verkehrung 284
Verkehr, oraler 394
Versagen, psychasthenisches 270
Versagungssituation 287
Verschiebung 285
Verschwommensehen 5
Verschuldigungswahn 68
Verstimmung, depressive 66f
Verstimmung, gehemmt-depressive 182
Versündigungswahn 12, 69, 87
Verwahrlosung, erzieherische 364
Verwahrungsgesetz 74
Verwirrtheit 44
Verwirrtheitszustand 47
Vitalsymptomatik 70
Vitalsymptome 77
Vitalstörungen 68ff
Vitamin B$_1$ 240
Vitamin B$_1$-Mangel 261
Vokaltherapie 416
Vormundschaft 74
Vormundschaft, vorläufige 442
Vorposten-Syndrome der Schizophrenie 137
Vorstellungen, hypochondrische 313
Vortäuschung einer Geistesstörung, Scheinblödsinn 309
Vorurteilsbildung 286
Voyeurismus 391

W
Wahn, hypochondrischer 12, 69, 147
Wahn, nihilistischer 69
Wahn, symbiontischer 13
Wahnarbeit 9
Wahnbedürfnis 8
Wahnbildungen bei Alkoholismus 261
Wahneinfall 9, 121f, 151f
Wahneinfall, depressiver 66
Wahnerinnerung 9
Wahnerleben, melancholisches 69
Wahnerscheinungen 6ff
Wahnformen 37, 121
Wahngedanken 9
Wahnkriterien 6ff
Wahnspannung 8
Wahnstimmung 8, 121
Wahnsystem 9
Wahnthemen 10ff, 121
Wahnwahrnehmung 8f, 121f, 151f
Wahrnehmungsstörungen 347
Wahrnehmungsveränderung, akustisch 6

Sachwortverzeichnis

Wahrnehmungsveränderung, einfache 2, 5ff
Wahrnehmungsveränderungen 1ff
Wartegg-Zeichentest 352, 354
Waschzwang 29
Weckamine 241
Weckaminpsychosen 241
Wellen, schizophrene 138
„Weltschmerz"-Reaktion 373
Weltschmerzsyndrom 280
Wendung gegen die eigene Person 286
Werkstätte, beschützende 191f, 334
Werktherapiegruppen 434
Wernicke-Enzephalopathie 24, 261ff, 264
Wesensänderung, alkoholbedingte 225
Wesensänderung, alkoholtoxische 221
Wesensänderung, epileptische 15
Wesensänderung, organische 51ff
Wesensänderung, schizophrene 143
Widerstand 419
Widerstandsanalyse 419
Wiederholungszwang 288
Wiener Entwicklungstest 354
Willensbeeinflussung 135, 151
Willenshemmung 68
Willensnegativismus 146
Wirkung, kardiotoxische 161
Wochenbett 60, 84
Wochenbettdepression 82, 86
Wochenendtrinker 219
Wohngemeinschaft 191f
Wohnungswechsel 64
Würfel-Mosaik-Test 340
Wutanfälle 359
Wutausbrüche 50

Zungen-Schlund-Krämpfe 162
Zungenkrämpfe 166
Zupfbewegungen 47
Zurechnungsfähigkeit, verminderte 35
Zustände, agitiert-depressive 182
Zustände, akute katatone 182
Zwang 89
Zwang, aggressiver Art 29
Zwang bei Schizophrenie 31
Zwang, normalpsychologischer 302
Zwang, pathologischer 28
Zwangsangst 38
Zwangsarbeit-Syndrom 82
Zwangsbefürchtungen 28
Zwangshandlung 28f, 37, 302
Zwangsidee 17
Zwangsimpulse 29, 37, 302
Zwangskrankheit 29, 303
Zwangsneurose 27, 31, 37, 268, 284, 301ff, 319, 422
Zwangsneurose, Differentialdiagnose 302f
Zwangsneurose, Symptomatik 302f
Zwangsneurose, Therapie 304
Zwangsphänomen 30, 302
Zwangssymptome 27ff, 66
Zwangssymptome, Vorkommen der 31
Zwangssyndrom, malignes 30
Zwangsvorstellungen 28, 302
Zwangszeremoniell 30
Zweizügeltherapie 173, 182
Zwiespältigkeit, innere 274
Zwillinge, zweieiige 112
Zwillingsuntersuchungen 57, 112, 268, 397
Zyklophrenie 57
Zyklothymie 133f, 149
Zyklothymie, Verlaufsformen der 75ff

Z
Zählzwang 29
Zähneknirschen 358
„Zeichne-einen-Mensch"-Test von Machover 352, 354
Zentren, arbeitstherapeutische 192
Zerfahrenheit 152
Zerrüttungsprinzip 444
Ziefe-Syndrom 263
Zivilrecht 440
Zoenästhetische Form der Schizophrenie 148
Zoenästhesien 121, 125, 143, 151
Züricher Lesetest 354

Psychopathologische Syndromeinteilung

nach H. Franke und H. Hippius

* Störungen des Bewußtseins
* Rauschzustände
* Dämmerzustände
* Zustände mit Verwirrtheit
* Delirante Zustände
* Minderung der Intelligenz
* Mnestische Störungen
* Wesensänderungen
* Depressive Syndrome
* Dysphorische Syndrome
* Angstsyndrome und phobische Syndrome
* Zwangssyndrome
* Hysterische Syndrome
* Syndrome mit gehemmt-apatischer Symptomatik
* Neurasthenisches Syndrom
* Autistisches Syndrom
* Syndrome mit maniformer Symptomatik
* Erregungszustände
* Syndrome mit Derealisationsphänomen
* Syndrome mit Depersonalisationsphänomen
* Hypochondrisches Syndrom
* Syndrome mit Wahnstimmung
* Syndrome mit paranoidem Inhalt
* Syndrome mit Sinnestäuschungen
* Dissoziales Syndrom
* Suchtsyndrome
* Syndrome mit Sexualdeviationen
* Suizidalität
* Syndrome mit körperlichen Befindlichkeitsstörungen ohne psychopathologische Symptomatik

Orientierungshilfe für die Auswahl von Testverfahren für das organische Psychosyndrom
(Tabelle modifiziert nach Lehrl, Böther, Weidenhammer und Fischer)

Entscheidungshilfe für	Organisches Psychosyndrom			unspezifisch
	nicht nach Untersyndromen getrennt	Psychisches Akutsyndrom	Psychisches Defektsyndrom	
Diagnostik	B-T NAI SCAG PLUT	c.l.-Test FPSB MCS SKT	DT	BGT d2-Test HAWIE KAI MWT-B SPM
Differentialdiagnostik	HIS DAT- und MID-unterscheidung		DT	BGT FVFA HAWIE WDG
Schweregradbestimmung		FPSB MCS SKT	DT	
Verlaufsuntersuchung (z.B. Therapiekontrolle)	AGP B-T NAI SCAG PLUT	FPSB MCS SKT		AMDP CGI d2–Test FVFA KAI SPM WDG

Schreiben eines Zollbeamten mit paranoid-halluzinatorischer Form einer Schizophrenie an das Bundes-Kanzleramt sowie das Schreiben des gleichen Patienten an den Bundesminister für Verkehr — Abt. Luftfahrt.

Ralf Sch
A   -Weg 13

30. Juni 1986

EINSCHREIBEN

An das
Bundeskanzleramt
Adenauerallee 139 - 141

5300 Bonn

Sehr geehrte Damen und Herren!

Ich übersende Ihnen Ablichtung meines Schreibens an den Bundesminister für Verkehr-Abteilung Luftfahrt- und an den Wehrbeauftragten des Deutschen Bundestages mit der Bitte, dieses wahrscheinlich außer Kontrolle geratene Sonderkommando des MAD, München, wieder unter Kontrolle zu bringen und zur Rechenschaft zu ziehen.

Mit vorzüglicher Hochachtung

Ralf Sch

10 Anlagen

K6605 /86

Ralf Sch
A   -M   -Weg 13

25. Juni 1986
Telefon

Herrn
Bundesminister für Verkehr
-Abteilung Luftfahrt-
Kennedyallee 72

5300 Bonn 2

Sehr geehrte Damen und Herren!

Ich bin Zolloberinspektor bei der Bundeszollverwaltung,
beim Hauptzollamt
          beschäftigt und wende mich in einer An-
gelegenheit an Sie, die Orwells Roman "1984" entstammen
könnte, vom Inhalt her aber diesen an primitiver Bestialität
übertrifft. Meine Erlebnisse will ich hier nur kurz anreißen,
den vollen Umfang des Geschehens später dem Bundesverfassungsgericht schildern.
Ende Oktober 1984 wurde ich unsichtbar und vollkommen
wehrlos in ein sogenanntes "Negativprogramm" eingebunden,
das vermutlich vom Militärischen Abschirmdienst der Bundeswehr und Angehörigen der Flugsicherung des Flughafens
München-Riem gemeinsam gestaltet wird. Eines Nachts im
Oktober 1984 l wurde ich von der über mir gelegenen
Wohnung, die von dem Angehörigen der Flugsicherung München-
Riem, Herrn Witzel, bis zum Frühjahr 1986 bewohnt wurde,
mit einem sogenannten mir unbekannten "Parmeter" bestrahlt
und mit Rufen aus dieser Wohnung wie "Du Drecksau verrecke!"
und ähnlichen Ausdrücken und Flüchen durch meine Wohnung
getrieben. Die Hitzeentwicklung dieses Gerätes war körperlich
unerträglich. Nach meinem Krankenhausaufenthalt von 3 Wochen,
den ich infolge dieser "Sonderbehandlung" antreten mußte,
hörte ich in der über mir liegenden Wohnung über einen
Zeitraum von mehreren Wochen Bohrgeräusche, vermutlich
wurden dort weitere mir unbekannte Geräte installiert.
Im Frühjahr 1985 stellte diese Verbrecherclique, denn um
eine solche kann es sich m.E. unabhängig von ihrer instutionellen
Zugehörigkeit nur handeln, da mir bis jetzt kein Urteil   -2-

hinsichtlich der Einschränkung meiner Grundrechte zugegangen
ist, durch sogenanntes "Hörenlassen" aus der Oberwohnung wieder
Kontakt her. Es ist mittels eines Gerätes möglich, wie bei einem
Telefonat, über 24 Stunden fast ununterbrochen, in allerprimitivste:
Weise auf mich einzureden. Während meiner Urlaubszeiten geschieht
dies so, daß ich manchmal 48 Stunden ununterbrochen, mit
Beschimpfungen wie " Du Drecksau", "Du bist nur Abschaum und
Drecksau", "Du Beleidigung des deutschen Volkes", "Wir sind
die Müllabfuhr vom Militärischen Abschaumdienst" usw. terrorisiert
werde. Gleiches geschieht sehr oft gegen 3 Uhr morgens, wenn
ich auf diese Art und Weise zur Herausgabe der "Morgenparole",
wie sie es nenen gewackt werde. Unter diesem ständigen Psycho-
terror muß ich aber gleichzeitig auch noch Dienst verrichten,
denn mit diesem Gerät scheint es möglich zu sein, mich auch
über eine Entfernung von mehreren Kilometern zu terrorisieren
und zu beobachten. In ihrem Jargon nennen sie es "Auragerät".
Der eine Teil dieser Verbrecherclique, der sich zum MAD bekennt,
behauptet, man benutze mich als Medium für ein sogenanntes
"Vor-SDI-Projekt". Diesen Teil behandele ich in einer Eingabe
an den Wehrbeauftragten und das die Geheimdienste koordinierende
und kontrollierende Bundeskanzleramt gesondert.
Der andere, höchstwahrscheinlich der Flugsicherung München-Riem
angehörende Teil dieser Clique, teilte mir durch "Hörenlassen"
mit, sie benutzten mich als Medium für "Wettermachen". Das
Negativprogramm soll durch einen im Flughafen München-Riem
installierten Computer gesteuert werden. Dieser Computer soll
nach den Aussagen dieser Verbrecherclique das mir unbekannte
"Auragerät", ein Gerät, das dieser Clique anscheinend meine
Gedanken zugänglich macht, steuern und kontrollieren.
Tatsache ist, daß diese Clique unter Verwendung meiner Person
als Medium in der Lage zu sein scheint, Wettervorgänge zu
beeinflussen. Während eines 50-stündigen ununterbrochenen
Einsatzes während meines Urlaubs im Jahre 1985, bei dem ich
ununterbrochen auf die vorhin beschriebene Weise sonder-
behandelt wurde, ist es nach meinen Beobachtungen tatsächlich
gelungen, Wettervorgänge (Wolkenbildung) zu beeinflussen.
Bei dieser Gelegenheit wurden Angehörige der Clique, die den
Vorgang vom Balkon der Wohnung aus beobachteten, von Herrn
Dr. Emmerling oder Herrn Lackerschmid, Einsteinstraße 9,
8012 Ottobrunn, gefragt, ob sie ihr Programm ausdehnen wollen.
Ihren Gesprächen habe ich entnommen, daß sie über ein IFF-Gerät,
ein (e) Periel oder Perihel verfügen und ständig einen "negativen
Strahlungsdruck" messen. Nach Auskunft eines ehemaligen Ange-

-hörigen der Bundeswehr bei meiner Dienststelle, Herrn Sawatil, könnte es sich bei dem "Briel-Gerät" um ein im Fachjargon so bezeichnetes elektronisches Periskop handeln.

Ich wende mich in dieser Angelegenheit erst heute an Sie, weil seit dem Auszug des Herrn Witzel von der Flugsicherung Riem, die Drohung mich mittels eines gebündelten Strahles umzubringen bzw. mir das Augenlicht zu nehmen, was schon versucht wurde, geschwunden zu sein scheint.

Ich bitte Sie, die Ihnen unterstellte Flugsicherungsbehörde zu veranlassen, zu verifizieren, inwieweit diese Behörde mit Personen und Geräten andiesem Projekt beteiligt ist.

Ich bitte um Befragung des Herrn Witzel und seiner Frau -unter Eidl!- über die Vorgänge in seiner Wohnung in dieser Zeit, welche Leute er dort ständig beherbergt hat, wer dort ständig zu Besuch kam, über die Rolle einer Juliane Wehrding, die sie Frau General nennen, die Ziele des "Negativprogramms" usw. Die gleiche Befragung bitte ich bei dem jetzigen Nachmieter -ebenfalls unter Eid!!-, Herrn Lindner, der nach der Aussage eines mir bekannten Mieters im Hause, ebenfalls zur Flugsicherung gehören soll, durchzuführen.

Aufgrund der geschilderten Vorgänge habe ich jegliches Vertrauen in diese Demokratie verloren und übersende Ihnen, schon weil eine derartige Einrichtung wie der MAD am Programm beteiligt sein soll, mein Schreiben gegen Empfangsbestätigung, da ich das spurlose Verschwinden des Briefes befürchten muß.

Mit vorzüglicher Hochachtung

Ralf Sch.

Brief eines Studenten der Physik an den Dekan einer bundesdeutschen Universität.

Oliver G

Universität-
Dekanat FB 7 - Physik
6. SEP. 1989

, den 03.09.89

Herr S.,

das ist wirklich nicht mehr zu fassen!!!!!

Ich sehe mich nun erneut ernsthaft gezwungen eine Stellungnahme abzugeben.

Offensichtlich rennt Ihnen der Schweiß zur Zeit nicht mehr den Kopf hinunter.

Ich muß feststellen, daß Sie meine Anweisungen schwerstens mißachtet haben und, daß man auch sonst überhaupt nichts gemeinsam hat! Ganz im Gegenteil!
Ich bin für Sie vielleicht schon ganz interessant, aber umgekehrt trifft das in keiner Weise zu.
Mögen tue ich Sie überhaupt nicht! Es gibt auch nicht einen Grund hirfür. Nicht einen! Ganz im Gegenteil!
Das Minus-Niveau der Lehrer E. und F. haben Sie bereits sogar überschritten! Menschen wie Sie bekämpfen wir.
Sie waren jederzeit als erstklassiges Negativbeispiel anzuführen!

Wenn ich etwas sage, meine ich das auch genau so und nicht anders. Schließlich bin ich nicht der Bundeskohl.
Befolgen Sie exakt und alle meine Anweisung in meinen bisherigen und in diesem Schreiben!!!
Wer die Suppe verschüttet hat, muß sie selbstverständlich auch wieder einlöffeln.
Ich möchte von dieser Sache nichts mehr hören und nichts mehr sehen!! Überhaupt nichts!!! Kapieren Sie das nicht?
Die Lehrer E. und F. halten Sie mir besonders vom Leib!
Sorgen Sie dafür, daß man meinen Namen nicht weitergibt! Besonders an Universitäten!

Ich finde das schon lange nicht mehr komisch. Meine Geduld mit Ihnen ist am Ende!

Die Wege zur Polizei und zum Staatsanwalt kann ich mir gerade noch ein allerletztes mal verkneifen!!!!!
Die Aussage"mit Autonomen diskutiert man nicht", die sperrt man ein", wird mir langsam sympathisch.
Halten Sie sich doch endlich und ab dieser Sekunde an das deutsche Gesetz!!! Oder ist das für einen Professor zu viel verlangt? Warum meinen Sie eigentlich, daß es Gesetze gibt?
Halten Sie sich fern, Kleiner!
Identifizieren Sie sich nicht mit mir, sondern vergessen Sie endlich meinen Namen, bevor Sie noch Schlimmeres anrichten!
In zukünftigen Fällen werde ich vielleicht nicht mehr den Großzügigen spielen. Leutchen wie Sie kann man auch binnen 24 Stunden hinter Schloß und Riegel bringen lassen. Dann habe ich meine Ruhe!!!
Halten Sie sich fern, Kleiner!
Im Zurücktreten bin ich nicht gerade groß.

O. G.

Vom Studium zur Praxis

Hoppe
AiP – Arzt im Praktikum und Praktisches Jahr
Praxisphasen in der Ausbildung zum Arzt erfolgreich nutzen
1989. Etwa 180 S., DM 24,80

Eckstein
Immunhämatologie und Transfusionsmedizin
1990. XIV, 182 S., 7 Abb., 39 Tab., DM 19,80

Glück/Kubanek
Transfusionsmedizin – Blutkomponententherapie
1989. VIII, 111 S., 63 Zeichnungen, 12 Tab., DM 26,–

Zidek/Zumkley
Elektrolytfibel
1990. Etwa 190 S., etwa 30 Abb., etwa 30 Tab., etwa DM 38,–

Jäger
Klinische Immunologie und Allergologie
In 2 Teilen
3. A. 1989. 1269 S., 329 Abb., 281 Tab., DM 198,–

Földi/Kubik
Lehrbuch der Lymphologie
Für Mediziner und Physiotherapeuten
1989. XVIII, 409 S., 179 Abb., 27 Tab., DM 98,–

Preisänderungen vorbehalten.

Fülgraff/Palm
Pharmakotherapie – Klinische Pharmakologie
Ein Lehrbuch für Studierende und ein Ratgeber für Ärzte
7. A. 1989. XXIV, 504 S., zahlr. Abb. und Tab., DM 54,–

Neundörfer
EEG-Fibel
Das EEG in der ärztlichen Praxis
3. A. 1989. Etwa 260 S., etwa 110 Abb., 4 Tab., etwa DM 49,–

Jöhr
Kinderanästhesie
1990. XII, 190 S., 34 Abb., 47 Tab., DM 26,80

McRae
Klinisch-orthopädische Untersuchung
2. A. 1989. VIII, 215 S., 821 Abb., DM 54,–

Lodewick
Die körperliche Untersuchung
Ein Atlas für die allgemeine Praxis und Ausbildung
1981. XIV, 278 S., 483 Abb., Studienausgabe kt. DM 34,–

Stringham/Gußmann
Patient Interview and Physical Examination · Anamnese und körperliche Untersuchung
Eine Anweisung für Ärzte und Fachberufe im Gesundheitswesen · Deutsch/Englisch
1990. XV, 259 S., 18 Abb., DM 29,80

GUSTAV FISCHER VERLAG Stuttgart New York

Vorsprung durch Wissen

Gupta
100 Fälle zur mündlichen Prüfung am Krankenbett oder in der Ambulanz
1988. 158 S., kt. DM 24,80

Gillmer/Gordon/Sever/Steer
100 Fälle aus der Praktischen Medizin
3. Aufl. 1988. 268 S., kt. DM 26,80

Pilgramm
55 Fälle aus der praktischen HNO
1984. 228 S., 94 Abb., kt. DM 24,80

Frank
40 Fälle aus der praktischen Psychiatrie
1984. 122 S., 3 Abb., kt. DM 16,80

Beyer/Pervan
50 Fälle aus der Gynäkologie und Geburtshilfe
1990. 210 S., kt. DM 26,80

Reifenhäuser/Liedtke
80 Fälle aus der Pädiatrie
1988. 213 S., kt. DM 26,80

Retzlaff
Gewalt gegen Kinder – Mißhandlung und sexueller Mißbrauch Minderjähriger
1989. 128 S., kt. DM 32,–

Preisänderungen vorbehalten.

Küttler
**Innere Medizin
Kurzlehrbuch und Antwortkatalog**
4. Aufl. 1990. Ca. 760 S., ca. 50 Abb., kt. ca. DM 45,–

Küttler
Pharmakologie und Toxikologie
13. Aufl. 1990. Ca. 356 S., kt. ca. DM 38,80

Küttler
**Spezielle Pharmakologie
Kurzlehrbuch und Antwortkatalog**
9. Aufl. 1989. 337 S., kt. DM 34,–

Schäffler/Braun/Renz
**Klinikleitfaden
Untersuchung – Diagnostik – Therapie – Notfall**
2. Aufl. 1990. 640 S., zahlr. Abb. und Tab., kt. DM 49,80

Hermanns
**Erste Hilfe –
Grundlagen, Therapie und Praxis**
1989. 162 S. mit 63 Abb., geb. DM 54,–

Jablonski/Kruscha
Krankenhaus-Adreßbuch für Medizinstudenten und Ärzte in der Weiterbildung mit Angabe der Chefärzte
3. Aufl. 1990. Ca. 160 S., kt. ca. DM 25,80

 Jungjohann Verlagsgesellschaft

Wir sagen Danke.

Nahezu 100.000 Ärzte waren im vergangenen Jahr bei den Winterthur Versicherungen Deutschland versichert.

Ein riesiger Vertrauensbeweis, der uns verpflichtet.

Wenn Sie die vielfältigen Versicherungsleistungen der Winterthur Versicherungen interessieren, dann schreiben Sie bitte eine Postkarte an:

**Winterthur Versicherungen
Abteilung 271
Leopoldstraße 204
8000 München 40**

winterthur
versicherungen

Von uns dürfen Sie viel erwarten

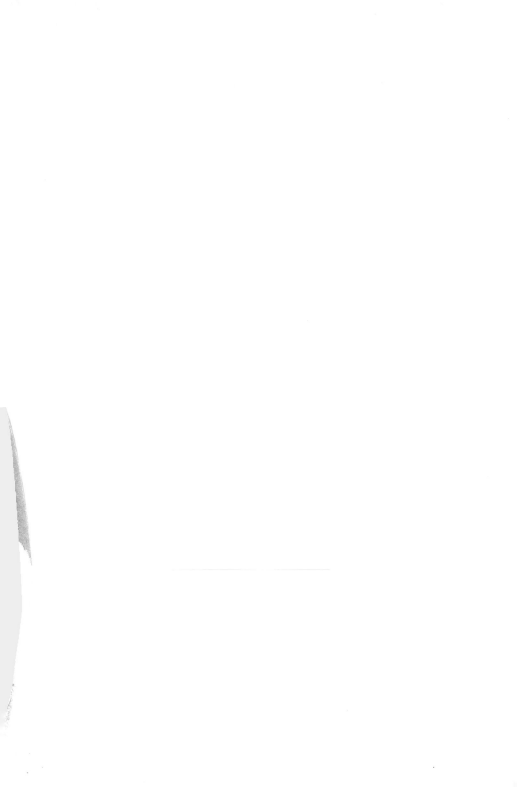